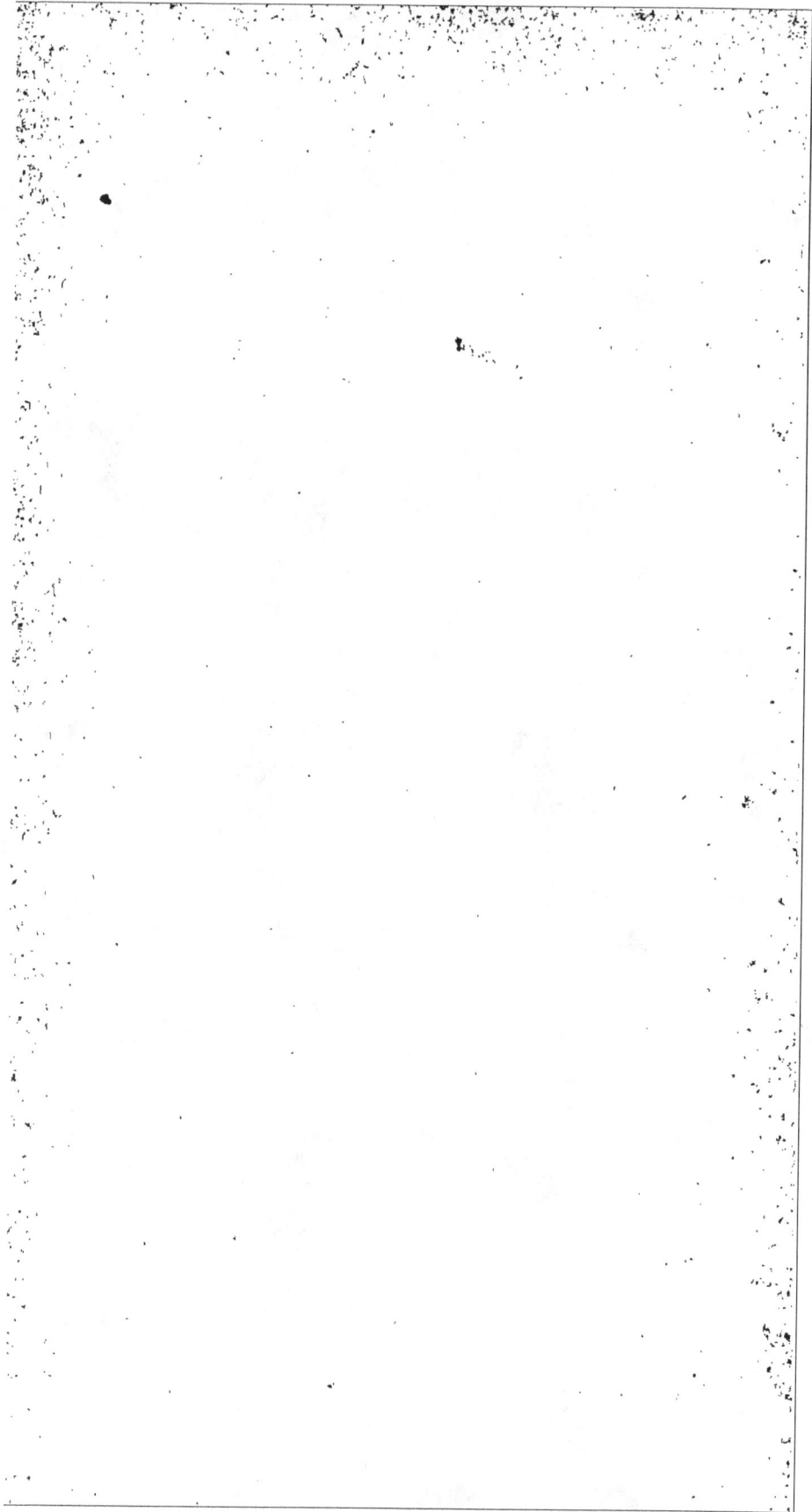

LE

PARFAIT ET NOUVEAU

VÉTÉRINAIRE

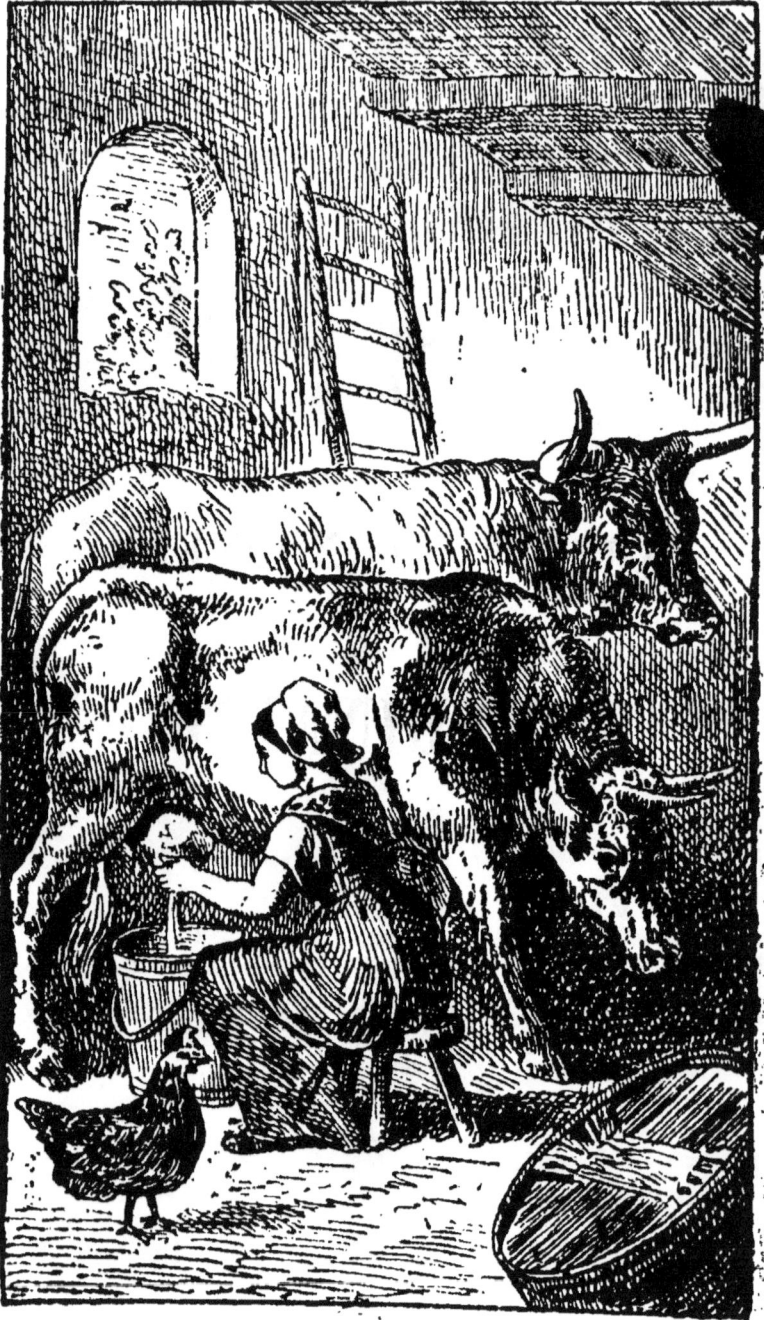

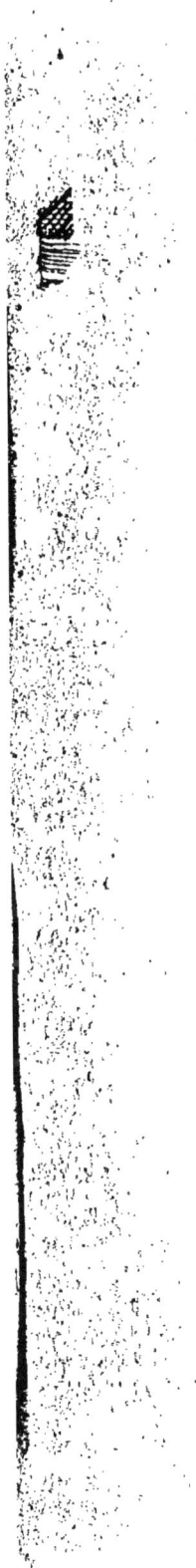

EXPLICATION DES GRAVURES

Figure 1.

CONFORMATION EXTÉRIEURE DU CHEVAL

LA TÊTE.

La tête comprend la nuque (11), le toupet (10), les oreilles, le front (9), les salières (8), les yeux, les larmiers, le chanfrein (7), les naseaux (2), le nez (1), la bouche, le menton (3), la barbe (4), les joues, la ganache (6) et l'auge (5).

LE CORPS.

Le corps comprend la crinière (12), l'encolure (13), le poitrail (17), les ars antérieurs (19), le garrot (14), le dos (30), les reins (31), les côtes (33), le passage des sangles, le ventre (34), les flancs (35), les ars postérieurs, la croupe (32), la queue, les hanches (36), les fesses (37), et enfin les organes de la génération soit du mâle, soit de la femelle. (38, 39).

EXTRÉMITÉS.

Les extrémités se divisent en antérieures et en postérieures; chacune des antérieures comprend l'épaule (16), le bras (20), le coude (18), l'avant-bras, la châtaigne (21), les genoux (22), le canon (23), le boulet (25), le pâturon (27), la couronne (28), le sabot (29).

La châtaigne est une place dégarnie de poil et recouverte d'une sorte de corne tendre, qui se remarque au-dessus du genou, en dedans, et aux jambes de derrière, au-dessous des jarrets, aussi en dedans.

Le boulet est la jointure du canon avec le pâturon; derrière le boulet est une protubérance d'une sorte de corne tendre, connue sous le nom d'ergot; la touffe de poil qui l'entoure s'appelle le fanon.

Le pâturon est le court espace qui se trouve entre le boulet et la couronne. La couronne est une rangée de poil qui borde le haut du pied à la naissance du sabot.

EXTRÉMITÉS POSTÉRIEURES.

Chaque extrémité postérieure comprend la cuisse (41), le grasset ou rotule (40), la jambe, le jarret (41); et, comme dans les extrémités antérieures, le canon (23, le boulet (25), le pâturon (27), la couronne (28), et le sabot (29).

Figure 2.

SQUELETTE DU CHEVAL

OS DE LA TÊTE

1. Frontal.
2. Pariétal.
3. Occipital.
4. Temporal.
5. Os du nez.
6. Lacrymal.
7. Zygomatique.
8. Grand maxillaire.
9. Petit maxillaire.
10. Maxillaire inférieur.

OS DU TRONC.

De 11 à 11. Vertèbres du cou.	A. Atloïde. B. Axoïde. C. Ligament cervical.
De 12 à 12. Vertèbres du dos.	
13. Vertèbres des reins.	
14. Os sacrum, os de la croupe.	
15. Os coccygiens, os de la queue.	
16. Côtes sternales.	d d d prolongement cartilagineux des côtes.
17. Côtes asternales.	
18. Sternum.	
19. Ilion.	
20. Ischion.	
21. Pubis.	

OS DES MEMBRES POSTÉRIEURS.

22. Fémur, os de la cuisse.
23. Rotule.
24. Tibia, os de la jambe.
25. Calcanéum.
26. La Ponhe.
27. Os irréguliers du jarret.
28. Grand métatarsien, os du canon.
29. Sésamoïdes.
30. Premier phalangien, os du pâturon.
31. Deuxième phalangien, os de la couronne.
32. Troisième phalangien, os du pied.

OS DES MEMBRES ANTÉRIEURS.

33. Scapulum, os de l'épaule.
34. Humérus, os du bras.
35. Cubitus, os de l'avant-bras.
36. Carpiens, os du genou.
37. Grand métacarpien, os du canon.
38. Sésamoïdes.
39. Premier phalangien, os du pâturon.
40. Deuxième phalangien, os de la couronne.
41. Troisième phalangien, os du pied.

Figure 3. — Ane.

Figure 4. — Vache.

Figure 5. — INTÉRIEUR D'UNE FERME : Lapins, Porc, Dindon, Pigeons, Poules, Coq, Canards.

Figure 6. — LA PLAINE : Abeilles, Ruches, Brebis, Boues, Chien de berger.

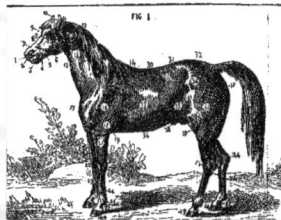

FIG 1

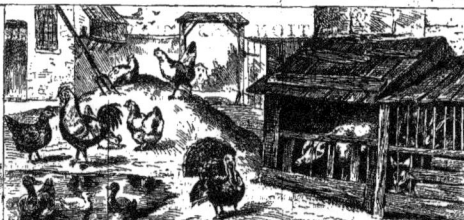

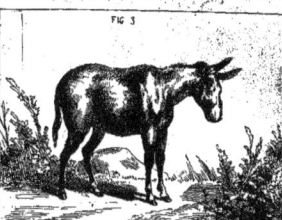

FIG 3

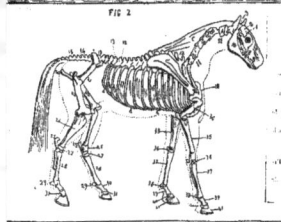

FIG 2

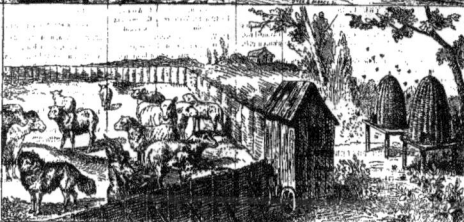

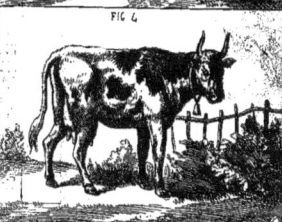

FIG 4

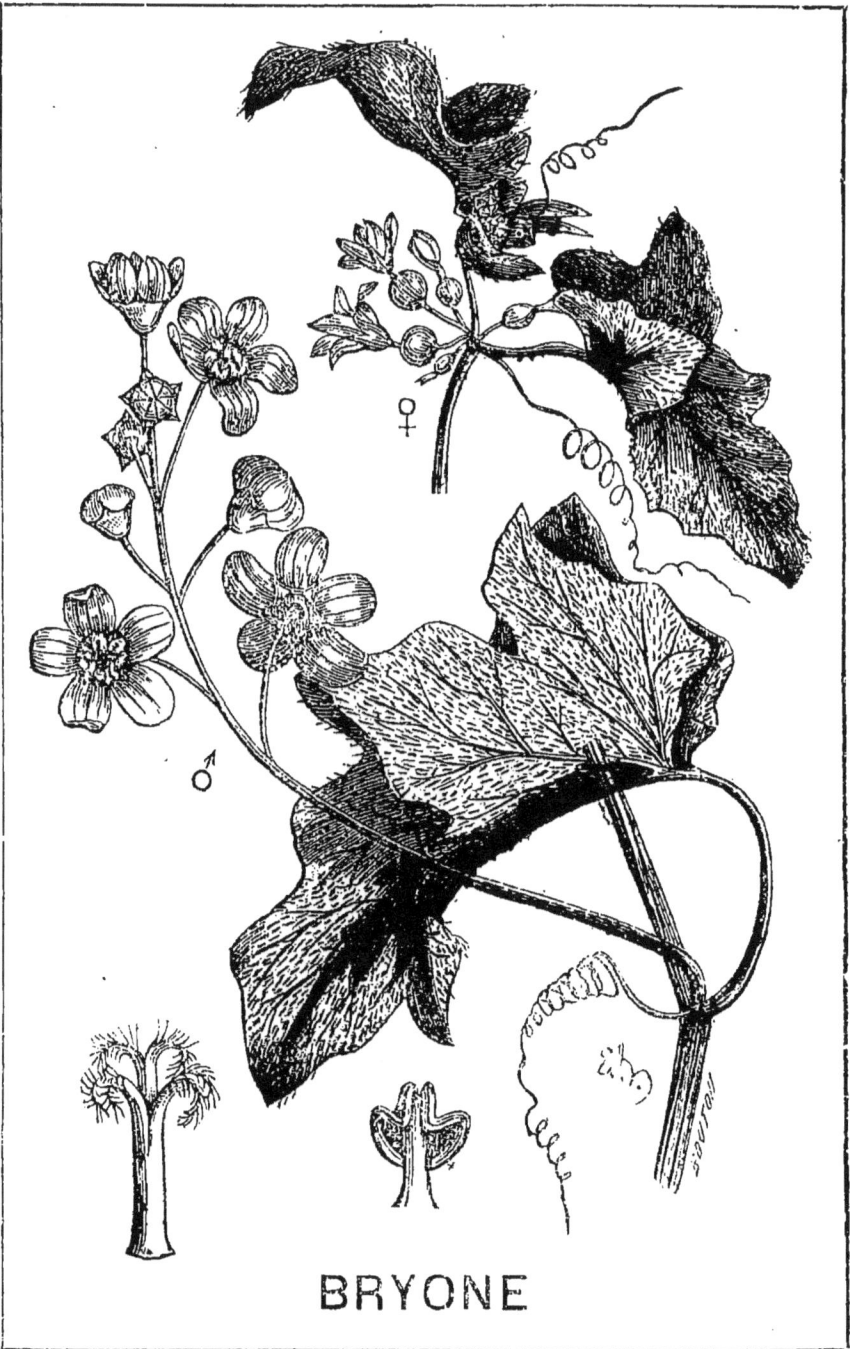

BRYONE

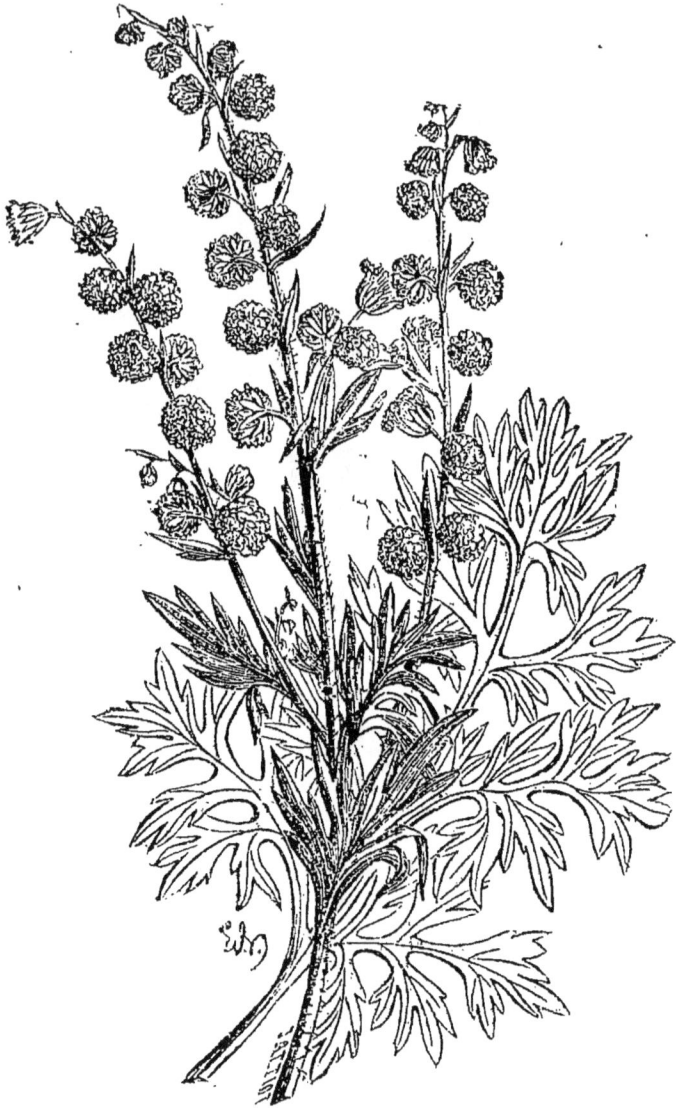

ABSINTHE

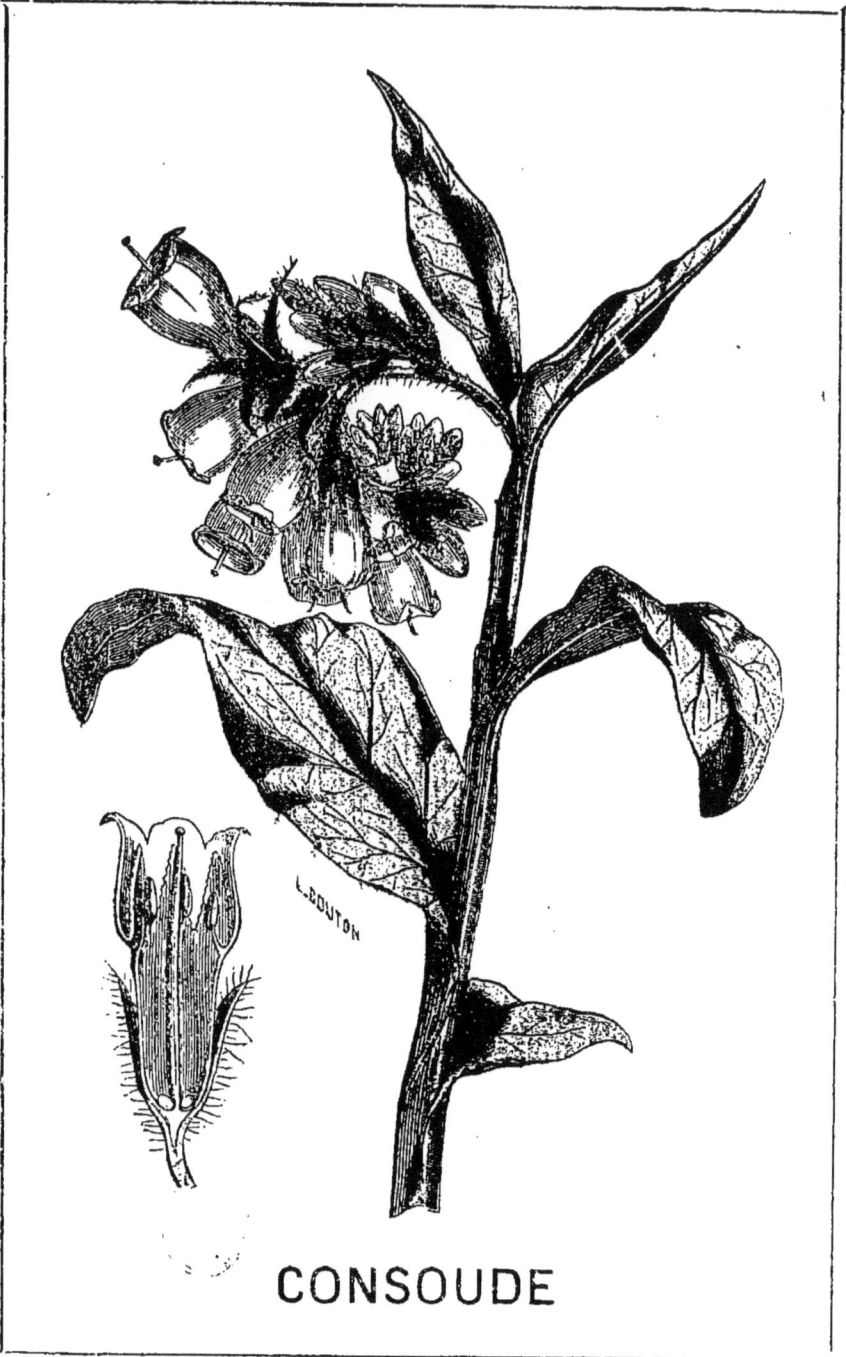

CONSOUDE

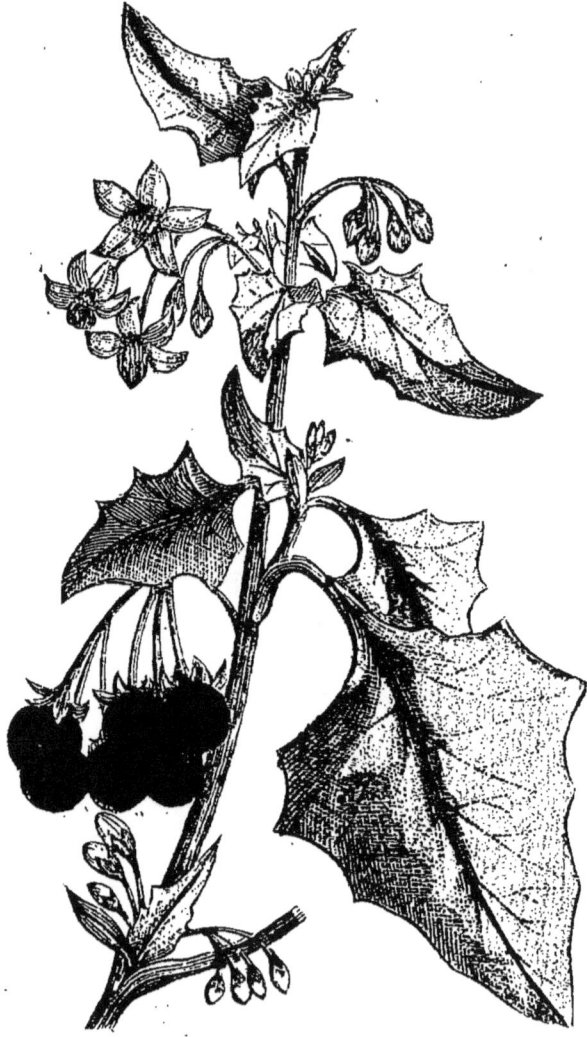

MORELLE

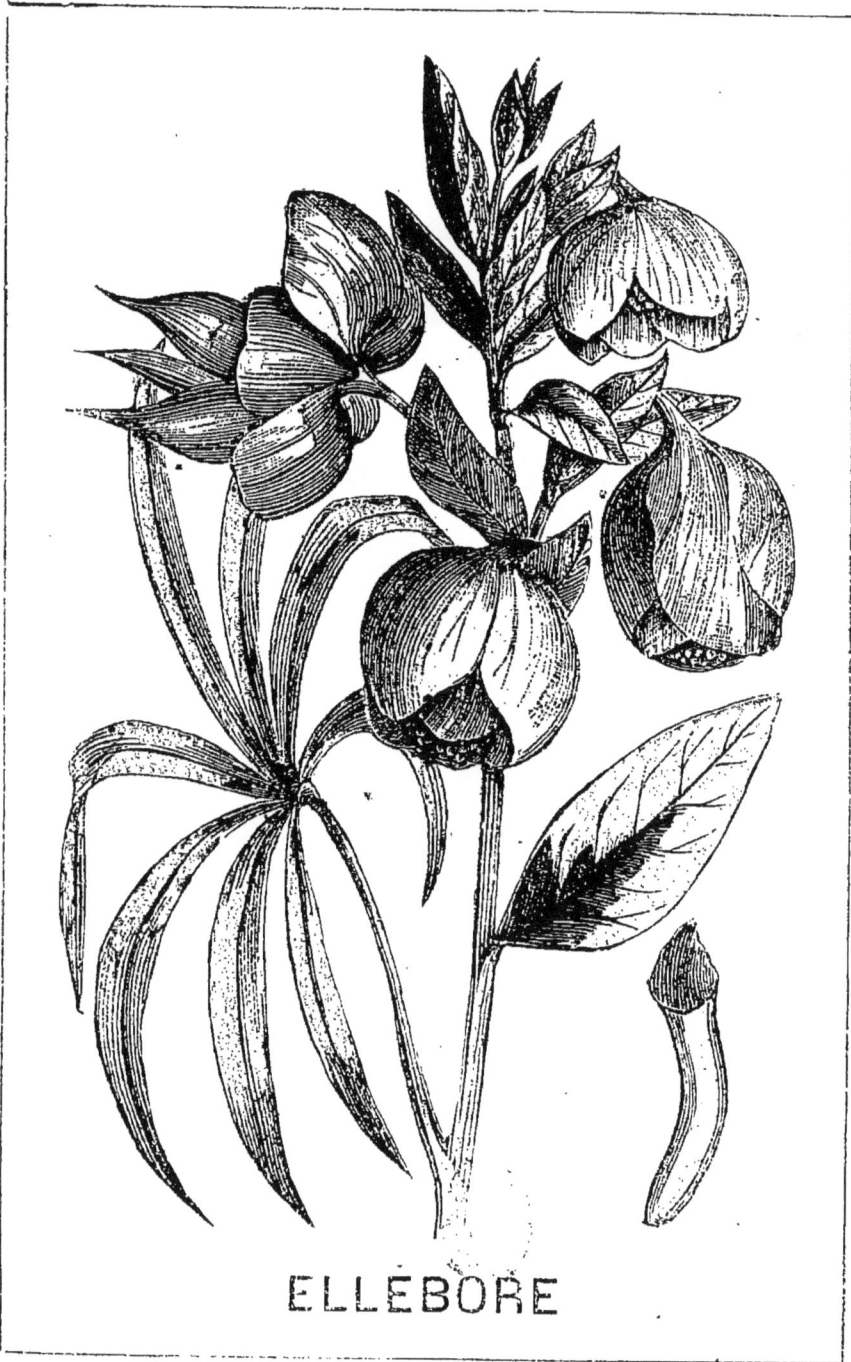

ELLEBORE

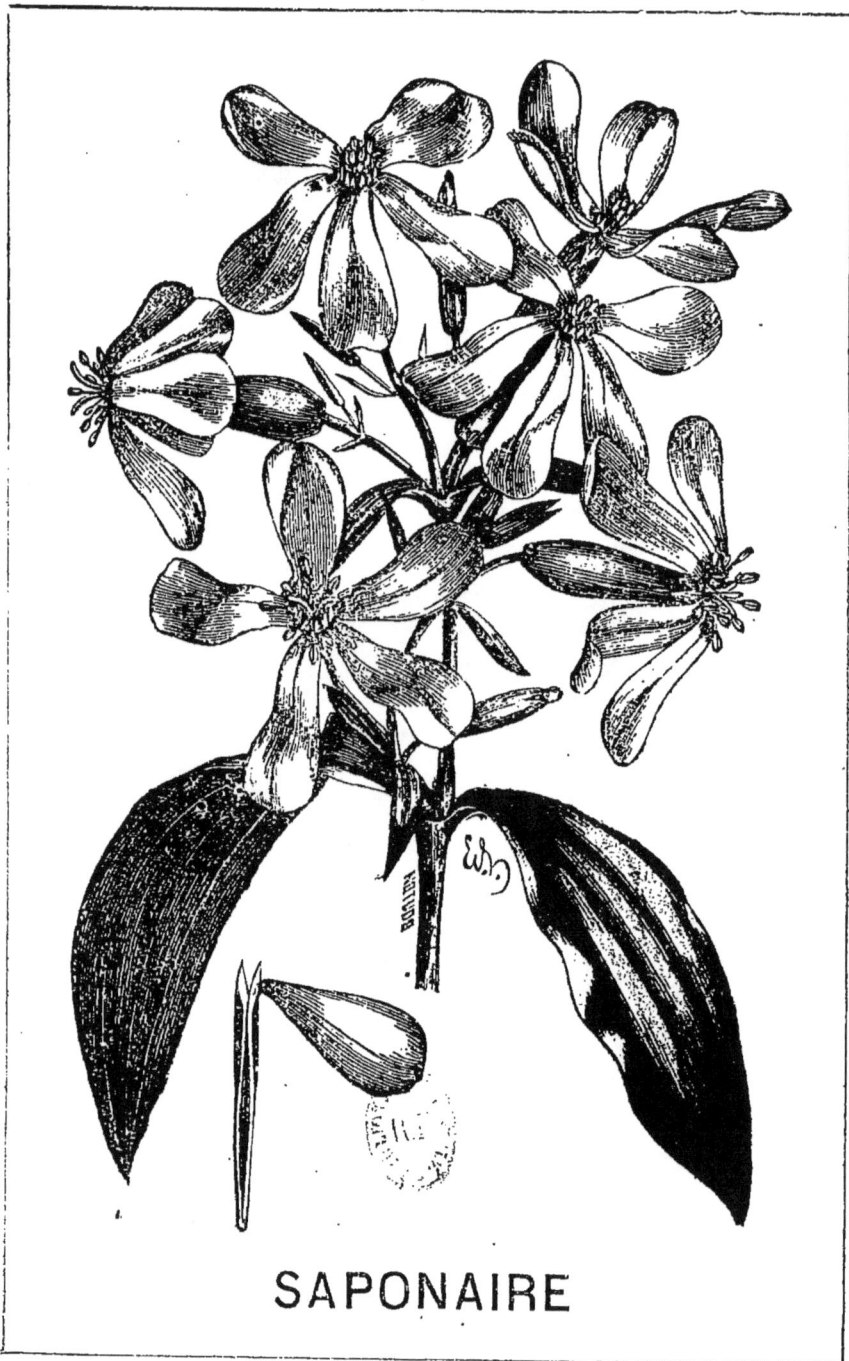

SAPONAIRE

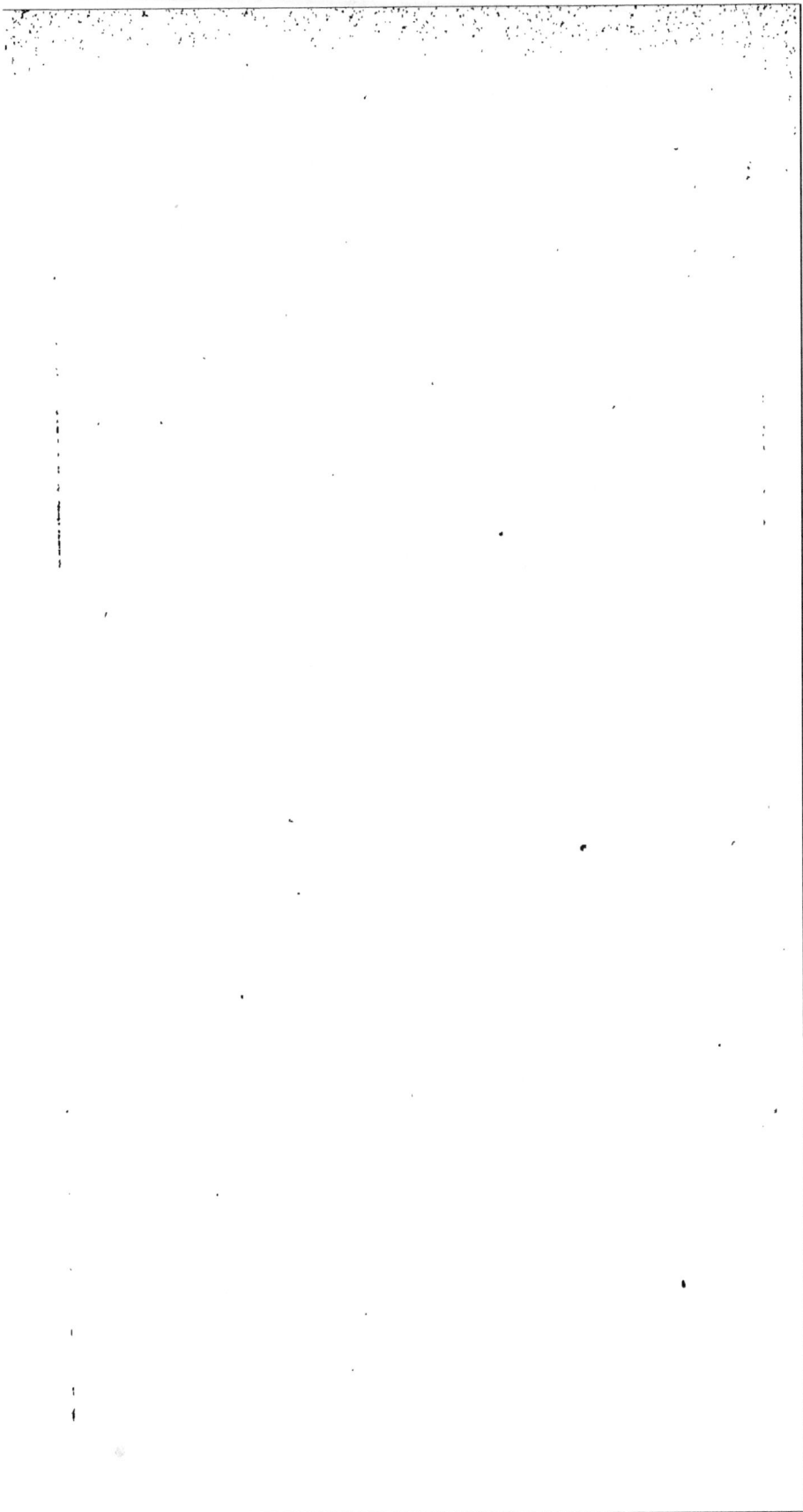

LE PARFAIT ET NOUVEAU

VÉTÉRINAIRE

OU

MANUEL DE MÉDECINE

ET DE

CHIRURGIE VÉTÉRINAIRE

donnant d'une façon simple et pratique les moyens

de prévenir, soigner et guérir

TOUTES LES MALADIES DES ANIMAUX

PROPRES A L'EXPLOITATION DES BIENS RURAUX

tels que

CHEVAUX, MULETS, TAUREAUX, BOEUFS, VACHES LAITIÈRES, VEAUX,

MOUTONS

Et généralement tous les animaux des fermes et basses-cours,

suivi

De l'indication des meilleurs procédés connus pour étendre

et améliorer les races diverses d'animaux

TERMINÉ PAR UNE INSTRUCTION SUR LES ABEILLES

Par M. BERTTIER

Vétérinaire, élève de l'École d'Alfort

PARIS

LE BAILLY, ÉDITEUR

Rue Cardinale, 6.

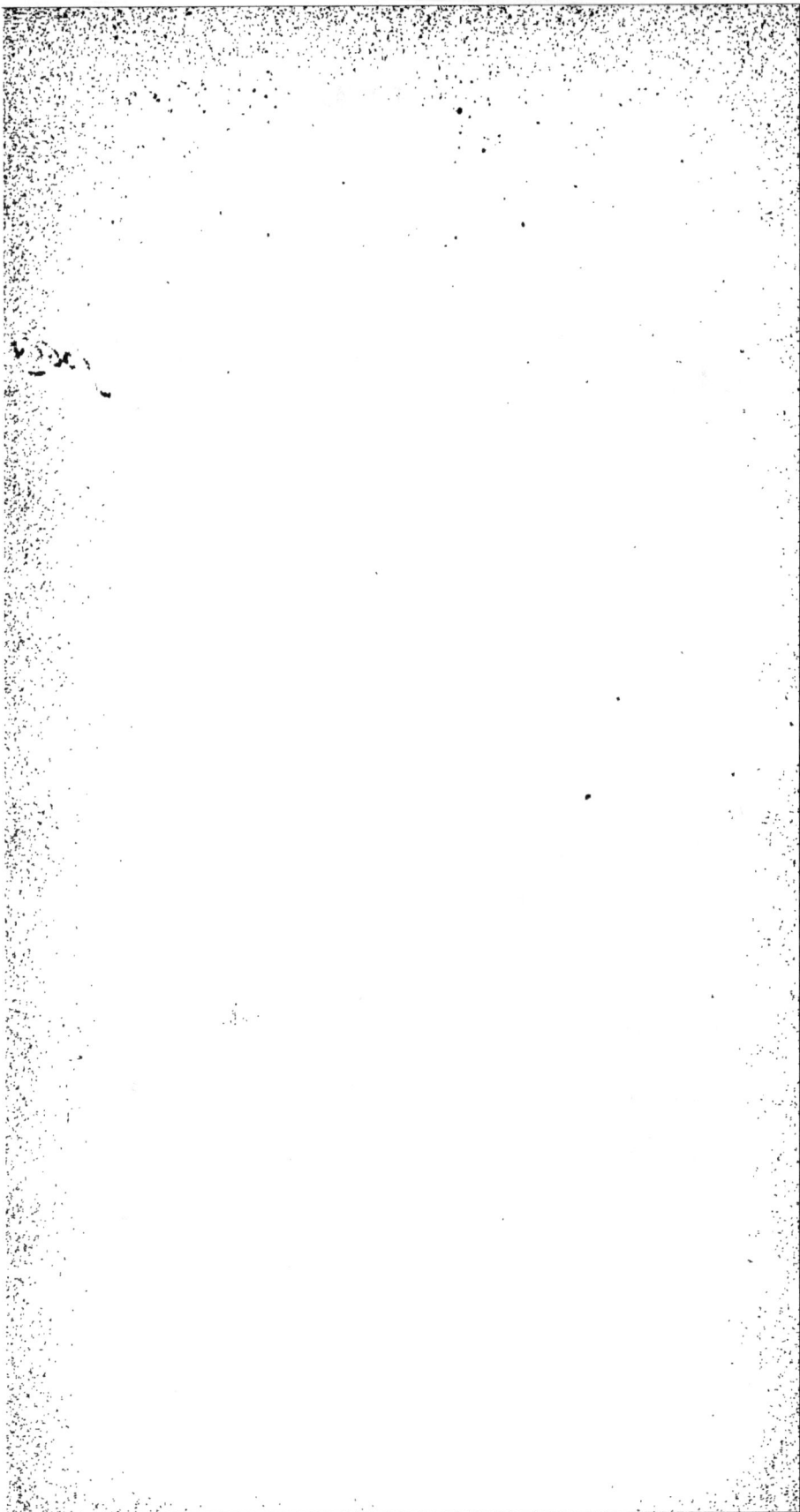

MANUEL

DE

MÉDECINE VÉTÉRINAIRE

USUELLE.

Nous diviserons cet ouvrage, comme la nature des choses l'indique, en deux parties : *Hygiène, Maladies.*

La première partie traitera des animaux domestiques et de tout ce qui les concerne; — la deuxième, des maladies de ces animaux, de la manière de les guérir, de la préparation des médicaments nécessaires à cet effet, et enfin des opérations chirurgicales que peut nécessiter l'état des bestiaux, et de la manière d'y procéder.

La première partie se divise en deux sections. — La première section relative au bétail domestique en général, c'est-à-dire à tous les animaux de cette classe, à la manière de les choisir, de les élever, de les soigner, de les nourrir, de les loger, en un mot à l'hygiène générale des bestiaux. — La deuxième section aura pour objet l'hygiène particulière de chaque espèce animale.

PREMIÈRE SECTION.

Des animaux domestiques en général et de leur hygiène.

Sous cette dénomination générale : *Animaux domestiques,* on comprend tous les animaux que l'homme a subjugués et qui servent soit à sa nourriture, soit à la culture des terres, soit à la garde des propriétés, soit au transport de sa personne ou des denrées. Nous comptons en France comme animaux domestiques l'étalon ou cheval et la jument, l'âne et l'ânesse, le mulet et la mule, le taureau ou bœuf et la vache, le bélier ou mouton et la brebis, le bouc et la chèvre, le verrat ou porc et la truie, le lapin et sa femelle, et les animaux de basse-cour, tels que le canard, le coq, etc., etc. Nous parlerons dans cet ouvrage de tous ces animaux, auxquels nous ajouterons les abeilles, dont nous dirons quelques mots, car en réalité les abeilles, quoiqu'on ne les comprenne pas dans l'acception ordinaire du terme parmi les animaux domestiques, peuvent être regardées comme tels.

1. CHOIX DES ESPÈCES DE BESTIAUX SUIVANT LE SOL ET LE CLIMAT.

Dans l'état de nature, les chevaux et les ânes recherchent les plaines découvertes ; les cochons préfèrent les marais, les moutons et les chèvres le penchant des montagnes, les taureaux et les vaches le bord des fleuves et des rivières. Tous séjournent peu dans les lieux dont les herbes ne leur conviennent pas. Aussi le premier soin du propriétaire, du fermier, du cultivateur, doit-il être de choisir des bestiaux d'une espèce appropriée au sol qu'il habite. Ainsi celui qui cultive un sol marécageux ou humide, doit préférer le bœuf au cheval pour ses labours et ses charrois ; il doit éviter d'avoir des chèvres ou des moutons, qu'il ne tarderait pas à perdre inévitablement. A la place des moutons et des chèvres, il peut mettre avantageusement des porcs. — Enfin il doit, autant que possible, dans ses choix, observer cette loi naturelle dont nous venons de parler, qui assigne pour séjour aux chevaux les plaines, aux moutons et aux chèvres le penchant des montagnes, aux porcs et aux taureaux les marais et le bord des rivières.

Il faut que le cultivateur se préoccupe non-seulement du choix de l'espèce des animaux, mais encore de celui des individus, eu égard aux lieux. Ainsi ce serait une faute grossière que d'entretenir des chevaux de grande taille dans des terrains très légers et très maigres, d'abord parce que le prix d'acquisition de ces chevaux et les frais d'entretien ne seraient pas couverts par les faibles produits que de tels terrains donneraient, et ensuite parce que faute d'une nourriture assez substantielle et assez abondante, ces animaux dépériraient rapidement.

2. LOGEMENT DES BESTIAUX EN GÉNÉRAL.

L'habitation des animaux domestiques est une des choses qui doivent particulièrement occuper le fermier et le propriétaire, car par son exposition mal choisie, par sa mauvaise construction, cette habitation peut faire naître de dangereuses maladies.

Il faut que l'air y soit constamment pur et y circule suffisamment, et pour cela il ne faut mettre dans une écurie ou étable que le nombre d'animaux qu'elle peut contenir ; chaque animal doit pouvoir jouir de tout l'espace nécessaire à ses mouvements et se coucher aisément sans blesser son voisin. — Si le sol est glaiseux, le séjour des urines entretient une humidité âcre qui par son odeur ammoniacale irrite les poumons ; il faut donc la défoncer, enlever la terre argileuse, et garnir le sol de l'étable ou de l'écurie avec des graviers ou des cailloux, un peu au-dessus du sol environnant. L'élévation du sol est nécessaire pour faciliter l'écoulement des urines et pour éviter les inconvénients de l'humidité. — Il importe de pratiquer des ouvertures en nombre suffisant pour renouveler l'air ; ces ouvertures doivent être prises au couchant et au levant ; il faut éviter les jours au nord et au midi, au nord à cause des froids violents, et au midi à cause des mouches. — Les portes doivent être d'une largeur suffisante pour faciliter le service et ouvrir un libre passage au bétail. Les fenêtres doivent être disposées de manière à se correspondre, et percées au-dessus de la tête des animaux,

Dans la saison d'été elles doivent être garnies de toile claire pour favoriser la circulation de l'air; dans l'hiver de châssis vitrés. Le plafond doit être d'au moins dix pieds d'élévation, et il convient qu'il soit plâtré et nettoyé, de façon que les araignées ne puissent pas y séjourner. Le séjour des fumiers près des étables ou des écuries est toujours pernicieux, il importe donc de les en éloigner; il faut aussi éviter le voisinage des mares.

Tels sont les soins hygiéniques, les soins de propreté que réclame la bonne tenue des écuries et des étables. En remplissant ces diverses conditions, on conserve ces lieux dans un état de parfaite salubrité, mais il nous reste maintenant à indiquer les moyens désinfectants dont il faut faire usage, quand une étable ou une écurie a été habitée et infectée par la présence d'animaux malsains et atteints de maladies contagieuses.

Que les cultivateurs y prennent garde, ceci est de la plus haute importance, leurs intérêts auraient fort à souffrir de la moindre négligence, dans les cas dont nous parlons. Des miasmes pestilentiels échappés des excréments, de la respiration et même de la transpiration des animaux malades vont imprégner les murs, le sol, les auges, les rateliers de l'étable ou de l'écurie que ces animaux habitaient, et ces germes de maladie, tant qu'on ne les a pas fait disparaître, sont mortels pour les animaux qui prennent dans ces lieux la place des bestiaux malsains. Pour chasser la mort des habitations ainsi infectées et y ramener la salubrité, il est indispensable, outre les soins hygiéniques ci-dessus indiqués, d'avoir recours aux précautions suivantes.

Il faut, avec une râcloire gratter les rateliers, les auges, les murs même, laver plusieurs fois avec l'eau bouillante, balayer chaque fois, passer au feu tout ce qui est fer, et enfin pour dernière opération, pratiquer la fumigation désinfectante de *Guyton de Morveau*. Voici en quoi elle consiste : prenez un pot de terre vernissé ; placez-le sur un réchaud allumé ; mettez dedans un $^1/_2$ k. de sel de cuisine et autant d'oxyde de manganèse ; versez dessus un $^1/_2$ k. d'acide sulfurique étendu d'eau ; versez vite pour vous soustraire au dégagement qui s'opère, et fermez les portes soigneusement. N'ouvrez l'écurie ou l'étable que trois ou quatre heures après cette opération, — si les murs sont eux-mêmes infectés, repiquez-les, et puis unissez-les par l'application d'une couche de plâtre ; — s'il en est de même du sol, défoncez-le, enlevez les terres, garnissez-le ensuite de graviers et dressez un pavage au-dessus.

3. NOURRITURE DES BESTIAUX EN GÉNÉRAL. — ALIMENTS DIVERS.

Il faut avoir grand soin de ne pas mettre sur un pâturage plus de têtes de bétail qu'il ne peut en nourrir convenablement, on doit surtout l'éviter pour les jeunes animaux. S'ils sont mal nourris pendant une partie de l'année, il sera bien difficile de leur rendre ensuite leur embonpoint, et ils n'atteindront jamais la taille et les proportions qu'on aurait pu espérer.

Les nourritures sèches conviennent en hiver aux animaux ; mais dans l'été, où la transpiration est plus abondante, les aliments frais valent mieux.

Le genre de nourriture doit être adapté à l'âge. Les

jeunes animaux ont besoin d'aliments aqueux et succulents; lorsqu'ils ont acquis une certaine vigueur, comme leur accroissement doit avoir lieu graduellement, leur nourriture doit être moins nutritive.

La nourriture que l'on donne le plus habituellement aux bestiaux en France est l'avoine, le foin et la paille de froment; viennent ensuite d'autres substances d'un usage moins général et moins habituel.

De l'avoine. — L'avoine est la principale nourriture des chevaux de travail, surtout dans le nord. Pour que l'avoine ait les propriétés d'un bon aliment, il faut qu'elle soit pesante à la main, que son écorce soit brillante et lustrée, que son amande soit sucrée et laisse dans la bouche, quand on l'écrase, une saveur agréable, qu'elle n'ait pas d'odeur bien sensible, qu'elle soit débarrassée de ses balles, enfin qu'elle glisse et s'échappe facilement des doigts; tels sont les caractères auxquels on peut reconnaître la bonne avoine.

Du foin. — Le foin est bon lorsque les plantes conservent une couleur légèrement verte ou tirant au moins sur celle de la feuille qui meurt, lorsque les tiges sont menues, souples et gardent leurs feuilles et leurs fleurs; l'odeur doit en être légèrement parfumée, sa saveur douce et agréable. — Pour que le foin soit bon, il faut qu'il soit fauché lorsque la majeure partie des plantes est en pleine floraison. Avant cette époque, le foin a moins de qualités, moins de saveur; plus tard il devient dur et perd aussi de ses propriétés nutritives. — Lorsque le foin n'a pas d'odeur ou bien qu'il sent le rance, et qu'il est formé de tiges grossières, ligneuses, coriaces, on peut être certain qu'il ne vaut rien.

Le foin nouveau n'est bon qu'après avoir été renfermé trois ou quatre mois dans les fenils ; quand il n'a pas eu le temps de *suer*, il peut causer de violentes maladies.

Le foin peut subir diverses altérations et devenir *vasé* ou *rouillé* par suite de l'humidité atmosphérique, des inondations. Ainsi altéré, il est mauvais. — Le foin *vasé* se reconnaît aux couches de matière terreuse qui recouvrent les tiges ; ce fourrage ne peut être consommé qu'au cas d'extrême disette, et son emploi est dangereux. — Il en est de même du foin *rouillé*, qu'on reconnaît à ses taches semblables à de la rouille de fer.

De la paille de froment. — La paille de froment, pour être un bon aliment, doit être blanche, menue, fourrageuse, c'est-à-dire mêlée à certaines plantes qui poussent naturellement dans les champs cultivés, comme les chiendents, le trèfle, l'ivraie, etc. La feuille de froment, comme le foin, peut être viciée par la *rouille*. Les feuilles rouillées, qu'on y prenne garde, ont souvent été cause de maladies *épizootiques*.

Du seigle. — On l'emploie quelquefois comme aliment. Il peut venir dans des terres arides et qui refuseraient de donner d'autres céréales ; il résiste au froid et il est très précoce. La paille de seigle est trop dure pour pouvoir être mangée, mais le seigle mangé en vert est assez nourrissant, et le grain de la paille convient pour engraisser les bœufs destinés à la boucherie.

Du maïs ou blé de Turquie. — Le maïs ne se mange que broyé ; dans cet état il sert utilement à engraisser les porcs et les volailles.

De l'orge. — Nourriture bonne pour les chevaux et les bœufs. Mangée en vert, elle est très nourrissante. Il n'en est pas ainsi de la paille de l'orge ; quant au grain il est très rafraîchissant et peut rendre de grands services pendant les chaleurs de l'été; on emploie aussi l'orge à l'état de farine, on en fait de l'*eau blanche* qui se donne avantageusement aux chevaux malades.

Du son. — Nourriture rafraîchissante et d'une digestion facile, prise en petite quantité. Du reste cette nourriture seule ne suffirait point à l'alimentation d'un animal qui travaille.

Du sainfoin. — En vert il a l'avantage de ne pas gonfler les bestiaux comme le trèfle et la luzerne. Fauché et converti en foin c'est une nourriture excellente pour les chevaux.

Des vesces ou féveroles, des pois et des gesses. — Aliment dur, très difficile à mâcher, échauffant mais très nourrissant ; on ne doit dès lors le donner aux animaux qu'à doses modérées.—En pâte, il sert à l'engraissement des bœufs et des porcs ; en farine, on le mélange avec la boisson des vaches. Il faut s'abstenir de le donner en vert, car en cet état il gonfle les bestiaux.

Du trèfle des prés. — Le trèfle des prés a aussi l'inconvénient de gonfler les bestiaux, surtout consommé sur place. Il importe donc, comme pour les vesces, les pois, les gesses, de n'en donner qu'avec modération et de le faire manger à l'étable seulement, quatre heures au moins après qu'il a été fauché et surtout après avoir eu la précaution de le faire sécher au soleil.

De la luzerne. — Mêmes inconvénients que ceux du trèfle et des vesces; comme le trèfle et les vesces, la luzerne, en prenant les précautions dont nous venons de parler, convient parfaitement aux femelles laitières.

Tels sont les principaux aliments du bétail domestique; nous ne parlerons pas de quelques autres, tels que

la *betterave*, la *carrotte* qui sont d'un usage moins répandu.

4. RÉGIME VERT.

Après avoir parlé des aliments en général, nous ne
pouvions nous dispenser de consacrer spécialement
quelques lignes à ce qu'on appelle régime vert.

Le régime vert des animaux, c'est-à-dire le pâturage
sur place, se prescrit dans deux cas fort différents : le
premier, c'est dans l'adolescence de l'animal ; le second
cas, c'est un état quelconque de mauvaise santé.

Nous ne parlerons pas ici du second cas, car le régime vert alors ne s'applique qu'aux chevaux mal portants ; ainsi, pris à ce point de vue, nous traiterons de
ce régime à l'article *Cheval*. — Nous n'en parlerons
ici que comme mode spécial d'alimentation pour les
jeunes animaux, car à ce titre il s'applique à tous les
bestiaux en général.

Les herbes vertes et tendres dont la digestion est facile conviennent mieux que toute autre nourriture aux
bêtes jeunes ; mais dès qu'elles ont atteint un certain
degré de croissance, il faut suspendre ce régime, surtout si la bête commence à travailler, car cette alimentation, quand elle est exclusive, relâche plus qu'elle ne
fortifie.

Le vert se donne au printemps, surtout à l'époque de
la floraison des prairies. Il y a deux manières de le prendre, sur place ou bien à l'écurie ou à l'étable. Il y a économie à le donner à l'écurie ; là toutes les plantes sont
indistinctement consommées, tandis que libres de choisir dans la prairie, les bestiaux et les chevaux surtout

négligent les plus grossières et ne mangent que les plus délicates.

5. AVANTAGES D'UNE BONNE NOURRITURE DONNÉE AUX BESTIAUX.

Une alimentation copieuse, bonne, bien réglée est indispensable pour avoir des animaux robustes et en état de rendre de bons services et de donner des produits abondants. Le propriétaire, le fermier, ont intérêt à être généreux et même prodigues envers les bêtes, car c'est en les nourrissant bien qu'on les rend lucratives : un poulain bien nourri est plus tôt bien développé, il peut travailler 18 mois ou deux ans plus tôt que celui qui n'a pas reçu une nourriture suffisante ; et une génisse qui a été bien entretenue peut porter 18 mois plus tôt que celle qui a été nourrie avec parcimonie. La précocité d'ailleurs n'est pas le seul avantage d'une bonne nourriture, les animaux bien nourris acquièrent aussi plus de valeur, on peut les vendre plus tôt, on diminue les chances de mort, et enfin on améliore ainsi les races.

6. BOISSONS DES BESTIAUX.

On doit prendre les plus grands soins pour empêcher les animaux domestiques de boire des eaux altérées ou impures, et des eaux froides en été. Il en meurt un grand nombre par suite de négligences à cet égard, et plusieurs épizooties ont eu pour cause unique l'usage des eaux malsaines.

L'eau destinée à abreuver les animaux doit être claire, limpide, sans goût et sans odeur ; l'eau qui cuit bien les légumes est toujours bonne, c'est là une marque infaillible ; il faut se défier généralement des eaux de sources et de celles qui coulent dans des rivières profondes ; ces eaux là sont trop froides, et la trop grande froideur de l'eau irrite l'estomac et l'intestin et cause aux animaux des indigestions et des tranchées.

Les eaux les meilleures sont celles des bonnes citernes ou des rivières dont le lit est sablonneux.

Beaucoup de fermiers ont l'habitude de donner aux bestiaux l'eau des mares voisines et même celle qui s'écoule des fumiers ; cela vient généralement de ce que le bétail préfère souvent cette boisson à l'eau claire et limpide en raison des sels qu'elle renferme. Néanmoins, dans l'été surtout, ces eaux stagnantes deviennent trop putrides pour qu'il soit sage de ne pas les refuser aux bestiaux. Elles peuvent devenir une cause active de maladies.

Le cultivateur doit aussi prendre garde aux eaux séléniteuses, c'est-à-dire naturellement chargées de sels de chaux, lesquelles sont sujettes à causer des maladies aiguës, des indigestions, des diarrhées aux animaux, et à donner au cheval particulièrement la morve et le farcin. On reconnaît facilement une eau séléniteuse à ce signe qu'elle n'est pas propre à dissoudre le savon. Quand une eau est ainsi viciée, il existe un moyen de la purifier, moyen d'un succès assuré, découvert par M. Lassaigne, professeur de chimie à l'École d'Alfort, et dont nous recommandons l'usage aux propriétaires et fermiers. — Avec 300 gr. de sous-carbonate de soude jetés dans un vase contenant cent litres d'eau séléniteuse, on peut précipiter tous les sels calcaires que cette eau renferme ; on la laisse reposer deux heures, et au bout de ce temps elle est devenue aussi claire et aussi saine que l'eau la plus limpide; on peut alors la faire boire sans avoir besoin de séparer l'eau du dépôt qui s'est formé au fond. — 300 gr. de sous-carbonate de soude coûtent dix sous.

Quant aux eaux froides, le moyen de les échauffer est de les laisser exposées quelque temps dans des seaux ou des auges et de les y agiter avec la main ou avec une poignée de foin.

Il nous reste maintenant à parler de la manière d'abreuver les bestiaux et des heures où on doit les faire boire.

Un animal échauffé par une longue course, par un exercice fatigant ne doit boire qu'après qu'un repos plus ou moins long l'a remis dans son état normal. On doit l'abreuver alors et aussi lentement que possible.

On envoie ordinairement les chevaux boire à la rivière; il n'y a pas d'inconvénient à cela pourvu qu'à leur retour à l'écurie on ait bien soin de bouchonner leurs quatre jambes et d'enlever ainsi l'eau qui les couvre.

Quant aux bêtes qu'on abreuve à l'étable, il faut en hiver leur faire boire l'eau aussitôt qu'elle a été tirée et avant qu'elle ait eu le temps de se refroidir. En été il faut au contraire tirer toujours l'eau plusieurs heures avant de la donner à boire, afin de lui faire perdre le degré de froid qu'elle avait.

Il faut éviter dans l'été de laisser boire le bétail aux fontaines ou aux ruisseaux qui en découlent.

On abreuve les bestiaux de 8 à 9 heures du soir. En été on les fait boire trois fois par jour et à cinq heures de distance.

7. DU SEL CONSIDÉRÉ DANS SES RAPPORTS AVEC LA NOURRITURE DES BESTIAUX.

Les animaux domestiques en général, comme les animaux sauvages, aiment beaucoup le sel marin et le nitre. Quand il existe dans un pays une source salée, on les voit tous s'échapper pour y courir. Il est donc évident que ce goût des bêtes pour le sel est une loi de la nature. Sans doute il ne faut pas qu'elles le poussent jusqu'à l'abus, mais un usage modéré leur est aussi salutaire qu'agréable, car la nature n'a pas mis un seul instinct chez l'homme ou chez la bête qui, contenu dans des limites raisonnables, pût les égarer et les conduire au mal.

Le sel est donc une excellente chose pour le bétail tel est le principe; mais ce principe il importe de l'appliquer à propos et suivant les circonstances. Ainsi, par exemple, dans les pays maritimes ou voisins de la mer, à deux ou trois lieues de distance, le sel est inutile, car les vents se chargent d'emporter avec eux assez de substances salines et de les déposer sur les plantes. — Dans les autres contrées, voici la règle qu'il faut suivre; plus l'herbe est aqueuse, plus le sel est utile et nécessaire. Plus les saisons sont pluvieuses, plus il faut recourir à ce stimulant. Aux temps de sécheresses on en a moins besoin.

On a remarqué que les chevaux qui font usage du sel ont meilleur appétit, qu'ils sont plus vigoureux et ont un poil plus beau que les autres. Il en est ainsi de tous les autres animaux pour lesquels, sans exception, le sel est un fortifiant d'une puissance incontestable.

Avec douze *kil.* de sel qui coûtent aujourd'hui 8

francs, on peut en donner à discrétion pendant un an
à un troupeau de trois cents bêtes à laine. 60 gram.
de sel, tous les trois ou quatre jours, dans du son ou de
l'avoine, suffisent pour un cheval.

Manière de donner le sel. — On asperge le foin avec
de l'eau salée; on mêle le sel avec le son ou l'avoine
et on humecte le mélange; enfin, il est une troisième
manière de faire prendre du sel aux animaux, c'est d'en
placer des sacs devant l'écurie ou l'étable; la salive des
chevaux, des brebis ou des vaches le mouille et le dis-
sout lorsqu'elles viennent le lécher.

8. INFLUENCE DE L'EXERCICE SUR LA SANTÉ, NON-SEULE-
MENT DE L'ANIMAL, MAIS DE SES DESCENDANTS.

L'exercice d'une partie du corps ou du corps tout
entier, en faisant circuler rapidement le sang, en active
la nutrition, en augmente la force, de sorte que par le
travail les organes croissent en puissance, en même
temps que par l'habitude les animaux deviennent plus
adroits. Les individus qui, jeunes, font beaucoup d'exercice, ont les muscles développés et forts, les articulations des membres souples, la poitrine ample, la respiration étendue et facile; ils sont susceptibles d'exécuter
des mouvements étendus, variés, et peuvent faire des
travaux longtemps continués, les chevaux, par exemple,
qui ont été fréquemment entraînés avant d'être soumis
à l'épreuve de l'hippodrome ont beaucoup d'avantage
sur ceux qu'on fait courir pour la première fois.

L'exercice a cela de précieux que les qualités, les aptitudes qu'il donne se transmettent du père aux enfants.
Ainsi, la faculté de courir avec une grande rapidité passe
ordinairement de l'étalon à ses descendants; un cheval,

un bœuf bien robustes, ont presque toujours des reje-
tons robustes aussi, de même qu'un homme d'une
constitution forte lègue sa force avec son sang à son en-
fant. Tout le monde a remarqué que certains chiens
propres à la chasse, à la conduite des troupeaux, transmettent infailliblement ces aptitudes particulières à
leurs petits. ·

Par ce que nous venons de dire on peut juger des avantages de l'exercice, non-seulement relativement à la
santé, à la manière d'être de l'animal lui-même et à
tous les services qu'il peut rendre, mais encore à la
force, à la santé des descendants de l'animal et à l'utilité dont ils peuvent être à leur tour.

9. PRÉCAUTIONS IMPORTANTES ET SOINS DIVERS A PRENDRE AVEC LES BESTIAUX EN GÉNÉRAL.

Le cultivateur doit se pénétrer de cette idée que plus
il laissera ses bestiaux se rapprocher de l'état de nature, moins il les tourmentera, moins surtout il les *mé-
dicamentera* et mieux ils se porteront. Ceux que l'on
n'emploie pas à porter ou à tirer comme les vaches,
les moutons, les cochons, les chèvres doivent ne s'apercevoir de leur servitude que par les avantages qu'ils en
retirent; et les autres, les chevaux, les bœufs, les mulets, les ânes, ne doivent jamais être surchargés de travail. Il ne faut pas perdre ceci de vue, qu'il y a plus de
moyens assurés de préserver les animaux des maladies
que de moyens certains de les guérir.

Nous avons dit plus haut à l'article *Boissons des bestiaux* les précautions à prendre quand on abreuve les
animaux; il en est d'autres tout aussi importantes dans
une foule de cas, et que nous allons indiquer.

Du moment où il faut donner la nourriture aux animaux qui travaillent.—Le choix de ce moment a beaucoup d'importance ; il faut faire manger les chevaux et les bœufs quelque temps avant de les mettre au travail, si l'on veut éviter de leur donner des indigestions.

Du choix des paturages. — Lorsqu'on possède sur sa propriété des pâturages de natures diverses, il faut y conduire les bestiaux d'autant plus rarement qu'ils sont moins en rapport avec la nature de l'animal. Ainsi les chevaux peuvent paître de deux jours l'un, ainsi que les vaches, dans un marais, à condition que le reste de la semaine ils soient mis dans des pâturages secs ; mais il faudrait bien se garder de faire pâturer les moutons sur un terrain humide plus d'une fois par semaine.

Du choix des aliments. — Le choix des aliments dépend des circonstances, de la saison, de la destination donnée à l'animal. — Ainsi, la paille, qui est peu nourrissante, ne convient pas aux chevaux qui travaillent beaucoup ; ainsi les bœufs destinés à l'engraissement doivent être d'abord mis aux raves ou autre nourriture relâchante, et puis à la farine d'orge ou nourriture substantielle. Ainsi encore l'herbe fraîche au printemps convient fort aux chevaux tenus au sec pendant tout le reste de l'année.

Du degré de température que doivent éprouver les animaux au pâturage et au travail. — Dans les grandes chaleurs il est utile, de midi à trois heures, de faire rentrer le bétail à l'écurie ou à l'étable, ou de lui procurer du repos dans un lieu aéré et ombragé.

Du passage d'un régime à un autre, relativement soit à la nourriture, soit au travail. — Ce passage ne doit pas s'opérer brusquement. Il faut y préparer les animaux graduellement.

Des bains. — Les bains sont un moyen, en général trop négligé, d'entretenir la santé du bétail. A l'exception des trois mois d'hiver, des bains hebdomadaires (un par semaine) d'une demi-heure, ne peuvent être que très utiles au gros bétail surtout.

Soins au bétail quand il rentre à l'étable ou à l'écurie. — Quand les chevaux, les bœufs, les ânes, les mulets, les vaches reviennent du travail ou des champs, en moiteur, tout couverts de poussière ou de sueur, il est fort important de les laver avec une éponge imbibée d'eau tiède, de leur frotter les pieds, la tête, les crins, les oreilles, la bouche; il faut, en outre, les bouchonner avec de la paille et faire soigneusement disparaître toutes les ordures dont ils peuvent être couverts. Pour tous les animaux à poil il faut se servir de l'étrille. Quand un cheval revient d'une course longue ou précipitée ou bien d'un travail fatigant, ayez bien soin de le désharnacher avant de le faire rentrer à l'écurie, promenez-le lentement au soleil d'abord, puis à l'ombre, bouchonnez-le ensuite avec de la paille et achevez de l'essuyer avec un linge.

10. CONSÉQUENCES FACHEUSES D'UNE HYGIÈNE MAL ENTENDUE. — OBÉSITÉ, MARASME, TRAITEMENT.

Toutes les règles que nous venons d'indiquer, relatives au logement des animaux, aux précautions générales à prendre, à l'exercice qu'il faut leur donner, etc., ont une grande importance. L'oubli de ces principes hygiéniques peut engendrer des maladies graves pour le bétail, comme nous l'avons dit. Ce n'est pas ici le moment de parler de ces maladies dont nous nous occuperons plus tard; mais indépendamment des affections morbides, le défaut de soins suffisants a souvent pour effet l'un ou l'autre de ces deux états de santé : le *marasme*, l'*obésité*; et quand ils sont dans l'un ou l'autre de ces états, les animaux, sans être précisément atteints d'une maladie spéciale et caractérisée, ne sont pas bien portants.

Du marasme. — Le marasme est un amaigrissement général ou partiel du corps. Tous les animaux domestiques peuvent être attaqués de marasme : mais le cheval y est le plus sujet de tous. — Les causes les plus ordinaires du marasme sont l'insuffisance de nourriture, l'usage d'aliments gâtés ou trop peu nutritifs, des exercices violents et longtemps continués.

Voici la manière de remédier à cet état maladif, qui pourrait amener la mort s'il était négligé. Donnez aux animaux atteints de marasme, des aliments très nourrissants et faciles à digérer. — Si ce sont des bêtes herbivores, il faut avant de les faire manger, leur faire prendre un cordial, le premier jour du traitement.

Cordial.

Prenez : Cannelle de Chine en poudre,   30 gr.
          Gingembre,   30 gr.
          Miel,   120 gr.

Incorporez la poudre et le gingembre dans le miel et donnez-en une fois seulement.

Le lendemain du jour où l'animal a pris ce cordial, continuez la même nourriture substantielle, c'est-à-dire donnez au cheval des fourrages succulents et des aliments farineux, au bœuf ou autre ruminant, des racines alimentaires, des graines d'orge ou de seigle mêlées avec du sel de cuisine, et combinez ces aliments avec un breuvage tonique dont voici la formule.

Breuvage tonique.

Prenez : Racine de gentiane,   60 gr.
          Petite centaurée,   30 gr.
          Absinthe,   16 gr.
          Eau commune,   1 lit. $^1/_2$.

Faites bouillir le tout jusqu'à réduction d'un litre ; tirez à clair et faites avaler tiède.

Si l'animal malade est un chien, donnez pour nourriture du lait d'abord, et ensuite des soupes et des viandes cuites.

Les signes du marasme sont faciles à reconnaître chez le cheval surtout : un cheval dans cet état a les oreilles pendantes, le poil grossier, les yeux ternes et éteints ; toutes les protubérances sont saillantes, l'allure est difficile, embarrassée, et on dirait pour nous servir du mot vulgaire, qu'il n'a que la peau sur les os. Les symptômes sont les mêmes chez les autres animaux.

De l'obésité. — On entend par ce mot une augmentation exagérée de graisse dans le tissu cellulaire de l'animal. Les causes ordinaires de l'obésité sont le défaut d'exercice, une alimentation trop abondante et trop substantielle, un sommeil trop prolongé. — Les pâturages dont l'herbe est naturellement humide, produisent aussi l'obésité chez les animaux lymphatiques et sanguins.

Un animal trop gras est toujours lourd, ses fores diminuent, il se refuse volontiers au travail; il ne peut pas courir, traîner un fardeau sans que sa respiration s'embarrasse, sans être inondé de sueur. Cet excès d'embonpoint, outre qu'il fait disparaître l'aptitude au travail, peut occasioner diverses maladies, telles que l'œdème, l'hydropisie, l'apoplexie, la fourbure et la pousse chez le cheval, la phtisie chez la vache. L'obésité abrége toujours la vie des animaux; les chevaux trop chargés de graisse sont sujets à cette espèce de gale qu'on appelle dans les campagnes le *roux-vieux*.

Ce qui précède prouve suffisamment combien il importe de prévenir l'obésité chez les animaux et de guérir de cet excès de santé ceux qui en sont atteints.

On arrive au moyen d'un traitement bien simple, sinon toujours à faire radicalement disparaître ce vice dans le bétail, du moins à le diminuer. Commencez par nourrir moins abondamment l'animal, diminuez tous les jours par degrés ses rations; ayez soin de donner des aliments moins excitants et moins substantiels, et faites lui prendre de l'exercice. Bornez-vous à cela pendant une quinzaine de jours, puis ce temps écoulé, ajoutez à ses aliments un peu de gayac en poudre; arrosez d'eau salée sa nourriture, et mêlez à sa boisson quelques cuillerées de vinaigre. Promenez-le pendant deux heures au grand air du matin, autant l'après midi. — Ce traitement hygiénique fera promptement revenir l'animal à son état normal.

Maintenant déduisons de ce que nous venons de dire une rcommandation importante; on voit avec quel soin il faut veiller sur l'exercice et l'alimentation des bestiaux; une trop bonne nourriture, trop de repos en-

gendrent l'obésité, de même qu'un exercice habituellement excessif, qu'une nourriture insuffisante amènent
le marasme. C'est donc entre les deux extrêmes qu'il
faut se tenir. Le cultivateur doit se garer également du
trop et du *pas assez*.

11. DE L'AGE AUQUEL IL CONVIENT D'ACCOUPLER LES ANIMAUX POUR LA GÉNÉRATION.

Les animaux ne donnent jamais de meilleurs produits
que lorsque parvenus à l'âge adulte, ou n'ayant pas dépassé cet âge de beaucoup, ils ont acquis et n'ont pas
encore perdu le maximum de vigueur et de force que
leur nature leur permettait d'atteindre. Cela est vrai
du mâle comme de la femelle. Mais quand commence
l'âge adulte? S'il existait à cet égard une règle générale
de la nature pour le bétail nous le dirions ici; mais
comme cet âge varie suivant les animaux, que pour les
chevaux il commence à cette époque de la vie où les
dents de lait ont été toutes remplacées, tandis qu'il
n'en est pas de même pour le bœuf, le mouton, etc.,
nous nous réservons de traiter cette matière dans les
articles spéciaux relatifs à chaque espèce d'animal.

Nous ne ferons ici que quelques remarques et quelques recommandations générales qui trouvent naturellement leur place dans ce paragraphe.

Nous devons dire d'abord que par suite d'un faux
calcul, la plupart des cultivateurs avancent habituellement l'époque où il est opportun d'employer à la reproduction les animaux qui y sont destinés. En agissant ainsi, ils trahissent leurs propres intérêts, car
ils n'obtiennent que des produits chétifs et médiocres.

Et en effet, ne voit-on pas journellement ceci chez tous les bestiaux? les premières portées inférieures aux suivantes; il en est résulté qu'on a cru longtemps que c'était une loi de la nature, et qu'il était impossible de la changer. Buffon, le grand Buffon et d'autres après lui, ont dit que le premier poulain d'une jument n'est jamais aussi étoffé que ceux qu'elle produit par la suite, et qu'il en est de la femelle du cheval comme de celle de tous les autres animaux. Cela était vrai du temps de Buffon comme cela est encore vrai aujourd'hui; mais le célèbre naturaliste avait, faute d'observations suffisantes, érigé en principe immuable un fait accidentel résultant d'habitudes mauvaises, de l'habitude d'accoupler avant l'âge les animaux reproducteurs.

Depuis Buffon la science a marché, des observations nombreuses et nouvelles ont été faites, on s'est livré à des expériences. « Nous avons toujours vu, dit un célèbre professeur d'hygiène vétérinaire, dans un de » ses ouvrages, nous avons toujours vu les brebis mérinos âgées de dix-huit mois à l'époque où elles étaient » couvertes par le bélier, donner de très petits agneaux; » les truies saillies avant l'âge d'un an, avoir leurs premières ventrées très faibles, tandis que les brebis e » les truies plus âgées, lors même qu'elles étaient couvertes pour la première fois, avaient des petits bien » développés au moment de leur naissance. » Il est aujourd'hui constant qu'une femelle entièrement adulte doit mettre au jour des premiers nés aussi vigoureux, aussi bien organisés que ceux qu'elle donnera par la suite, à condition bien entendu qu'elle ait été accouplée avec un mâle également adulte.

Nous dirons en passant que c'est à l'emploi des pou-

lains comme étalons, qu'il faut attribuer l'abâtardisse-
ment de nos races chevalines françaises.

Il résulte de ce que nous venons de dire que les accouplements prématurés, pour toutes les espèces de
bestiaux, sont contraires à l'intérêt bien entendu de
l'éleveur et du propriétaire. Il vaut mieux attendre un
peu plus et avoir des produits aussi bons que possible.

12. EST-IL BON D'ACCOUPLER LES ANIMAUX DANS LA MÊME FAMILLE ?

C'est là ce que les Anglais, si compétents en général en fait d'élève de bestiaux, appèlent *breeding in and
in*, propager *en dedans*, c'est-à-dire multiplier les animaux par des accouplements incestueux, faire reproduire les uns avec les autres, le père et la fille, le fils
et la mère, le frère et la sœur, etc.

Cette méthode peut être bonne dans des cas excep-
tionnels pour fixer une variété animale qu'on regarde
comme précieuse. Les Anglais l'ont pratiquée avec succès, et ils ont dû à ce système de belles races de taureaux ; mais on se tromperait si on croyait pouvoir les
imiter, et eux-mêmes du reste ne suivent pas cette méthode d'une façon permanente et absolue.

Il en est des animaux domestiques comme des
hommes. Pourquoi dans aucune religion, sous aucun
gouvernement, n'a-t-on pas autorisé le mariage du
frère avec la sœur, du père avec la fille ? C'est que cette
union serait moins féconde que les autres, qu'elle pro-
duirait des enfants plus faibles et mal faits.

La consanguinité affaiblit la santé, la vigueur, accroît
les vices de conformation, les défauts de famille, soit

que les individus qui proviennent du même sang étai..
affectés des mêmes maladies, donnent naissance à des
produits ayant ces maladies à un plus haut degré, soit
que la reproduction entre membres de la même famille
altère les humeurs, détériore la constitution, cor-
rompe le tempérament. Après un certain nombre d'accouplements incestueux, on n'a que des produits ma-
lingres, petits, mous, impropres même à se reproduire et mourant de vieillesse avant d'avoir acquis leur
accroissement.

Divers éleveurs ont fait beaucoup d'expériences en
multipliant toujours *en dedans* des chiens, des poules,
des pigeons, des vaches, et ils ont trouvé que les races
dégénéraient constamment. Un propriétaire qui a essayé
ce système sur les porcs, a fini par amener les siens à
un tel état, que les femelles cessèrent presque de produire, et lorsqu'elles engendrèrent, les petits furent
si chétifs, si mal venus, qu'ils moururent presque aussitôt qu'ils furent nés. On a remarqué que les cultivateurs qui employaient toujours les béliers nés chez eux
ont d'habitude les plus mauvais troupeaux. Citons
comme preuve de ce que nous disons le fait suivant,
exposé par M. Houdeville au conseil supérieur d'agriculture, dont il est un des membres (*Recueil de méd.
vétérinaire*, tome 6, page 549).

« Depuis plusieurs années, dit M. Houdeville, j'a-
» vais un nombre assez considérable d'agneaux qui nais-
» saient infirmes, sans savoir à quoi en attribuer la
» cause. L'année dernière j'en eus encore un plus
» grand nombre ; je pensai que cela devait provenir de
» ce que depuis plus de vingt ans je n'avais point chan-
» gé le sang de mon troupeau. Pour mieux m'en assu-

ᴗᵉʳ, j'allai chez M. Jules de Clercy, l'un de mes voi-
» sins, qui est propriétaire d'un troupeau de mérinos
» à peu près semblable au mien : je lui proposai d'é-
» changer chacun un bélier, auquel nous donnerions
» pour essai 60 brebis à lutter ; il y consentit. Au 15 oc-
» tobre dernier, je donnai donc au bélier venant de
» chez M. de Clercy 60 brebis que je fis garder séparé-
» ment, et quinze jours après je livrai le reste de mon
» troupeau, c'est-à-dire 240 brebis à la lutte de mes
» béliers. Sur les 60 brebis qui furent luttées par le bé-
» lier de M. de Clercy, 55 environ sont devenues plei-
» nes et ont agnelé à bien sans qu'il vienne un seul
» agneau infirme (M. de Clercy m'a dit ne pas avoir
» eu un seul agneau infirme provenant de mon bélier),
» tandis que sur les 240 brebis qui avaient été luttées
» par mes béliers, il s'en est trouvé un grand nombre
» de vides, 5 à 6 ont avorté, et 20 à 30 ont eu des
» agneaux infirmes, 20 même sont mortes. Enfin la perte
» pour moi a été telle, que sur 300 brebis qui ont été
» luttées, j'ai à peine 200 agneaux vivants, dont 55
» proviennent du bélier de M. de Clercy. »

Quelle est la conclusion qu'il faut tirer de ce qui
précède ? Cette conclusion la voici : il est bon, après
chaque génération, pour couvrir les filles des mâles
qu'on met à la réforme, d'acheter des étalons, des taureaux, des béliers, etc., de la même race, mais d'une
autre famille. Voilà la règle, maintenant voici l'exception : Si par hasard un cultivateur possédait une belle
race de bêtes à cornes ou de bêtes à laine, ou même de
chevaux, et qu'il voulût la perpétuer, il pourrait essayer, comme cela se pratique en Angleterre, de la
propagation en dedans, pour atteindre ce but ; mais il

faudrait alors avoir le soin de s'arrêter à la troisième génération, et renouveler alors le sang du bétail par l'introduction des mâles d'une autre famille.

Mais nous le répétons encore, ce n'est qu'exceptionnellement qu'il faut faire propager *en dedans*.

13. CROISEMENT DES RACES DE BESTIAUX.

Le mélange des peuples les uns avec les autres est très favorable au développement de l'espèce humaine ; on reconnaît toute l'influence de ce mélange en comparant la population des villes de garnison, des localités qui sont fréquemment envahies par les armées, des cités commerçantes, des ports de mer, à celle des contrées isolées des vallées alpines et pyrénéennes, qui sont sans voie de communication, et dont les habitants se marient entre eux depuis des siècles. La première de ces deux populations frappe l'attention par un air de vigueur, de santé ; l'autre, au contraire, à peu d'exceptions près, afflige les regards par les formes rabougries, rachitiques des individus dont elle se compose.

« Il semble, disait Buffon, que le modèle du beau » et du bon soit dispersé par toute la terre, et que dans » chaque climat il n'en réside qu'une portion, qui dé- » génère toujours, à moins qu'on ne la réunisse avec » une autre portion prise au loin ; en sorte que pour » avoir de bons grains, de belles fleurs, etc., il faut » en échanger les graines et ne jamais les semer dans » le terrain qui les a produites ; et de même, pour avoir » de beaux chevaux, de bons chiens, etc., il faut don- » ner aux femelles du pays des mâles étrangers, et ré- » ciproquement aux mâles du pays des femelles étran-

)gères ; sans cela, les grains, les animaux dégéné-
» rent ! En mêlant au contraire les races, et surtout
» en les renouvelant toujours par des races étrangè-
» res, la forme semble se perfectionner et la nature
» se relever et donner tout ce qu'elle peut produire de
» meilleur. »

« Pour avoir de bons grains et de belles fleurs, dit
»le savant Bourgelat, dans ses *Éléments de l'art vé-*
• térinaire, il faut changer les grains ; pour avoir de
» bons chevaux, il faut croiser les juments nationales
» avec des chevaux étrangers. »

D'après ces citations on voit ce qu'il faut entendre
par le mot *croisement*, autrement dit *métissage*, *méti-*
sation, car ces trois termes sont synonimes ; c'est l'o-
pération qui consiste à appareiller ou accoupler deux
individus de deux races différentes, dans le but de les
faire reproduire.

On appelle *mâle*, *étalon pur sang* ou *de pure race*,
bélier pur sang, *femelle*, *brebis*, *jument pur sang*,
l'individu de race étrangère, importé pour améliorer,
pour croiser les animaux du pays ; et on donne le nom
de *race commune* à celle qu'on veut améliorer par le
croisement. Les descendants de deux races croisées
sont nommés *premier métis*, *demi-sang*, *moitié sang*,
s'ils proviennent d'un premier croisement, c'est-à-dire
de l'accouplement d'un animal pur sang avec un reproducteur de la race commune ; on appelle *trois quarts*
de sang, *deuxième métis*, le descendant d'un premier
métis et d'un pur sang. Le *troisième métis* provient d'un
pur sang et d'un deuxième métis ; il n'a plus qu'un
huitième de sang de la race commune. Le *quatrième*
métis descend d'un troisième et toujours d'un pur sang,

et a un seizième du sang de la race du pays. Les produits des croisements plus avancés sont appelés cinquième, sixième, etc., métis. — Les croisements se font presque toujours en accouplant des femelles indigènes avec des mâles étrangers qui doivent servir à l'amélioration des races, parce qu'un mâle bien soigné peut servir en même temps à un grand nombre de femelles, et donner dans la même année une grande quantité de produits améliorés; tandis qu'il faudrait beaucoup de femelles étrangères pour arriver au même résultat, en admettant, ce qui n'est pas, que les femelles puissent contribuer autant que le mâle à améliorer les races.

Le croisement jugé par les résultats existants. — En ce qui concerne l'espèce chevaline par exemple, à quoi devons-nous nos belles races de chevaux français? A l'importation des chevaux arabes, barbes, etc., lors des croisades : c'est-là un fait historique et incontestable. Mais sans remonter aussi haut dans l'histoire, pourquoi nos moutons croisés mérinos sont-ils parvenus à l'état florissant où nous les voyons? C'est grâce à l'union de nos brebis communes avec des béliers mérinos; c'est également en croisant les génisses du pays avec les taureaux hollandais, qu'on a créé cette belle race de bœufs que l'on trouve dans l'Aunis et la Saintonge.

Règle à suivre et réflexions à faire en matière de croisement. — Ce n'est pas sans de grandes dépenses, on le comprend, qu'on introduit en France des reproducteurs étrangers; il ne faut donc pas négliger, en cette matière, de prendre d'abord en considération les services qu'on attend des animaux et la facilité de vendre les élèves, les bêtes grasses, etc. On doit toujours se demander si les races améliorées paieront par le travail ou par la laine, ou par la viande, les frais qu'elles occasionneront.

Avantages du croisement aes races. — Vaut-il mieux *importer des races étrangères?* Il est presque toujours plus avantageux de créer une race métisse que d'importer une race étrangère. Les animaux exotiques importés donnent des produits qui en naissant sont assez semblables à leurs ancêtres; mais qui, étant ensuite à moins qu'on ne leur donne des soins extraordinaires, modifiés dans leur jeune âge par l'influence du climat, donnent, si on les fait reproduire, des descendants qui ont beaucoup dégénéré: il est rare que dans les produits de la troisième ou quatrième génération, on reconnaisse les caractères de la race importée; les animaux ressemblent presque toujours complètement à ceux des pays dans lesquels ils sont nés. — Bourgelat a fait la remarque « qu'un mâle et une femelle transplantés d'Angleterre et appareillés en France, ne donnent jamais d'aussi belles productions que si le mâle eût été assorti à une jument française ou à une cavale de toute autre nation. »— « Un cheval et une jument d'Espagne, dit Buffon, ne produiront pas ensemble d'aussi beaux chevaux en France que ceux qui viendront de ce même cheval d'Espagne avec une jument du pays. » — « Des chevaux anglais avec des juments de leur patrie, n'engendrent pas en Allemagne, rapporte Hartman dans son traité des haras, d'aussi beaux chevaux que si on les accouple avec des juments allemandes. » Nous faisons de nos jours les mêmes remarques : les chevaux anglais pur sang nés en France ne valent pas sur les hippodrômes ceux qui les ont créés, ni les métis anglo-français.

Le croisement est donc préférable à l'importation d'une race étrangère. Si la race importée est inférieure on continue le croisement pendant plusieurs généra tions avec des métisses de plus en plus avancées, jus qu'à ce que les produits possèdent les qualités, les caractères de leurs ancêtres étrangers. On a ensuite une race qui a tous les avantages des animaux régénérateurs et qui, en outre, est naturalisée, a été introduite sans frais considérable, et sans faire courir les chances de perte qu'entraîne souvent l'importation en grand d'animaux non acclimatés.

Un des grands avantages du croisement, c'est de créer des variétés d'animaux possédant le mérite des deux races qui les ont produites, et supérieurs quelquefois à la race régénératrice. Le mâle transmet aux produits de l'accouplement les qualités qui font rechercher sa race, et la femelle donne la faculté de résister aux influences du climat.

Dans quelles circonstances le croisement est-il particulièrement utile ? Manière de procéder. —Non-seulement le croisement est utile pour communiquer aux animaux indigènes les qualités qui distinguent des races exotiques, mais il l'est aussi pour corriger des défauts. Il y a des races dont les défauts, affectant tous les individus, ne peuvent guère être détruits que par l'influence du sang étranger. — Les effets du croisement sont généralement remarquables sur le perfectionnement des laines, sur l'amélioration des formes des bœufs, des porcs. —Mais les améliorations qui tiennent à l'augmentation de la taille, du poids du corps, sont rarement produites par le croisement.

Voici comment on y procède : on importe des mâles, comme nous l'avons dit, et on les fait d'abord produire avec des femelles communes ; on obtient ainsi des métis supérieurs à la race du pays. Lorsque les premières métisses sont en état d'engendrer, on leur donne des mâles pur sang et l'on réforme les mères ; à la troisième génération, on n'emploie que des métisses de trois quarts de sang, auxquelles on donne toujours des mâles de la race génératrice. On continue ainsi et on ne cesse que lorsque les caractères de la race pur sang se transmettent sans s'affaiblir dans la multiplication des métis entre eux, ou bien lorsque le défaut qu'on voulait détruire dans la race indigène a complètement disparu.

Dans les croisements, on augmente ou on diminue l'influence de la race étrangère, selon qu'on l'appareille avec des métis ou avec des individus de la race commune. En donnant à un taureau hollandais une génisse française, on obtient des produits qui tiennent beaucoup de la mère ; mais en accouplant le même taureau avec des métisses, les caractères du père passent au fils ou à la fille d'une manière beaucoup plus saillante.

Raisons de la préférence donnée aux mâles étrangers en matière de croisement. — Nous avons dit qu'un mâle peut servir pour plusieurs femelles et donner un grand nombre de produits dès la première année, tandis qu'il n'en est pas ainsi des femelles ; voilà déjà sous le rapport économique un grand motif de préférence ; mais il en est d'autres encore qui ne permettent pas d'hésiter entre les mâles étrangers et les femelles étrangères.

Les mâles sont généralement plus énergiques, plus robustes que les femelles ; ils forment le type de leur es-

pèce et transmettent mieux les formes, les qualités de
leur race, la force et la vigueur qui caractérise leur
sexe.

Outre cela, les mâles sont plus faciles à acclimater
que les femelles, les soins qu'il faut leur donner, bornés
à un petit nombre d'individus, sont peu dispendieux ;
l'acclimatement des femelles est d'ailleurs plus difficile;
elles réclament plus impérieusement le régime du pâturage pendant leur plénitude comme lorsqu'elles allaitent ; elles sont plus influencées par le sol, par l'air, par
les plantes que les mâles, qu'on peut tenir dans des étables et nourrir avec des aliments convenables. Ensuite
les épuisements, les indispositions que causent l'allaitement, l'accouchement, la gestation, rendent les femelles très sensibles aux influences de la température.

Acclimatement de la race étrangère. — Les animaux
dépaysés souffrent toujours plus ou moins du changement de climat ; arrivés au lieu de leur destination ils
sont indisposés et quelquefois même atteints de graves
maladies : dans tous les cas, ils sont d'abord mal disposés, peu propres à créer de beaux descendants. Pour
remédier à ces inconvénients, si les animaux viennent
d'un pays qui diffère beaucoup de celui où on les conduit, il faut les faire séjourner en route : on doit les
préparer par degrés au changement qui les attend. S'ils
viennent du midi, d'un pays chaud, il faut, la première
année, les entourer de soins minutieux, les tenir dans
des habitations convenables, au besoin les couvrir de
flanelle, de couvertures pendant le premier hiver, et au
retour de la belle saison les exposer graduellement à
l'influence de la température.

Influence du régime sur les résultats du croisement des

races. — Les succès du croisement sont toujours subordonnés à l'influence du régime. Si l'on veut modifier une race en la croisant, sans changer le mode d'entretien auquel elle est soumise, on réussit très rarement. Mais, si en même temps qu'on tente de changer une race par l'introduction du sang étranger, on modifie le régime dans le sens de l'amélioration qu'on désire, on obtient en très peu de temps tous les résultats que l'on cherche.

C'est surtout quand on veut augmenter le volume des animaux que l'adoption de la culture alterne, l'extension des cultures fourragères et le changement de régime qui en est la conséquence doivent être la base de l'amélioration ; car une meilleure nourriture seule pourrait produire quelquefois les changements que l'on désire, tandis que, sans elle, des reproducteurs de haute taille, bien étoffés, donneraient des produits qui, mal nourris, auraient une constituton mauvaise, une conformation vicieuse, et la race qu'on voudrait améliorer resterait dans le même état.

Il ne faut pas perdre de vue qu'il faut avant tout, en fait de croisement, s'assurer qu'on a dans le pays les moyens de nourrir convenablement les animaux à importer. Si les grands étalons du Danemarck, du Holstein, n'ont pas réussi en France, si la race normande dégénère dans le Limousin (car on n'entend pas seulement par races étrangères celles des pays étrangers, mais aussi celles des provinces d'un même pays, quand les climats de ces provinces sont différents), c'est que ces divers animaux n'ont pas trouvé dans les lieux où on les a transportés une suffisante nourriture

Observations générales. — Les reproducteurs qu'on

importe pour un croisement doivent le plus possible appartenir à une race ancienne, avoir des caractères fixes, se transmettant depuis plusieurs générations de père en fils, sans éprouver de variations.

Un autre principe de la matière dont il ne faut point s'écarter, c'est que lorsqu'on croise deux races on doit les appareiller de façon qu'il n'y ait pas entre elles de trop grandes différences. On croyait autrefois qu'il fallait unir les extrêmes, mais l'expérience a prouvé le contraire. Le cheval athlétique qui convient, par exemple, aux transports, ne doit pas être accouplé avec la jument svelte propre à la selle.

Parlons maintenant en quelques mots du croisement dans ses applications avec les trois principales espèces d'animaux, l'espèce chevaline, l'espèce bovine, et l'espèce ovine.

Du croisement dans l'espèce chevaline. — On remarque deux grandes divisions dans l'espèce chevaline : les chevaux de luxe, de selle, d'attelage, et les chevaux de tirage ou de gros trait. — Quant à ces derniers qui sont les chevaux propres au service agricole, aux transports, à la charrue, et dès lors ceux dont nous avons le plus spécialement à nous occuper, les races en sont généralement satisfaisantes en France, et le besoin de croisement ne se fait pas sentir. — En ce qui concerne les chevaux de luxe, nous nous étendrons peu sur ce sujet secondaire pour nous, contentons-nous de dire que les races françaises de cette catégorie se croisent avec la race anglaise en Normandie, et en général dans tout le nord de notre pays, tandis que nos provinces du midi accordent aux étalons arabes la préférence sur les anglais.

On remarque que le croisement avec les chevaux anglais a beaucoup amélioré les grands chevaux de la plaine de Caen, du Cotentin, de la Vendée, etc.

Du croisement dans l'espèce bovine. — Dans la plupart de nos départements on pourrait employer avec avantage pour croiser quelques-unes de nos races le taureau anglais de Durham et celui de Lincolnshire ; on créerait ainsi des métis rustiques ayant de belles formes, propres au travail, supportant les privations, prospérant bien dans nos campagnes peu fertiles, se développant rapidement et s'engraissant dans le jeune âge avec facilité.

Les taureaux gascons ont assez bien réussi dans les environs de Paris. Il en est de même des tauraux hongrois dit italiens.

Les grands taureaux de la Suisse, introduits dans les maigres pâturages des départements des Alpes françaises, ont échoué.

Quant à nos départements de l'est, on doit y préférer pour l'amélioration qui s'y propage les petits taureaux de Schwitz aux grands taureaux de Berne et de Fribourg.

En principe, les cultivateurs ne doivent pas perdre de vue que les races qui fournissent du lait doivent être conservées pures de tout mélange avec celles qui sont moins bonnes laitières et qui se trouvent surtout dans le midi.

Du croisement dans l'espèce ovine. — Les croisements des brebis picardes, cauchoises, avec les béliers mérinos, ont constamment porté d'excellents fruits. On a croisé aussi avantageusement le bélier anglais newkent, soit avec des brebis picardes, soit avec des femelles mérinos. Il est constant aujourd'hui aux yeux des plus habiles vétérinaires, qu'à l'aide du croisement on pourrait amener au type mérinos les bêtes à laine les plus communes de la France.

DEUXIÈME SECTION.

CHAPITRE PREMIER.

Le Cheval.

Le cheval est de tous les animaux domestiques le plus utile et le plus précieux, c'est donc celui peut-être qu'il importe le plus de bien faire connaître à nos 'ecteurs.

Le cheval est de sa nature herbivore, il ne se nourrit de substances animales que dans des cas fort rares; il est éminemment sociable, s'attache facilement à l'homme dont il devient le compagnon fidèle et on pourrait dire l'ami.

Il surpasse en vitesse tous les autres animaux terres-tres et a des sens exquis. Sa vue plonge très loin; il distingue mieux que l'homme les objets pendant la nuit; ses oreilles grandes et mobiles perçoivent facilement les sons, et ses amples narines aspirent aisément les odeurs et à une grande distance. Enfin c'est le plus délicat de tous les animaux pour la nourriture; on le voit tous les jours dans les prairies refuser dédaigneusement des fourrages dont les bœufs et les vaches se contentent parfaitement.

Le cheval, disons-nous, est à la fois précieux et utile.

Il nous rend en effet des services de toute espèce : comme animal de trait, il sert à l'agriculture, à l'industrie, au commerce, à l'art militaire, aux commodités de la vie ; comme animal de selle, il sert encore à nos besoins, et même à nos plaisirs. S'il porte le voyageur d'un lieu dans un autre, si, grâce à sa course rapide, il lui fait franchir en peu de temps des distances considérables, il sert aussi de monture aux riches et aux grands, et on l'attèle tous les jours aux plus fastueux équipages.

1. DES DIFFÉRENTES RACES DE CHEVAUX.

Races étrangères.

De la race arabe. — Le cheval arabe se distingue par une tête carrée, un corps svelte, sec, anguleux, une peau fine, un poil ras et soyeux, par un front ample, par une encolure de cerf, un garrot élevé, une croupe saillante, des jambes fines, une queue attachée haut et qui se relève en trompe pendant la marche. — Cet animal privilégié a cela de particulier qu'il est à la fois plein d'intelligence, docile, sobre, vigoureux, pouvant supporter de longues fatigues, faire des courses prodigieuses pendant plusieurs jours consécutifs, presque sa s boire ni manger. — C'est le roi de l'espèce chevaline ; nous n'avons pas besoin d'ajouter que c'est un cheval de selle et de luxe seulement,

De la race persane. — Ce cheval est plus beau et plus grand que l'arabe : corps gracieux, formes élégantes, tête courte et légère, oreilles bien plantées, encolure longue et fine, croupe arrondie, poitrail étroit, tel est son signalement. Il gagne le cheval arabe à une course de peu de durée, mais il a moins d'haleine et résiste moins aux longues fatigues.

De la race barbe. —Elle se distingue de la race arabe par un corps plus grêle et plus délicat, une tête plus fine; le chanfrein est étroit et busqué, l'encolure longue, mince, les épaules plates, la poitrine ample, les reins courts et droits, le ventre un peu volumineux, les paturons allongés comme le cheval arabe, c'est un cheval de luxe, plein d'haleine et de vigueur quand il est excité.

De la race tartare. — Formes maigres, taille petite encolure longue, grêle et raide, crinière fine et très longue, garrot tranchant, dos de mulet, croupe inclinée, queue attachée bas. —Chevaux ardents, pleins de courage et de légèreté, infatigables, sobres et capables de la plus longue abstinence.

De la race turque. —Tient le milieu entre la barbe et la tartare; on pourrait avec avantage croiser le cheval turc et le cheval tartare avec les petites races de chevaux français propres à la selle.

De la race russe. — Produit d'excellents trotteurs.— Corps allongé, poitrine ample, belle croupe, membres forts. —Les Russes ont beaucoup de soin de leurs chevaux et les nourrissent fort bien.

De la race espagnole. —Le cheval espagnol, appelé communément cheval andaloux, a la tête longue et le chanfrein busqué, la ganache grosse, une encolure de cygne, musculeuse et pourvue de crins soyeux et ondulés, des épaules épaisses, un poitrail large, la côte arrondie, le ventre un peu gros, les reins doubles, la croupe et les fesses bien garnies de muscles, les jambes et les avant-bras courts, les pieds étroits, les canons longs. —Brillant cheval de manége, allures souples, mouvements pleins de grâce et d'élégance, mais peu d'haleine. — Le cheval andaloux est bien déchu aujourd'hui de son ancienne réputation. Cependant, aujourd'hui encore, c'est lui qu'on emploie pour corriger par le croisement les défauts des chevaux fins de la Navarre et de l'Auvergne.

De la race anglaise. — L'Angleterre possède plusieurs races de chevaux; la première et la plus remarquable, c'est celle du cheval de course, cheval pur sang, *horse race*; c'est une race d'origine orientale formée en Angleterre par les croisements de chevaux arabes et de juments barbes. — Le cheval anglo-arabe pur sang a une tête sèche, bien attachée, le crâne large, les yeux grands et vifs, des oreilles longues, mais bien plantées, une poitrine étroite, mais élevée, des épaules longues et obliques, les poumons amples, le ventre cylindrique, les avant-bras et les jambes longs et larges, la queue bien attachée, se redressant dans l'exercice. Ce cheval est intelligent, fort, vif, mais il a les épaules froides et les mouvements raides en quittant l'écurie, il faut qu'il s'anime pour montrer sa vigueur et sa souplesse. — Son grand défaut est d'avoir la bouche dure, d'être difficile à conduire, à manier, d'être emporté et peu sensible au mors. Outre cela, il exige pour être conservé des soins minutieux, une nourriture choisie. — Bon à employer cependant pour croiser les races communes françaises de l'est et de l'ouest, qui remontent notre cavalerie.

Outre le cheval de course, on trouve en Angleterre trois autres races : 1° ses chevaux de chasse, qui sont beaux ; 2° ses chevaux de carrosse ; 3° ses chevaux de gros trait, dont les formes sont colossales.

De la race meklembourgeoise. — Chevaux à tête carrée, à formes saillantes, à croupe large, qui manquent de souplesse et qu'on emploie en France aux attelages de luxe.

Des races hollandaise, flamande et belge. — Taille élevée, structure massive et grossière, tels sont les caractères de ces races.

De la race danoise. — Ce cheval a des jambes fines, le poil fin, des formes arrondies. — Il passe pour être le père de notre race de chevaux normands du Cotentin et du Bessin.

Races françaises.

Le sol de la France convient à l'élevage de toutes les races de chevaux : nous avons des plaines fertiles, bien cultivées, riches en grains, en excellents foins, aptes à la production des bêtes de gros trait; des départements montagneux, secs, où les fourrages sont rares, mais succulents, et conviennent pour les chevaux de selle, enfin des contrées qui, tenant le milieu entre les montagnes et les plaines, donnent le moyen de produire des animaux réunissant à la force une agilité assez grande pour faire le service des postes, des diligences et pour servir à notre armée. Mais notre sol n'est pas seulement apte à l'élevage des chevaux de toutes les races, il peut en produire de supérieurs à ceux de toutes les nations voisines; cela est incontestable pour les chevaux de gros trait, le fait est là pour le prouver, et quoique les Anglais, pour conserver en Europe le monopole de la vente des chevaux fins, disent que leur climat, leurs pâturages sont plus favorables que les nôtres à la santé des chevaux, et plus convenable à la production de ces nobles quadrupèdes, nous en pro-

duirons qui rivaliseront avec les leurs dès que nos éleveurs trouveront avantageux de faire les dépenses que
nécessite la production de ces animaux.

Nous nous occuperons d'abord, mais d'une manière
succincte, des chevaux fins et des chevaux moyens français; ensuite nous parlerons avec plus de détails des
chevaux de gros trait, car s'il nous est impossible de
passer sous silence, dans cet ouvrage, nos races nobles,
que tout le monde peut avoir intérêt à connaître, nous
devons toutefois donner plus de développement à tout
ce qui concerne les races communes, dont l'usage est
plus général et que l'agriculteur emploie plus spécialement à son service.

Du cheval limousin. — Corps svelte, tête longue,
légèrement busquée, encolure gracieuse et légère, poitrail étroit, hanches saillantes, jarrets larges, articulations nettes. Ce cheval élégant est facile à dresser, il a
des allures souples, solides et dure longtemps; il est un
peu petit et se développe lentement. Au moyen de bons
appareillements, d'une bonne nourriture donnée aux
poulinières et aux poulains, on rendrait cette race plus
étoffée et d'un développement plus prompt.

Du cheval navarrais. — Cette race abondait autrefois
dans la Navarre; elle commence à se perdre. Beaucoup
de rapidité dans les allures, encolure presque droite,
dos ensellé, corps allongé.

Du cheval auvergnat. — Tête petite, oreilles courtes,
poitrail étroit, fesses maigres, paturons longs, pieds
durs, talons hauts. — Animal intelligent, docile, sobre,
robuste. S'il manque de corsage, c'est qu'on le nourrit
mal; il donnerait des produits excellents si, au lieu de

le laisser errer dans des pâturages arides, on lui don-
nait une nourriture convenable.

Du cheval normand. — La Normandie compte deux
races de chevaux fins : le cheval du Cotentin, du Bessin, et celui de Mellerault et de la plaine d'Alençon. —
Le cheval du Cotentin a des formes arrondies, des
oreilles longues, un chanfrein busqué, une encolure
bien fournie et un peu rouée, un poitrail large, un garrot peu saillant, les jarrets amples, la queue belle ; il est
doux, docile, mais il manque de feu, d'ardeur. — Le cheval de Mellerault et de la plaine d'Alençon a la tête carrée, l'encolure plus droite, le garrot plus sorti, la
croupe plus tranchante et les membres mieux faits que
celui du Cotentin. — Ces deux races sont belles, mais
manquent d'énergie ; le cheval normand est quelquefois
affecté du cornage ; il est très recherché et ressemble
au cheval anglais, avec lequel on le croise souvent.

Ces quatre races de chevaux, la limousine, la navar-
raise, l'auvergnate et la normande, servent également
pour la selle et pour les voitures de luxe. Ce sont les
races fines ; voici maintenant les moyennes.

Du cheval breton. — La Bretagne possède deux races
de chevaux : 1º le cheval breton proprement dit, qui sert
au trait accéléré ; c'est un cheval à tête sèche et carrée,
au chanfrein camus, à la croupe musculeuse et avalée,
aux extrémités fortes, sèches ; — 2º le *double bidet breton*, qu'on trouve aux environs de Vannes et de Vitré,
et qui sert pour la selle : le bidet breton a les formes
saillantes, les épaules droites, les jambes fines, l'encolure courte, mince et droite, les jarrets droits et forts ;
il est fort robuste, d'un entretien facile ; il vit presque
toute l'année dans les bruyères du pays.

Du cheval des Ardennes. — Cheval de selle agile, vigoureux, qui, sous l'Empire, a résisté aux plus rudes campagnes de nos armées mieux que tous les autres chevaux d'Europe. — Il a la tête sèche, l'œil saillant, l'encolure effilée, le poitrail étroit, les membres secs, les jarrets petits. — Race nerveuse et précieuse, à laquelle il ne manque qu'un peu plus de corps et de formes qu'on pourrait lui donner en la nourissant mieux.

Du cheval percheron. — Cette race tient beaucoup de la race bretonne; elle a la croupe moins avalée et la tête moins camuse. — Quoiqu'un peu mieux faite, elle ne la vaut pas.

Du cheval de la Camargue. — Cheval qui vit presqu'à l'état sauvage dans les pâturages salés des îles qui sont à l'embouchure du Rhône. Cheval petit, robuste, aux membres grêles, à la croupe de mulet, susceptible de résister à de longues fatigues, mais très difficile à dresser.

Telles sont les principales races moyennes. Il en est encore quelques autres, dans le Lot, l'Aveyron, en Lorraine, mais qui sont moins connues et moins estimées.

Des bonnes races de chevaux français de gros trait. — *De la race boulonnaise.* — La race boulonnaise passe à juste titre pour la meilleure race de trait connue; elle joint la vigueur à l'énergie; on la trouve dans le Boulonnais, la Picardie et la Haute-Normandie: ce cheval est court, trapu, bien constitué; il a l'encolure forte, la crinière double, la tête grosse, la ganache saillante, le poitrail large, l'œil petit, la croupe double, le garrot bas, la peau épaisse. La plupart des poulains de cette race sont faits dans le Boulonnais et la Picardie; là, il sont vendus à l'âge d'un an et conduits dans les départements de la Seine-Inférieure, de l'Eure, de Seine-et-Oise, de Seine-et-Marne, de l'Oise, de l'Aisne, où on les élève jusqu'à l'âge de 4 à 5 ans avec les poulains nés dans le pays. — Dans la Seine-Inférieure, dans l'Eure, on donne aux poulains une bonne nourriture, des grains ; ils acquièrent un bon tempérament et ceux-là, dès l'âge de deux ans, peuvent être employés à un léger travail ; ils sont plus svelte que les autres, ont la peau moins épaisse et des membres plus nets : aussi, dans le commerce, sont-ils désignés sous le nom de *chevaux du bon pays* ou du *pays de Caux.*—Les autres, au contraire, ceux notamment qui sont élevés dans l'Oise et l'Aisne, sont nourris en grande partie de foins et de fourrages artificiels ; les grains n'entrent pas pour une assez forte proportion dans leur nourriture ; aussi sont-ils plus lourds, plus empâtés, plus massifs que ceux de la Seine-Inférieure, et les appelle-t-on *chevaux du mauvais pays.*

L'élevage du cheval boulonnais est avantageux ; dans les pays qui s'occupent de la multiplication les juments poulinières servent aux travaux agricoles ; dans ceux où l'on élève, les poulains traînent la charrue ; ils rapportent par leurs travaux plus qu'ils ne coûtent.

De la race poitevine. — Race un peu molle et lymphatique, mais vigoureuse ; inférieure à la boulonnaise. On élève la plupart de ses produits dans la Charente-Inférieure et notamment dans les marais de Luçon.

De la race comtoise. Moins étoffée que les deux précédentes : leschevaux comtois sont mal élevés ; en les laissant moins longtemps dans les pâturages et leur donnant des grains, des graines, une nourriture substantielle au lieu, comme on le fait, de les alimenter exclusivement avec la paille et le foin, on améliorerait cette race.

2. PHYSIOLOGIE DU CHEVAL. — SES QUALITÉS ET SES DÉFAUTS. — COMMENT DOIT ÊTRE UN BON CHEVAL.

Parmi les qualités qui constituent un bon cheval, il en est que tous doivent posséder quelle que soit leur destination. Il en est d'autres particulières et propres exclusivement, soit à ceux qui *tirent*, soit à ceux qui *portent*.

De la conformation extérieure du cheval et de ses qualités générales quelle que soit sa destination. — Une bonne santé est la première condition sans laquelle on ne peut espérer ni force ni souplesse d'un cheval. On reconnaît que la santé est bonne aux caractères suivants : l'animal a l'air gai, il s'intéresse à ce qui se passe autour de lui ; sa respiration est libre, régulière, aisée, elle se fait sans bruit ; les membranes muqueuses du nez, de l'œil sont légèrement humectées et offrent une teinte rose ; la peau est souple, mobile, le poil lisse, brillant, les excrétions régulières, les crottins fermes, sans être durs.

Arrivons maintenant au portrait du cheval.

On le divise en tronc et en membres. — Le tronc comprend la tête, l'encolure, le poitrail, l'inter-ars, le passage des sangles, le garrot, le dos, les reins, la croupe, le ventre, les côtes, les flancs, la queue, le périnée, l'anus, les testicules et la verge du mâle, la vulve et les mamelles de la femelle. — Chaque membre antérieur comprend l'épaule, le bras, l'avant-bras, le coude, l'ars, le genou, la châtaigne, le canon, le boulet, le fanon, le paturon, la couronne et le pied. —Les membres postérieurs comprennent : la cuisse, la fesse, l'aine, le grasset, la jambe, la châtaigne, le jarret, le canon, et le reste comme dans les membres antérieurs.

La tête se compose de la nuque, du toupet, du front, du chanfrein, du bout du nez, de l'oreille, des parotides, des salières, des yeux, des larmiers, des joues, des naseaux, de l'auge, de la ganache, de la houppe, du menton, de la barbe, et enfin de la bouche qui comprend elle-même les lèvres, les gencives, la langue, les barres, les dents et le palais.

La tête pour être régulière doit être bien attachée ; il faut qu'il y ait un léger enfoncement entre la ganache et l'encolure. — La tête est *sèche* quand les saillies osseuses sont bien prononcées. — La tête est *carrée* lorsqu'elle est pourvue d'un front large et plat ; elle est *camuse* lorsqu'il existe au front une forte dépression ; elle est *busquée* quand le chanfrein est convexe.

La nuque forme la partie supérieure de la tête. Elle présente des cicatrices chez les chevaux qui ont l'habitude de *tirer au renard*, c'est-à-dire de tirer fortement sur leur longe lorsqu'ils sont attachés. Le toupet est un bouquet de crins qui prend naissance à la nuque et tombe en avant sur le front. — Le front doit être presque plan et large ; le chanfrein, qui s'étend du front aux naseaux, doit être large et droit. — Le bout du nez comprend l'espace qui se trouve entre les deux naseaux. Les oreilles doivent être droites, pas trop grandes, bien plantées. On appelle *oreillards* le cheval qui les a trop grosses ; on appelle *oreilles de cochon* celles qui tombent de côté et battent à tous les mouvements de l'animal. Le cheval vif porte les oreilles en avant ; celui qui les couche en arrière veut mordre ou ruer. — Les parotides sont situées aux parties supérieures et latérales de la tête au-dessous de l'oreille. — Les salières sont des enfoncements situés au-dessus des yeux. — Les naseaux doivent être bien ouverts et leurs ailes flexibles. — Les lèvres doivent être modérément larges et épaisses. Une lèvre inférieure trop épaisse gêne l'appui du mors et donne au cheval la bouche dure. — Les barres sont les intervalles qui se trouvent entre les grosses dents et les crochets. Elles ne doivent pas être trop élevées ou trop tranchantes, parce qu'alors le mors les entame facilement et les blesse ; ni trop basses, car en ce cas le mors n'est supporté que par les lèvres. — Le palais se gonfle souvent chez les jeunes chevaux dont les dents ne sont pas encore toutes sorties ; il est des campagnes où on perce avec un fer rouge les pauvres animaux qui sont dans cet état. C'est une cruauté inutile. — La langue ne doit être ni trop petite ni trop volumineuse ; — la barbe est située en arrière du menton, c'est sur elle que porte la gourmette. Les ganaches sont les parties saillantes et contournées qui se trouvent à la partie postérieure de la tête, et qui ont pour base les contours de l'os de la mâchoire inférieure. C'est en dedans de la ganache qu'on tâte le pouls aux chevaux. — L'auge est la cavité qui se trouve en arrière de la barbe, entre les deux ganaches. L'auge doit être sèche, bien évidée et large. — La gorge est au-dessous de l'auge, à la partie extérieure et supérieure de l'encolure. — L'encolure est située entre la tête et les parties antérieures du corps. On appelle encolure *rouée* celle qui, en quittant le garrot, s'élève et s'arrondit *insensiblement* en se portant en arc de cercle vers la nuque. On appelle *en cou de cygne* celle qui forme un arc qui ne commence que vers le milieu de la longueur pour continuer jusqu'à la tête.

Le garrot est situé entre l'encolure et le dos. Pour être beau, il doit être sec, tranchant, élevé. — Le dos est placé entre le garrot et les reins. On appelle *dos de mulet* ou *dos de carpe* celui qui est trop élevé. — Les reins sont situés entre le dos et la croupe ; ils doivent être droits et courts ; les reins longs sont un défaut quel que soit le service auquel on destine le cheval. — La croupe est située à la partie postérieure et supérieure du corps entre les reins et la queue. — Elle est arrondie chez les chevaux espagnols, tranchante chez les chevaux arabes. — La longueur de la croupe est un signe de vigueur ; on appelle *avalée* une coupe très oblique de haut en bas et d'avant en arrière. — La queue doit être attachée haut ; le cheval qu'on appelle *à tous crins* est celui dont la queue est entière. — La queue en *catogan* est celle qui a été coupée très près de l'anus ; *la queue de rat* est celle qui est plus ou moins dégarnie de crins. — Le poitrail est situé à la partie antérieure du corps, au-dessous de l'encolure, en avant des épaules. Un poitrail étroit indique une poitrine resserrée.

Les ars sont les points d'union du tronc avec la partie interne des membres antérieurs. — L'inter-ars est placé entre les ars et s'étend du poitrail au passage des sangles. — Le passage des sangles est situé en arrière des ars. Cette partie doit être légèrement arrondie. — Les côtes forment les parties latérales de la poitrine, elles doivent être arrondies et amples. — On sait où est placé le ventre ; il ne doit pas être trop gros ; le cheval en ce cas est lourd et gros mangeur. — Les flancs se trouvent entre les hanches et les côtes et au-dessous des reins. Ils doivent être courts. — L'aine est aux membres postérieurs ce que les ars sont aux membres antérieurs. — L'anus ou fondement doit être médiocrement saillant et bien fermé. — Il est enfoncé chez les chevaux épuisés et mal portants. — Le périnée est l'espace compris entre les fesses jusqu'aux testicules des mâles ou jusqu'à la vulve de la femelle.

Telle est la description du tronc. — Passons aux membres.

Les épaules doivent être longues et obliques et avoir des mouvements moelleux. On nomme épaules *flaquées* celles qui sont aplaties et comme collées sur les côtes ; épaules *froides* celles qui manquent de liberté au commencement de l'exercice et qui deviennent plus mobiles ensuite ; épaules *clouées* ou *chevillées* celles qui sont constamment raides.—L'avant-bras fait suite à l'épaule, il doit être nerveux, recouvert de muscles distincts. — Le coude, placé en arrière de l'avant-bras doit avoir son sommet légèrement arrondi ; il ne doit être ni serré contre les côtes ni trop en dehors.—La châtaigne est une espèce de corne tendre qui se trouve à la partie inférieure et interne de l'avant-bras. — Le genou doit être gros, presque plan en avant, large ; il est *arqué* s'il est trop saillant en avant, *effacé*, s'il se porte en arrière. Le cheval est *couronné* lorsque en tombant il s'est fait à la partie antérieure des genoux une blessure dont il porte toujours la marque ; c'est là en général une preuve de faiblesse dans les membres de devant. — Le canon est situé entre le genou et le boulet, il présente en arrière une partie détachée qu'on nomme le tendon. — Le tendon doit être fort, gros, sec. Les tendons grêles annoncent la faiblesse, on dit alors que l'animal a des *jambes de veau*. — Le boulet fait suite au canon. Il doit être net, bien dessiné, volumineux ; quand le tendon s'est raccourci et que par suite le boulet est porté en avant, on lit que le cheval est *bouleté*; il est alors impropre à tout service : le boulet ne doit offrir aucune espèce de tumeurs, soit molles, soit osseuses. — Le fanon est un bouquet de crins ou poils placé en arrière du boulet, et qui contient une espèce de corne tendre qu'on nomme *ergot*. — Le paturon est placé entre le boulet et la couronne, trop long, il rend le cheval *long jointé*, trop court, le cheval est dit *court jointé*. Quand il est *court jointé* l'animal est solide, mais il a les réactions dures. Quand il est *long jointé*, les allures sont douces, mais les tendons sont tiraillés et la solidité est moindre. — Le paturon est souvent le siége des *eaux aux jambes* et des *crevasses*. — La couronne est la jointure qui précède le pied.

Le pied se compose de trois parties : la *paroi*, la *sole* et la *fourchette*: la paroi ou corne forme l'enveloppe du pied ; elle doit être unie, lisse, brillante, n'avoir ni cercles, ni lignes droites, ni saillies, ni enfoncements, et offrir une inclinaison qui va en diminuant graduellement à mesure qu'on s'éloigne de la partie antérieure pour se rapprocher des talons. La corne ou paroi s'appelle encore *sabot*. — Les quartiers sont les deux côtés du sabot, depuis la pince jusqu'au talon. La pince est le bout de la corne qui se trouve au-devant du pied. Le talon est la partie postérieure du pied où se terminent les quartiers à l'opposite de la pince. Telle est la partie supérieure du pied. — Restent les parties inférieures, la sole et la fourchette : la sole est une corne située entre les quartiers et la fourchette, corne moins dure que celle du sabot et moins tendre que celle de la fourchette. La fourchette est une corne molle qui se partage en deux branches, vers le talon, en forme de fourche, d'où lui vient le nom de fourchette.

Les hanches sont les deux côtés de la croupe. La hanche peut être trop enfoncée ou trop saillante. Dans le premier cas, les chevaux sont étroits de croupe, faibles dans l'arrière-main et souvent *clos de derrière*; dans le second cas, ils sont cornus. Les fesses sont en arrière et et en bas de la croupe. — La cuisse, placée entre la croupe et la jambe, doit être sèche, arrondie, bien développée ; lorsque la cuisse est peu fournie, on dit que l'animal est *mal gigoté* ; quand elle l'est trop, on dit que l'animal est *chargé de cuisine.* Le grasset est la jointure placée au bas de la hanche, à l'endroit où commence la cuisse. — Le jarret est aux membres de derrière ce que les genoux sont aux membres de devant. C'est une articulation qui supporte les plus grands efforts ; elle est donc d'une haute importance. — Le jarret doit être large, plat, sec ; le jarret étroit, rond, empâté, est un signe de faiblesse. On appelle *clos de derrière* ou *crochus* les chevaux chez lesquels la pointe du jarret est tournée en dedans.

Les jambes de derrière étant semblables aux jambes de devant dans leurs autres parties, nous n'avons pas besoin de répéter ce que nous avons déjà dit.

Il ne nous reste à parler que des yeux.

Les yeux doivent être bien ouverts, à fleur de tête, clairs ; la pupille de l'œil doit se dilater dans l'obscurité et se resserrer à mesure que l'animal passe au grand jour. — Les yeux peuvent être trop grands ou trop petits, dans le premier cas, on dit que l'animal a des *yeux de bœuf.* Dans l'autre, des *yeux de cochon.*

Les yeux sont ordinairement animés, vifs, brillants, chez l'animal robuste et sain ; languissants et ternes quand il est malade.

Proportions du cheval. — Pour avoir de bons animaux de travail, il ne suffit pas qu'ils soient bien conformés et qu'ils remplissent les conditions que nous venons d'indiquer ; il faut encore que les divers organes aient des proportions en rapport avec l'ensemble du corps ; que chacun ait une certaine activité nécessaire à l'existence de l'équilibre, sans laquelle la santé serait troublée. Tous les chevaux ne sont pas faits de la même manière : les uns sont courts, épais ; les autres ont les qualités contraires, mais tous, dans leur manière d'être, peuvent être exactement proportionnés ; avec un peu d'attention, il est possible de reconnaître si l'animal remplit cette condition,

Des qualités spéciales que doit posséder un cheval, selon qu'il est destiné à porter ou à tirer. —Le cheval destiné à porter ou à être monté, autrement dit *cheval de selle*, doit être fort, organisé pour pouvoir sans inconvénient soutenir des allures rapides, et avoir le pas doux pour ne pas fatiguer le cavalier. — Il faut rechercher pour chevaux de selle une tête légère, sèche, large, bien attachée, d'abord pour que l'air qui pénètre dans la poitrine traverse le larynx sans difficulté ; ensuite, pour que l'animal la porte convenablement. L'encolure doit être droite ou légèrement renversée, et même courte, légère autant que possible. Une encolure forte, une tête lourde surchargent les membres antérieurs; l'animal les soutient difficilement; il porte bas, s'appuie sur les rênes et fatigue la main du cavalier ; il ne soulève les pieds antérieurs qu'avec difficulté ; il est exposé à s'abattre. — Le garrot doit être haut afin de rejeter en arrière le poids du cavalier et ne pas être blessé par les panneaux de la selle. Le poitrail ne doit pas être trop large, cette largeur nuirait à la vitesse des allures ; le dos doit être long et même légèrement concave. L'animal doit avoir les barres bien conformées, la barbe légèrement arrondie, mais assez sensible pour être facilement impressionnée par la gourmette.

Quant au cheval destiné à traîner, autrement dit *cheval de tirage*, il doit avoir, au contraire, un corps lourd, épais, trapu, une taille avantageuse, s'il se peut, l'avant-main bien développé, une tête grosse, une encolure large, épaisse, des épaules charnues, les reins doubles, un dos droit pour offrir de la résistance dans le tirage ; les membres doivent être plutôt forts que longs, ils doivent aussi être écartés ; avec cette conformation le poitrail est large, la côte ronde, la poitrine ample ; mais en outre la base de sustentation est plus large, l'appui plus solide, et les animaux, étant moins exposés à tomber, emploient moins de force à se maintenir debout, à déplacer rapidement leurs pieds ; leur allure est plus ferme, moins précipitée, et ils emploient toute leur force à tirer.

Parmi les animaux d'un équipage de roulier, il faut distinguer le cheval qui dirige les autres, qui est en tête, de l'attelage, et le dernier le *limonier*. Celui-ci, placé entre les brancards d'une charrette lourdement chargée, fait un service qui réclame beaucoup de force : il retient les voitures dans les descentes, il les pousse pour les faire reculer, les traîne seul et les fait tourner dan les tournants, quelquefois fort rapides, des routes, enfin il résiste aux chocs, aux secousses produites par les inégalités du sol. Les limoniers, dès lors, doivent avoir une forte corpulence pour opposer une lourde masse aux mouvements brusques des voitures, des reins doubles, des jarrets larges, légèrement coudés. — Le cheva destiné à guider l'équipage doit avoir plus d'adresse que de force ; il ne doit pas être ombrageux, sa vue doit être bonne ; une bonne oreille est aussi nécessaire pour entendre la voix du conducteur.

3. DES DIVERSES ALLURES DU CHEVAL.

Les chevaux ont deux sortes d'allures, les naturelles et les artificielles. — Les allures artificielles sont celles qu'on apprend aux chevaux, telles que le piaffer, la galopade, la volte, la pirouette, le terre à terre, la courbette, etc. — Nous ne nous occupons ici que des allures naturelles, qu'on divise en allures parfaites et en allures défectueuses.

Les allures parfaites sont le pas, le trot et galop ; les allures défectueuses sont l'amble, l'aubin et l'entrepas ou traquenard.

Avant de rendre compte du mécanisme des allures, disons, pour être bien compris, ce qu'on entend par un *bipède*. C'est ainsi qu'on appelle la réunion de deux membres ou jambes ; on distingue des bipèdes antérieurs, postérieurs et latéraux ; par bipède antérieur, on entend les deux jambes de devant, par bipède postérieur, les deux jambes de derrière ; par bipède latéral, la réunion des deux jambes, qui sont du même côté, soit à droite, soit à gauche, l'une par devant, l'autre par derrière ; il y a encore les bipèdes diagonaux, qui sont formés par un membre de devant d'un côté et un membre de derrière, du côté opposé. On nomme bipède diagonal droit celui qui résulte du membre antérieur droit et du postérieur gauche. On appelle bipède diagonal gauche, celui qui est formé par le membre gauche du devant et le postérieur droit.

Le *galop* est l'allure du cheval quand il court ; pour s'y préparer le cheval décharge les extrémités antérieures d'une partie du poids qu'elles soutenaient et le reporte sur le bipède postérieur; si l'animal galope à droite, c'est le membre antérieur droit qui se lève le premier; le membre antérieur gauche et le postérieur droit exécutant ensemble la deuxième levée; alors l'animal n'est plus soutenu que par la jambe postérieure gauche, qui se détend et enlève la masse du corps; à la suite de cette détente, il y a un instant très court pendant lequel le cheval n'est plus soutenu; puis l'animal pose les pieds sur le sol, dans un ordre inverse à leur levée. C'est le pied postérieur gauche qui se pose le premier et forme la première battue; la deuxième battue est faite par le bipède diagonal gauche, et enfin le membre antérieur droit se pose sur le sol et termine le mouvement. — Quand le cheval galope à gauche, les levées et les battues se font d'une façon inverse; le pied gauche se lève à la place du pied droit et réciproquement. — Quand le galop est très rapide, il se fait *à deux temps*; c'est, en ce cas, une succession de sauts en avant dans lesquels les deux jambes antérieures se lèvent ensemble, et sont suivies si vite de celles de derrière que pendant un instant elles sont en l'air toutes quatre.

Le *trot* est l'allure moyenne. Il s'exécute en deux temps ou battues, qui s'opèrent par l'action successive des bipèdes diagonaux. D'abord deux jambes se lèvent ensemble: l'une, antérieure d'un côté; l'autre, postérieure du côté opposé; elles tombent ensemble et alors se lèvent les deux autres pour tomber simultanément à leur tour.

Le *pas* est l'allure la plus lente; elle s'exécute en quatre temps. Pour s'y préparer, le cheval baisse la tête, allonge l'encolure et s'incline en avant. Dans cette position, la chute est imminente, et pour que l'animal l'évite, il faut ou que le corps se reporte en arrière ou qu'un membre antérieur soit porté en avant. C'est là ce qu'il fait, il rejette sur le membre du devant qui doit rester en repos tout le poids qui était supporté par le bipède antérieur, puis il fléchit sous lui l'autre membre du devant, l'étend et le pose à terre. Si le cheval entame la marche par le membre antérieur droit ; la seconde levée est faite par le postérieur gauche ; le membre antérieur gauche se lève ensuite, et enfin le postérieur droit termine le mouvement.

L'*amble* est une allure allongée, s'exécutant par le jeu successif des bipèdes latéraux ; au premier temps, un des membres antérieurs, l'autre postérieur du même côté, partent ensemble ; au second temps, ce sont les deux autres membres du bipède latéral opposé qui exécutent le mouvement. On considère l'amble comme une allure défectueuse, parce qu'elle est souvent un signe de faiblesse ; ainsi, les jeunes poulains prennent fréquemment cette allure, jusqu'à ce qu'ils aient la vigueur nécessaire pour trotter. Les vieux chevaux ruinés la prennent aussi volontiers. — Toutefois, cette allure étant très douce, on la donne quelquefois artificiellement aux chevaux, mais l'amble ne convient que sur un sol doux et uni. Aussi, voit-on moins de chevaux marchant ainsi en France qu'en Angleterre où le terrain a moins d'aspérités et de saillies.

Le *traquenard* ou *entrepas* est un amble rompu dans lequel les deux membres de chaque côté, au lieu de partir et de se poser ensemble comme dans l'amble proprement dit, exécutent ce mouvement l'un après l'autre, comme dans le pas. Trois pieds, dans cette allure, posent presque toujours à terre. C'est la manière de marcher des chevaux qui n'ont point de reins ou qui ont les jambes usées.

L'*aubin* est une allure dans laquelle le cheval galope du devant et trotte du derrière. C'est la plus vicieuse de toutes, c'est celle de presque tous les chevaux de poste. Elle dénote la fatigue et l'épuisement des jambes de derrière ou bien une extrême faiblesse dans les hanches.

On désigne sous le nom d'*allures froides* celles d'un animal qui a besoin d'être échauffé pour aller vite et bien. Ces chevaux-là sont quelquefois meilleurs que d'autres, ils se fatiguent d'autant moins, quand ils sont bien portants, qu'ils ont été plus lents à s'animer.

4. DES ROBES ET DES MARQUES NATURELLES DU CHEVAL.

On appelle robes l'ensemble des poils qui recouvrent le corps des animaux.

On a longtemps pensé qu'il était possible de juger les qualités d'un animal d'après sa robe. L'expérience a démontré que c'était là un préjugé absurde et que parmi les chevaux de toutes couleurs, il s'en trouve de bons et de mauvais.

On distingue, parmi les robes, les simples et les composées : les robes simples sont celles qui sont formées par des poils d'une seule couleur, les composées sont celles qui résultent du mélange de poils de couleurs variées.

Voici les robes simples. — Le blanc, qui offre trois variétés : le *blanc argenté*, le *blanc mat*, plus terne que le blanc argenté, et le *blanc porcelaine*. — Le noir, plus commun que le blanc, et qui comprend : le *noir jais*, très luisant et foncé, le *noir frano*, foncé, mais sans lustre, et le *noir mal teint*, ou noir sale. — L'alezan, robe aux poils roux, ou dorés, ou couleur de cannelle ; on distingue : l'*alezan clair*, très brillant ; l'*alezan doré*, d'un jaune d'or ; l'*alezan foncé*, l'*alezan marron*, l'*alezan brulé*, presque noir et très beau ; et l'*alezan poil de vache*, celui dont la queue et les crins sont blancs. — Le bai, qui ressemble à l'alezan, sauf que les crins sont noirs, et qui comprend le *bai clair*, le *bai doré* et le *bai brun* avec le *bai cerise*, dont la robe est d'un rouge vif et éclatant. — Le soupe de lait, poil d'un blanc jaunâtre. — Le souris, de la couleur de l'animal qui porte ce nom : les chevaux à robe souris ont une raie noire, les uns sur le dos, les autres aux jambes et sur les jarrets ; quand ils ont les crins et les extrémités noires, ils sont très recherchés.

Voici maintenant les robes composées. — Le gris, qui résulte quelquefois d'un mélange de poils blancs, de poils noirs et de poils rouges. — Il comprend le *gris pommelé*, qui a sur le corps des marques grises plus foncées que le reste de la robe ; le *gris miroité*, chez qui c'est le contraire ; le *gris tisonné* ou *charbonné*, qui a de grandes marques noires ; le *gris sale*, le *gris tigré*, aux taches noires ou rougeâtres ; le *gris truité*, aux taches de même couleur, mais petites. — L'auber, robe composée de poils blancs et roux, sans mélange de noir ; quand le blanc domine, la robe prend le nom de *mille fleurs* ; quand c'est le rouge qui est prédominant, elle s'appelle *fleur de pêcher*. — Le fauve, robe formée par un mélange de poils rougeâtres très clairs et de poils noirs. — Le rouan, mélange de blanc, de noir et de rouge, qui s'appelle *rouan clair*, *rouan foncé* ou *rouan vineux*, suivant que c'est le blanc, le noir ou le rouge qui prédomine. — La robe pie est celle qui se compose de larges plaques blanches juxtaposées à d'autres plaques d'un poil d'une couleur quelconque ; ainsi, il y a *pies noires*, *pies alezanes*, *pies baies*, etc., etc.

Les chevaux ont souvent sur leurs robes des marques particulières auxquelles on a donné des noms. — Ainsi, le cheval *soupe de lait* quelquefois et le cheval *souris* ont des raies noires, comme nous l'avons dit, qui s'étendent sur le dos depuis la crinière jusqu'à la queue ; ces marques s'appellent *raies de mulet ;* quand elles sont situées au garrot, aux épaules ou autour des membres, elles s'appellent *zébrures*, on dit que le cheval est *zébré*.

On appelle cheval *cap de maure* celui qui a la tête noire et le reste du corps d'une autre couleur. — Les taches blanches placées sur le front portent le nom de *marques en tête ;* quand elles sont arrondies, on les appellent *pelottes ;* quand elles offrent une forme anguleuse, *étoiles*. — Quand elles embrassent toute la largeur du chanfrein, le cheval est dit *belle-face*. — Les marques blanches du bas des jambes, se nomment *balzanes.*

Un cheval est dit *zain* quand sa robe ne présente aucune marque blanche naturelle.

On appelle, enfin, *marques de feu* les taches formées par des poils d'un rouge vif. Quand elles sont autour des narines, le cheval a ce qu'on appelle un *nez de renard*. — Les *taches de ladre* sont les espaces dépourvus de poils. — Les *épis* ou *molettes* sont les rebroussements de poils qu'on voit, soit au front, soit à l'encolure, soit aux flancs, soit au poitrail des chevaux ; quand ces épis se trouvent le long de la crinière, on les nomme *épée romaine*. — *Le coup de lance* est enfoncement sans cicatrice qui existe entre le garrot et l'encolure de quelques chevaux.

5. DES SIGNES AUXQUELS ON RECONNAIT L'AGE DES CHEVAUX.

Le cheval a quarante dents : douze *incisives* destinées à couper les aliments ; quatre angulaires ou *crochets*, qui manquent d'ordinaire aux juments ; et vingt-quatre *molaires*, dont la fonction est de moudre les substances alimentaires. Ces dents paraissent à des époques différentes ; quelques-unes peu de temps après la naissance ; elles tombent aux approches de l'âge adulte ; celles-là s'appellent *dents de lait*, et on appelle *dents de remplacement* celles qui les remplacent plus tard.

Les dents incisives sont au nomb e de six à chaque mâchoire. Les deux antérieures, celles du milieu, portent le nom de *pinces* ; celles qui les touchent de chaque côté sont les *mitoyennes*, et les deux dernières se nomment *coins*.

Les dents sont formées par deux substances : l'une extérieure, blanche et polie, s'appelle *émail* ; l'autre, intérieure, se nomme *ivoire*.

Nous ne dirons rien des dents molaires, qui ne servent pas à la connaissance de l'âge ; quant aux crochets, ce sont aussi des signes de peu de va eur ; néanmoins, il faut dire qu'ils commencent à paraître vers l'âge de trois ans.

Nous nous occuperons particulièrement des incisives, qui sont les signes les plus certains.

Le poulain n'a pas de dents incisives au moment de sa naissance ; les deux pinces sortent à l'âge de huit à quinze jours ; les mitoyennes, à un mois et demi environ et les coins vers l'âge de huit mois. — Toutes ces dents, qui ne sont encore que les dents de lait, tombent, les pinces à deux ans et demi environ, les mitoyennes à trois ans et demi, et les coins à quatre ans et demi, et, à mesure qu'elles tombent, les dents de remplacement, les dents d'*adulte* leur succèdent.

A cinq ans, un cheval doit donc avoir toutes ses incisives.

A cinq ans et demi, les pinces de la mâchoire inférieure commencent à *raser*, c'est-à-dire à s'user ; à six ans, le *rasement* est complet, celui des mitoyennes commence et le bord postérieur des coins est arrivé au niveau de l'antérieur. — A six ans et demi, sept ans, les mitoyennes ont complètement rasé, et le bord postérieur des coins est sensiblement usé ; on aperçoit une échancrure aux coins de la mâchoire supérieure.

A sept ans et demi, huit ans, rasement de toute la mâchoire inférieure. Les dents sont devenues ovales.

A neuf ans, les pinces extérieures s'arrondissent, l'ovale des mitoyennes et des coins se rétrécit, l'émail central des dents, c'est-à-dire celui qui circonscrit la cavité dentaire, est plus près du bord postérieur que de l'antérieur.

A dix ans, les mitoyennes s'arrondissent à leur tour, les coins aussi, l'émail central diminue d'étendue et se rapproche du bord postérieur.—A onze ans, l'émail ne forme qu'un point très peu visible, près du bord postérieur. —A douze ans, rondeur parfaite de toutes les incisives, disparition complète de l'émail central, qui est remplacé par une bande jaunâtre qu'on appelle *étoile dentaire.*

A treize ans, les pinces (toujours de la mâchoire inférieure) commencent à changer de forme, à devenir triangulaires. — A quatorze ans, triangularité complète de ces dents. — Les mitoyennes, à leur tour, commencent à prendre cette forme. — A quinze ans, triangularité des mitoyennes. — A seize ans, triangularité parfaite de la mâchoire inférieure.

Passé cet âge, il devient difficile de préciser l'âge du cheval ; cependant, de dix-sept à vingt-quatre ans, les incisives deviennent successivement, et dans le même ordre que ci-dessus, triangulaires, étroites, aplaties, d'un côté à l'autre.

Ajoutez, à ces signes, que les dents, à mesure qu'elles s'usent, deviennent plus courtes et moins contournées. Enfin, la mâchoire inférieure devient horizontale, étroite, et le cercle incisif tout-à-fait déformé.

Les maquignons, pour tromper l'acheteur sur l'âge des chevaux, *contremarquent* souvent ces animaux. On verra, au paragraphe suivant, ce que c'est que contremarquer, et comment on peut déjouer les ruses intéressées des marchands à cet égard.

6. RÈGLES A SUIVRE DANS L'ACHAT D'UN CHEVAL. — FRAUDE DES MAQUIGNONS.

Un cheval, quel que soit le travail auquel on veut l'employer, doit avoir la démarche prompte, les sens actifs, être pourvu de membres musculeux, supportant le tronc sans fatigue, il doit enfin remplir les conditions que nous avons indiquées plus haut au paragraphe 2 du présent chapitre; quant aux qualités spéciales qu'il doit avoir, selon qu'on le destine ou à *tirer* ou a *porter*, la deuxième moitié du même paragraphe les énonce suffisamment. Nous v renvoyons le lecteur.

Mais comment constater l'absence ou la présence de ces diverses qualités, quand on achète un cheval? C'est ce que nous allons apprendre ici, en ajoutant quelques détails à ceux que l'on connaît déjà; de sorte que le paragraphe 2 ci-dessus et celui-ci se compléteront l'un par l'autre, et qu'après les avoir lus tous deux chacun saura sur ce sujet si important, l'achat d'un cheval, tout ce qu'il est nécessaire de savoir.

Lorsqu'on se trouve en présence d'un cheval à vendre, il faut pour bien le juger l'examiner, premièrement dans l'écurie, avant qu'on l'ait préparé pour en sortir; deuxièmement hors de l'écurie. Hors de l'écurie, il faut le considérer d'abord au repos, puis en mouvement.

Dans l'écurie, il faut considérer son ensemble, son attitude; s'il n'a pas de tic, s'il est ou non facile à aborder, s'il se laisse brider et toucher sans manifester le désir de ruer ou de mordre. Au moment où on le tourne pour le faire sortir de l'écurie, il faut jeter les yeux sur les jarrets pour voir de quelle façon ils se fléchissent, s'ils ont l'*éparvin sec*, autrement dit s'ils *harpent*, c'est-à-dire s'ils ploient d'une manière convulsive, ce qui est un notable défaut. Il faut aussi s'assurer que les jarrets n'ont pas de tares ou tumeurs, telles que les *foulandres*, les *vessigons*, les *varices*, les *jardes*, etc. Ces tumeurs ne gênent pas toujours les mouvements du jarret, comme l'*éparvin sec*, mais elles ôtent au cheval un peu de sa valeur; quant à l'éparvin, qui a pour conséquence ordinaire de faire boîter l'animal, il faut se défier des maquignons qui le dissimulent souvent en échauffant d'abord les jambes du cheval. Examinez ce membre avec attention, et puis jetez de l'eau dessus avant de faire courir la bête.

Arrivé sur le seuil de l'écurie, placez le cheval à peu de distance de la porte, la tête tournée de ce côté, en ayant soin qu'il ne se trouve pas en face de lui un corps d'une couleur trop vive, comme un mur blanc, du feu, des vêtements rouges ; vous apercevrez alors distinctement toutes les parties constitutives de l'œil, et il vous sera facile de reconnaître si elles sont saines, si la vitre ou *cornée transparente* est bien diaphane, s'il n'y a pas de taches blanches, dites *taies* ou *albugos*, si l'iris paraît blanc, auquel cas on appelle les yeux *vérons*. Faites ensuite avancer l'animal, de manière que le grand jour le frappe, et voyez bien si, à cette subite impression de la lumière, la pupille s'est resserrée, puis tournez encore le cheval vers l'obscurité, et regardez alors si elle se dilate; dans le cas où ces mouvements de dilatation ou de resserrement n'auraient pas lieu, soyez sûr que l'œil ne vaut rien ; l'animal est aveugle ou destiné à l'être un jour.

Voilà donc la bête hors de l'écurie ; après avoir bien attentivement jugé ses yeux, ouvrez-lui la bouche pour vous assurer de son âge par les moyens indiqués au paragraphe précédent ; puis voyez si cette bouche est régulière, c'est-à-dire assez fendue, sans l'être trop ; considerez les *barres*, si elles ne sont pas trop basses ou trop élevées, et encore s'il n'y a pas de duretés ou cicatrices, ce qui indique une bouche dure; voyez s'il n'y a pas de dents carriées ou *contremarquées*. Les marchands de chevaux, en effet, pour tromper sur l'âge de leur marchandise, contremarquent les dents, c'est-à-dire pratiquent avec un burin une cavité au centre de la dent, et y introduisent un corps gras et noir qui imite la substance noirâtre, dite *germe de sève*, qu'elle doit renfermer. Il est facile de s'apercevoir de cette fraude; la dent ainsi contremarquée n'a pas d'émail et est moins blanche.

près l'inspection des dents, assurez-vous si l'animal *ne fait pas magasin*, c'est-à-dire s'il n'est pas sujet à ce que des pelotes d'aliments séjournent entre les grosses dents et la face interne des joues; c'est un grave défaut qui donne une haleine fétide, excite un écoulement continuel de salive et fait maigrir le cheval.

Cela fait, passez la main sous la ganache pour voir s'il n'y a pas engorgement de ganglions et s'il n'y a pas lieu de soupçonner l'existence de la morve. Procédez ensuite à l'examen des naseaux; ils doivent être bien ouverts et tapissés par une membrane muqueuse bien saine, les naseaux donnent passage à des matières de consistance et de couleur variables, lorsque l'animal est atteint de certaines maladies, telles que la gourme, la morve, la fluxion de poitrine, la bronchite, etc. Dans le cas de morve, les maquignons introduisent quelquefois une éponge dans le nez pour empêcher l'écoulement; il est facile de s'en apercevoir à l'absence de souffle par la narine bouchée · la morve est aussi annoncée par des chancres dans l'intérieur du nez. Les naseaux doivent donc être examinés avec soin. — Au reste pour être sain et vigoureux, il faut qu'un animal se mouche bien; aussi, pour leur faire atteindre ce but, quand leur chevaux se mouchent mal, les maquignons ont encore imaginé une autre ruse : quand le cheval est sur le point de quitter l'écurie pour être soumis à l'examen de l'acheteur, ils lui fourrent du tabac, ou du poivre, ou du sel, dans le nez ; ainsi, pour peu que ce mouvement se renouvelle, passez le doigt dans les naseaux et vous reconnaîtrez la fraude, si fraude il y a.

Des naseaux passez à la gorge, serrez-la vigoureusement pour faire tousser l'animal et juger, par la nature de la toux, de l'état de la poitrine ; passez ensuite la main sur le garrot, le dos et les reins, et voyez s'ils fléchissent avec souplesse ; assurez-vous que le dos n'est pas blessé en faisant ôter la selle, si le cheval vous est présenté sellé ; assurez-vous aussi, en les voyant bien à découvert, qu'il n'existe sur les reins aucune marque de feu, ce qui indiquerait que cette partie du corps a été et est peut-être encore malade de quelque effort.

Ensuite, vous examinez les parties latérales du corps, en commençant par l'encolure, où vous vous assurez de l'existence des *jugulaires* ou veines de la gorge ; vous allez de là aux flancs, dont vous considérez avec la plus grande attention les mouvements, afin de voir si le cheval ne serait pas poussif. Vous continuerez par l'examen des membres dont vous étudiez bien la direction et les aplombs en vous plaçant successivement en face, sur les côtés et en arrière de la bête, vous examinez le développement musculaire de chacun, vous voyez si les articulations sont larges, si ces parties sont sèches, bien conformées. Enfin, vous terminez par un examen détaillé des quatre pieds.

Cette inspection achevée, restent les épreuves de marche, de trot, de galop. Faites d'abord aller au pas, puis trotter le cheval, et considérez-le de tous côtés penda ntqu'il se livre à ces exercices ; voyez s'il pose et appuie franchement les pieds avec hardiesse, sans hésiter ; s'il relève plus lentement un pied que l'autre ; s'il paraît tâtonner pour le poser sur le sol, il y a souffrance. — Remarquez s'il lève les jambes sans se *croiser* ni se *billarder* ; celui qui se croise porte les deux pieds de devant en dedans, et les porte l'un pardessus l'autre en marchant ; celui qui billarde fait le contraire, il les jette en dehors et lève haut les pieds. Le cheval qui se croise se coupe en marchant ; celui qui se billarde se fatigue vite. Pour bien voir ces défauts, il faut faire venir un cheval droit à soi et au pas, et non pas au galop ni en tournant, comme ont soin de le faire les maquignons quand ils veulent se débarrasser d'animaux de ce genre. — Voyez ensuite si l'animal n'est pas ce qu'on appelle *désuni*, c'est-à-dire s'il ne se berce pas, ne se balance pas, ce qui indique la faiblesse des reins. Enfin, faites-le reculer pour juger s'il est capable de se porter en arrière ; les chevaux qui ont les jarrets faibles et les reins malades reculent très difficilement ; ceux qui sont affectés d'*immobilité*, maladie qui ne leur permet pas même de faire un service passable, ne peuvent pas reculer, et si on les oblige à le faire, ils traînent les pieds sur le sol et souvent même s'emportent, se jettent de côté.

Après ces diverses opérations, appliquez l'animal au service que vous lui réservez ; si c'est un cheval de trait, de labour, de charrette, faites-le atteler et examinez-le dans ce nouvel exercice.

Deux mots encore sur quelques autres artifices des marchands de chevaux, et sur les moyens de les découvrir.

Ces habiles fraudeurs, quand ils ont des bêtes éreintées et hors de service, ont l'habitude de les tenir dans une crainte continuelle à l'aide des coups de fouet qu'ils leur distribuent dans l'écurie. Aussi, quand l'acheteur arrive pour examiner la marchandise, on voit l'animal exécuter, sous l'impression de cette crainte, des mouvements très vifs qu'on attribue à la vigueur. — De même, avant de faire sortir le cheval de l'écurie, le garçon lui donne ce qu'on appelle le *coup de peigne*, et tout en le préparant à l'examen qu'il va subir, tout en lui arrangeant la queue, il lui introduit dans l'anus un morceau de gimgembre qui ne tarde pas à tourmenter l'animal, à lui faire dresser la queue et à lui donner momentanément l'œil brillant et l'apparence d'une force qu'il n'a pas. — La taille d'un cheval a beaucoup d'importance, car un pouce de plus ou de moins augmente ou diminue son prix. Aussi, les maquignons présentent-ils toujours leurs animaux dans un lieu disposé de manière à les avantager sous ce rapport; ils ont, en outre, une dextérité particulière pour forcer l'animal à élever le garrot au moment où on le toise.

Assurez-vous bien que le cheval qu'on veut vous vendre a encore sa langue : on est souvent trompé à cet égard; — qu'il a du poil à la pointe du genou; — qu'il n'a pas de fistules aux bourses ou au fourreau et la verge.

7. LOGEMENT DES CHEVAUX. — ÉCURIES.

Les logements des chevaux doivent offrir relativement à leur position, à leur orientation, etc., les conditions de commodité, de salubrité, indiquées déjà au paragraphe 2 de la première section de cette première partie, intitulé *logement des bestiaux en général*. Mais il est nécessaire d'ajouter quelques détails à ces notions générales.

La malpropreté des écuries, qu'on y songe bien, nuit à la santé des chevaux, et les rend d'un aspect désagréable. Nous aimons à voir ces animaux propres, ayant le poil lisse, brillant. Le fumier, la boue, l'urine, irritent la peau, la rendent épaisse, rugueuse, font pousser des poils gros, rudes; font devenir les pieds grands, mous, faibles; ils produisent même des crevasses, des teignes, les eaux aux jambes, la pourriture de la fourchette, le crapaud; ils contribuent à altérer l'atmosphère; les vapeurs, l'acide carbonique, le gaz ammoniac qui s'élèvent des excréments donnent naissance à différentes maladies.

Outre que le sol des écuries doit être plus élevé que celui de la cour qui les environne, nous recommandons que ce sol soit disposé légèrement en pente, uni et nettoyé tous les matins si c'est possible. « L'écurie ne doit » pas plus sentir le cheval, que l'appartement ne doit » sentir l'homme, » a dit un célèbre vétérinaire : la litière doit être renouvelée chaque jour, et c'est quand les animaux sont sortis qu'il faut s'occuper de ce soin, à cause des vapeurs âcres et dangereuses qui s'élèvent pendant cette opération, des matières animales et végétales en putréfaction.

De la longueur d'une écurie. — Toute écurie doit avoir une longueur telle que chaque cheval ait un espacement au moins égal à sa taille. On donnera 1 mètre 50 cent. aux petits animaux, et 1 mètre 80 cent. aux grands; il faut non-seulement que tous les chevaux puissent se coucher à la fois, mais que chacun puisse étendre ses membres. Si un cheval reste debout involontairement, faute d'être couché à l'aise, il souffre, se fausse les aplombs et peut même tomber malade. L'espace que nous indiquons est d'ailleurs nécessaire pour faciliter l'administration des vivres au cheval, pour le panser, le seller, etc.

De la largeur d'une écurie. — Les écuries sont ou *simples* ou *doubles*. On appelle simples celles ou les chevaux sont rangés sur un seul rang ; elles doivent avoir 5 mètres 50 centimètres de largeur, 4 mètres pour l'emplacement du cheval et pour la mangeoire, et 1 mètre 50 centimètres pour le couloir ou espace libre qui doit se trouver entre le mur et la croupe des chevaux. Cet intervalle est nécessaire pour qu'on puisse, sans être exposé à recevoir des coups de pieds, circuler librement derrière les chevaux. — Les écuries doubles, c'est-à-dire celles dans lesquelles les chevaux, placés sur deux rangs, garnissent les deux côtés des murs, auront au moins 4 mètres de plus pour loger le second rang de chevaux ; mais, en outre, l'espace libre destiné au service doit être plus large que dans les écuries simples ; il doit avoir deux mètres si la longueur est de 10 à 12 mètres, et plus si le nombre de chevaux est plus considérable.

De la hauteur d'une écurie. — La hauteur doit être proportionnée à la longueur et à la largeur adoptées ; elle peut être de 5 à 6 mètres pour une écurie de douze chevaux, par exemple, placés sur un seul rang. Au reste, le trop, en cette matière, vaut mieux mille fois que le *pas assez* ; plus une écurie est élevée, plus elle est saine, et les voûtes sont préférables aux planchers, aux plafonds ; elles maintiennent les écuries plus fraîches en été, plus chaudes en hiver.

Ouvertures des écuries. — Les portes doivent avoir de 2 mètres à 2 mètres $^1/_2$.; elles doivent être à deux battants. — Dans les écuries où se trouvent de petites portes, qu'on ne peut pas faire plus grandes, il faut les surmonter de chassis vitrés et ouvrir ces chassis fréquemment.

Les fenêtres, dans les écuries simples, doivent être pratiquées de préférence dans le mur faisant face aux croupes des chevaux; en tout cas, elles doivent être assez élevées, et les plus grandes précautions doivent être prises pour que la lumière directe n'arrive pas sur les yeux si sensibles des animaux. Elles doivent être plus larges que hautes, afin qu'on puisse les placer plus loin du sol; elles doivent être vitrées pour qu'on puisse les fermer sans interrompre le passage de la lumière; on doit les disposer toujours de façon qu'elles s'ouvrent comme les châssis par des charnières placées intérieurement. Nous recommandons aussi l'usage des contrevents et des châssis en toile, destinés, les premiers à intercepter le jour quand c'est nécessaire, et les seconds à en adoucir la clarté.

Des rateliers et des auges ou mangeoires. — Les rateliers et les auges sont destinés à mettre la nourriture à la disposition des animaux, sans que ceux-ci puissent la gaspiller; mais, tout en remplissant ce but, les uns et les autres doivent être disposés de manière que les chevaux puissent prendre leur repas le plus commodément possible et en très peu de temps. Les rateliers doivent avoir environ 50 centimètres de hauteur, et leurs barreaux, qui doivent être plutôt en bois dur qu'en bois tendre, doivent être éloignés les uns des autres de 8 à 10 centimètres seulement.

Les auges ou mangeoires doivent être placées à une hauteur qui varie suivant la taille des animaux. Il faut que le cheval puisse y prendre l'avoine sans être obligé de baisser la tête ni de la relever ; elles doivent avoir environ 3 décimètres de profondeur et 4 à 5 de longueur, et être plus étroites dans le bas que dans le haut, afin que le cheval rassemble mieux l'avoine et mange avec plus de facilité. — Les auges sont généralement en pierre ou en bois ; si elles sont en bois, les planches doivent être bien jointes pour empêcher l'avoine ou le son de s'échapper ; il est utile de les couvrir d'une plaque métallique, on peut employer indifféremment ou bien une lame de zinc ou la tôle ; c'est aussi de cette matière qu'il faut recouvrir le bord de la mangeoire pour qu'elle soit moins endommagée par les chevaux qui ont contracté l'habitude de mordre ou de ronger le bois. — Au reste, les auges en pierre sont préférables ; elles sont plus faciles à nettoyer, elles peuvent servir d'abreuvoir, et ne sont pas, enfin, comme celles en bois, sujettes à pourrir et à répandre de mauvaises odeurs.

Des cloisons et des barres de séparation. — Dans une écurie bien tenue, chaque cheval doit être séparé de son voisin par des cloisons ou des barres, car quand les chevaux sont convenablement établis, quand il leur est facile de tourner, ils peuvent se lancer des ruades et s'estropier. Aujourd'hui, les riches propriétaires, pour faire face à ce danger, commencent généralement à encaisser, pour ainsi dire, leurs chevaux dans des espèces de loges, de stalles, en bois de chêne ; mais cela est dispendieux et c'est une dépense que tout le monde ne peut pas faire. — Ces stalles ou cloisons peuvent être remplacées par des *barres de séparation* ; ce sont tout simplement des bois arrondis et polis de 8 centimètres de diamètre et de 3 à 4 mètres de longueur que l'on place horizontalement le long des chevaux, pour limiter la place ae cnacun d'eux. L'une des extrémités de la barre est attachée à la mangeoire du cheval au moyen d'un anneau, et l'autre, à l'aide d'une corde qui descend du plancher, se trouve suspendue en l'air à quelques pieds au-delà de la croupe du cheval. Pour plus de solidité, on assujettit fréquemment ces morceaux de bois, dans presque toute leur longueur, à des piliers ronds et polis, enfoncés d'environ 1 mètre en terre, et s'élevant de 1 mètre à 1 mètre 50 centimètres de la surface du sol. Alors la barre est fixée par un bout à une hauteur qui répond à 15 ou 20 centimètres au-dessus du jarret de l'animal et par celui qui regarde l'auge au-dessus du milieu de son avant-bras ; si elle était moins élevée, le cheval s'embarrasserait fréquemment ; si elle l'était davantage, il pourrait estropier ses voisins et en être blessé lui-même.

De la manière d'attacher le cheval.—Voici, parmi les moyens connus, le meilleur. On place devant chaque cheval, contre la crèche, une barre de fer passée dans un anneau mobile ; on attache ensuite la longe à cet anneau qui est élevé, amené contre la crèche, quand les chevaux se lèvent, qu'ils mangent ; mais qui, lorsqu'ils se couchent, descend près du sol. Avec cette barre, une longe de 6 à 8 décimètres permet aux chevaux de se coucher, de manger, sans les laisser exposés à s'entraver ; mais l'anneau ne doit pas descendre jusqu'au sol ; il doit être retenu, quand les chevaux sont couchés, à une hauteur de 3 à 4 décimètres au moins.

Lorsque les chevaux tourmentent leurs voisins, s'ils

ne sont pas séparés par des barres, on les attache avec deux longes placées, l'une à droite, l'autre à gauche ; ils peuvent avancer et reculer à volonté, mais ne peuvent pas contrarier les chevaux qui les entourent.

Observations importantes. — Nous venons de tracer les règles hygiéniques qui doivent présider à la construction et à la tenue des écuries. On remarquera que, d'après ces principes, il est peu de chevaux qui soient logés comme ils devraient l'être, sainement, et, parmi ceux qui habitent des écuries mal disposées, malsaines, tous, il est vrai, ne tombent pas malades; mais il est très certain que les chevaux qui paraissent le mieux portants, quoique logés d'une manière non conforme aux lois de l'hygiène, seraient bien plus robustes s'ils respiraient un air salubre. L'état des animaux sauvages, la bonne santé des chevaux russes, arabes et autres, qui, sans en être incommodés, vivent sous de simples hangars, mangent, dorment à la belle étoile, non-seulement sur les bords de la Bérésina ou du Nil, mais en Amérique et ailleurs, prouvent que nos écuries sont une des causes les plus fécondes des nombreuses maladies de notre espèce chevaline. Sans doute, malgré les exemples dont nous parlons, les bâtiments fermés sont une bonne chose pour la santé des animaux. Mais mieux vaudrait le grand air avec toutes ses intempéries, que des écuries insalubres comme celles que l'on voit dans la plupart de nos fermes.

Nous savons que peu de propriétaires sont en mesure de reconstruire leurs bâtiments ruraux ; mais ils pourraient tirer un meilleur parti de ceux qu'ils possèdent, et cela suffirait. — Il faut élargir toute ouverture qui n'a pas au moins un mètre carré, et avoir soin de tenir souvent les fenêtres ouvertes ; les règles relatives à l'aérage sont les premières de toutes en cette matière — Il faut, lorsque le sol de l'écurie n'est pas pavé, le faire salpêtrer et le battre pour le rendre le plus uni possible, de façon que les liquides n'y puissent séjourner. Les râteliers, les auges doivent être fréquemment balayés, et on doit éviter d'y laisser séjourner la poussière, les graines de foin, les excréments des rats. Le fumier doit être enlevé, sinon tous les jours, du moins 'e plus souvent possible. Toutes les fois que l'on nettoie le sol, on doit passer le balai sur les murs, sur le plancher, pour faire disparaître les toiles d'araignées. Enfin, il faut autant que possible ne pas mêler, comme on le fait presque partout, les bœufs et les chevaux, dont la réunion dans la même écurie donne souvent lieu aux accidents les plus graves.

Nous terminerons cet article en disant qu'il est important d'avoir, autant que possible, dans toute ferme ou métairie, indépendamment de l'écurie principale, un lieu particulier exclusivement réservé aux animaux malades. Règle générale : les bestiaux malades doivent être séparés des animaux bien portants. — Ajoutons que dans une écurie où se trouve un grand nombre de chevaux, il doit y avoir constamment un homme de garde pour empêcher et prévenir les accidents.

8. NOURRITURE DU CHEVAL EN GÉNÉRAL.

Au paragraphe 3 de la 1re section de cette 1re partie, nous avons passé en revue tous les aliments usuels des bestiaux, et indiqué les divers caractères auxquels on peut connaître les aliments de bonne qualité et les distinguer. Nous n'avons pas, par conséquent, à revenir ici sur ce sujet.

Les graminées, telles que le froment, l'orge, l'avoine, le seigle, le chiendent, sont les aliments préférés du cheval. — C'est d'avoine et de foin qu'on le nourrit habituellement; on y ajoute du son et de la paille.

Nourriture des chevaux de gros trait, de charette, de labour, etc. —Le foin, l'avoine, conviennent parfaitement, par leurs facultés nutritives, à l'organisation des animaux de l'espèce chevaline, mais ils sont chers, et s'il est avantageux d'en donner aux animaux qui, dans les villes, font des travaux pénibles et lucratifs, ils peuvent être remplacés, pour les chevaux de labour spécialement, par des substances alimentaires qui épuisent moins le sol; un grand nombre d'autres fourrages peuvent leur être substitués. L'avoine peut être remplacée avec avantage par les autres grains, par l'orge, par le seigle; mais ces grains étant eux-mêmes assez chers, on pourrait sans désavantage leur préférer le sarrazin, la carotte, les pommes de terre cuites, toutes choses excellentes pour les animaux de ce genre.

Quant au foin, on pourrait le remplacer économiquement par la luzerne, les vesces, le sainfoin, le trèfle sec.

Nourriture des chevaux de selle. — Depuis quelque temps, les plus savants vétérinaires s'élèvent avec force contre l'usage du son et l'abus du foin, dans l'alimentation du cheval de selle. Ils voudraient qu'à la place de ces deux substances on employât, plus qu'on ne le fait, le froment, le maïs, les féverolles, les racines et certains fruits. Ils comprennent ces aliments pour les chevaux de trait, mais non pour ceux de selle. « Le

cheval autrefois, dit dans un de ses ouvrages un de nos
vétérinaires les plus distingués, M. Groguier, dont l'o-
pinion est une autorité, le cheval autrefois ne labou-
rait pas la terre, il ne traînait pas de pesantes voitures ;
aussi, était-il svelte, élancé, analogue par le naturel et
les formes au cheval arabe, type de son espèce. Mais
depuis qu'on l'a associé aux fonctions du bœuf, on lui
a imposé un régime alimentaire qui le rapproche de celui de ce dernier : cette circonstance, jointe à l'influence des climats et à la transmission par hérédité, a
donné lieu à des races équestres lourdes et massives qui
le deviennent d'autant plus que le foin entre en plus
grande proportion dans leur alimentation. Cette nourriture, prodiguée surtout dans le jeune âge, dilate igno-
minieusement l'abdomen. Elle rend le ventre avalé,
altère le flanc, dispose à la pousse, elle rend l'animal
indolent, paresseux. Dans aucun pays, on ne donne
tant de foin aux chevaux qu'en France ; nulle part l'espèce n'est si dégradée. Les anciens donnaient beaucoup
de son au porc et à la volaille ; ils en distribuaient aux
bœufs et aux moutons ; ils ne le faisaient pas entrer dans
l'alimentation du cheval, et cependant il était bien
plus farineux qu'il ne l'est de nos jours ; car l'effet de
la mouture perfectionnée est de laisser dans le son le
moins de farine possible. Le son s'altère en peu de
temps, il se digère avec difficulté, et détermine fréquemment de graves indigestions. — Un jour prochain
viendra où, grâce à l'expérience qu'on acquiert tous les
jours à cet égard, le son sera banni de l'alimentation du
cheval de selle et où le foin sera considérablement réduit.

Des rations ou de la quantité de nourriture à donner

au cheval. — On comprend que la quantité d'aliments à donner au cheval ne saurait être invariable ; elle doit être subordonnée à une foule de circonstances, à l'âge, à la taille, au tempérament, à l'activité de la digestion, au genre de travail, etc. — 1° A l'âge. En effet, on comprend que le cheval adulte, par exemple, surtout quand il travaille, doit être plus abondamment nourri que le poulain, qui a besoin, comme nous le verrons plus tard, d'une nourriture plus délicate. — 2° A la taille. Plus, en effet, la taille est élevée, plus la déperdition de forces dans l'exercice des fonctions est considérable, et plus il faut, dès lors, de nourriture pour réparer ces forces. — 3° Au tempérament. Le cheval lymphatique, chez lequel l'ardeur et la vivacité manquent, réclame une alimentation plus copieuse que le cheval sanguin. — 4° A l'activité de la digestion. — Cette activité n'est pas égale chez tous les chevaux de même que chez l'homme. Il en est qui mangent peu, qui ne consomment par jour que quelques livres d'orge ou de pain, et qui sont néanmoins bien nourris. — Il en est au contraire qui exigent, pour se conserver en état de travailler, de grandes quantités d'aliments, qui mangent dans un jour jusqu'à 50 kilogrammes de luzerne et 25 livres d'avoine. Le nutrition dépend encore plus de l'entière dissolution des principes alimentaires dans les organes digestifs que de la quantité des aliments. Aussi voyons-nous constamment maigres certains chevaux d'un appétit vorace et toujours satisfait, mais dont les coliques fréquentes et dont les déjections fétides annoncent une mauvaise digestion.—5° Au genre de travail. Car plus un cheval travaille, plus il doit être substantiellement nourri, et il est évident que le cheval destiné seulement à porter son maître doit être autrement alimenté que celui qu'on attelle à une pesante charrette ou qui traîne la charrue.

Cependant, quoiqu'il ne soit guère possible de fixer d'une manière générale la quantité d'aliments quotidiens à donner au cheval, nous allons faire connaître quelques exemples de rations composées de divers fourrages et pour des chevaux différents ; en prenant ces exemples pour guide et tenant compte des différences d'âge, de taille, de tempérament, etc., il sera possible à chacun de régler les rations des chevaux selon les circonstances.

Dans l'armée française, les chevaux des dragons et des chasseurs consomment par jour, en temps de paix, quand ils sont en route, 5 kilogrammes de foin, 3 kilogrammes de paille et 3 kilogrammes d'avoine ; en temps de guerre, 6 kilogrammes de foin, 4 kilogrammes de paille et 3 kilogrammes d'avoine.

Les chevaux de nos diligences reçoivent par jour 18 litres d'avoine et 3 kilogrammes de foin.

M. Dailly donne par jour aux chevaux qui font le service des malles-postes, 2 kilogrammes 500 grammes de foin, 1 kilogramme 500 grammes de pain, 2 kilogrammes 500 grammes de paille et 15 litres d'avoine.

Un de nos premiers éleveurs de bestiaux donne par jour et par tête à ses chevaux, le matin, 3 litres d'avoine et de seigle mélangés avec de la paille hachée et mouillée, à midi de même, et le soir 1 litre 3/4 de grains moulus mouillés et 4 kilogrammes de foin.

Enfin, le célèbre agriculteur M. de Dombasle assure que 20 livres de carottes et 20 livres de foin nourrissent parfaitement un cheval de grande taille. Si son service est rude, il suffit, dit-il, d'ajouter à cette nourriture 6 litres d'avoine.

Manière économique de nourrir très bien un cheval. —La Société d'agriculture de Nancy a fait publier, dans ces derniers temps, un moyen très économique d'alimentation. Voici comment elle compose la ration d'un cheval pour vingt-quatre heures :

Foin,	1 kilog.
Pommes de terre cuites,	6 kilog.
Pommes de terre mélangées à paille hachée,	2 kilog.
Son ou farine d'orge, d'avoine ou de seigle,	500 gr.
Paille entière,	3 kilog.

Si les chevaux travaillent beaucoup, on ajoute 2 ou 3 litres d'avoine.

Cette ration, qui revient, tout compté, à 80 centimes par jour, peut remplacer avec avantage 6 kilogrammes de foin, 6 kilogrammes de paille, 6 kilogrames d'avoine (ration généralement adoptée) qui valent 1 fr. 20 cent. C'est une économie de 40 centimes par jour. —On pourrait remplacer, à poids égaux, les pommes de terre par des carrottes crues.

Des boissons du cheval. — L'eau forme la base de la boisson du cheval comme des autres animaux domestiques ; au paragraphe 2 de la 1re section de cette 1re partie, nous avons dit à quelles conditions une eau est bonne, indiqué les moyens à l'aide desquels on peut assainir certaines eaux vicieuses, et les précautions qu'il est nécessaire de prendre dans certains cas pour abreuver les bestiaux. Nous y renvoyons le lecteur, et, à ce que nous avons dit dans ce paragraphe, nous n'ajouterons ici que les observations suivantes.

L'habitude qu'ont certaines personnes, dans les campagnes, de ne faire boire les chevaux que deux fois par jour, est mauvaise ; elle les laisse souffrir de la soif, surtout s'ils ne prennent que des aliments secs. On doit surtout les faire boire souvent quand ils transpirent beaucoup et qu'ils travaillent exposés à la chaleur du soleil. Une grande quantité d'eau prise à la fois peut produire, même quand elle est bonne, des maladies mortelles. Il faut faire boire fréquemment, mais peu à la fois.

Quand un cheval rentre à l'écurie en sueur, il est bon, autant que possible, de le faire manger avant de l'abreuver. Dans tous les cas, comme nous l'avons déjà dit, il est nécessaire que quelques instants de repos le remettent dans son état normal.

Il y a des chevaux qui n'acceptent l'eau qu'on leur offre qu'avec un mélange de son, de froment, de farine d'orge ou de toute autre substance alimentaire propre à l'espèce chevaline. Quand c'est une habitude prise, il n'y a aucun inconvénient à satisfaire ces sortes de préférences.

Distribution de la nourriture ou ration journalière. — On fait faire ordinairement trois repas par jour au cheval ; il déjeune le matin, dîne à midi et soupe de 7 à 8 heures du soir.

Il est hygiénique de faire boire le cheval avant de lui donner l'avoine. Ainsi, pour un repas composé de foin et d'avoine, par exemple, voici quel doit être l'ordre de la distribution : — le foin d'abord, puis l'eau et l'avoine à la fin.

Du régime vert administré au cheval comme remède. — Au paragraphe 6 de la 1re section de cette 1re par-

tie, nous avons envisagé le régime vert comme mode
d'alimentation pour les jeunes animaux en général.
Nous allons le considérer ici comme remède à l'usage
des chevaux en particulier, quel que soit leur âge.

Le vert est plus nuisible qu'utile aux chevaux qui ont
conservé à un degré convenable leur embonpoint et
leur santé, surtout alors qu'on les applique à de rudes
travaux.

Le vert est utile, salutaire, toutes les fois que de
grandes fatigues, un exercice outré, des aliments mal
choisis, durs, grossiers, ont fait naître de l'irritation
dans divers organes, ou lorsqu'après une maladie inflammatoire, le malade entre en convalescence. Il est
encore prescrit pour les chevaux dégoûtés qui maigrissent sans causes apparentes. — On reconnaît l'utilité
du vert, dans ces diverses circonstances, aux crottins
secs et brûlés, aux urines rares, à la sècheresse de la
peau, à son adhérence aux os, à la physionomie triste
de l'animal, à la chaleur et à la sècheresse de la bouche,
au peu de développement du ventre, et enfin au désir
marqué que le cheval manifeste pour la nourriture
verte.

Lorsque le vert produit un bon effet, la peau du ch
val s'assouplit et se couvre d'une sorte de poussière
grasse ; le poil de terne devient luisant, les urines coulent en abondance, la physionomie s'anime et devient
plus gaie, il mange avec plus d'appétit, son ventre s'arrondit, sa fiente acquiert de la consistance. Quand, au
contraire, le vert est malfaisant, les symptômes morbides s'aggravent ; le cheval reste faible, devient encore
plus triste ; son poil se hérisse, sa peau devient plus
sèche et plus tendue, sa bouche est pâle et flasque, ses

urines sont claires et deviennent de plus en plus rares, son ventre se balonne, l'appétit s'en va tout-à-fait ; il survient des engorgements, aux jambes, au fourreau, les excréments sont liquides, souvent fétides, et on y distingue des brins d'herbe non digérés. Il faut se hâter de remettre au régime sec et à une nourriture choisie un cheval qui présente ces différents symptômes.

Quand on met un cheval au vert il faut le faire travailler le moins possible ; sinon, il faut modifier l'influence relâchante de l'herbe fraîche, en corrigeant cette nourriture par d'autres aliments secs et substantiels.

Sur l'époque où le vert se prend et sur les deux manières de le donner, voyez le paragraphe 4 de la 1re section de cette 1re partie.

Il ne faut pas perdre de vue, en cette matière comme en toute autre, l'observation par nous faite au paragraphe 9 de la 1re section, observation relative à la nécessité de ne pas faire passer brusquement les animaux d'un régime à l'autre. — Il faut préparer graduellement un cheval au régime vert, et il ne faut aussi le ramener du vert au sec que par degrés.

9. DU TRAVAIL DES CHEVAUX ET DE LA MANIÈRE DE LE RÉGLER. — UTILITÉ DE L'EXERCICE.

Le cheval est un animal fort, robuste ; il peut se reposer, dormir debout. Il a même besoin de faire souvent de l'exercice ; s'il garde un repos absolu quelques jours seulement, ses membres grossissent, deviennent empâtés, ses articulations raidissent, la circulation languit et les humeurs séjournent dans le corps ; des œdèmes se forment sous le ventre, au fourreau, aux boulets ; la vivacité, l'énergie disparaissent et l'animal ne tarde pas à perdre toute espèce d'aptitude pour le travail.

Le cheval bien soigné, bien nourri, peut faire beaucoup de travail. En général, on a le tort de ne pas le nourrir assez bien, c'est une double faute. On perd ainsi la ration d'entretien des têtes dont on pourrait se passer. Il n'y a pas de fermes où il n'y eût avantage à supprimer un cheval sur trois ; car deux bêtes abondamment nourries feraient aisément et mieux le travail de trois médiocrement entretenues.

Du travail du cheval de selle. — Le cheval de selle, qui remplit toutes les conditions nécessaires à ce genre de service et que nous avons indiquées, peut parcourir par minute, sur un terrain horizontal, au pas, cent mètres, au trot deux cents et au galop trois cents ; ce cheval peut porter à peu près le tiers de son poids et parcourir une distance de quarante kilomètres par jour sur un beau chemin, en plaine.

Un cavalier soulage beaucoup sa monture en marchant dans les chemins en pente un peu rapide, aux descentes comme aux montées ; le cheval conduit ainsi, fait de longues routes sans s'essouffler ; on peut ensuite le presser beaucoup plus dans les plaines, et faire, sans le fatiguer, de fortes journées.

Du travail du cheval de gros trait. — Le cheval de gros trait, le cheval de charrette en particulier, emploie toute sa force à traîner de lourds fardeaux, mais il a des allures fort lentes et il peut travailler pendant longtemps. Dans la saison d'hiver, quand les journées sont courtes, que le temps est froid, on peut lui faire faire des journées d'une seule attelée ; mais quand le temps est chaud il faut le faire travailler le matin et le soir; l'animal se fatigue moins et fait plus de travail; il convient même souvent de diviser la demi-journée par de courts instants de repos; cette précaution est surtout nécessaire dans les montées rapides. Le cheval prend haleine, la circulation se ralentit, la respiration se calme, et le poumon se dégorge; mais ces repos ne doivent pas durer longtemps, afin que la peau n'ait pas le temps de se refroidir ni la transpiration de s'arrêter. Si l'on fait manger les chevaux attelés, ne les fît-on reposer que quinze ou vingt minutes, il faut, s'ils sont échauffés, les pourvoir de couvertures.

Le cheval de labour peut labourer de 25 à 60 ares de terre par jour selon la nature du sol, sa consistance, la forme des charrues et la profondeur des sillons. Les travaux agricoles sont médiocrement fatigants, car presque toujours on met deux bêtes à chaque charrue; ce sont les plus mauvais chevaux qu'on met à ce service-là, et on a remarqué que ceux qui ont été épuisés par des allures rapides, ceux qui ont les membres douloureux, les articulations raides se remettent plutôt en traînant pendant quelques heures un tombereau peu chargé ou en labourant tous les jours quelques ares de terre qu'en gardant un repos absolu.

10. PANSAGE DES CHEVAUX. — SON UTILITÉ. — CE QUE DOIT FAIRE LE PALEFRENIER TOUS LES MATINS.

Nous n'entendons pas ici par pansage le pansement considéré sous le rapport chirurgical. Nous traiterons cette matière ultérieurement et en nous occupant des opérations chirurgicales. — Nous entendons ici par pansage le nettoiement au moyen d'instruments particuliers de la peau des animaux , nettoioment qui doit avoir lieu tous les jours.

Utilité du pansage. — Le pansage, qui s'appelle aussi *pansement à la main*, n'est pas seulement, comme on pourrait le croire, une question de toilette et de propreté ; c'est une chose nécessaire à la santé de l'animal, — Le pansage active toutes les fonctions, il accélère la circulation, pousse le sang à la peau, qu'il débarrasse de la crasse qui en bouchait les pores et facilite ainsi la transpiration ; en même temps il agit sur les organes intérieurs, il rend l'appareil digestif plus actif, augmente l'appétit.

Ce que doit faire tous les jours le palefrenier ou le cocher. — On pratique le pansage des chevaux dans l'armée et dans beaucoup de fermes ou de maisons particulières deux fois par jour, soir et matin. Pourtant, si salutaire que soit cette opération il ne faut pas en abuser. Pratiqué sans mesure , le pansage aurait pour inconvénient d'augmenter la sensibilité et la délicatesse de l'animal ; ainsi, quand le cheval transpire suffisamment, il suffit d'un pansage par jour,

Pour panser, le palefrenier doit avoir sous la main tous les instruments nécessaires au nettoiement, qui sont : l'*étrille*, le *bouchon de paille*, l'*époussette*, le *peigne*, la *brosse*, l'*éponge*, le *cure-pied*, le *couteau de chaleur* et les *ciseaux*.

La première chose qu'il doit faire , le matin, en entrant à l'écurie, consiste à nettoyer les auges ou mangeoires avec le bouchon de paille, à distribuer l'avoine ou le son ou tout autre aliment, à remuer ensuite la litière avec une fourche de bois, à séparer la partie nette de cette litière de la partie sale, et enfin à balayer l'écurie avec un balai de bouleau.

Cela fait, on met au cheval un filet ou un bridon, et autant que possible, si le temps le permet, on le conduit en plein air ou sous un hangar. Il ne faut pas craindre le froid ; il suffit d'éviter les brusques changements de température en ouvrant les fenêtres de l'écurie et en ôtant les couvertures quelques instants avant que le cheval sorte. — Hors de l'écurie, on attache le cheval à des anneaux de fer scellés dans la muraille pour cet usage. Là le palefrenier prend la queue du cheval de la main gauche, et, de la main droite, passe l'étrille sur le milieu et les côtés de la croupe à rebrousse poil, le plus légèrement possible, et en remontant graduellement jusqu'à l'oreille. Les parties trop sensibles et celles où se trouvent la racine des crins doivent être étrillées avec ménagement. Il ne faut même pas porter du tout cet instrument sur les parties tranchantes de l'encolure sur l'épine dorsale, sur le fourreau ; il suffit de le faire glisser rapidement sur les avant-bras et les jambes. — Une fois le cheval étrillé sur le côté droit, on change l'étrille de main pour procéder au pansage du côté gauche, et c'est de la main droite, cette fois, qu'on prend la queue.

Après l'étrille vient l'époussette. C'est ainsi qu'on appelle un morceau de linge ou encore une queue de cheval fixée au bout d'un bâton, dont on se sert pour chasser la poussière restée à la surface du corps. On tient l'époussette par un des coins du linge et on nettoie avec, après l'avoir d'abord passée sur tout le corps de l'animal, la tête, les parties intérieures et extérieures des oreilles, les ars de devant et de derrière, toutes les parties du corps enfin que l'étrille n'a pas touchées.

On se sert ensuite de la brosse, qu'on saisit de la main droite en prenant l'étrille de la gauche. On brosse surtout avec soin les joues, le front, le bord de la crinière en passant à poil et à rebrousse-poil, en ayant soin de ne pas offenser les yeux et en n'abandonnant aucune partie avant que la peau soit unie, brillante et les poils et la crasse enlevés. A chaque coup qu'on donne, il faut passer la brosse sur les dents de l'étrille, de manière à charger celle-ci de la poussière enlevée par celle-là. Lorsque l'étrille est trop pleine de crasse, on la nettoie en soufflant fortement entre les rangs, ou bien en frappant le pavé avec l'un des marteaux de cet instrument. — Puis on continue à brosser.

A la brosse succède le bouchon de paille, qu'on emploie après l'avoir légèrement humecté, à frotter les jambes, les parties osseuses et les jointures.

Vient maintenant l'éponge. — On la trempe dans un seau d'eau qu'on a à sa portée, et on promène successivement et à plusieurs reprises cette éponge mouillée sur les différentes faces du jarret et du genou ; on lave ainsi le canon, le tendon, le boulet, le paturon, le fanon. Cette dernière partie surtout doit être tenue avec soin, car la crasse s'y attache plus aisément qu'ailleurs. — Après avoir ainsi nettoyé les jambes, on renouvelle l'eau et on lave les joues, le nez, les lèvres, les yeux, les tempes, les naseaux, puis on s'empare du peigne qui peut être indifféremment soit en corne, soit en fer, soit en bois, mais qui doit être à dents fortes et légèrement espacées. — On passe ce peigne sur le toupet après l'avoir mouillé, de là on va à la crinière que l'on éponge à fond et jusqu'à la racine ; à mesure qu'on mouille les crins d'une main en commençant près de la nuque, on les démêle et on les peigne de l'autre en descendant jusqu'au garrot; on les renverse ensuite en les jetant du côté opposé à celui sur lequel ils tombent habituellement; on les mouille de nouveau et on les peigne une seconde fois dans ce sens-là; puis on les remet du côté où ils sont d'habitude et on les peigne une dernière fois. Quant à la queue, on en plonge tous les crins dans le seau, puis on les prend en une seule poignée et on les élève en remontant jusqu'au tronçon.

Le couteau de chaleur, grande lame peu tranchante, sert à râcler les parties qui sont mouillées pour faire tomber la boue quand il y en a.

De la queue on passe à l'anus, aux fesses, aux testicules, au fourreau, qu'on lave avec soin. — On se sert, s'il y a lieu, des ciseaux; les ciseaux sont droits ou courbes; les droits sont employés à couper les crins de la queue, de la crinière, qui dépassent les autres; avec les courbes, on fait le poil aux oreilles et aux boulets lorsque c'est nécessaire.

Après cela on reconduit le cheval à l'écurie; si l'opération a été faite au dehors, on l'attache avec la longe du licol et on le couvre; c'est en ce moment seulement qu'on nettoie les pieds avec le cure-pieds, morceau de fer recourbé à cet usage, et qu'on les dégage de tous les corps étrangers qui peuvent se glisser entre l'ongle et le fer ou dans la cavité du pied.

Le pansage est facile quand c'est un soin que l'on prend tous les jours; mais quand on le néglige, les crins se nouent, la crasse s'attache à la peau, et l'opération est longue et difficile.

11. DES BAINS, DES LOTIONS, DES ONCTIONS.

Les bains sont généraux ou locaux. — Quant aux bains généraux, voyez ce que nous avons dit à cet égard au paragraphe 9 de la 1re section de cette 1re partie.

Quant aux bains locaux, les seuls usités dans l'hygiène du cheval sont les bains de pieds. On les donne en plongeant dans l'eau fraîche les pieds et une partie des jambes. Ces bains enlèvent la boue, la poussière, et raffermissent les tissus relâchés ; ils sont utiles après de longues courses sur un terrain dur échauffé par le soleil. On fait aussi usage en pareil cas de l'eau *salée* ou *vinaigrée*.

Ces bains doivent être pris aussitôt que les pieds deviennent chauds et paraissent douloureux. Si l'animal n'est pas encore refroidi, il faut commencer par appliquer sur les sabots des linges mouillés, des cataplasmes de terre glaise ou bien de suie de cheminée, délayée dans du vinaigre, et lorsque la sueur a disparu on fait prendre le bain. Par ce moyen, on prévient fréquemment des fourbures qui mettraient pour longtemps les chevaux hors de service.

On appelle *lotion* une opération qui a pour but de laver une partie du corps.

Il est bon de faire de temps en temps aux chevaux des lotions d'eau fraîche, pure ou vinaigrée, pour laver notamment les yeux, le pis, le nez, les lèvres, le fourreau. Ces lavages locaux préviennent souvent des maladies et n'offrent aucun danger, pourvu qu'on ait le soin de sécher, après l'opération, la partie mouillée, car le séjour de l'eau peut quelquefois avoir des inconvénients. — L'eau des rivières, l'eau de pluie sont les meilleures pour les lotions ; mais qu'on se garde des eaux séléniteuses qui rendent la peau rude et produisent des crevasses.

On entend par *onction* l'action d'appliquer des substances sur le corps. — Les onctions sur la peau avec des corps doux et chauffés, pendant que les chevaux sont dans un endroit chaud, délassent, rendent les articulations souples, font disparaître la raideur des membres produite par le froid, par les fatigues, par les pluies ; elles préviennent la formation des gerçures que produisent les boues sur le sabot. Le passage de l'humidité à la sècheresse, l'action du soleil, du fumier, des sables chauds, du fer brûlant appliqué pour marquer les animaux ou pour faire porter le fer, dessèchent l'ongle, le resserrent, produisent les seimes, les pieds étroits, encastelés. Les onctions réitérées empêchent ces accidents.

Les onctions doivent être faites avec des substances grasses, douces, fraîches, telles que l'axonge ou saindoux ; mais il faut prendre garde de ne pas laisser rancir sur le corps les graisses ou huiles appliquées. Pour éviter cet inconvénient, qui pourrait occasionner des irritations, des maladies de peau, il faut, vingt-quatre heures après chaque onction, savonner la partie sur laquelle on l'a pratiquée.

12. COUVERTURES ET HARNAIS

Les couvertures sont de différentes formes ; elles couvrent quelquefois le corps presque entier ; elles présentent des étuis et des fenêtres pour les yeux ; quelquefois elles ne couvrent que le tronc, et sont maintenues en arrière par une attache qui passe sous la queue, vers le passage des sangles, par un surfaix, et en avant du poitrail par des boutons.

Les couvertures sont en laine pour l'hiver et en toile pour l'été.

Des harnais destinés à attacher et à conduire les chevaux. — Bride. — La bride se compose de la monture, des rênes et du mors. La *monture,* c'est-à-dire la partie de la bride qui embrasse le sommet de la tête, descend sur les joues et porte le mors, est formée de plusieurs parties : 1° de la *têtière,* forte bande de cuir qui enveloppe la nuque ; 2° du *frontal,* qui embrasse le front à la base des oreilles ; 3° de la *sous-gorge,* qui embrasse la gorge et empêche la bride de se porter en avant ; 4° des *joues,* courroies courtes et fortes appliquées une sur chaque joue ; en bas elles portent le mors, en haut elles sont fixées par des boucles à la têtière ; 5° des *œillères,* plaques de cuir qui protégent les yeux, et qu'on ne met habituellement qu'à la bride des animaux de trait ; 6° du *porte-mors,* formé de deux courroies qui se fixent par une de leurs extrémités au mors, et par l'autre aux joues et à la têtière ; de la *muserolle,* ou cache-nez, qui embrasse tout le chanfrein et passe dans les anses des joues. — Le *mors* est composé aussi de plusieurs pièces : les deux parties latérales s'appellent *branches,* et chaque branche a un milieu et deux extrémités, l'une supérieure qui s'appelle *banquet* et l'autre inférieure qu'on nomme *porte-rêne.* Le banquet a un trou qui reçoit la *gourmette* et un autre qui reçoit le porte-mors. — Le *porte-rêne* offre à une de ses extrémités une ouverture où se fixe la rêne. Cette ouverture, qui a reçu le nom de *gargouille,* présente, sur une partie de sa circonférence, un trou où se loge un *touret* en fer, lequel offre un anneau à une de ses extrémités, c'est à cet anneau que la rêne est fixée. — Le *canon* est la partie du mors qui se place dans la bouche de l'animal et qui pèse sur les barres ; le *milieu* du canon présente ordinairement la forme d'un arc qu'on appelle *liberté de la langue*. On appelle *gourmette*, une chaîne formée de chaînons rapprochés. Une de ses extrémités est fixée à la branche gauche. — Les *rênes* sont deux lanières de cuir souple et solide, fixées l'une à l'autre par une de leurs extrémités et attachées par l'autre bout aux anneaux des tourets ; on les passe dans un anneau en cuir nommé *coulant* qu'on fait glisser à volonté. — Les rênes ne doivent jamais être trop courtes ni pour les chevaux d'attelage ni pour ceux de selle ; le cheval qui a la tête gênée, trop relevée, qui ne peut pas la déplacer à volonté, est sujet à s'abattre, et, en outre, cette gêne qui comprime la gorge, embarrasse la respiration de l'animal, peut produire le cornage, des angines, la pousse.

On appelle *guides* de doubles **rênes** adaptées à la bride des chevaux de gros trait ; elles sont en cuir ou en corde, et assez longues pour s'étendre du mors, où elles sont fixées, aux mains du conducteur de l'attelage.

Licou. — Le licou se compose, comme la monture, de la bride, d'une muserolle, de deux joues et d'une têtière, plus une *longe* (morceau de cuir).

Bridon. — Petite bride composée d'une têtière, de deux joues, d'un frontal, d'une sous-gorge, des rênes et d'un canon brisé et pourvu à chacune de ses extrémités d'un anneau qui reçoit la monture et la rêne.

Filet. — Léger bridon.

Des harnais spéciaux du cheval de selle. — Selle. —
La charpente de la selle se compose de quatre pièces de
bois, dont deux s'appellent *arçons* et les deux autres
bandes. — Les *arçons* correspondent, quand la selle est
placée, l'antérieur au garrot, le postérieur aux reins de
l'animal. — Les *bandes* sont les deux pièces de bois qui
réunissent les arçons; elles correspondent aux parties
latérales de la colonne vertébrale. — On appelle *panneaux* deux coussins destinés à préserver les animaux
du contact des parties dures de la selle. Ils sont rembourrés de crin, de bourre ou de paille et sont fixés
aux bandes et aux arçons. Les panneaux doivent reposer sur les côtes du cheval, ils ne doivent pas gêner
les mouvements des épaules et doivent être assez éloignés l'un de l'autre pour laisser entre eux un espace
suffisant pour recevoir l'épine dorsale. — Le *siége,* dont
le nom indique la destination, est placé au milieu de la
selle. — Les *quartiers* sont les deux bandes de cuir qui
garantissent de la pluie les sangles et les panneaux; ils
protégent aussi, contre la transpiration de l'animal, le
pantalon du cavalier. — On appelle *contre-farçons* les
trois courroies fixées aux bandes et qu'on fait passer
dans les boucles des sangles. — Les *sangles* sont de
larges bandes de cuir qui enveloppent le dessous de la
poitrine de l'animal et servent à fixer la selle. Les sangles doivent être assez larges pour ne pas offenser la
peau qu'elles compriment. — Les *porte-étriers* sont des
anses en fer qu'on fixe aux bandes; les *étriers* sont des
instruments destinés à soutenir le pied du cavalier. La
croupière se compose du *culeron* et d'une forte courroie. Le culeron embrasse la base de la queue; il doit
être bien rembourré pour ne pas blesser la partie déli-
ate sur laquelle il repose. La courro doit être dis-

posée de façon qu'on puisse allonger ou raccourcir la croupière à volonté. Il est important que cette partie soit assez longue, sans pourtant l'être trop ; trop longue les panneaux frottent sur les épaules du cheval, l'arçon pèse sur le garrot, et de la compression du frottement peuvent résulter des blessures ; trop courte, elle retient en arrière la selle qui, se trouvant tirée en sens contraire par le poitrail et les sangles, peut déchirer la peau de l'animal. — On appelle *poitrail* une courroie qui embrasse la base de l'encolure, et qui est destinée à retenir la selle en avant. — Le *porte-manteau* est le double coussin placé en arrière de la selle pour recevoir la valise du cavalier. — Les *troussequins* ou *battes* sont des bandes de cuir rembourrées et fixées aux arçons.— On appelle *reculement* une large courroie fixée à la partie postérieure des bandes, embrassant les fesses et destinée à tenir la selle en arrière.

Des harnais spéciaux du cheval de trait. — *Sellette.* — On appelle sellette une selle étroite destinée à supporter une dossière ; elle a pour base une sorte d'arçon formé de deux pièces de bois concaves placées sur deux panneaux. L'arçon est surmonté de deux croissants en bois qui forment une gorge où se loge la dossière. La sellette est fixée au moyen d'une sangle. La croupière, l'avaloire, la retiennent en arrière.

Dossière. — C'est une courroie forte et large dont les deux bouts forment des anses destinées à recevoir les brancards des charrettes ; la dossière se place sur le siége de la sellette.

Sous-ventrière. — Courroie qui a pour but d'empêcher les voitures de se renverser en arrière ; la sous-ventrière est attachée par ses deux bouts aux deux brancards, et va de l'un à l'autre en passant sous le **ventre** de l'animal.

Avaloire. — On appelle ainsi le harnais qui retient les voitures dans les descentes et qui les pousse quand les chevaux reculent. L'avaloire est une large courroie qui embrasse les fesses et se fixe en avant à deux grands anneaux qui occupent les régions des flancs.

Collier. — Le collier se compose des *coussins* et des *attèles*. Les coussins sont au nombre de deux et réunis par leur extrémité supérieure où ils forment un angle aigu. — L'éminence qui résulte de la réunion des coussins s'appelle *tête du collier*, les coussins doivent être rembourrés de substances molles, élastiques. — Les attèles sont en fer ou en bois ; elles reposent sur le bord antérieur du collier ; elles offrent au milieu une ouverture où passe le *bracelet*, espèce d'anse en fer et quelquefois en cuir ; c'est là que s'attachent les traits. On nomme *oreilles* les extrémités supérieures des attèles qui portent des anneaux destinés à recevoir les guides.

Collier à joug. — Il offre à son bord antérieur des surfaces où s'applique le joug ; les bracelets sont remplacés par des anses en fer où passent des chevilles ; le collier à joug tient au train postérieur par un reculement et par une croupière.

Joug. — Le joug se compose de deux pièces de bois portant une ouverture où entre le timon.

Règles pour le choix des harnais. — Les harnais qui servent d'attaches, comme les sangles, les courroies, les traits, etc., doivent être forts et solides. La rupture des traits, lorsque les animaux tirent avec force, peut compromettre la sûreté de l'attelage et produire des chûtes, la fracture du crâne, des blessures aux genoux, etc.

Les panneaux ou coussins qui garantissent les animaux du contact des parties dures de la selle doivent
être faits de matières fermes, mais élastiques. Ils doivent être modelés et s'adapter avec exactitude aux parties du corps qui les supportent, n'être ni trop petits
ni trop grands ; au reste, le choix de la selle, en général, exige beaucoup d'attention ; elle doit être rembour-
rée, elle ne doit pas être trop longue, elle porterait sur
les épaules et gênerait le mouvement. Une selle mal
faite chancelle, change de place, incommode le cavalier et blesse le cheval. Les accidents qui en résultent
ont souvent de la gravité. « Il n'est pas rare qu'à la fin
» d'une route, le tiers des chevaux d'un régiment soit
» blessé sur le dos et hors de service. L'ignorance de la
» véritable conformation de cette partie de l'animal de
» la part du sellier et le défaut d'observation des nuan-
» ces qu'elle présente dans les divers individus sont les
» causes les plus ordinaires de ces accidents. » Ainsi
s'exprimait récemment la commission de l'agriculture
et des arts dans un rapport au ministre du commerce.
— Les sangles ne doivent avoir que la longueur convenable et être placées aussi près que possible des membres antérieurs.

Le choix de la bride et particulièrement du mors a
une très haute importance ; le mors ne doit pas être
lourd ; car le poids chargerait le cheval sans avantage
pour le cavalier ; le canon doit avoir une longueur telle
que les branches soient suffisamment rapprochées de
la bouche, sans pourtant faire faire de plis aux lèvres ;
si le cheval a les barres fortes, les talons du canon doivent être minces. Si les barres sont tranchantes, le ca-

non doit être légèrement aplati, plutôt gros que petit et presque droit pour être appuyé sur la langue. — Le porte-mors doit être bien ajusté à la tête de l'animal, il faut que le canon appuie sur le milieu des barres, qu'il ne touche ni les molaires ni les crochets.

La gourmette doit être rude, à grosses mailles, si la barbe du cheval est large, couverte d'une peau dure ; mais si la barbe est tranchante, si la peau en est délicate, il faut une gourmette douce, à mailles fines.

Ajoutons cependant qu'il ne suffit pas de prendre en considération telle ou telle partie du corps de l'animal ; il faut aussi se préoccuper de la conformation générale et de l'ensemble. Ainsi un cheval dont la barbe est tranchante, mais d'un tempérament lymphatique, réclame quelquefois une gourmette énergique, et tel autre dont la barbe est ronde, mais qui est vif, ardent, n'a pas besoin qu'on emploie ce moyen avec lui et obéit très bien à la gourmette la plus douce.

Nous signalions tout à l'heure les inconvénients d'une selle mal faite. Ceux des brides mal faites ne sont pas moindres ; il n'en faut pas davantage pour irriter un animal, pour qu'il se cabre, qu'il renverse son cavalier, qu'il lui cause, par suite de cette chûte, une blessure grave et quelquefois même la mort.

Quant au collier, il doit avoir exactement la grandeur nécessaire, ni plus ni moins. Il doit former supérieurement un angle aigu ; l'extrémité inférieure doit s'appuyer sur le poitrail ; si elle ne descend pas assez bas elle presse la base de l'encolure et la trachée-artère, gêne la respiration et arrête le cours du sang. Les parties latérales doivent s'appuyer contre le bord antérieur des épaules, sans serrer l'encolure, mais aussi sans s'é-

tendre sur l'omoplate. Un collier trop petit peut occasionner des vertiges, des coups de sang, des blessures,
des cors; trop grands, il gêne les mouvements de la poitrine, le jeu des épaules, produit des frottements, se déplace, blesse la peau.

Soins que réclament les harnais. — Les harnais en
métal doivent être bien lavés et séchés avec soin pour
éviter la rouille. Les parties en cuivre doivent être net-
toyées avec plus d'exactitude encore que celles en fer,
à cause du vert-de-gris que produisent la sueur, la salive.

Toutes les fois qu'on s'est servi de la bride, le mors
doit être plongé dans l'eau et essuyé ensuite.

Les objets en cuir doivent être non-seulement net-
toyés, mais fréquemment graissés; ils sont alors toujours souples, se coupent peu et ne blessent pas.

Les coussins, les panneaux pompent la sueur du cheval; toutes les fois qu'ils ont servi, il importe de les
faire sécher.

13. FERRURE.

La ferrure est une opération qui consiste à ajuster et à
fixer, au moyen de clous, des fers sous le sabot des chevaux. La ferrure étant un des sujets les plus importants
dont nous ayons à nous occuper dans ce livre, nous le
traiterons avec quelques développements. — Avant de
commencer, disons qu'on trouvera au paragraphe 2 de
cette 2e section (*Physiologie du cheval*) la description
des différentes parties dont se compose le pied, et l'explication de ces mots : *paroi* ou *muraille, fourchette,
sole, quartiers,* etc.

La ferrure est une invention moderne; les anciens

ne la connaissaient pas, comme l'attestent leurs ouvrages. Ils faisaient travailler leurs chevaux sans fers ; seulement, dans certaines circonstances, quand, par exemple, à la suite de longs voyages, les pieds de leurs montures devenaient douloureux, ils les enveloppaient de divers espèces de chaussures, destinées à les préserver du frottement et du contact du sol. C'étaient tantôt des guêtres, ou du moins des enveloppes de cuir, offrant une forme analogue et que les Grecs appelaient *embatai*, tantôt des bottines de peau de bœuf grossièrement faites, qu'on appelait *carbatinai*, tantôt enfin des espèces de souliers faits de menues branches de genêt, que les Grecs appelaient *sparton,* et les Romains *sparcia* ou *sparteum opus.* — Le fer à clous, à l'usage des animaux, ne paraît guère remonter qu'au ve siècle de l'ère moderne, et le plus ancien qu'on connaisse et sur lequel on ait quelques renseignements positifs est celui qui a été trouvé à Tournai, en Flandre, dans le tombeau de Childéric, roi des Francs, mort en 481.

Avantage de la ferrure. — La ferrure prévient l'usure de l'ongle ou sabot chez les animaux qui marchent sur des routes ferrées, sur des chemins caillouteés ; sans le fer, beaucoup de nos chevaux rendraient peu de services. La ferrure peut corriger les défauts d'aplomb qui tiennent à une mauvaise conformation du pied ; elle peut même dissimuler certains défauts des rayons supérieurs des membres ; en éloignant le pied du sol, elle prévient les contusions de la sole, les éclats de la corne, empêche les clous, les chicots, les morceaux de verre de blesser les pieds ; elle empêche les animaux de glisser et prévient des écarts, des distensions de ligaments. La ferrure peut encore guérir certaines affections et est souvent utile pour soutenir les appareils que demandent certaines maladies du pied ; enfin, elle a le grand avantage de pallier les maux qu'elle produit.

Inconvénient de la ferrure. — La ferrure a des inconvénients nombreux : elle en a qui sont constants et d'autres qui ne sont qu'accidentels ; les premiers existent de quelque manière qu'on la pratique ; les autres se montrent seulement dans quelques cas ; enfin, les uns sont immédiats, se montrent aussitôt que la cause a agi ; les autres sont secondaires et n'arrivent que lorsque l'opération est ancienne, pratiquée depuis longtemps.

Le premier et le plus apparent des inconvénients de la ferrure est l'application et la pression constante du fer contre la face inférieure du pied, pression qui est toujours plus ou moins nuisible selon la force avec laquelle les clous sont serrés et selon la distance plus ou moins grande à laquelle le fer se trouve de la *sole*, et fait ressentir ainsi sa pression avec plus ou moins de violence à la surface inférieure de l'os du pied ; le second inconvénient vient des clous qui, fixés dans les trous du fer et enfoncés dans la *muraille*, forment une sorte de barrière de métal qui empêche l'expansion naturelle du pied et s'oppose en grande partie aux mouvements des parties postérieures, si elle ne les empêche totalement. Le pied, ainsi privé de son mouvement naturel, nécessaire, sans aucun doute, à sa nutrition et à son bon état, cesse de croître, devient raide, sans élasticité et diminue enfin de volume. — Cet inconvénient est plus grave chez le cheval dont les pieds sont encore dans leur croissance, que chez celui qu'on ne ferre que lorsqu'il a atteint son complet développement ; la croissance contrariée s'accompagne de difformités, et souvent, au moment où les membres et le corps augmentent en volume et en poids, les pieds diminuent et perdent le pouvoir de soutenir ce dernier et de le faire mouvoir librement.

Quand on regarde un pied après deux ou trois années de ferrure, on trouve les quartiers rétrécis, la fente de la fourchette plus étroite et plus longue que dans l'état naturel, le pied est augmenté de longueur en pince, et la distance qui existe entre cette partie et la pointe de la fourchette est plus grande. Le pied alors se trouve dans un état de resserrement qui, quand il est poussé trop loin, est accompagné de douleurs visibles et assez fortes pour que ni le fouet ni les éperons, vigoureusement appliqués, ne puissent contraindre l'animal à développer ses jambes dans toute l'étendue de leur mouvement, et à placer franchement les pieds à terre. Aussi l'animal a-t-il toujours, quand son pied en est arrivé là, quelques défauts dans la marche. Quelques chevaux sortent de l'écurie sans paraître d'abord souffrir, mais à peine ont-ils fait quelques pas qu'on s'aperçoit d'un manque de solidité dans leurs jambes ; d'autres, au contraire, ont d'abord une allure mauvaise et gênée, mais qui se développe à mesure que le cheval s'échauffe. La manière dont celui-ci montre qu'il souffre varie selon sa constitution, l'état de ses pieds, la rapidité plus ou moins grande avec laquelle le resserrement a lieu et la manière dont le fer est placé et cloué. Quelques expressions, telles que *buter*, *raser le tapis*, *marcher sur des épines*, indiquent les différentes manières d'aller du cheval réduit à cet état. Cette douleur aux pieds amène aussi dans les épaules et les extrémités des mouvements irréguliers qui ont fait placer la cause du mal dans ces parties mêmes, au lieu de la faire chercher dans le pied qui paraît, aux yeux d'un observateur superficiel, entièrement étranger à ces genres de défauts. C'est dans ces cas qu'on dit très improprement d'un cheval qu'il est *pris des épaules*.

Un autre inconvénient de la ferrure, c'est que les pieds deviennent souvent plats, et si les chevaux habitués a être ferrés se déferrent par accident, ils marchent avec les plus grandes difficultés, et s'abîment en peu de temps les pieds si l'on n'a pas un maréchal à sa portée.

La ferrure offre encore d'autres inconvénients qui tiennent à la manière dont on procède à l'opération.

Les maréchaux en *parant la pièce*, c'est-à-dire en coupant la corne, blessent souvent la *sole*, la fourchette, la peau et même les tendons fléchisseurs et produisent des plaies quelquefois longues à guérir. L'appui du fer chaud peut produire des brûlures graves et la suppuration, dans tous les cas il dessèche les tissus et donne lieu à des hémorrhagies, à des piqûres; tous ces accidents peuvent entraîner la suppuration et le décollement du sabot.

Si le fer est mal ajusté, s'il n'est pas convenablement adapté au pied, les maréchaux, après l'avoir cloué, enlèvent la partie de corne qui déborde le bord externe du fer avec le rogne-pied, et puis avec la râpe. Ces instruments détruisent la surface externe de l'ongle, et le pied dépourvu de l'enduit lisse, dur, imperméable, qui le recouvre, se dessèche et parfois se fend. Si c'est le fer qui dépasse le pied et s'il le déborde en dedans, les chevaux se blessent aux boulets; d'autres fois les *éponges* des fers de devant, c'est-à-dire les parties

des fers qui répondent aux talons des pieds antérieurs
sont trop longues, et les chevaux forgent, c'est-à-dire
frappent les fers de devant avec ceux de derrière; ils
peuvent aussi s'entraver et même s'abattre et s'arracher les fers. — Enfin, si la face supérieure du fer ne
répond pas à la forme du pied, il se produit des éclats
de corne, des pressions d'où peuvent résulter des exostoses, la convexité de la sole, etc.

Tous les accidents dont nous venons de parler peuvent entraîner la fourbure, la suppuration du pied, la
déformation, la chûte du sabot et même la mort de
l'animal.

Moyens contre les inconvénients. — On voit que si
la ferrure a ses avantages, elle a également de funestes
effets; faut-il conclure de ceci que c'est là un usage
qu'il importe d'abandonner ! C'est la conclusion qu'ont
tirée certains vétérinaires distingués; il en est un qui a
proposé, pour prévenir le resserrement du pied, un fer
ayant une charnière en pince, mais l'idée n'a pas eu de
succès, cette sorte de ferrure est très dispendieuse et
n'a d'ailleurs pas les mérites que l'auteur lui attribuait.
Un autre, le savant M. Berjou, conseille l'emploi de
moyens semblables à ceux des anciens : à la place des
fers, il propose des *hipposandales* hermétiques qu'il fixe
au moyen de courroies (*Journal des haras*, mai 1849).
L'essai de cette découverte a été fait et il est malheureusement constant qu'il n'a rien été encore trouvé qui
puisse, pour la simplicité et pour l'économie, remplacer la ferrure actuelle, et, malgré ses inconvénients,
nous sommes toujours obligés de la mettre en usage.
C'est un *mal nécessaire*, mais toujours est-il qu'il faut
tout faire pour le diminuer et le rendre supportable.

Or, il est deux moyens pour cela : — 1° *Ne ferrer les chevaux que le plus tard possible, et alors seulement que le pied a acquis toute sa croissance;* quand l'ongle est devenu dur, fort, tenace, le pied résiste beaucoup plus à l'action du fer; — 2° Appliquer les fers de telle façon que les mouvements d'expansion des parties postérieures du pied soient gênés aussi peu que possible.

Du fer à cheval et de ses différentes espèces. — On remarque dans le fer à cheval deux faces et plusieurs parties, la face inférieure porte directement sur le sol; la face supérieure touche le dessous du sabot dont le fer suit exactement le contour. On appelle *voûte* la rive intérieure répondant à la pince et aux *mamelles*, c'est-à-dire au deux régions de la muraille du sabot situées de chaque côté de la pince; la courbure de cette portion du fer l'a fait nommer ainsi. La *pince* du fer répond à la pince du pied; les *mamelles* aux parties latérales de cette même pince; les *branches* aux quartiers; celles-ci se prolongent de la voûte aux *éponges* qui répondent elles-mêmes aux talons, et ferment les extrémités de chaque branche.

Les *étampures* sont les trous dont le fer est percé et qui reçoivent la tête des clous; elles sont différemment placées, suivant le pied auquel le fer est destiné.

Parmi les fers on distingue :

1° Le fer de cheval ordinaire, qui ne convient qu'aux pieds bien faits. — Ses étampures, également distantes l'une de l'autre, sont un peu éloignées des éponges; son épaisseur est la même partout, et ses branches, un peu moins ouvertes que la pince, diminuent insensiblement de largeur jusqu'aux éponges, qui offrent une surface assez étendue pour donner au fer une garniture suffisante, sans qu'il cesse de poser à plat sur les talons. — Voilà pour le fer ordinaire des pieds antérieurs. Quant au fer ordinaire des pieds de derrière, il demande quelques modifications ; il doit être plus épais en pince qu'en éponges ; les étampures, distribuées également sur chaque branche laissent dans le milieu du fer un espace qui permet d'y établir un prolongement que l'on rabat sur la corne et qu'on désigne sous le nom de *pinçon* ; enfin, on relève souvent, à l'extrémités des branches, des espèces de crochets qu'on appelle *crampons*.

Arrivons maintenant aux autres variétés de fers.

2° Le *fer échancré en pince*, qui est pourvu d'une échancrure, pratiquée carrément en pince, entre les deux premières étampures, de chaque côté de l'échancrure, on ièvre ordinairement un petit pinçon destiné à augmenter la solidité du fer lorsqu'il est attaché. Ce fer est utile pour l'opération de la seime ; il doit être appliqué avant, et l'échancrure doit correspondre à la portion de muraille qui doit être enlevée.

3° Le *fer échancré à la rive interne*, qui est pourvu d'une échancrure demi-circulaire dans un point de la rive interne, laquelle correspond à une bleime, une brûlure, etc., ce fer sert pour fixer l'appareil et donne la facilité de faire le pansement sans qu'on soit obligé de déferrer.

4° Le *fer à oignon*, plus large que le fer ordinaire, mais dans la partie seulement qui répond à l'oignon.

5° Le *fer à dessolure*, très étroit, très léger, et pourvu seulement de quatre étampures. Les branches en sont longues pour faciliter l'application de l'appareil qui doit suivre l'opération de la dessolure.

6° Le *fer à la turque*, qui a sept étampures d'un coté

et une seule en pince à la seconde branche qui doit, en outre, être plus courte et beaucoup plus épaisse que la première. On se sert de ce fer pour les chevaux qui se coupent, et c'est la branche épaisse que l'on place alors en dedans. On l'emploie aussi pour les chevaux panards.

7° Le *fer à la florentine*, très épais et très allongé en pince ; cette partie du fer doit dépasser la pince du pied d'un centimètre et demi au moins. — On se sert de ce fer pour les chevaux rampins.

8° Le *fer des pieds dérobés*, qui ne diffère du fer à cheval ordinaire qu'en ce que les étampures se trouvent placées seulement dans les parties du fer qui répondent aux portions de muraille qui sont en bon état.

9° Le *fer à patin*, pourvu à sa face inférieure de tringles de fer destinées à rendre l'appui difficile sur le pied auquel on l'a appliqué ; lorsqu'à la suite d'une maladie le cheval n'ose pas s'appuyer sur le pied qui a été malade, on applique un fer à patin sur le pied sain. L'animal, auquel ce pied sain refuse un appui suffisant, se porte nécessairement sur l'autre.

10° Le *fer à planche*, ainsi nommé parce que ses éponges sont réunies par une traverse en fer ; utile pour les chevaux qui ont les talons faibles et douloureux.

11° Le *fer à lunette*, qui diffère du fer ordinaire en ce que les branches en sont raccourcies. — Utile aux pieds encastelés et aux chevaux qui forgent.

12° Le *fer couvert*, moins épais et plus large que le fer ordinaire ; utile aux pieds combles.

Il reste bien quelques autres fers dont se servent encore certains maréchaux de campagne obstinés et ignorants, tels que les fers à *pantoufle*, à *demi-pan-*

touffu, à tous pieds, à crèmaillère, etc.; mais ces fers-là étant abandonnés presque partout et ayant été condamnés définitivement par la science et l'expérience, nous n'en parlerons pas. Nous recommanderons seulement au lecteur d'en repousser l'emploi.

Des pieds défectueux. — *Du pied encastelé.* — L'encastelure est une difformité du pied du cheval, résultant de la hauteur démesurée des quartiers, de leur resserrement du côté du talon et de l'amaigrissement de la fourchette. On remarque surtout cette difformité chez les chevaux fins, et particulièrement chez ceux qui ont été élevés dans les pays montagneux et sablonneux; leurs pieds sont sujets à s'encasteller, notamment quand ils ont été ferrés trop jeunes. — L'encastelure se fait plus souvent remarquer aux pieds de devant qu'à ceux de derrière.

Le cheval encastelé ne marche pas franchement. Si les deux pieds antérieurs sont atteints de ce vice, il s'avance avec crainte, pose la jambe avec précaution et comme s'il marchait sur des épines, la gêne du pied se communique jusqu'aux épaules qui fonctionnent avec raideur. Enfin, quand le défaut s'aggrave, il donne lieu à une véritable boiterie.

Les causes de l'encastelure sont le défaut d'exercice, le séjour longtemps prolongé des pieds sur une litière sèche et chaude, qui favorise le dessèchement de la corne; l'abus que certains maréchaux font de la râpe avec laquelle ils enlèvent le vernis qui recouvre la surface de l'ongle; la mauvaise habitude de *parer les pieds* (couper la corne) trop à fond; l'application de ferrures à de jeunes chevaux dont le sabot n'est pas encore complètement développé, et enfin les mauvaises ferrures qui gênent le jeu des talons, comme les fers trop justes.

A un cheval encastelé, il faut parer les pieds à plat, éviter de râper la surface extérieure de la muraille ou corne, et appliquer *à froid* un fer léger, pourvu seulement de cinq ou six étampures, qui doivent être autant que possible rapprochées de la pince. Mais, avant de ferrer ces sortes de pieds, il est convenable de les tenir environ une demi-journée humides dans la fiente mouillée ; l'humidité leur attendrit la corne, la rend plus facile à parer, et prépare le talon à s'élargir. Il faut aussi, tous les matins, graisser toute la surface extérieure avec de l'onguent de pied. Quand le cheval rentre à l'écurie, il est bon de lui mettre des espèces de souliers remplis de terre glaise liquide. Il vaudrait mieux encore, si cela se pouvait, abandonner pendant plusieurs mois l'animal, préalablement déferré, dans un pâturage humide et bourbeux.

Quand l'encastelure n'a pas exercé de grands ravages, qu'elle n'est pas très avancée, les moyens que nous venons d'indiquer la font aisément disparaître ; mais quand elle est parvenue à un certain degré de gravité, il est quelquefois difficile d'y remédier complètement ; toutefois, nous devons dire ici qu'un célèbre vétérinaire italien, connu par de nombreuses découvertes, M. Cros, de Milan, vient de trouver un moyen qu'il a mis en pratique lui-même toujours avec succès, pou. faire disparaître l'encastelure. Ce moyen consiste à rappeler à la couronne une sécrétion abondance de corne et à favoriser l'élargissement du sabot. Pour atteindre ce double but, on applique d'abord, tous les huit ou dix jours seulement, sur tout le contour de la couronne des emplâtres vésicatoires qui produisent un engorgement général du bourrelet et une augmentation de la sécrétion de la corne ; puis on applique des cataplasmes de mauve, et enfin on se sert pour ferrer d'un *fer à planche.* « Ces moyens, dit M. Cros, auxquels il est bon de joindre un léger exercice sur un sol mou, font reprendre peu à peu au pied l'ampleur qu'il doit avoir, et, après quelques mois, les mouvements de l'os et des parties molles deviennent libres et la boiterie cesse.

Du pied trop volumineux. — Le pied volumineux, qu'on rencontre particulièrement chez les chevaux du Nord, a l'avantage de donner à l'animal une plus large assiette et de rendre quelquefois sa marche plus assurée; mais il a l'inconvénient de le rendre pesant et lourd. Ces pieds réclament des fers légers, surtout si la corne en est tendre.

Du pied plat. — Le pied est plat quand la face plantaire de la sole, au lieu d'être concave, se trouve de niveau avec le bord inférieur de la muraille et la base de la fourchette. La sole, dans ces sortes de pieds est sujette à être irritée, foulée par les pierres et autres corps durs que le cheval rencontre sur sa route. Aussi ces pieds doivent être parés à plats, en ménageant la fourchette et la sole ; on doit y appliquer un fer léger demi-couvert et se servir de clous à lames délicates.

Du pied petit. — Ce pied, qui est celui des chevaux fins, en général, et qui est naturellement enclin à l'encastelure, a besoin d'être à l'aise ; le fer doit en être léger, et il convient d'enduire fréquemment de corps gras, comme le saindoux, la couronne et la muraille.

Du pied à talons faibles. — Les talons faibles sont d'ordinaire le partage du pied petit. — Le fer à planche et le fer à lunette sont ceux qui conviennent le mieux ici.

Du pied comble. — C'est le pied plat exagéré. Dans le pied comble, la sole dépasse le bord inférieur de la muraille et bombe à la surface plantaire. C'est ordinairement par accident ou par défaut de soins qu'un pied devient ainsi défectueux. — Quand ce défaut commence à se manifester et qu'il n'est pas encore très apparent, le fer couvert peut suffire garni à sa face supérieure d'une plaque de tôle ; mais si ce défaut-là est très sensible, non-seulement le fer doit être très couvert, mais il doit être mince et à bord renversé.

Il faut éviter autant que possible de faire travailler sur le pavé le cheval aux pieds combles; le service du labour est plus convenable.

Du pied étroit. — Variété du pied encastelé. Le pied étroit a les talons serrés et la pince longue; il demande un fer court en pince; ce fer doit porter à la pince un pinçon destiné à s'incruster dans la corne. Les étampures doivent être rapprochées de la pince.

Du pied à fourchette grasse. — C'est le pied dont la fourchette est plus molle qu'elle ne doit l'être dans l'état normal. — Cette sorte de pied ne peut guère être corrigée par la ferrure; l'hygiène peut seule ici produire de bons résultats ; les pieds à fourchette grasse doivent être tenus constamment secs et lotionnés avec des subtances dessicatives.

Du pied à fourchette maigre. — Mêmes observations que pour le *pied petit*.

Du pied gras ou *mou*. — Pied dont la corne est trop flexible et trop humide. Cette sorte de pied est sujette aux oignons et à la fourbure. Il demande beaucoup de soins et la ferrure doit en être légère. (Voir ce que nous venons de dire pour le pied à la fourchette grasse ; les mêmes observations s'appliquent au pied mou.)

Du pied de robe. — C'est le pied où l'on voit se produire habituellement les éclats de corne au bord inférieur de la muraille. Ce pied, naturellement desséché, réclame des onctions fréquentes de corps gras à la couronne et à toute la surface du sabot. Il demande un fer ordinaire dont les étampures soient placées dans les points qui répondent aux parties de la muraille qui peuvent supporter les clous.

Des pieds inégaux. — Nous n'avons pas besoin de définir ces pieds ; le mot *inégaux* les définit assez. C'est un défaut sur lequel l'art de la ferrure ne peut rien ; tout ce que nous avons à dire, c'est que les pieds doivent être ferrés d'une façon telle que l'appui soit égal dans tous les quatre. S'il est impossible de faire disparaître ce vice de conformation, il est du moins facile au maréchal de le dissimuler par une habile combinaison des diverses parties de la ferrure.

Du pied creux et à talons hauts. — C'est celui où la sole est plus concave qu'à l'ordinaire ; ce défaut cesse d'en être un, il est même une qualité, notamment chez les chevaux de carosse, lorsque le pied est ample et la corne solide. — Le pied est mauvais quand la fourchette en est baveuse, ce qui arrive quelquefois ; ces pieds-là deviennent rampins. — Dans ce cas, il est nécessaire d'abattre les quartiers et les talons le plus possible, et d'appliquer un fer à lunette garni en pince.

Du pied à talons bas. — Les pieds à talons bas, surtout quand la fourchette est maigre, ce qui se rencontre ordinairement, sont sujets aux foulures, car les talons appuient trop sur le sol. Il s'agit donc ici de garantir les talons à l'aide d'un fer à demi-couvert. Il faut éviter les crampons aux fers de derrière, qui fatiguent les articulations et ruinent les membres du cheval.

Du pied de travers. — Ce défaut résulte d'une hauteur inégale dans les quartiers ; il est souvent causé par de mauvaises ferrures, souvent aussi par un travail habituel sur un sol raboteux et à ornières. On y remédie en diminuant la hauteur du quartier le plus élevé.

Du pied cerclé. — C'est celui où des cercles transversaux apparaissent à la surface supérieure de la muraille. Ce défaut est souvent la suite de la fourbure. — Il faut, en ce cas, assouplir la corne au moyen de l'application réitérée de corps gras ; il faut aussi ferrer légèrement.

De la ferrure des chevaux mal faits. — Après avoir passé en revue toutes les espèces de pieds défectueux, il nous reste à parler des chevaux mal faits dans leur ensemble, et qui, quoique possédant des pieds irréprochables, ont une marche vicieuse, des allures mauvaises, résultant de la conformation du corps en général ou de quelques membres en particuliers. Cette marche, ces allures peuvent être corrigées ou palliées par une ferrure intelligente.

Ferrure du cheval arqué et du cheval brassicourt. — Arqué et brassicourt sont deux mots synonymes ; tous deux expriment le même défaut, la déviation des genoux en avant ; le cheval brassicourt est celui qui possède ce défaut de naissance ; le cheval arqué est celui qui l'a par accident ou par suite de l'âge et de l'usure. — Le fondateur des écoles vétérinaires, l'illustre Bourgelat, conseille « de solliciter, dans ce cas, l'effacement du genou

» par l'extension du tendon, au moyen de la soustrac-
» tion d'une partie de l'angle du talon, de l'amincisse-
» sement des éponges, du fer et de son épaisseur en
» pince. »

Ferrure du cheval dont le corps est trop court. — Les
chevaux dont le corps est trop court ont l'épine dorsale raide et les réactions dures; ils sont très sujets à
forger. On a dans la ferrure un moyen fort simple de
prévenir les conséquences de cette mauvaise conformation. Il n'y a qu'à abattre considérablement les talons
des pieds antérieurs, et, d'un autre côté, à laisser une
grande hauteur aux talons des pieds de derrière, et le
moins possible en pince. — Ferrure ordinaire et légère.

Ferrure du cheval dont le corps est trop long. — Ces
chevaux, comme ceux dont le corps est trop court, sont
sujets à forger. Laissez une grande hauteur en talons
aux pieds de derrière, soit en n'ôtant rien avec le
boutoir, soit en y ajoutant, s'il le faut, par l'épaisseur
du fer à cet endroit et par sa moindre épaisseur en
pince; diminuez autant que possible la longueur de la
pince des fers de derrière et des éponges des fers de devant. — Si cela ne suffisait pas, diminuez autant que
possible la hauteur des talons des pieds de devant et mé-
nagez leur pince.

Ferrure du cheval bas de devant. — Laissez à l'ongle
des pieds de devant autant de longueur que possible
puisqu'il faut en ce cas allonger les membres antérieurs
et épaississez le fer ; coupez le plus possibe les ongles
des pieds de derrière, et n'appliquez à ceux-là que des
fers très minces.

Ferrure des chevaux dont les jarrets sont trop coudés.

— Mêmes systèmes que pour les chevaux dont le corps est trop long.

Ferrure du cheval campé du devant. — Laissez aux talons des pieds de devant toute la hauteur et s'il le faut même augmentez cette hauteur au moyen des crampons aux éponges des fer.

Ferrure du cheval qui est sous lui. — C'est le cheval qui est particulièrement sujet à *buter* et *raser le tapis.* Abattez-lui le plus possible les talons des pieds antérieurs, et si cela ne suffit pas, épaississez le fer en pince.

Ferrure du cheval rampin. — Le cheval rampin est celui qui marche sur la pince, qui est *pinçard,* car on emploie aussi ce mot pour le désigner ; ce cheval, dont les réactions sont dures, a peu d'aptitude pour le service de la selle et doit être employé de préférence pour le tirage, dont il s'acquite assez bien. Conservez la pince, abattez les talons le plus bas possible, sans pourtant creuser les quartiers, et appliquez un fer mince aux éponges, plus épais à la pince et débordant à cet endroit d'un demi doigt environ.

Ferrure du cheval droit sur ses membres. — Voyez ce que nous avons dit du cheval rampin et du cheval arqué. — La méthode à suivre est semblable.

Ferrure du cheval cagneux. — Le cheval cagneux est celui dont la pince est tournée trop en dedans ; cet animal est très sujet à se couper, tantôt de la pince, tantôt de la mamelle, quelquefois du quartier. — Ferrure ordinaire, mais il faut que l'éponge externe du fer soit plus forte que l'interne ; si le cheval se coupe, ne faites pas garnir le fer dans les parties où le fer d'un côté blesse le pied opposé.

Ferrure du cheval panard. — Le contraire du précédent; dès lors, c'est l'inverse qu'il faut faire; l'é-
ponge interne doit être plus épaisse que l'externe.

Ferrure du cheval qui se coupe. — Le cheval qui se
coupe ou s'*entaille*, car ces deux mots sont synonymes,
est celui qui touche et heurte en marchant avec le pied
qui est en mouvement, le boulet, le canon ou le genou
du pied qui est à terre, de telle façon que ce heurt réi-
téré finit par produire une plaie à l'endroit où il a lieu.
Quand la partie ainsi touchée n'a pas de plaie, on dit
que le cheval *se brise* ou *s'attrape.*

Un cheval peut avoir l'habitude de se couper pour
plusieurs causes; ainsi le cheval cagneux, comme nous
l'avons dit, et le cheval panard sont sujets à cette infir-
mité. Nous venons d'indiquer ce qu'il y a à faire dans
ces deux cas.

Quelquefois, un cheval se coupe parce qu'il a une
ferrure mauvaise ou trop usée qui lui cause de la souffrance aux pieds. Dans ce cas-là, il n'y a rien à faire
qu'à mettre un terme au mal en faisant cesser la cause,
c'est-à-dire qu'à renouveler la ferrure ou à mieux l'adapter aux pieds, suivant les circonstances. — Il est aussi
des animaux qui se coupent facilement pendant l'été
par suite de la faiblesse que leur cause l'excès de la chaleur. Dans ce cas-là, il faut faire des frictions fortifian-
tes avec de l'eau-de-vie camphrée sur les jambes, et
appliquer des fers à branches épaisses en dedans et principalement en éponge; mais il faut alors observer avec
soin les premiers effets de cette ferrure qui fatigue souvent outre mesure les articulations, et aggrave le défaut
au lieu de le guérir. Si un pareil résultat se faisait apercevoir, il faudrait se hâter de substituer des bottines à
cette ferrure, pour ne pas s'exposer à fausser les aplombs

de l'animal. — Ce défaut se remarque également chez de jeunes chevaux, surtout quand ils n'ont pas l'habitude du travail et qu'on les a trop brusquement fait passer de l'oisiveté à des fatigues excessives. Il faut, à ceux-là, soulager les forces en diminuant le travail et recourir en même temps aux moyens que nous venons d'indiquer pour les chevaux qui se coupent pendant l'été.

Quant aux chevaux qui se coupent parce qu'ils sont âgés, faibles des reins, il suffit de laisser le quartier interne des pieds un peu plus haut que l'externe, et d'appliquer un fer à branche épaisse, étroite, courte, et ne portant en mamelle interne qu'une ou deux étampures.

Restent maintenant les chevaux qui se coupent par défaut d'aplomb. Sur ce point, nous allons laisser parler Bourgelat, cette autorité imposante en matière de science vétérinaire : « L'artiste dans ce cas, dit-il, dans
» son savant *Traité sur la ferrure*, s'occupera de recti-
» fier cet aplomb, mais il ne tentera jamais de remédier
» aux difformités des membres qu'autant qu'il le pourra
» sans porter atteinte à l'ongle dont la conservation et
» la réparation seront toujours son but et son objet
» capital. Si donc il ne peut corriger ou pallier ses dé-
» fectuosités que par des retranchements nuisibles qui
» accroîtraient les vices du pied, ou en laissant forcé-
» ment subsister dans leur état des parties de la corne
» qu'il importerait de parer, il y renoncera, à moins
» qu'il ne trouve des expédients dans la diminution,
» dans l'augmentation de l'épaisseur du fer, et pourvu
» encore que cette diminution ou cette augmentation
» ne soit pas pour le fer l'occasion d'une faiblesse ou
» d'un poids très considérable. Non-seulement il exa

» minera si les défauts des pieds et des membres sont
» d'un genre tellement dépendants qu'ils puissent être
» rectifiés en même temps et par la même voie ; mais
» il observera encore que l'effet des moyens qu'il em-
» ploierait relativement à un vice quelconque dans
» les articulations supérieures, ne pouvant qu'être in-
» finiment plus sensible sur les articulations inférieu-
» res, il courrait le plus grand risque en les mettant
» imprudemment en usage, de pervertir celle-ci et d'en
» assurer la ruine, principalement dans de jeunes pou-
» lains hors d'état de résister à certaines impressions. »

Observations importantes sur la ferrure en général.
— Pour ferrer un cheval qui n'a jamais été soumis à
cette opération, le plus grand nombre des maréchaux
parent la face inférieure du pied et enlèvent les éclats
de corne qui se trouvent sur la face externe de l'ongle.
Si le cheval a été ferré, ils commencent par enlever le fer
usé, tirent toutes les lames de clou qui sont restées dans
l'ongle, et enlèvent ensuite la quantité de corne qui a
poussé depuis la dernière ferrure. — Jusque-là, il n'y
a rien à dire ; mais cette opération étant longue et difficile, ils ont l'habitude pour l'abréger de ramollir la
corne en y appliquant le fer chaud. Cela est fort mauvais ; la chaleur peut brûler la sole et y produire une
boiterie ; dans tous les cas elle dessèche et altère le pied
et dispose les animaux à diverses affections. — Pour
empêcher cela, il faut faire porter le fer rouge cerise,
afin qu'il brûle rapidement la corne dès le premier contact, et avant que le calorique ait eu le temps de pénétrer jusqu'aux parties sensibles. L'appui du fer chaud
sur le pied ne doit jamais être qu'*instantané*.

Il faut donner au fer la circonférence du pied, afin

de ne pas être forcé, la ferrure faite, d'enlever une partie de la couche externe de l'ongle ; il faut seulement que le fer déborde un peu en dehors.

Placé à l'extrémité du levier formé par le membre, le fer surcharge beaucoup les muscles qui font mouvoir le pied ; aussi doit-il être léger autant que possible, pourvu qu'il ait les dimensions convenables pour préserver le pied et résister à l'usure pendant le temps nécessaire au renouvellement de la corne.

Les chevaux qu'on fait travailler sur le pavé doivent avoir une ferrure forte ; il faut qu'elle puisse durer tout le temps nécessaire au renouvellement de l'ongle ; car s'il fallait ferrer plusieurs fois un cheval sans pouvoir abattre du pied, on percerait d'une trop grande quantité de trous la partie de la muraille où les clous seraient enfoncés, et la ferrure manquerait de solidité. Pour réunir l'épaisseur convenable du fer à la légèreté que nous avons recommandée, il faut, avant de le forger, étudier la marche du cheval et donner la plus forte épaisseur à la partie qui répond au point sur lequel l'appui se fait principalement.

Le choix des clous a une très grande importance ; ils doivent toujours avoir la lame unie et mince, et ils doivent être gros ou petits suivant que le cheval use plus ou moins. — Les clous doivent être enfoncés assez profondément pour que le poids du fer ne les enlève pas ; mais cependant ils ne doivent pas pénétrer jusqu'aux parties vives. Les étampures du fer doivent être assez grandes pour recevoir les clous à l'aise, afin qu'on n'ait pas besoin de donner de grands coups de marteau.

Les chevaux destinés à un voyage de quelque durée

doivent être ferrés quelques jours avant le départ ; **car** la ferrure nouvelle incommode toujours plus ou moins les animaux et rend les pieds douloureux en y attirant le sang.

Le renouvellement de la ferrure est de temps en temps nécessaire pour couper la corne et pour conserver les aplombs, car sous le fer l'ongle ne s'usant pas s'allonge sans cesse, et l'appui tend à se faire sur les talons. Pour empêcher cela, il faut changer, tous les mois environ, les fers des chevaux lors même qu'ils ne seraient pas usés.

14. Manière de traiter les chevaux pendant la ferrure.

Les auteurs qui se sont occupés de l'économie animale posent tous en principe qu'il n'existe pas de *chevaux naturellement vicieux*. Puisqu'ils sont d'accord sur ce point, il est probable qu'ils ont raison. — Mais si le cheval n'est pas naturellement vicieux, toujours est-il que tous les animaux de cette espèce n'ont pas le même caractère et le même tempérament ; les uns sont craintifs, irritables, ardents, les autres mous et lymphatiques ; il en est même qui ne peuvent se soumettre à la contrainte de la ferrure ; on les y force néanmoins, mais les procédés violents qu'on emploie, les pinces aux oreilles, l'emploi du caveçon, de la chambrière, les entraves, occasionnent souvent de graves accidents, soit pour le cheval, soit pour l'homme, et surtout ils ont l'inconvénient de rendre quelquefois l'animal ce qu'il n'était pas, c'est-à-dire vicieux. Le cheval qui pour être ferré a dû être soumis à ces sortes de tortures finit par perdre toute confiance dans les hommes, il devient de plus en plus méfiant et dangereux pour son maître.

On cherchait depuis longtemps les moyens de calmer les chevaux irritables quand on les ferre ; ces moyens, nous devons dire qu'un capitaine de cavalerie autrichienne auteur d'une brochure récemment publiée, sur ce sujet, M. Balassä, les a trouvés. On va en juger, ces moyens sont fondés en effet sur une étude approfondie du caractère du cheval.

M. Balassa affirme que pour l'application de sa méthode tous les appareils et machines destinés jusqu'à ce jour à faciliter la ferrure deviendront inutiles ; qu'on n'aura plus d'accidents à redouter pendant l'opération, et qu'enfin le cheval le plus méchant, le plus obstiné, le plus intraitable, sera facilement amené à se laisser ferrer dans une demi-heure, une heure au plus. Ajoutons maintenant que cette méthode à été essayée et qu'elle a presque toujours réussi.

Posons d'abord les principes sur lesquels elle repose : ces principes peuvent se résumer en un, qui consiste à gagner la confiance de l'animal et à agir sur lui par le son de la voix, par l'air du visage, par l'expression des yeux et par l'application du plat de la main sur la tête.

Laissons à présent parler l'auteur :

« Tout le monde, dit-il, a pu se convaincre par son » expérience personnelle que lorsqu'on apostrophe for- » tement un cheval, il recule ou avance, car le son aigu » de la voix humaine produit sur son oreille une im- » pression profonde ; si, au contraire, on adoucit la » voix en lui parlant, il appuie amicalement la tête sur » l'épaule de son interlocuteur et lui obéit volontiers.

» Il en est de même pour l'air du visage, un air sévère
» produit toujours son effet sur lui, mais si on lui mon-
» tre un visage riant en même temps qu'on lui fait en-
» tendre une voix plus douce, il devient confiant et
» obéissant. — L'œil de l'homme a également un em-
» pire irrésistible sur ce noble animal ; on l'encourage
» et on le récompense par des regards bienveillants, on
» le punit par des regards sombres et courroucés ; on
» le force à l'obéissance par des regards fermes et ré-
» solus. — Quant aux caresses de la main sur les yeux
» et le front, ce sont aussi d'excellents auxilliaires
» pour tranquiliser et calmer le cheval ; on peut apai-
» ser ainsi le plus fougueux et le plus méchant. »

Tels sont les points de départ de l'auteur, et tout con-
naisseur en chevaux en appréciera la justesse. Voici
maintenant la manière d'opérer et de mettre en pratique sa théorie :

Caresser le cheval d'un bon naturel.—Quand on veut
ferrer un cheval de ce caractère, on peut l'amener soit
dans un lieu couvert, soit en plein air. Le cheval doit
être pourvu d'une bride à deux rênes et d'un caveçon
à une seule longe (licou à forte muserolle), le cavalier
placé devant le cheval tient, au commencement, la
longe du caveçon avec la main droite ; avec la gauche
il tient les deux rênes de la bride, en cas de besoin et
comme réserve. S'il veut caresser le front et les yeux
du cheval, il prend de la main gauche les rênes de l
bride et la longe du caveçon (qui doit toujours être plus
courte que la bride) et commence à glisser le plat de la
main droite sur le front et les yeux, de manière que la
main croise, à moins que le cheval ne se cabre. La voix,
les yeux et l'air du cavalier s'adouciront afin que l'ani-

mal perde toute crainte. On ne saurait traiter avec trop de douceur le cheval d'un naturel bon, lors même qu'il serait vif ou craintif. Les caresses avec le plat de la main sur le front et les yeux suffisent pour le calmer et le rassurer.

Imposer au cheval irritable et rétif. — Le cheval de ce caractère doit être conduit pour être ferré dans un lieu spacieux mais fermé et obscur, dans une remise ou sous un hangar, par exemple, où il n'entre que juste assez de jour pour qu'on puisse distinguer les objets. — Il doit être mené plus durement que celui que nous venons de parler, mais il ne faut secouer, même avec celui-là, la longe du caveçon qu'avec lenteur et précaution et le moins possible. Cette espèce de cheval aime à *mordre en avant;* c'est au cavalier placé devant lui à se garantir de ses atteintes en allongeant les rênes. Il doit surtout redoubler de précautions avec le cheval *endurci* et *entêté* dont les yeux changent d'expression et qui mord sans qu'on puisse le prévoir. — On *impose* au cheval irritable en l'apostrophant fortement, en le regardant dans les yeux avec fixité, en le menaçant de la main et au besoin en tirant à droite et à gauche, mais sans saccade, la longe du caveçon. Après avoir ainsi agi, le cavalier remarque que le cheval le regarde, qu'il dresse les oreilles en avant et concentre toute son attention sur lui.

Comprendre le cheval et se faire comprendre de lui pendant la ferrure. — Si le cavalier regarde constamment l'animal dans les yeux, il lui sera facile d'apercevoir quand il voudra mordre, se cabrer ou donner des coups de pieds. Alors le cavalier témoignera son mécontentement en apostrophant le cheval et le menaçant de la main. Il secouera la longe et emploiera tous ces moyens à la fois pour empêcher ce que médite le cheval. Si, par exemple, le garçon de forge veut lever le pied et que le cheval ait l'intention de s'y opposer, le cavalier remarquera que l'animal détourne son attention pour la diriger sur le garçon. Il le préviendra alors par les moyens indiqués. Par là il donnera à entendre au cheval qu'il désire ne pas lui voir retirer le pied que tient le garçon.

Quand le cheval aura compris le cavalier et qu'il aura obéi, celui-ci devra changer son regard fixe en regard doux, ses gestes et sa voix menaçante en gestes et en voix douce et flatteuse ; mais si, au contraire, il cherche à frapper le garçon, s'il continue à être récalcitrant, le cavalier prendra occasion de lui manifester de nouveau son mécontentement par sa voix, sa figure et ses gestes. Si ces moyens ont été employés à propos, on peut être certain que le cheval aura parfaitement compris, et, la fois suivante, on le trouvera bien moins obstiné, si même il n'est pas entièrement soumis ; et quand même le cheval, qui n'est pas habitué à ce traitement, ne comprendrait pas tout de suite le cavalier, soyez sûr qu'il ne tardera pas à acquérir cette intelligence. Si on continue avec lui l'emploi de ces moyens, il renoncera aux méchancetés qui ne sont, la plupart du temps que des représailles. — Aussi longtemps que dure l'opération, le cavalier ne doit pas détourner les yeux de ceux de l'animal, afin de fixer constamment son attention. Il pourra tout au plus jeter un coup d'œil à la dérobée pour voir si le cheval est également sur ses quatre jambes. Du reste, le cavalier doit s'attacher à lire dans les regards et l'attitude de l'animal, en même temps qu'il dirige le maréchal et le garçon.

Prévenir à temps les actions du cheval. — C'est-à-dire ne jamais attendre qu'il ait fait ses méchancetés, mais aller au-devant avec la voix et le geste, lâcher au besoin la jambe ou céder d'une autre manière. — Les yeux du cheval sont les miroirs de sa pensée et trahissent tous ses desseins. Le cavalier doit donc les interroger et se conformer à leur langage. Par exemple, quand le cheval laisse voir que le garçon tient sa jambe trop longtemps, levée, il doit ordonner de la lâcher sur-le-champ; et si le maréchal travaille trop rudement avec le tranchant du boutoir, ce que l'animal fera connaître par ses mouvements, le cavalier doit dire au maréchal de cesser ou bien faire lâcher le pied pendant quelques instants. — La manière dont les garçons d'écurie tiennent les pieds des chevaux est très vicieuse; ils continuent toujours de même malgré l'impatience que montre l'animal d'être soulagé. La douleur occasionnée par cette attitude forcée l'engage à ruer et à résister. Celui qui s'imagine être supérieur en force physique à un cheval se trompe. Le cheval qui n'est pas dompté par l'adresse, la ruse ou la douceur, ne sera pas vaincu par vingt hommes réunis, s'il sait et veut se servir des armes que la nature lui a données. A plus forte raison, un seul homme ne peut-il risquer une lutte corps à corps avec ce terrible adversaire, surtout lorsqu'il s'agit de tenir ses pieds qui sont ses principales armes.

Placer le garçon maréchal ou autre de façon qu'il ne puisse être mordu ni recevoir de coups de pieds, et manière dont il doit lever les pieds du cheval et les poser. — Lorsque le garçon maréchal ou tout autre doit lever le pied droit de devant, il se place à côté de l'épaule droite, le visage en devant et dans la même direction

que le cheval, son épaule gauche touchant celle de
droite du cheval, et les pieds rapprochés; il saisit la
crinière avec la main gauche, ou, si le cheval est trop
élevé, il l'appuie sur son épaule, fixant l'œil droit de
l'animal; il reste dans cette position jusqu'à ce qu'il
soit tranquille; le bras gauche un peu tendu le garantit
du mouvement du cheval. Dans cette position, l'homme
ne peut recevoir de coups de pied ni être mordu, attendu qu'il suit les mouvements de l'animal, et qu'il
peut les prévenir en faisant seulement un geste de la
droite.

La position pour le pied gauche de devant a lieu d'a-
près les mêmes principes et par les moyens inverses.

La position pour lever le pied droit de derrière est
celle-ci : on place l'homme contre la hanche du cheval
et à même hauteur; il appuie sa main droite sur la hanche de l'animal, et l'étend de manière à le repousser
s'il voulait se tourner vers lui pour lui donner un coup
de pied. En s'appuyant sur la hanche de l'animal, on a
l'avantage de repousser le poids du côté opposé. — S'il
s'agit de lever le pied gauche de derrière ce sont encore les mêmes principes et les moyens inverses qu'il
faut employer.

Voici maintenant comment s'opère la levée des
pieds :

Pour élever le pied droit de devant, le garçon, s'é-
tant placé à la position ci-dessus indiquée, fait un demi-
tour à gauche. Pour faire face au cheval, le cavalier,
placé devant le cheval, a déjà convenablement préparé l'animal et fixé son attention plutôt sur lui que
sur le garçon. Aussitôt que le cheval témoigne de la
crainte, le garçon se place devant lui, se laisse flairer

et le caresse avec le plat de ses deux mains sur le front.
Puis, peu à peu, il reprend sa position première à côté
de l'épaule du cheval. Si celui-ci témoignait encore de
l'inquiétude, il ne faut pas que le cavalier et le garçon
s'impatientent ; mais ils continueront les préparatifs
jusqu'à ce que la bête soit calmée ; si celle-ci a l'habitude de se cabrer et de frapper avec les pieds de devant,
on le placera dans un angle, de façon que sa croupe en
touche le sommet et que le cheval ne puisse s'écarter
ni à droite ni à gauche. Lorsque le garçon est retourné
à sa place, à côté de l'épaule du cheval, et que celui-ci
est tranquille, il appuiera sa main gauche sur son épaule
ou bien il empoignera la crinière et y cherchera un
appui.

Avec la main droite étendue, le pouce en haut, il
commence à caresser le cheval depuis l'épaule jusqu'au
genou. Si le cheval témoigne de l'inquiétude, il retire
sa main et recommence à la glisser de haut en bas sur
les endroits où l'animal parait le moins sensible. Il continue ainsi jusqu'à ce qu'il puisse arriver jusqu'au sabot, sans exciter de mécontentement. Lorsque la tran-
quillité du cheval fait juger qu'il est temps de lever le
pied, le garçon saisit le paturon de la main droite, le
pouce placé dans le pli et les quatre doigts embrassant
la partie antérieure du paturon ; puis il soulève la jambe
sans la presser, et la porte en avant. Cela fait, et le cheval ayant convenablement pris son appui sur le membre gauche, le garçon ramène le sabot en arrière, en
faisant fléchir le canon sur l'avant-bras qui doit être
maintenu légèrement incliné de haut en bas et d'arrière
en avant. En même temps le garçon fait un à gauche,
de manière à se tourner vers la croupe, apporte sa cuisse

droite sous le genou du cheval et pose le pied gauche en arrière, de manière à servir d'appui à son corps. Enfin, la main droite autour du sabot, de manière à l'embrasser naturellement, les pouces par dessus.

Si on veut lâcher le pied du cheval, la main quitte le sabot et reprend le point d'appui vers l'épaule de l'animal ; le garçon, après avoir retiré à lui son pied gauche, se tourne à droite, de manière à faire face à l'épaule, et descend peu à peu le pied à terre.

Lorsqu'on veut lever ou descendre le pied gauche de devant, il faut suivre les mêmes principes et employer les moyens inverses.

S'il s'agit de lever le pied droit de derrière, et que le cheval paraisse inquiet, le garçon se place la face tournée vers l'épaule de l'animal, pose ses deux mains sur son dos et les fait glisser lentement vers la croupe : s'il remarque que le cheval témoigne de l'humeur, qu'il se replie sur lui-même, qu'il donne même des coups de pied, il cessera de suite, et recommencera peu après. Parvenu enfin vers la croupe, et le cheval étant tranquille, il appuie sa main droite sur la hanche de l'animal, tandis qu'avec le plat de la main gauche, il glisse peu à peu depuis la croupe jusqu'aux sabots. — Quand on change de côté, il ne faut jamais passer derrière le cheval, mais toujours devant lui, pour ne pas exciter sa défiance. Il ne faut jamais caresser à rebrousse-poil ; cela cause au cheval une sensation désagréable.

Si le cheval est calme, quand le garçon a porté la main au sabot, il appuie sa main droite sur la hanche de l'animal, afin de porter le centre de gravité de l'autre côté ; la main gauche saisissant le paturon de telle façon que le pouce soit en arrière et dans le pli du paturon, fait légerement sentir au cheval qu'on désire qu'il lève sa jambe vers le ventre. Cette position est la plus naturelle, c'est celle que prend le cheval pour marcher. Il arrive souvent que des chevaux, en livrant le pied de derrière, s'appuient tellement sur le garçon de forge, qu'il n'est pas en état de résister avec la main qui est appuyée à la hanche. Dans ce cas, une autre personne doit repousser le poids de l'autre côté à l'aide de ses deux mains. — Le pied étant soulevé en avant, le garçon, sans changer de position, porte le pied en arrière en faisant fléchir la jambe sur la cuisse. Cela fait, le garçon se tourne lentement à gauche et touche plusieurs fois avec sa cuisse celle du cheval; si celui-ci le souffre, il porte enfin sa cuisse sous le membre soulevé à la manière ordinaire; après quoi il retire la main droite qui était appuyée sur la hanche droite, et la rapproche de la main gauche, de façon à embrasser le sabot des deux mains, les pouces par dessus et à côté l'un de l'autre. Il faut avoir grand soin de ne jamais attirer le pied du cheval sur le côté, mais droit en arrière.

Quand le garçon veut lâcher le pied du cheval, il tourne la partie supérieure du corps, à droite, contre la croupe de l'animal, lâche la main droite, la porte contre la cuisse ou la hanche de la bête comme précédemment, et retire sa jambe droite de dessous celle du cheval; il tient le pied de la main gauche et le pose lentement à terre.

Le cavalier, placé pendant ce temps devant le cheval pour éviter tout accident, ne criera jamais et ne fera pas usage de la longe, tant que le garçon a levé le pied et le tient entre ses mains; il doit, au contraire, occuper beaucoup le cheval, causer avec lui, le louer; en un mot, le cavalier pour atteindre promptement son but, surtout lorsqu'il s'agit de dresser un cheval vicieux, doit partager son attention entre l'animal, le garçon et le maréchal, afin de diriger toute l'opération avec ensemble et unité. Le garçon et le maréchal peuvent n'être considérés que comme des instruments, puisque tous les ordres émanent du cavalier et que ces ordres doivent être ponctuellement exécutés (Extrait de l'ouvrage de M. Balassa intitulé *Ferrure sans contrainte*).

Nous avons cru rendre un véritable service à tous ceux qui possèdent des chevaux en donnant de la publicité à cette *Méthode de ferrure*. Rien de plus brutal que les moyens usités aujourd'hui, et rien aussi de plus contraire aux vrais principes que la méthode de la plupart des maréchaux. L'un saisit le pied à la jointure du boulet, l'autre au genou ; un troisième serre et presse le pied de façon à agacer la bête ; un autre encore lève le pied à sa propre hauteur, au lieu de se régler sur la taille du cheval (ce qui amène une tension douloureuse) et le tiraille sans ménagements. — Il est de l'intérêt bien entendu de MM. les propriétaires, fermiers, éleveurs de bestiaux, de faire cesser ces habitudes qui rendent vicieux les meilleurs chevaux, et finissent souvent par les rendre incapables de tout service.

15. DES HARAS.

On appelle communément haras les établissements, soit publics, soit particuliers, où sont entretenus des chevaux entiers ou *étalons* et des juments poulinières destinés à la reproduction. Notre but n'est pas de parler des établissements publics ; nous n'en dirons donc rien.

La première condition du succès d'un haras, c'est

que la nature du terrain, du climat, soit en rapport avec l'espèce d'animaux qu'on veut faire naître. Ainsi un sol élevé ou du moins sec est nécessaire si l'on désire des chevaux fins pour la selle ou les attelages de luxe ; le climat doit y être chaud. — Les climats tempérés et les terrains de fertilité ordinaire sont favorables à la production des chevaux étoffés, et enfin les prairies grasses et succulentes conviennent parfaitement avec les climats froids, à la propagation des chevaux de gros trait, énormes et massifs.

Haras sauvages. — Ce sont de vastes terrains où les chevaux, les juments, les poulains, vivent en pleine liberté. Ces établissements, placés dans des forêts improductives, des montagnes presque stériles, des plaines incultes pour en utiliser les productions, n'existent guère que dans les pays à demi civilisés et où l'agriculture est négligée ; ils appartiennent aux grands propriétaires de la Hongrie, de la Russie, de la Pologne, etc. — Nous nous bornerons donc en ce qui les concerne à ces quelques mots.

Haras demi-sauvage. — Mêmes réflexions que ci-dessus.

Haras domestiques. — Les chevaux élevés dans les haras domestiques sont constamment sous la surveillance de l'homme, aux écuries ou au pâturage. On distingue les haras domestiques en haras d'écurie et en haras parqués.

Haras parqués. — Ce sont des établissements où les chevaux vivent au pâturage pendant toute la belle saison, et le reste de l'année à l'écurie. — Les parcs doivent être divisés en compartiments pour séparer les âges, les sexes. Ils doivent être entourés de haies. —

Il est avantageux qu'il se trouve une pièce d'eau pour que les animaux puissent s'y désaltérer et même s'y baigner. Des abris doivent y être ménagés sous des hangars pour protéger les bêtes contre les chaleurs et les pluies. — Si la propriété où se trouve les parcs a plusieurs natures de sols, des terrains différents en fertilité, il faut mettre les juments pleines et les nourrices dans la partie la plus grasse du pâturage ; dans les portions moins fertiles, les juments qui n'ont pas été saillies, et les poulains sevrés dans les parties les plus arides et les plus sèches.

Haras d'écurie.—Ces établissements, où les chevaux sont constamment nourris au râtelier, où ils ne sortent de l'écurie que pour être conduits à la promenade, à l'abreuvoir ou au travail, sont les seuls que l'on puisse créer dans les pays où l'agriculture est trop riche pour tolérer le pâturage libre ; ils donnent le moyen de bien profiter par la culture de toutes les terres, d'associer l'élevage des chevaux à toutes les cultures, de bien employer les fumiers et la force des animaux qui ont besoin d'exercice.

Les chevaux élevés à l'écurie demandent beaucoup de soins, des pansages fréquents et de bons aliments ; mais d'un autre côté ils sont dociles, plus faciles à dresser que ceux des haras parqués. Les poulains qui paissent immédiatement après le sevrage ont souvent l'encolure basse : ceux qui ont pris leur nourriture au râtelier en quittant la mamelle n'ont pas ce défaut-là ; ils *portent beau*, pour nous servir du mot vulgaire. Enfin, les poulains d'écurie sont moins sujets que les autres à la gourme, aux catarrhes, aux vers. — On doit les faire sortir souvent, leur faire prendre l'air, les accou tumer à la neige, à l'humidité, aux chaleurs et au froid, en prenant seulement les précautions nécessaires pour prévenir les effets des changements de température.

Il est nécessaire que, dans un haras de ce genre, l'écurie ait plusieurs compartiments ; il en faudrait huit : — le premier pour les juments pleines ; — le deuxième pour les nourrices avec leurs nourrissons, chaque ménage dans une stalle fermée ; — le troisième pour les juments vides ; — le quatrième pour les étalons, chacun dans sa stalle ; — le cinquième pour les juments à l'âge de dix-huit mois ; — le sixième pour les poulains plus âgés ; — le septième pour les pouliches de plus de dix-huit mois ; jusqu'à cet âge elles peuvent rester confondues avec les jeunes poulains ; — le huitième pour les malades.

16. DE L'ÉTALON ET DE LA JUMENT.

A quel âge convient-il d'accoupler l'étalon et la jument ? — Nous avons dit, au paragraphe 2 de la 1re section de cette 1re partie, que les animaux ne peuvent donner de bons produits que lorsque, parvenus à l'âge adulte ou n'ayant guère dépassé cette limite, ils ont acquis leur maximum d'énergie et de force. L'âge adulte pour l'espèce chevaline commence à l'époque où les dents de lait ont été toutes remplacées. Avant cette époque, il faut bien se garder d'employer le cheval ou la jument à la reproduction, car c'est à l'emploi de poulains trop jeunes comme étalons qu'il faut attribuer la dégénération de beaucoup de nos races chevalines, et a grande jeunesse des femelles reproductrices a aussi contribué à produire ce résultat, vu que les femelles trop jeunes sont peu laitières, et on sait bien que l'apondance et que la qualité du lait sont pour beaucoup dans le plus ou moins de développement d'un poulain.

Les dents de lait sont ordinairement remplacées vers l'âge de cinq ans. Néanmoins Bourgelat fixe à six ans l'âge auquel il convient de commencer à employer les poulains de selle, et à quatre ans et demi, cinq ans l'âge des poulains reproducteurs de carrosse et de trait. Quant aux juments, s'il s'agit de juments épaisses, massives, ou peut permettre l'usage de l'étalon quand elles ont quatre ans ; les juments fines et légères doivent en avoir cinq.

En général, il faut toujours que le mâle soit plus âgé que la femelle.

Quelles sont les qualités que doivent posséder le cheval et la jument destinés à la reproduction? — Beaucoup de propriétaires recherchent de préférence, pour les consacrer à l'œuvre de la reproduction, les animaux dont l'encolure et les jambes offrent le plus de crins et de poils. Ils s'imaginent que ce sont là des signes de vigueur. C'est une erreur grossière ; et ce qu'il faut demander en pareil cas à l'étalon et à la femelle, c'est une construction solide, qui se manifeste par la franchise et par la liberté des mouvements, par des muscles bien dessinés et non cachés sous l'épaisseur de la peau, par toutes les marques enfin auxquelles on reconnaît un cheval bien bâti, et que nous avons énumérées aux paragraphes 2 et 6 de la présente section (*Physiologie du cheval. Règles à suivre dans l'achat d'un cheval*). Si l'on veut obtenir des animaux de trait, on cherchera aussi, dans les reproducteurs, les qualités spéciales à ces races;

si on désire des chevaux de selle, on recherchera les qualités particulières aux chevaux fins.

L'étalon ou le mâle doit être supérieur en qualité à la femelle, car il a une plus grande influence qu'elle sur les qualités essentielles de leur progéniture. Les femelles agissent plus particulièrement sur la taille et la couleur des poils.

Il est utile d'appareiller le plus possible, c'est-à-dire d'assortir les animaux destinés à la reproduction de leur espèce, pour le poil, la taille, la force et le caractère.

Ajoutons qu'il faut, autant que faire se peut, prendre pour étalons des chevaux qui ont fait leurs preuves; ainsi, pour étalons de selle des chevaux déjà exercés à la course ; pour étalons de trait, des animaux qui sont accoutumer à traîner des voitures, des charrettes, etc., et qui font convenablement ce service. — C'est le moyen d'obtenir de bons produits.

Quels sont les défauts qu'il faut éviter soigneusement chez les producteurs? — En général, les ouvrages sur l'art vétérinaire ne s'occupent pas assez de cette matière si importante. Il faut éviter avec soin chez les reproducteurs les vices de caractère qui se transmettent du père et de la mère aux enfants, certaines maladies qui sont de leur nature héréditaires et en général tous les tics.

Vices de caractère. — La douceur, la docilité (dit M. Huzard dans son *Traité des haras*), tiennent à un état physique des organes intérieurs, et par cette raison se communiquent aux productions ; on doit donc admettre tout étalon, toute jument qui ont ces qualités ; mais la méchanceté se transmettant par voie d'hérédité, on doit exclure de la reproduction tout cheval rétif, méchant ou même trop sauvage. » M. Huzard a raison; entre mille autres preuves de la transmission héréditaire des vices de caractères, nous ne citerons que ce fait bien connu du *Jupiter*, étalon du haras d'expériences d'Alfort, lequel, étant d'un caractère très méchant, a légué ce défaut à presque toutes ses nombreuses productions.

Tics. — Les tics sont les mouvements anormaux dont certains chevaux contractent l'habitude, ce qui leur fait donner la signification de *tiqueurs*. — Certains chevaux tiquent sur leur longe, c'est-à-dire font entendre une espèce de rot en appuyant fortement les dents incisives supérieures sur la longe. — D'autres tiquent sur la mangeoire; ce défaut tient à un mauvais état des voies digestives. — Il est un autre tic appelé *tic de l'ours*, qui consiste dans une espèce de balancement dans lequel le cheval, se posant alternativement sur un pied et sur l'autre, se porte tantôt d'un côté tantôt de l'autre, comme fait l'ours. — Tous ces tics passent des parents aux enfants.

Maladies héréditaires. — Au nombre des maladies héréditaires, qui sont dès lors à éviter pour les reproducteurs, se trouvent les maladies des os, lorsqu'elles tiennent à un état particulier du système osseux, les maladies cutanées ou de la peau, telles que les dartres, eaux aux jambes, la fluxion périodique des jambes, la mélanose.

Il en est de même du cornage. Plusieurs vétérinaires doutent encore, cependant, à cet égard; mais le *Journal des haras* a inséré, il n'y a pas longtemps, une lettre à lui adressée par un agriculteur de Normandie qui lève

toute incertitude à ce sujet, ainsi qu'on va le reconnaître : « Le commerce des chevaux me semble beaucoup
» se refroidir dans ce pays, dit le signataire de cette
» lettre ; il faut dire il est vrai qu'un vice affreux, qui
» atteint un grand nombre de nos chevaux, qui dimi-
» nue la quantité de bons produits qu'on pourrait en-
» voyer à Paris, et qui augmente singulièrement le prix
» des individus qui n'en sont pas attaqués, porte la
» ruine chez un grand nombre de nos cultivateurs ;
» c'est ce qu'on nomme *cornage*. M. le ministre de l'in-
» térieur pense, m'a-t-on dit, que ce vice n'est pas hé-
» réditaire ; s'il voulait envoyer ici un observateur de
» bonne foi, on lui donnerait au contraire mille exem-
» ples pour un. Voici bien des années que le conseil
» général ne cesse de réclamer du gouvernement une
» attention sérieuse sur une affection si funeste et sur
» les moyens d'en rendre l'existence moins désastreuse
» pour la contrée ; mais on n'a encore rien répondu,
» rien n'a été fait. Plus de cinquante étalons de parti-
» culiers existent, dans cette contrée, qui couvrent au-
» tant de juments qu'ils le peuvent et tous sont cor-
» nards, et tous les poulains qui en naissent sont at-
» teints du même vice, etc. »

La transmission par voie d'hérédité de la morve a
aussi beaucoup de contradicteurs ; mais on ne peut
guère en douter maintenant, après ce qu'en dit M. le
docteur Dupuy, dans son *Traité sur l'affection tuberculeuse.* — « On rendrait, dit-il, un service important à
» son pays et à l'économie rurale, si l'on démontrait
» par des faits incontestables que cette maladie organi-
» que est très souvent héréditaire ; le véritable préser-
» vatif serait trouvé si ce point important était reconnu.

» Ne devons-nous pas pour dissiper toutes les incerti-
» tudes nous livrer à un autre genre d'épreuve ? Nous
» avons connu une jument qui a offert à l'ouverture de
» son corps tous les désordres qui caractérisent la
» morve. Sa fille est morte à quatre ans et demi des
» suites de la même affection tuberculeuse, les autres
» productions de cette jument avaient hérité de sa con-
» formation particulière et de ses dispositions à mordre
» et à frapper avec le pied. Une autre jument et son
» poulain ont présenté à l'ouverture les mêmes lésions
» organiques que les animaux précédents. Nous avons
» fait la même observation à l'ouverture d'une troi-
» sième jument ainsi qu'à celle de son poulain. Ces faits
» ont eu pour témoins les professeurs et les élèves de
» l'école vétérinaire d'Alfort; ils ont donc un grand
» caractère d'authenticité, etc. »

Faut-il faire travailler les animaux reproducteurs ?
— L'exercice est utile et même nécessaire aux animaux
employés à la propagation de l'espèce chevaline; pour
avoir des chairs fermes, un bon tempérament, de la
force, de la vigueur, les mâles comme les femelles doivent non-seulement être bien nourris, mais s'exercer
assez pour faire des déperditions proportionnelles à ce
qu'ils consomment, afin de prévenir l'accumulation
d'une trop grande quantité de graisse. Les chevaux qui
travaillent sont les plus musculeux et les plus musculeux sont les plus féconds

Il y a dans les exploitations rurales une foule de travaux que l'étalon peut faire : il peut servir à transporter le fermier dans les champs, aux foires ; il peut
herser, traîner le rouleau, faire tous les transports qui
n'exigent que la force d'un animal. Qu'on ne croie pas

que l'étalon de selle lui-même ne puisse pas exécuter
ces travaux; non-seulement il peut faire une belle et
bonne monture pour le cultivateur, mais il peut faire
aussi, sans rien perdre de sa finesse et de son élégance,
un bon cheval de cabriolet; il peut même être employé
à tous les travaux de la ferme, pourvu que ces travaux
soient modérés et proportionnés à ses forces. — Il n'est
pas à craindre non plus que le travail de trait, auquel
peut être soumis un étalon de selle, puisse influer sur
ses productions et les rendre mauvaises.

Il n'est pas nécessaire de suspendre les travaux au
moment de la monte. Si l'on n'exige des étalons qu'un
nombre raisonnable de saillies.

Quant aux juments, le travail leur est moins nécessaire qu'aux étalons; elles sont généralement moins pé-
tulantes, et la gestation, l'allaitemement les épuisent
toujours plus ou moins. Cependant, il est avantageux
de les employer avec modération aux travaux agricoles.

*Comment doivent être nourris les chevaux reproduc-
teurs ?* — Dans les mâles, comme dans les femelles, un
embonpoint médiocre est favorable à la reproduction
de l'espèce, la nourriture doit donc être bonne, mais
sans excès. On a remarqué que les juments qui, à l'é-
poque de la monte, errent dans des pâturages, même
peu fertiles, donnent de meilleurs produits et sont plus
aisément fécondées que celles entretenues au râtelier
avec une nourriture abondante et substantielle.

Les étalons peuvent servir plusieurs cavales avec le
régime du vert pris dans les pâturages. Si cependant ils
doivent faire beaucoup de saillies, il est convenable
de leur donner une nourriture plus substantielle que

l'herbe ; on pourrait leur administrer dans ce cas de petites rations de provende, de mâches, de froment, de féverolles écrasées.

17. DE LA MONTE.

Monte, saillie, accouplement, sont trois mots synonymes qui expriment la conjonction de l'étalon et de la jument pour l'œuvre de la génération.

De la chaleur et de ses signes chez l'étalon et la jument. — La chaleur dans l'espèce chevaline se reconnaît à certains signes. — Chez l'étalon, elle se révèle par des reniflements, des hennissements. Il piétine, gratte le sol avec le pied, témoigne le désir de s'approcher des cavales, il a l'œil vif, les oreilles se dressent, il est impatient, devient méchant quelquefois ; souvent il perd l'appétit et boit beaucoup. — Le membre générateur est en érection. — Chez la jument, les signes sont à peu près les mêmes, mais ils ne sont pas toujours si apparents et il en est qu'on ne reconnaît en chaleur qu'en leur présentant le *boute-en-train* dont nous parlerons tout à l'heure ; mais ordinairement la jument qui désire recevoir le cheval est agitée, inquiète ; elle se tourmente, trépigne, elle va, vient, saute sur la croupe des autres femelles, cherche à franchir les barrières pour suivre les chevaux ; elle se campe, sa queue est agitée, elle urine fréquemment, peu chaque fois, le clitoris est rouge, saillant, la vulve est gonflée, les muscles de ces organes se contractent, la muqueuse du vagin est injectée et il en coule un liquide visqueux, gluant.

Il est à remarquer que ce sont les femelles les plus froides avec les mâles les plus chauds qui engendrent le plus.

Du boute-en-train. — On appelle, dans tous les haras, boute-en-train un cheval entier qu'on présente aux juments pour les faire entrer en chaleur. A cet effet, on le place près d'elles, on lui permet de les caresser, de leur sauter sur la croupe ; mais on a soin de le retirer promptement pour lui substituer le vrai étalon dès qu'elles sont disposées à le recevoir. Une cavale peut servir également de *boute-en-train* pour faire entrer en chaleur les chevaux. — Le boute-en-train sert aussi d'*essayeur*, lorsqu'on l'approche des femelles qui doivent être saillies pour reconnaître si elles sont disposées à se laisser couvrir. On l'appelle dans ce cas *étalon d'essai*. — *Jument d'essai*, si c'est une jument.

Quels sont les moyens les meilleurs pour préparer les chevaux et les juments à la monte? — Il faut les éloigner le moins possible de l'état de nature ; les aphrodisiaques, le poivre, le gingembre, le chenevis et autres drogues excitantes dont se servent en pareil cas beaucoup de gens ne valent rien : elles ont même cet inconvénient que les juments fortement échauffées restent presque toujours stériles. Il faut se borner (et cela seulement à l'égard des juments qu'on sait être très froides), à une nourriture légèrement échauffante, composée de bonne herbe, de féverolles, d'avoine, de froment.

Les Arabes ont l'habitude de faire courir leurs juments avant de les livrer à l'étalon : on a dans beaucoup de contrées adopté cet usage avec avantage. Les femelles qoi ont été fatiguées un peu avant d'être saillies retiennent mieux et sont plus sûrement fécondées. Il ne faut pas pourtant les éreinter par un excès de lassitude ; une promenade de 5 à 6 kilomètres, dont une partie au trot, suffit. — Il faut en faire autant pour l'étalon.

Quelle est la saison la plus favorable à la monte? — D'après tous les auteurs et les éleveurs les plus expérimentés, l'époque la plus convenable pour la saillie, c'est du 1er avril au 15 mai. Il faut, autant que possible, choisir le matin, car c'est après le calme de la nuit que tous les organes sont le mieux disposés pour la conception.

Des divers modes de monte. — On procède de diverses manières pour mettre en rapport la femelle et le mâle. — On les laisse quelquefois libres dans les pâturages où ils s'accouplent à leur gré; d'autres fois, on ne les laisse communiquer qu'étant attachés et conduits par des palefreniers; enfin, on peut les lâcher libres dans un petit enclos où on les laisse tout le temps nécessaire. Le premier mode s'appelle *monte en liberté*, le deuxième *monte en main*, le troisième *monte mixte*.

De la monte en liberté. — C'est le mode le plus conforme aux vues de la nature; il ne réclame en outre aucun soin particulier, et enfin c'est celui qui est le plus souvent fructueux; mais malheureusement il a des inconvénients notables. — Le mâle qui est libre avec des femelles disposées à le recevoir abuse de ses forces et s'épuise quelquefois en saillissant plusieurs fois de suite certaines juments à l'exclusion des autres, et très souvent la même qui est l'objet de sa préférence. De cette façon, il en est qui ne sont pas couvertes, et celles qui le sont, si l'étalon s'est fatigué outre mesure, donnent de forts mauvais produits. — Outre cela, la monte en liberté ne permet pas d'appareiller mâles et femelles puisqu'ils s'accouplent au gré de leur instinct; enfin, dans le premier moment de cette monte, quelques juments, celles qui sont plus froides que les autres, frappent fréquemment l'étalon et le blessent. — S'il y a plusieurs étalons ensemble, ils se battent souvent pour se disputer les cavales et celles-ci par jalousie se battent aussi réciproquement pour ne pas partager entre elles les faveurs du cheval.

De la monte en main. — La monte en main s'effectue dans un lieu solitaire où il n'y ait que la jument qu'on veut faire saillir et les personnes nécessaires pour tenir ou pour diriger les animaux. — La jument est placée sur un terrain ferme pour que l'étalon puisse y prendre un appui solide, qu'il ne s'épuise pas en efforts inutiles ; quand la taille des deux reproducteurs n'est pas la même, le sol doit présenter deux plans inclinés l'un vers l'autre. Si la femelle est plus grande que le mâle, on lui place les pieds de derrière dans le lieu le plus bas, c'est-à-dire sur la ligne qui sépare les deux plans ; elle a alors le train antérieur plus élevé que le postérieur. Lorsque c'est au contraire le mâle qui est plus grand que la femelle, c'est lui qui doit avoir les pieds postérieurs dans la partie la plus basse du terrain. — Une fois placée là, la jument est attachée à des poteaux ou bien on la tient par la longe. On réunit les crins de la queue en tresse et on fixe l'extrémité de cette tresse à la crinière. Si elle est difficile, on lui met un tors-nez et le palefrenier lui tient la tête haute pour l'empêcher de ruer ; si elle est chatouilleuse, on lui met le collier et on place aux jambes de derrière des entraves dont les longes se croisent sous le ventre et viennent se fixer au collier en passant sous le poitrail ou à côté des bras. — Lorsqu'on croit la jument bien disposée, l'étalon est amené avec un caveçon ou avec un licou à deux longes, tenues de chaque côté par un homme. On l'approche peu à peu de la jument, on l'empêche de la monter avant qu'il soit bien préparé, et lorsqu'il l'est on lui laisse la liberté en lâchant de la longe des deux côtés ; un des palefreniers dirige le membre du cheval dans la vulve, en ayant soin, si la queue n'est pas bien retroussée, d'écarter tous les crins qui pourraient gêner l'introduction. Pendant l'accouplement, la jument cesse presque toujours de se défendre, si elle a commencé par là ; elle se prête à l'opération et il faut alors lui ôter le tors-nez, si elle l'a, parce que, libre, elle retient plus volontiers. Aux trémoussements de la queue de l'étalon, à l'abaissement de la tête qui s'affaisse, on reconnaît bientôt qu'il a fini, et alors on fait avancer la cavale d'un pas, et ceux qui tiennent l'étalon l'empêchent d'avancer sur elle et le font descendre doucement et en évitant bien toutes secousses.

Ainsi se pratique la monte en main, méthode vicieuse et jugée par ses résultats, car la moitié au moins des saillies ainsi faites ne porte pas de fruit.

Placés entre les inconvénients de ces deux modes, *monte en main*, *monte en liberté*, plusieurs éleveurs ont adopté à l'exemple des Allemands un procédé mixte qui est de beaucoup préférable.

De la monte mixte. — Elle a lieu dans une espèce de rotonde en bois assez grande pour que l'étalon et la jument y soient à l'aise, mais pas assez pour qu'ils puissent y trotter. Après qu'on s'est assuré que la jument est prête, on place les deux animaux déferrés préalablement, dans cette petite enceinte. Par une lucarne on surveille l'opération et lorsqu'elle est finie on retire l'un et l'autre en les saisissant par la courte-longe d'un licou qu'on leur avait laissé.

Combien de fois peut-on faire saillir la même jument. —Il est bon qu'il y ait plusieurs saillies consécutives dans la même matinée ; plusieurs accouplements à peu de distance amènent plutôt un résultat que s'ils avaient lieu à plusieurs jours d'intervalle. Au reste, il n'y a jamais d'inconvénient à faire saillir une jument deux fois de suite.

Combien de femelles peut féconder un étalon? — Il serait impossible de donner une règle fixe sur le nombre de cavales qu'on peut livrer à un cheval ; cela dépend de l'aptitude des animaux de son âge ; le jeune étalon, quoique ardent, ne pourrait pas sans s'épuiser féconder le nombre des juments qu'il sautera impunément plus tard ; la vieillesse diminue aussi les facultés génitales. — Toutefois, nous pouvons dire qu'un étalon dans la force de l'âge peut faire sans inconvénients deux saillies par jour : l'une le matin, l'autre le soir ; on peut même lui faire sauter dans un jour quatre, cinq juments, sauf à le laisser reposer les jours suivants. Alors qu'on voit qu'un étalon met plus de temps à opérer l'accouplement qu'à l'ordinaire, quoiqu'il aille toujours à la jument avec la même ardeur, il faut diminuer son service, n'employer que trois fois tous les deux jours, ou seulement une fois chaque jour, ou même encore une fois tous les deux ou trois jours, celui qui couvrait régulièrement une jument le matin et une autre le soir.

Est-il convenable de faire féconder les juments tous les ans. — Il est plusieurs juments qui pendant vingt-cinq ans, donnent tous les ans un très beau poulain. Néan-

moins, les juments qui portent tous les ans sont d'ordinaire plutôt usées que celles qui ne font qu'un poulain
tous les deux ans. — Dans la Hongrie, on fait saillir la
cavale trois jours après qu'elle a mis bas, et dans la
Normandie dans la Franche-Comté, on la conduit à
l'étalon huit jours après. Les races de ces contrées
n'ont pourtant pas souffert de ces gestations annuelles. — Aussi n'y a-t-il pas, selon nous, d'inconvénients graves à ce que les juments portent régulièrement tous les ans, à moins pourtant qu'elles ne paraissent très fatiguées par ces gestations successives,
auquel cas il est bon et prudent de les laisser reposer
un an sur trois ou sur quatre, selon leur constitution.

*Soins que réclament le mâle et la femelle immédiate-
ment après la monture.* — Lorsque la monte se fait en
liberté, les animaux n'ont besoin d'aucun soin particulier après l'accouplement.

Mais, dans la monte en main, il faut quand tout est
terminé bouchonner l'étalon, le couvrir et lui donner
une demi-ration d'avoine. — Quant à la femelle, beau
coup de gens dans cette circonstance croient qu'il est
nécessaire de la frictionner, de la faire trotter, de la
battre, de lui verser des seaux d'eau froides sur la
croupe pour calmer, dit-on, les convulsions du plaisir,
qui sont la cause du rejet de la liqueur séminale du
mâle. Mais toutes ces mesures sont plutôt nuisibles
qu'utiles. Il vaut mieux, pendant quelques jours après
la monte, soumettre simplement les juments à un régime rafraîchissant, au vert, à l'eau chargée de farine
et donnée à la place de l'avoine. Cette pratique est la
meilleure; les femelles saillies ne réclament pas d'au
tres soins; elles doivent seulement rester en repos quel-

ques jours, il faut les placer dans un lieu un peu obscur, à l'abri des insectes, et si on les monte ne pas les
piquer avec l'éperon ; la piqure des mouches, celle de
l'éperon, pourraient nuire à la conception. Il faut
aussi qu'elles ne puissent ni sentir, ni voir, ni entendre
l'étalon.

18. DE LA GESTATION.

On appelle *gestation* l'état des femelles qui ayant été
fécondées portent en elles le produit de la conception
jusqu'à l'époque où elles mettent bas.

A quels signes reconnaît-on la gestation chez les ju-
ments ?—Il est fort difficile de la reconnaître à ses commencements, pendant les premiers mois. L'accroissement du volume du ventre, l'absence du retour de la
chaleur aux périodes ordinaires sont des signes très sujets à induire en erreur et qui ne peuvent inspirer aucune confiance. Le ventre des femelles pleines ne grossit pas toujours, et d'un autre côté il est des juments
qui cessent d'être en chaleur sans être fécondées,
comme en il est d'autres qui, même l'étant, se laissent
encore couvrir. L'exploration du bassin est dans les
premiers temps le seul moyen de reconnaître s'il y a ou
non plénitude ; mais c'est là un moyen fort dangereux
et de l'emploi duquel il faut se défier. Explorer le bassin, c'est introduire le bras dans le rectum de la jument pour connaître l'état de la matrice. Ce procédé incommode toujours la bête, et beaucoup de cavales
refusent de s'y prêter. Il peut en résulter d'ailleurs l'a-
vortement ; aussi n'est-ce que dans un cas de maladie
qu'il faut le tolérer, et encore ne doit on y avoir recours
qu'avec d'extrêmes ménagements, après s'être coupé

soigneusement les ongles et s'être enduit le bras d'une substance grasse et douce.

Ce n'est guère que le sixième mois, quand le fœtus commence à se mouvoir, qu'on peut reconnaître la gestation à des signes certains. Le flanc droit, examiné avec attention, soit lorsque la jument est couchée sur le côté gauche, soit lorsqu'elle mange ou qu'elle boit, et même un peu après, trahit le secret de la plénitude. —Les boissons froides, ingérées dans l'estomac, refroidissent l'abdomen, contrarient le fœtus et le font mouvoir ; on peut à ses mouvements constater sa présence en pressant le flanc droit de la mère, immédiatement après qu'elle a bu de l'eau froide. — On peut la constater de la même manière, quand la jument vient de manger ou qu'elle est étendue sur le flanc gauche. — A mesure que le terme de la gestation approche, les signes se multiplient : la jument devient de plus en plus molle, le ventre descend et s'avale, le flanc se creuse, les muscles de la croupe s'affaissent, le poids du fœtus tire le vagin, l'anus et la vulve s'enfoncent dans le bassin, le pis devient volumineux, la jument urine souvent, trotte difficilement et en écartant les jambes de derrière ; les mouvements du fœtus augmentent, on les ressent de tous les côtés de l'abdomen, on les aperçoit même quelquefois à la vue.

Combien de temps dure la gestation ? — La durée moyenne est de 347 à 360 jours, de onze à douze mois.

Soins que réclament les juments pendant la gestation. — Il faut pendant ce temps que les juments travaillent. — « Les Bédouins, dit M. Hamond dans son *Recueil de* » *médecine vétérinaire,* aiment mieux monter les ju-

» ments que les étalons, et ils ont pour principe de ne
» pas les ménager jusqu'au neuvième mois de la gesta-
» tion ; ils prétendent que pour donner de bons pou-
» lains les juments en état de plénitude doivent cou-
» rir. »

D'un autre côté, nous voyons souvent des juments
que leur propriétaire ne savent pas être pleines, qui
dès lors ont été soumises aux plus rudes travaux et qui
pourtant mettent bas des fœtus vigoureux. — Il ne faut
donc pas craindre que le travail fasse du mal, tout au
contraire ; mais nous recommandons pourtant, malgré
les exemples cités, un travail modéré qui doit suffire
pourvu qu'il soit continu. Au reste, on ne doit jamais
faire galoper ni trotter les juments vers la fin de la plénitude, et, trois ou quatre jours avant la mise bas ;
quand le volume du ventre, la difficulté de marcher annoncent un prochain accouchement, il faut suspendre
tout travail.

La nourriture de la jument pleine demande particulièrement à être surveillée avec sollicitude ; il faut lui
réserver les aliments qui sont les plus faciles à digérer.
Les Anglais donnent à leurs poulinières des mâches
composées de deux parties d'orge et d'une partie d'a-
voine, concassées et arrosées avec de l'eau bouillante ;
ces substances fournissent beaucoup de chyle, elles
nourrissent sans exciter. Le vert seul peut difficilement
suffire, surtout pour les juments qui travaillent ; elles
souffriraient à n'avoir d'autre nourriture que l'herbe.
Il vaut mieux les faire travailler davantage et ajouter
à l'herbe des grains, des farineux, des mâches. — Un
supplément de nourriture au râtelier est nécessaire le
matin à celles qui vont dans les pâturages ; l'estomac,

en partie rempli de foin, est moins sensible que s'il était vide à l'impression que produit l'herbe couverte de rosée. Quelques bouchées d'herbe, quelques gorgées d'eau froide prises par une poulinière à jeun peuvent provoquer la mort du fœtus.

Les soins que réclament les juments pleines sont d'autant plus indispensables que la moindre négligence à cet égard peut avoir pour effet l'avortement. — Pour éviter un pareil résultat, il n'est pas de précaution qu'on ne doive prendre ; il faut se garder avant tout des aliments difficiles à digérer qui produisent les indigestions et sont aussi funestes qu'une alimentation insuffisante ; — des fourrages poudreux, vasés, rouillés, des eaux croupies qui altèrent le sang ; — d'un air impur, chaud, dilaté, épais, comme l'est celui des écuries mal tenues ; — des boissons froides, prises en grande quantité. — Nous n'avons pas besoin de dire qu'on ne doit pas mettre dans les pâturages les juments pleines lorsque les chaleurs sont trop fortes, les mouches vigoureuses, lorsque le temps est froid ou humide. — Il importe surtout de leur faire éviter tout ce qui peut déterminer en elles des irritations étrangères à celle de la matrice, et leur imprimer des secousses, des commotions susceptibles de retentir jusqu'à cet organe, comme les efforts, les glissades, les effets de fatigues et de travaux pénibles, les coups de pieds et de dents des autres animaux, les coups d'éperon ou de bâton ou de fouet que les valets de ferme, les palefreniers, peuvent leur donner sur les reins et le ventre ; les chocs dans les brancards des voitures, des charrettes ; les sauts pour franchir des fossés ou des haies ; les heurts contre des pierres, des murs, des arbres, etc.

Les juments en état de gestation doivent être séparées des bœufs, des vaches, etc., si dangereux par leurs cornes, des étalons qui peuvent faire revenir les juments en chaleur ou exercer des violences sur elles. Elles doivent être placées dans des écuries de manière à ne pas être gênées soit par le trop grand nombre d'animaux de la même espèce qui se trouvent avec elles, soit par des loges trop étroites.

Une chose fort utile, mais dont on abuse souvent avec la jument pleine, c'est la saignée. — Une saignée trop forte ou faite trop mal à propos provoque l'avortement, cela arrive souvent quand on saigne, dans le cours des six premiers mois de la gestation ; mais après cette époque, et surtout dans les six derniers mois de la plénitude, la saignée a souvent des effets opposés ; de dangereuse elle devient salutaire, alors que la jument est trop ardente, qu'elle est trop bien nourrie, qu'elle reste trop longtemps à l'écurie ou dans l'inaction. — Les signes qui indiquent le besoin de la saignée sont la tête lourde, le pouls plein, dur, les membranes muqueuses de l'œil, du nez rouges ; l'engorgement des membres postérieurs. — Mais il faut avoir soin d'éviter les trop brusques changements dans l'économie animale ; de petites évacuations sanguines plusieurs fois répétées, suivant les circonstances, sont préférables à une forte saignée. — Il est encore un cas où la saignée peut produire de bons effets : c'est quand une jument vient de recevoir un coup, qu'elle s'est heurtée, etc.; enfin, après un accident, une commotion violente.

19. ACCOUCHEMENT,

Tout ce qui concerne le traitement et les opérations

que peuvent nécessiter l'accouchement et l'avortement sera indiqué à la deuxième partie de cet ouvrage; nous allons seulement nous occuper ici, comme nous l'avons fait jusqu'à présent des soins hygiéniques.

A quels signes se reconnaît l'accouchement prochain? — Les signes que nous avons mentionnés comme annonçant la gestation, en se prononçant davantage, indiquent un prochain accouchement, et à ceux-là viennent s'en joindre d'autres.—Ainsi l'accouchement n'est pas bien éloigné quand le ventre s'avale de plus en plus, quand les hanches s'écartent, que les excréments, les urines sont rendues fréquemment et peu à la fois; que le pis a acquis un très grand développement, qu'il est dur, gros, et que les mamelons sont raides; quand le lait est visqueux et commence à devenir opaque, quand la vulve se gonfle, qu'il s'en écoule un liquide gluant, incolore, abondant, que les membres abdominaux s'engorgent, que la marche de la bête se ralentit et devient de plus en plus difficile. L'accouchement est sur le point de s'opérer lorsque la jument qui présente ces symptômes est agitée, inquiète, qu'elle va, vient, recherche la retraite, l'obscurité, la litière; qu'elle se couche et se lève souvent; enfin, que les coliques plus ou moins fortes se manifestent.

La plupart des juments accouchent debout; dans ce cas, le fœtus, retenu en partie par le cordon ombilical, tombe sur les jarrets d'abord et arrive sur le sol sans secousses et sans accidents : cependant on doit le recevoir sur un linge si la mère est douce et l'accouchement un peu long. Le poulain en tombant rompt le cordon ombilical et facilite par la secousse qu'il donne la sortie de l'arrière-faix. — Quand la jument met bas étant couchée, elle rompt elle-même le cordon par la secousse qu'elle donne bientôt en se levant; d'autres fois, elle le brise avec les dents. — Dans tous les cas, la ligature est inutile. Le cordon se dessèche et tombe de lui-même par la suite.

Soins que réclame la jument qui met bas. — Il faut la visiter pendant la nuit comme pendant le jour, lui donner à boire souvent et peu à manger, pour prévenir le gonflement du ventre. Elle a besoin d'être placée dans un lieu obscur, éloigné des mouches et des curieux, avec une bonne litière de paille fine, courte, bien secouée ; il faut que l'air soit chaud pour que le poulain, en venant au monde, trouve une douce température peu différente de celle de la matrice.

Soins que réclame une jument qui a mis bas. — Après l'accouchement, il faut bouchonner la jument, la couvrir, la tenir chaudement et lui donner de l'eau blanche tiède ; il faut éviter surtout de la faire sortir si le temps est mauvais. La matrice après la sortie du fœtus est très sensible et exposée à contracter des inflammations. — Quand la jument a travaillé pendant la gestation, elle doit avoir quinze jours de repos après la mise bas. Le savant et expérimenté M. Mathieu de Dombasle qui s'est si utilement occupé de cette matière, évalue à quarante francs le coût d'un poulain qui vient au monde, en raison de la perte qu'occasionnent les vingt jours de repos à peu près nécessaires aux juments, soit avant, soit après l'accouchement.

Le plus souvent l'arrière-faix comme nous l'avons dit, se détache et tombe de lui-même. Lorsque cela n'arrive pas ainsi, il ne faut pas trop se hâter de l'extraire. Ce n'est guère qu'après deux ou trois jours et

dans la crainte qu'il ne se putréfie, qu'on doit s'occuper de ce soin. Pour le détacher, il suffit d'ordinaire de
quelques injections dans la matrice avec des décoctions
de mauve, avec de l'eau acidulée. Si ces moyens étaient
insuffisants, on attacherait au cordon ombilical, qui
pend hors de la vulve, un léger poids dont la traction
régulière opèrerait bientôt la délivrance. Nos lecteurs
savent que l'arrière-faix est ce que dans nos campagnes
on appelle communément *délivre*.

Soins que demande le poulain qui vient de naître. —
Il faut placer le nouveau-né sur une litière fine et sèche,
assez épaisse pour ne pas laisser arriver jusqu'à lui la
fraîcheur du sol; s'il paraît frileux, il doit être couvert
d'étoffes chaudes.

Les poulains nés à terme, bien venus, se lèvent seuls
peu après leur naissance, et se dirigent vers la mamelle
de leur mère, conduits par leur instinct. — Il est utile
que la mère lèche le nouveau-né; si elle n'en fait rien,
il faut, pour l'y déterminer, saupoudrer le petit avec du
sel ou du sucre, de la farine ou du son, suivant les
goûts de la jument: alors elle le lèchera. Le contact de
la langue maternelle sèche le petit et le fortifie.

Si le poulain est faible, il faut lui mettre le mamelon
dans la bouche; quelques gorgées de lait suffiront pour
qu'il puisse se soutenir.

Si la jument est morte, si elle n'a pas de lait, il faut
donner au poulain une nourrice, ou l'allaiter artificiellement.

Il y a des mères méchantes qui repoussent quelquefois leurs petits et les maltraitent même quand ils s'approchent d'elles; il faut les surveiller, les tenir, quand

le poulain tette et leur mettre au besoin le trousse-pied
pour qu'elles ne le blessent pas.

20. ALLAITEMENT, SEVRAGE.

*Soins que réclament les poulinières pendant l'allaite-
ment.* — Ordinairement les juments ont le lait suffisant
pour allaiter leurs petits ; toutefois, il en est qui n'ont
pas, au moment de l'accouchement, tout celui qui serait nécessaire, tandis que d'autres en ont une trop
grande quantité.

Celles qui ont beaucoup de lait ont besoin d'aliments
aqueux peu substantiels dans les premiers temps qui
suivent l'accouchement. Il leur faut des racines cuites,
de l'eau chargée de farine, surtout si c'est possible, de
l'herbe tendre du printemps, et si le lait est encore trop
abondant malgré ce régime, il faut en traire une partie
pendant cinq à six jours au moins.

Celles qui n'ont pas au contraire assez de lait, et ce
sont ordinairement les juments qui deviennent mères
pour la première fois, demandent une nourriture de
facile digestion, mêlée à une quantité d'eau convenable.
Le pâturage et au ratelier un mélange de froment, d'a-
voine, d'orge concassés et délayés dans l'eau, sont très
utiles en pareil cas. — Si la saison ne permet pas de faire
pâturer, il faut substituer au vert du foin de première
qualité et des racines. On peut aussi leur faire prendre
en breuvage de la poudre d'anis à la dose de 95 à 125
grammes. Le sel marin, dans cette circonstances, produit encore d'excellents effets. — Tout cela a la faculté
d'activer la sécrétion des mamelles ; il faut aussi faire
des frictions douces fréquemment répétées sur le pis. —

Quand rien de tout cela n'a eu de résultat, il faut faire allaiter le petit artificiellement ou le donner à une autre nourrice.

Si les pâturages n'ont pas encore poussé lors de la mise bas, ou si les chaleurs sont trop fortes, ou que l'herbe soit rare, il faut donner aux juments qui nourrissent des provendes, des mâches et les meilleurs fourrages secs; en été, le produit des prairies artificielles, la luzerne, le trèfle, donnés avec discrétion, ont de grands avantages, et dans toutes les saisons, des substances farineuses délayées dans l'eau produisent un bon lait. — Les juments qui portent et allaitent tout à la fois, doivent peu travailler et être nourries plus abondamment que celles qui poulinent seulement tous les deux ans. Enfin il ne faut mettre les juments poulinières dans les pâturages qu'aux heures favorables, leur faire éviter les fraîcheurs du matin, les chaleurs du milieu du jour et les insectes.

Il survient quelquefois pendant l'allaitement des engorgements au pis, des inflammations aux mamelles. Il faut alors traire la jument, la mettre à la diète, et recourir aux lotions de mauves et de têtes de pavots.

Soins que réclament les poulinières au moment du sevrage. — Rien de plus facile que le sevrage quand la jument travaille et qu'elle a peu de lait. — Il n'en est pas de même si elle travaille peu ou pas du tout, si la sécrétion des mamelles est active, parce qu'alors elle désire ardemment le poulain. — Dans ce dernier cas, il est bon d'augmenter le travail et de diminuer la nourriture quelques jours avant le sevrage, et de séparer graduellement et non pas brusquement la nourrice du nourrisson.

Faut-il faire travailler les poulinières? — Un travail doux et régulier ne peut pas leur faire de mal.

Soins que réclament les poulains pendant l'allaitement. — Si le poulain est faible, on doit lui continuer pendant quelques jours les soins qu'on a dû lui donner immédiatement après la naissance, le tenir dans un endroit chaud, traire la mère et lui faire boire du lait s'il ne tette pas de lui-même. On a vu beaucoup de poulains mal conformés, d'une constitution délicate, devenir d'excellents chevaux, grâce aux soins dont ils ont été entourés.

Le lait est pour le poulain une nourriture naturelle, abondante en principes nutritifs et très appropriée à son état : la composition du lait varie suivant l'époque de sa formation. Pendant les quelques jours qui suivent la mise bas, c'est un fluide demi-transparent, visqueux, jaunâtre, d'une saveur fade, d'une consistance onctueuse, contenant une grande quantité de beurre et se coagulant au feu comme du blanc d'œuf. En cet état, on l'appelle *colostrum*. Peu de temps après la naissance, ces caractères ont disparu et ont fait place à ceux du lait ordinaire.

Il est dans les campagnes beaucoup de gens qui s'imaginent que ce colostrum est nuisible à la santé des poulains, et que c'est lui qui est la source des maladies qui les attaquent quelquefois. C'est une erreur grossière que nous devons travailler à déraciner. Ce colostrum dont nous parlons, et qui contient une grande quantité de matière grasse, est au contraire un excellent et très utile purgatif, propre à faciliter l'expulsion des matières qui s'accumulent dans les intestins du poulain avant sa naissance. Aussi est-ce un inconvénient pour les poulains nouvellement nés de ne pouvoir pas être allaités par leur mère, et d'avoir pour nourrice une étrangère, à moins que celle-ci n'ait accouché très récemment.

Il faut donc bien se garder de jeter le colostrum comme on le fait dans bien des fermes.

l arrive même souvent que le colostrum ne suffit pas pour débarrasser les intestins, que le poulain est constipé et qu'il est nécessaire qu'il soit purgé. Au cas de constipation opiniâtre, on peut administrer avec avantage 16 grammes de manne dans du lait. Mais il faut éviter le plus possible de médicamenter de si jeunes animaux.

D'ailleurs ces constipations cessent presque toujours après la première huitaine qui suit l'accouchement, et c'est alors qu'il faut commencer à soumettre le poulain à un régime alimentaire approprié à son âge. Sansdoute le lait maternel a de grands avantages, et les poulains qui en manquent ou qui en ont bu de mauvais deviennent rarement des chevaux bien vigoureux; mais le lait ne saurait suffire, et les pâturages eux-mêmes, quoique ces jeunes animaux y trouvent au printemps une nourriture très convenable, seraient insuffisants pour donner un bon sang, une forte santé. Il leur faut, en entrant à l'écurie, trouver au râtelier des carottes, du pain, de l'avoine, du froment, des fèves, des pois concassés, du foin fin et choisi. Cela est surtout nécessaire s'ils sont tenus à l'écurie et ne vont pas au pâturage ou bien si leurs mères travaillent, quand même elles seraient très bien nourries. Ces sortes d'aliments favorisent l'accroissement des organes, le développement des muscles et sont aussi utiles que seraient nuisibles le son et les fourrages d'une digestion difficile.

Faut-il faire travailler les poulains non sevrés? — Cela peut se faire si le travail est proportionné à leur faiblesse. Il est prudent de ne leur faire prendre d'abord qu'un léger exercice, car les grandes fatigues peuvent gâter le tempérament, ruiner les articulations à un âge aussi tendre.

Comment allaite-t-on artificiellement? — Si la mère manque de lait et qu'on ne puisse pas donner une autre nourrice au poulain, on peut l'allaiter sans têter avec du lait de vache ou de chèvre ; il est des gens qui y ajoutent des œufs frais ; d'autres, à l'instar des Anglais, qui y ajoutent du sucre : cela est inutile. — On habitue aisément le poulain à boire seul en lui mettant dans la bouche le doigt ou un chiffon trempé de lait ; il commence par sucer et boit ensuite.

Quel est l'âge le plus convenable au sevrage? — Le poulain doit têter pendant six mois ; trois mois seraient insuffisants, et un an serait trop.

Soins que réclament les poulains à l'époque du sevrage. — Quand le poulain vit séparé de sa mère, le sevrage n'offre pas de difficulté ; pour l'opérer, on ne le laisse têter qu'à des époques de plus en plus éloignées, pour qu'il en perde l'habitude ; quand le poulain vit à côté de sa mère, il est nécessaire de les séparer graduellement, et de ne le laisser têter d'abord que trois fois par jour, ensuite deux, et enfin le soir seulement, afin qu'il se tourmente moins pendant la nuit ; nous avons déjà dit qu'il faut dans l'intérêt de la nourrice diminuer sa nourriture au moment du sevrage pour faire passer son lait ; il faut aussi, en même temps, augmenter celle du nourrisson pour qu'il trouve dans les aliments qu'on lui donne une compensation à la nourriture liquide dont on le prive. Les farines, les pommes de terre, les navets de Suède, toutes les substances rafraîchissantes sont utiles alors ; non-seulement elles sont nutritives, mais elles contribuent à prévenir l'échauffement que tendrait à produire une nourriture sèche donnée seule à des animaux habitués au lait.

Soins qu'ils demandent immédiatement après le sevrage. — La monte ayant lieu d'ordinaire au mois d'avril, les poulains naissent à la même époque, puisque la gestation dure de onze à douze mois. L'allaitement durant six mois, c'est donc à la fin de la belle saison que les poulains sont sevrés d'ordinaire. Nous n'avons pas besoin de dire qu'il ne faut pas leur laisser passer au pâturage le premier hiver de leur vie ; ils ne sont pas encore assez robustes pour résister au froid.

C'est en rentrant des pâturages les poulains de six mois qu'on doit commencer à tâcher de les dresser, les habituer à se laisser manier. On les frotte d'abord avec un corps doux, avec un bouchon, et peu de temps après avec l'étrille ; on peigne les crins, et on les habitue ainsi à ces instruments qui, la première fois, doivent être passés délicatement et sur les parties du corps les moins sensibles. — Il faut aussi lever de temps en temps leurs pieds et frapper sur la corne avec un corps dur pour les préparer à la ferrure. On doit commencer alors l'usage des couvertures, des surfaix pour les accoutumer à recevoir plus tard la selle.

Comment doit-on nourrir les poulains nouvellement sevrés ? — C'est dans le premier âge que l'accroissement des chevaux est le plus rapide, et il a lieu dans des proportions véritablement surprenantes. Ainsi, la taille des poulains augmente de 41 centimètres pendant la première année, de 14 dans la deuxième, de 8 dans la troisième, de 4 dans la quatrième et de 15 à 12 millimètres seulement dans la cinquième. — Cette croissance qui, au douzième mois, est de près d'un demi-mètre, va donc toujours en diminuant les années suivantes jusqu'à l'âge adulte, et il faut remarquer, en outre, que les douze mois de la première année présentent une progression décroissante absolument semblable, c'est-à-dire que le poulain grandit pendant les premiers mois beaucoup plus que dans les derniers.

M. Ammon, directeur d'un baras en Allemagne, connu par de remarquables travaux sur l'élevage de l'espèce chevaline, est parti de ce fait, très exactement observé, pour arriver à cette conclusion que pour obtenir des chevaux de haute taille il faut faire comme font les Anglais, et adopter leur système d'alimentation. Nous allons au surplus le laisser parler lui-même et nous ferons suivre ses paroles des observations qui nous paraîtront nécessaires.

« Dès qu'un poulain a reçu les premiers soins, dit
» M. Ammon dans son ouvrage, on ne doit pas hésiter
» à lui donner un peu d'avoine fût-il à peine âgé de
» quelques semaines. Qu'on ne craigne pas de la lui voir
» refuser. Élevé dans l'écurie, il se familiarise vite avec
» ce grain, et lui-même commencera alors à la recher-
» cher. On ne saurait donc lui en présenter assez vite,
» car dès ces premiers moments de son existence, quel-
» ques livres de ce grain agiront sur sa croissance et
» son entier développement d'une manière bien plus
» efficace que ne le ferait plus tard une quantité beau-

» coup plus considérable. Voilà, en grande partie, tout
» le secret des Anglais dans l'élève de leur chevaux.
» S'ils en produisent de haute taille, c'est en donnant
» l'avoine à leurs poulains dès que ceux-ci consentent à
» l'accepter, c'est en sachant mettre à profit cette
» courte période d'extrême croissance qui signale les
» premiers mois de la vie de ces jeunes animaux, pé-
» riode qui, une fois passée, ne permet plus d'espérer
» des résultats semblables. La raison en est simple : la
» nourriture la meilleure ne saurait changer la marche
» de la nature et assigner à certaines époques de l'exis-
» tence des poulains ces facultés de développement qui
» n'appartiennent qu'à d'autres époques bien anté-
» rieures. »

Il y a du vrai dans ce que dit là M. Ammon, et le fait
est que nulle part les chevaux ne grandissent aussi vite
qu'en Angleterre où se pratique ce système d'alimentation ; mais il faut observer que le climat de la Grande-
Bretagne n'est pas le même que celui de la France ; le
climat est plus sec chez nous, et nous croyons que, pendant les six mois d'allaitement, il faut être avare d'a-
voine et de grains à l'égard des poulains ; il faut en donner, mais modérément, une demi-livre au plus par jour.
C'est là au reste l'opinion des hommes les plus experts.
Passé cette époque, et avant le sevrage, on peut leur
en donner davantage ; on le doit même surtout pour
les poulains de selle, de race fine. Alors on peut leur
en donner jusqu'à quatre livres par jour. — L'avoine,
les grains, donnés en quantité suffisante aux poulains
récemment sevrés ont même un très grand avantage ;
c'est qu'ils permettent de nourrir beaucoup moins bien
la jeune bête dans les années suivantes, alors qu'elle

est presque formée, sans nuire à l'achèvement de sa croissance.

Faut-il attacher les poulains dans l'écurie après le sevrage? — Les opinions des auteurs diffèrent à ce sujet. M. le professeur Grognier pense qu'il vaut mieux les laisser libres jusqu'à l'âge de deux ans, avec la faculté d'entrer à volonté dans l'enclos attenant à l'écurie. M. le professeur Magne n'est pas de cet avis, il pense qu'il faut les attacher le plus tôt possible, même avant le sevrage, si faire se peut. On leur met d'abord un licou sans longe et on les habitue à rester pendant un espace de temps de plus en plus long, à la place où on les a fixés. Quatre ou cinq jours après, on ajoute au licou une longe assez longue pour permettre aux jeunes animaux de se coucher, mais pas assez pour les exposer à s'enchevêtrer et à s'étrangler. On les attache d'abord peu de temps, et pendant qu'ils mangent de bons aliments, qu'on les caresse pour les distraire et leur faire oublier la liberté qu'ils perdent.

Nous croyons que c'est M. Magne qui a raison : il importe beaucoup, il nous semble, de ne pas laisser prendre à ces jeunes animaux l'habitude de courir selon leurs caprices. Il est très difficile, plus tard, de la leur faire perdre.

21. ÉLEVAGE DES POULAINS A PARTIR DE L'AGE D'UN AN.

On peut élever de trois manières les poulains à partir de cet âge. On peut les laisser vivre en liberté dans les pâturages, ou les tenir constamment à l'écurie, ou les soumettre à un régime mixte, leur faire passer l'hiver à l'écurie et la belle saison au pâturage.

Régime du pâturage. — Parmi les poulains qu'on élève chez les particuliers, il en est qui passent toute leur jeunesse dans les herbages. Ce mode d'élevage qui dispense de la plupart des soins qu'exigent ces animaux n'est guère praticable que là où le terrain a peu de valeur, et c'est aussi le plus mauvais de tous. Les poulains ainsi élevés sont forts sans doute pour leur taille, mais comme ils sont privés de grains ils acquièrent peu de développement, et en outre ils sont difficiles à dompter, restent toujours plus ou moins indociles à la voix de leur maître. Ils souffrent même quand plus tard ils quittent ce régime de grand air et de liberté pour entrer dans des écuries, et cette transition occasionne en grande partie les maladies dont on les voit souvent atteints vers l'âge de quatre ans.

Nous devons faire remarquer ici que les poulains élevés de cette manière ont besoin de hangars qui leur servent d'asile contre les intempéries de l'hiver; ces hangars leur seraient même utiles dans la belle saison. Ne les voit-on pas en effet chercher à se soustraire derrière des haies, sous des arbres, non-seulement aux vents du nord, aux pluies froides du printemps et de l'automne, mais encore aux orages de l'été. — Les éleveurs anglais ont dans leurs pâtures permanentes des hangars pourvus de cheminées.

Régime de l'écurie. — Le régime de la stabulation permanente est plus favorable, comme nous l'avons dit, à la production des bons chevaux que le séjour habituel des pâturages.

Les poulains élevés à l'écurie doivent recevoir pendant la belle saison des fourrages verts.

On reproche au régime de l'écurie de ne pas fair

prendre un exercice suffisant aux animaux et de les priver de l'air pur, nécessaire à la santé. On peut diminuer le premier inconvénient par des promenades fréquentes et en laissant les poulains libres quelques heures tous les jours dans la cour attenante à l'écurie. Le second inconvénient peut aussi être diminué par des écuries spacieuses, aérées et tenues avec propreté. Ajoutons ici qu'il est important que les poulains ne posent pas leurs pieds sur du fumier, car cela aurait pour effet le ramollissement de l'ongle et sa déformation.

Régime mixte. — Ce régime, qui participe des deux premiers et réunit leurs avantages, est meilleur, surtout lorsqu'on envoie aux pâturages les poulains pendant le jour et qu'on les fait rentrer le soir à l'écurie.

Il faut pour les poulains des terrains où l'herbe soit plutôt nutritive qu'abondante. Les marécages ne conviennent pas à cette époque où leur tempérament se forme; pas plus à ceux de trait qu'à ceux de selle; ils rendent le corps lourd, la peau épaisse, les pieds plats, les yeux mauvais, les crins gros et nombreux. — Les poulains de dix-huit mois, deux ans, peuvent sans inconvénient quitter les pâturages un peu plus tard que ceux de six mois. On peut attendre que la mauvaise saison soit tout-à-fait venue ; cela même peut nuire à leur santé.

Il faut se garder de confondre dans les pâturages les poulains avec le bétail à cornes; ils peuvent en jouant se faire blesser. On ne doit pas non plus les faire paître avec des entraves; entravés, ils ne prennent qu'un exercice incomplet, ils s'abattent, peuvent se blesser les membres, se fausser les aplombs, contracter des efforts de boulets, etc.

La nourriture, à l'écurie, des poulains âgés de dix-huit mois à deux ans, doit toujours être bonne, mais il n'est pas nécessaire, comme nous l'avons dit, de donner des aliments aussi recherchés que ceux qui sont réclamés par un âge plus tendre. Le cheval de deux ans et surtout de trois peut se nourrir de toutes espèces de fourrages, et s'il lui faut encore quelques grains, une très faible quantité lui suffit. Néanmoins, nous devons faire observer que les fourrages secs donnés à cet âge en trop grande quantité ont l'inconvénient d'élargir les organes digestifs, de rétrécir la poitrine. Le foin, quand on en abuse, rend les poulains mous, leur donne une peau dure, des crins volumineux, des os saillants, des muscles grêles. Il faut en donner le moins possible, ainsi que de la paille, et ce qu'on donne le hacher pour en rendre la digestion plus facile, huit livres de foin suffisent, sauf à augmenter graduellement les rations pendant les années suivantes. Avec cela, il faut donner du trèfle, de la luzerne, du sainfoin, des vesces. Si l'on craint que ces plantes soient trop échauffantes, on peut, à la récolte, les stratifier avec le foin des prairies naturelles ; le fourrage qui résulte de ce mélange est excellent. Au haras de Pompadour où l'on met le fourrage en meules, à la hollandaise, on forme ces meules de trente-cinq chars de foin et de trente-cinq chars de trèfle, disposant ces fourrages par couches successives. En tous cas, nous recommandons particulièrement pour les poulains d'un à trois ans et au-delà l'usage des racines et principalement des carottes.

Dans la première année qui suit le sevrage, les jeunes animaux des deux sexes peuvent être laissés ensemble dans les cours et au pâturage ; mais la seconde année

il faut les séparer. Les mâles sont les premiers à éprouver les ardeurs sexuelles ; ils s'inquiètent, s'agitent, se
tourmentent, cherchent à couvrir les *pouliches*, même
les poulinières, qui répondent le plus souvent par des
ruades à cet ardeur prématurée : ils s'épuisent, se ruinent les jarrets et même fécondent quelquefois les femelles. On voit quelquefois des pouliches mettre bas à
deux ans.

Soins divers qu'il faut prendre.— Quand les poulains
paissent le jour pour rentrer tous les soirs, il faut veiller à ce qu'ils ne sortent pas avant que le soleil ait
pompé les brouillards et à la rosée, et à ce qu'ils soient
ramenés avant la nuit. Ils supporteraient le passage de
la chaleur des écuries au froid humide de l'atmosphère
plus difficilement que le séjour continuel des pâturages.

C'est quand à l'âge de dix-huit mois, on fait rentrer
les poulains des pâturages qu'il est bon de soigner leur
éducation, de commencer à s'en occuper du moins. Il
faut les attacher, les panser, leur lever les pieds, leur
mettre des couvertures, commencer l'usage de la selle,
les promener en bridon d'abord, et les habituer peu à
peu à la bride ; les faire trotter à la longe et les accoutumer à changer de main, afin qu'ils se laissent mettre
le harnais sans difficulté quand il faudra commencer à
travailler et qu'ils obéissent au cavalier. Il ne faut pas
négliger de les peigner et de parer de temps en temps
leurs pieds pour tenir les membres droits et prévenir
les déviations des articulations et la perte des aplombs.

Lorsqu'à l'âge d'un an à dix-huit mois, la crinière et
la queue sont trop courtes et peu fournies on doit en

couper les crins une fois par mois : ils croissent alors vigoureusement.

Élevage des poulains âgés de trois à quatre ans. — Jusqu'à l'âge de deux ans, tous les poulains peuvent être élevés de la même manière, sauf quelques différences dans la nourriture, car ceux de selle doivent être un peu mieux traités sous ce rapport que les chevaux communs. Quant au travail, ni les uns ni les autres ne doivent être assujettis à un service régulier jusqu'à cet âge.

Mais après l'âge de deux ans révolus, le mode d'élevage varie selon la destination et les aptitudes des animaux, la nourriture des poulains de selle doit toujours être plus choisie que celle des poulains de trait; mais dès qu'ils ont atteint trois ans, et même deux ans et demi, ceux-ci peuvent être employés aux labours, aux charrois, soit qu'ils soient destinés à la charrue, aux diligences ou même aux attelages de luxe, tandis qu'il n'en est pas de même des poulains élevés pour la selle.

Néanmoins, il ne faut pas croire que le poulain de selle perde de sa valeur quand on l'a employé au tirage; c'est une erreur. Le tirage, disent plusieurs personnes, rend les mouvements raides, il accoutume les animaux à s'appuyer sur le collier et à porter les épaules en avant; l'expérience prouve au contraire qu'un travail peu pénible, d'autant plus modéré que les bêtes sont plus fougueuses, plus ardentes, n'a pas d'inconvénient, qu'il a même l'avantage de développer les formes et de rendre les animaux dociles, obéissants. Il est seulement nécessaire que le tirage cesse cinq à six mois avant de soumettre les poulains au service de la selle, pour leur faire perdre les allures lentes contractées en traînant le rouleau ou la charrue.

On peut donc, en prenant cette précaution, utiliser le jeune cheval de selle et l'atteler à la charrue ; mais il ne faut pas commencer avant qu'il ait trois ans et demi au moins. — Il ne faut pas craindre qu'il devienne pour cela plus difficile à dresser à la selle.

Inconvénients de certaines pratiques usitées dans quelques pays d'élève des gros chevaux. — Il est en France des localités où on attèle à la charrue des poulains de trait, même avant l'âge de deux ans, et où on les soumet à des travaux qui seraient à peine accomplis par des chevaux complètement formés. A ce tort là, on en ajoute un autre : après avoir surchargé de travail ces pauvres animaux, les éleveurs les engraissent pour les vendre ; ils cessent de les faire travailler vers l'âge de quatre ans, et les empâtent pendant cinq ou six mois, en leur donnant des espèces de soupes composées de choux, de navets et d'autres légumes hachés et cuits. On y ajoute quelquefois du son et du lait ; ce régime provoque un embonpoint factice qui trompe l'acheteur, mais qui ne tarde pas à disparaître. Le poulain supporte difficilement le régime nouveau auquel il faut le soumettre pour le disposer au travail, et il ne tarde pas à maigrir et à être sujet à une foule de maladies.

Des jeunes pouliches. — Les pouliches sont bien plus douces, plus faciles à conduire que les poulains. Elles n'ont pas besoin au pâturage de tant d'espace pour prendre leurs ébats, ni de clôtures aussi fortes pour les contenir ; elles se contentent d'un pâturage moins fin, moins délicat, et elles sont moins sujettes aux maladies qui sont particulières au jeune âge.

22. DRESSAGE, ÉDUCATION DU POULAIN.

Dans le précédent paragraphe, nous nous sommes spécialement occupés de l'élevage, c'est-à-dire de la nourriture, des soins, des précautions, etc. Nous allons maintenant nous occuper du dressage du poulain, de son éducation. L'éducation du poulain est généralement négligée par les éleveurs ; cependant elle augmenterait de beaucoup sa valeur. Un jeune cheval, susceptible d'être immédiatement monté ou attelé à un carrosse, à une diligence, etc., vaut évidemment beaucoup plus que quand il reste à lui faire subir l'épreuve toujours pénible et plus ou moins chanceuse du dressage.

Le cheval est de sa nature intelligent ; il connaît bientôt ceux qui l'approchent, il les aime ou les hait, les craint ou s'en moque, suivant leurs procédés à son égard. Les coups, les menaces injustes, le rendent vicieux, lui font détester le travail et les conducteurs. Il faut avec lui un habile mélange de fermeté et de douceur, compter moins sur l'emploi de la force que sur l'usage des récompenses et les traitements. Quand un poulain, dans les commencements de son dressage, se montre récalcitrant, il ne faut s'approcher de lui qu'un morceau de pain ou de sucre à la main, et le lui donner à manger pour le rendre plus soumis ; mais s'il faut d'abord acheter sa docilité par des friandises, par des caresses, il faut plus tard savoir résister à propos à sa volonté et punir sa désobéissance au besoin.

Nous avons dit précédemment comment il faut accoutumer le poulain à garder le licou. Pour l'habituer à la bride, il est nécessaire de prendre plus de précautions; car il ne doit pas seulement supporter patiemment le mors, il faut qu'il apprenne à comprendre la volonté du conducteur d'après la manière dont celui-ci agit sur les rênes : on lui met d'abord un simple bridon qu'on laisse peu de temps la première fois; on le promène ensuite avec ce harnais, mais à la longe; quand il supporte aisément un mors brisé, on lui met une bride.

Dressage des poulains de selle. — Pour accoutumer le poulain à la selle, on lui met d'abord des surfaix, des couvertures, et puis plus tard une petite selle sans croupière; quand il a contracté l'habitude de ce harnais, on emploie une selle plus complète; il faut même adapter aux panneaux, au porte-manteau, des courroies qui pendent sur les flancs, sur les jarrets, afin que l'animal s'habitue insensiblement et avant qu'on le monte à l'impression produite par le contact de ces corps. Quand le cheval s'est fait à la selle, on lui met sur le dos une espèce de bât formé de deux pièces de bois disposées en croix; c'est ce qu'on appelle un *cavalier de bois*; on le garnit ensuite d'habits et on fixe les rênes aux branches de la fourche. — Pour accoutumer le poulain à porter un homme, on commence à l'approcher, à se frotter contre ses épaules, ses côtes, pendant quelques jours et plusieurs fois par jour; on appuie ensuite les poignets sur le garrot, on se soulève sur les bras et on se fait porter quelques instants : plus tard on se met en travers sur le garrot, sur le dos et on l'enfourche lorsqu'il est accoutumé à ces exercices préliminaires; enfin on le fait marcher en le soumettant d'abord à une allure douce, au pas, etc. Les leçons doivent être courtes, mais fréquemment renouvelées, afin de ne pas impatienter l'animal.

Dressage des poulains de trait. —Pour faire l'éducation d'un poulain de selle, il faut, non pas sans doute un écuyer habile, mais du moins un homme doux, patient, intelligent. Il suffit d'un charretier ou d'un cocher ordinaire pour dresser une bête de labour ou un poulain destiné au carrosse. —Pour accoutumer ceux-là au harnais qu'ils doivent porter et au service qui les attend, on leur met d'abord le collier nu, et ensuite avec les traits, on les promène garnis de ces harnais pour les habituer au frottement des coussins, des cordes, etc. ; plus tard et après quelques jours, on les attèle avec des chevaux bien dressés, en ayant soin de les placer devant et de les conduire par la bride afin de les maintenir et de les empêcher de faire des efforts. Les premières fois on les place à des voitures vides traînées par des chevaux placés entre les brancards, pour les accoutumer au bruit des roues, aux secousses; ensuite on les attèle à des fardeaux d'abord légers, mais qu'on augmente à mesure que les jeunes animaux s'accoutument à traîner. Il ne faut pas trop prolonger les premières leçons et il faudrait bien se garder d'atteler d'abord les jeunes poulains à des fardeaux au-dessus de leurs forces; ils pourraient y contracter des efforts, des maladies et même se rebuter, devenir rétifs, vicieux, s'habituer à reculer.

Il faut, en dressant les poulains de trait, les habituer à marcher rapidement; avec un pas accéléré, ils traînent des fardeaux plus lourds et font en moins de temps plus de travail sans en être plus fatigués.

A quel âge peut-on employer les poulains aux servi-

ces divers auxquels on les destine?—Pour le poulain destiné aux charrois, aux labours, à partir de l'âge de
deux ans et demi, il peut, comme nous l'avons dit, être
mis à l'œuvre : seulement on peut augmenter graduellement la rigueur de son service à mesure que les années arrivent. — Quant au poulain destiné aux attelages de luxe, aux diligences, il peut aussi être mis à
la charrue à trois ans, mais ce n'est qu'à quatre ans,
quatre ans et demi, qu'on doit l'atteler au carrosse. —
Le poulain de selle, qui peut être aussi employé au
trait dès trois ans et demi, ne doit commencer à *porter*
qu'à cinq ans, et, s'il est d'une race très fine, à six.
En le faisant servir plutôt on lui ruine le tempérament.

A quel âge faut-il commencer le dressage? — Le dressage de tous les poulains doit commencer de bonne
heure, à l'âge de deux ans. — On peut commencer à
monter le cheval de selle à quatre ans, mais peu de
temps chaque fois.

23. CASTRATION DU CHEVAL. — AMPUTATIONS DIVERSES. — SONDAGE.

De la castration. — C'est une opération chirurgicale
qui consiste à enlever aux animaux les parties nécessaires à la reproduction de l'espèce, c'est-à-dire les
testicules des mâles et les ovaïres de la femelle.—Dans
l'espèce chevaline, on ne châtre que les mâles.

La castration et certaines amputations qui se pratiquent sur les chevaux étant des opérations chirurgicales auraient pu être placées par nous à la 2ᵉ partie de
cet ouvrage; mais ces opérations n'ayant générale-

ment pas pour cause la maladie, ainsi qu'on va le voir, mais bien des motifs d'hygiène, nous avons pensé que c'était dans cette 1re partie qu'il fallait en parler.

Le cheval châtré est dit *hongre*, sans doute parce que c'est en Hongrie que l'habitude de châtrer a pris naissance. — La castration agit sur le caractère du cheval encore plus que sur sa conformation ; elle diminue son énergie, son esprit d'indépendance ; les animaux châtrés sont préférables aux autres pour les services irréguliers qui exigent beaucoup de docilité et de patience ; ils conviennent pour les travaux de l'agriculture, pour le service de la selle, surtout pour monter les personnes timides qui craignent les secousses, les détours brusques qu'exécutent assez souvent les chevaux entiers ; les poulains hongres ont l'avantage de pouvoir être laissés libres dans les pâturages, même avec des juments ; ils sont moins exposés que les poulains entiers aux maladies des organes génitaux, aux rouvieux, aux eaux aux jambes, au vertige, au tetanos, etc. Ils se nourrissent mieux avec la même quantité de nourriture.

D'un autre côté, les chevaux entiers sont préférables pour les services réguliers, continus, qui, comme le roulage, les diligences, exigent surtout de la force, de la vigueur ; c'est presque toujours un cheval entier qui, comme plus robuste et plus adroit, est placé entre les brancards des grosses charrettes.

A quel âge convient-il de châtrer les chevaux ? — Les chevaux doivent être châtrés jeunes. Dans la circonscription du dépôt d'étalons de Libourne, l'usage de châtrer les poulains à l'âge d'un an à dix-huit mois commence à se répandre, et les éleveurs qui le suivent s'en trouvent bien. — Il faut surtout châtrer de bonne

heure les poulains qui ont le train antérieur très développé, comme les andaloux, les normands. On s'ac-
corde généralement à considérer la castration tardive
des poulains en Normandie comme une des causes qui
nuisent à l'élevage des chevaux dans cette province ; les
mâles y restent jusqu'à quatre ou cinq ans, époque de
la vente ; « aussi leur encolure, dit M. Houel, prend-elle
» un développement difforme ; leurs fesses s'amincis-
» sent, leur tête grossit et perd sa grâce et sa légè-
» reté. »

Précautions à prendre pour la castration. — Il faut
choisir une température modérée, c'est-à-dire le printemps ou l'automne. L'animal doit être préparé à l'o-
pération par quelques jours de barbottage et de nourriture à la paille. S'il est ardent et sanguin, il sera bon
de pratiquer sur lui une saignée. Il doit être entièrement à jeûn le jour de l'opération.

Manière de procéder à l'opération. — On compte plusieurs méthodes de castration : la castration par la
compression du cordon testiculaire au moyen d'instruments appelés *casseaux*, la castration par la ligature,
la castration par raclement, par arrachement, etc., etc.
Toutes ces dernières méthodes étant plus ou moins
dangereuses et barbares, et du reste presque partout
abandonnées, nous n'en parlerons pas ; nous ne nous
occuperons que de la plus usitée : la castration par les
casseaux. — Cette opération elle-même peut se faire de
deux manières, à *testicules découverts* ou à *testicules couverts* ; mais le second de ces deux procédés, le procédé
à testicules couverts, demandant une main des plus habiles et des plus exercées et présentant de graves dan-

gers, nous nous contenterons d'indiquer le premier, comme étant le plus sûr et le plus facile.

Castration par les casseaux à testicules découverts. — Les instruments nécessaires à cette opération sont un bistouri à tranchant convexe, des casseaux munis de leurs ficelles et une paire de pinces pour rapprocher les deux bouts des casseaux lorsqu'ils sont placés sur le cordon.

Les casseaux sont destinés à aplatir et à comprimer les cordons testiculaires. Pour faire un casseau, on prend un morceau de sureau sec ou de bois sans nœuds ayant 3 centimètres de diamètre et environ 14 à 16 centimères de longueur. On le dépouille de son écorce, on l'entoure d'une coche à environ 2 centimètres de chaque extrémité, puis on le fend en deux parties d'égale dimension, et on coupe la partie aplatie en talus, à partir de la coche jusqu'au bout, de manière à pouvoir ouvrir le casseau en V. Cela fait, on applique les deux branches l'une contre l'autre, on les maintient au moyen de deux tours faits sur une des coches avec une bonne ficelle que l'on fixe à droit nœud; une autre ficelle, longue de 41 centimètres environ, est préparée pour serrer et maintenir rapprochés les deux autres bouts du casseau lorsqu'il est mis en place. — Les pinces à castration peuvent être des tenailles à forges dont le mors est élargi et contourné en gouttière. — Il est utile qu'elles soient faites ainsi.

Quand tout est préparé pour l'opération, on abat l'animal sur un bon lit de paille, en ayant soin de le faire tomber sur le côté gauche; on désentrave le membre supérieur droit qui se trouve en dessus, et au moyen d'une plate-longe que l'on fixe dans le paturon de ce membre, et que l'on passe ensuite pardessus l'encolure pour la ramener de nouveau dans le paturon , on porte ce membre fortement en avant, de manière à bien mettre à découvert les parties sur lesquelles on doit agir. L'animal étant bien disposé et solidement maintenu, l'opérateur se place vis-à-vis de la croupe, avec son aide à sa droite ; il met son bistouri entre les dents, le tranchant en avant, la pointe à gauche ; puis avec les deux mains , il s'empare du testicule gauche qui se trouve en dessous, le fait glisser jusqu'au fond des bourses, et le place entre le pouce et le premier doigt de la main gauche, le cordon bien à plat et les enveloppes bien tendues ; alors il prend son bistouri avec la main droite, et incise longuement d'un seul coup toutes les enveloppes d'avant en arrière sur le milieu de la grande courbure du testicule dont il suit la direction. Cette incision fait sortir le testicule de sa gaîne, et il est mis à nu ; en ce moment l'opérateur place de nouveau son bistouri entre les dents, toujours la pointe à gauche, saisit le testicule à poignée, pendant qu'avec la main gauche il remonte les enveloppes aussi haut que possible, afin de dégager une bonne étendue du cordon. Puis l'aide profite d'un moment favorable pour mettre le casseau sur le cordon, les branches ouvertes placées en arrière , et l'instrument étant éloigné autant que possible du testicule pour éviter de le comprimer; cela fait, l'opérateur prend le casseau ouvert, le serre un peu et avec la main gauche étale le cordon à plat; il s'assure que le casseau est convenablement placé, et de la main droite il détache le testicule avec le bistouri, en commandant à son aide de rapprocher les deux bouts du casseau au moyen de la pince dont nous avons parlé, et en fixant lui-même l'instrument par deux tours de ficelle qu'il passe dans la coche et qu'il attache par un nœud droit ; cette ficelle a été préalablement placée sur le casseau par l'aide.

On procède à l'enlèvement du testicule droit de la même manière. Ici on a plus de peine, le testicule étant toujours fortement remonté près du ventre ; on le saisit plus difficilement et on est obligé de détourner fortement l'attention de l'animal en lui piquant le nez avec une épingle.

Tout cela au reste doit se faire rapidement. Puis on relève l'animal, on le bouchonne, on lui tire au besoin quelques livres de sang, on le couvre, on le fait promener au pas pendant une heure si le temps n'est pas froid ni pluvieux, et on le rentre à l'écurie où on l'attache à deux longes. Le cheval éprouve souvent des coliques pendant les pemières heures qui suivent l'opération, il piétine, se tourmente, cherche à mordre les casseaux, ou à les arracher ; il faut le faire surveiller et l'attacher très court. Le premier jour il faut le mettre à la diète et les jours suivants lui donner seulement un peu de barbottage et de la paille. Jusqu'à la guérison complète, l'exercice pendant deux ou trois heures par jour, si le temps est beau, est utile.

Ordinairement, on enlève les casseaux quarante-huit heures après l'opération. Pour cela, on met un tors-nez à l'animal, on lui fait porter un pied de derrière en avant, avec une plate-longe ; et avec un bistouri ou une feuille de sauge on coupe la ficelle qui fixe les branches de l'instrument en arrière, puis on écarte ces branches et les casseaux tombent d'eux-mêmes

La plaie n'exige aucun soin après l'enlèvement des casseaux. On peut cependant lotionner avec de la décoction de mauve, laver les parties avec de l'eau tiède vinaigrée qu'on lance sur elles avec une seringue, faire des onctions avec de la graisse de porc. On doit surtout tenir l'animal proprement, ne pas le laisser coucher sur du fumier. Il est des gens qui, après l'opération, font passer le cheval à l'eau froide tous les jours. Cette méthode empêche la suppuration de se développer, et amène une foule d'accidents et très souvent la mort.

Il peut se produire des accidents après la castration. Nous en parlerons à la deuxième partie de cet ouvrage.

Amputation de la queue. — On la pratique de différentes façons. Il y a deux manières généralement usitées. Faire la queue *en brosse* ou la faire *en balai* : pour la queue en balai, on se borne à raccourcir le tronçon, suivant que l'animal a cette partie plus ou moins longue, et en laissant les crins dans leur état naturel. Si l'on veut au contraire un cheval courte queue, on la coupe à 3 décimètres environ de l'anus et on taille les crins de façon qu'ils forment une espèce d'éventail.

Voici comment l'amputation s'effectue : On tond les crins autour de la queue dans une longueur d'un travers de doigt et on relève ceux qui doivent rester au tronçon. L'animal étant assujetti par la plate-longe ou par des entraves que l'on passe aux pieds de derrière et que l'on maintient au moyen d'un lacet fixé à l'encolure, un aide saisit la moitié des crins du bout de la queue et la tend en arrière dans la direction de la colonne vertébrale ; l'opérateur s'arme de la *cisaille* ou *coupe-queue*, propre à cette opération, et tenant d'une main la branche où est l'échancrure dans laquelle il

place l'endroit tondu, de l'autre main il approche fortement le tranchant sur la queue, qu'il ampute d'un seul
coup. — Cette opération, qui porte sur les os de la
queue, n'a pas de gravité ; elle produit une hémorrhagie qu'on arrête facilement avec un fer rouge dont on
porte le bout sur l'orifice des vaisseaux qui fournissent
le sang. — Elle est utile aux jeunes chevaux comme dé-
rivatif pour les maladies des yeux. — Ajoutons cependant qu'elle a ses inconvénients. Les animaux ainsi am-
putés se défendent moins bien contre les insectes ; ils
sont tourmentés par des mouches et maigrissent.

La plaie qui résulte de l'opération se cicatrise souvent sans suppuration. S'il y en a, il suffit de nettoyer
la plaie avec de l'eau tiède. S'il se fait une exfoliation de
l'os, il faut laisser au temps le soin de la détacher.

Queue à l'anglaise. — C'est la queue relevée, portée
en trompe. Cette queue est dite à l'anglaise parce que ce
sont les marchands de chevaux anglais qui les premiers
ont pratiqué l'opération dont il s'agit pour donner à de
mauvais chevaux une tournure plus élégante et l'apparence d'une vigueur qu'ils n'avaient pas. — Pour faire
la queue à l'anglaise, il faut pratiquer à la face inférieure de la queue, et à quelque distance de l'anus, plusieurs incisions d'un côté à l'autre, en intéressant dans
l'étendue de ces incisions, les deux muscles abaisseurs
de la queue. — Cette opération est grave, elle est très
douloureuse et peut entraîner la gangrène et la mort.
On doit s'en abstenir.

Amputation des oreilles. — Aux chevaux *oreillards,*
c'est-à-dire ayant les oreilles grandes et pendantes, on
enlève quelquefois entre les deux oreilles une portion
de peau taillée en *côte de melon,* dirigée d'avant en ar-

rière ; puis on rapproche les deux lèvres de cette plaie au moyen d'une suture, et cela pour que l'animal tienne les deux oreilles droites. Au moyen de cette opération, en effet, les oreilles peuvent se tenir rapprochées et dressées quelque temps, mais leur poids, en agissant sur la peau, ne tarde pas à la faire allonger, et elles redeviennent bientôt pendantes.

Tondage des chevaux. — Les chevaux tondus s'échauffent plus difficilement, ils transpirent moins et s'ils sont mouillés il est facile de les sécher ; mais ils sont exposés à l'action des changements de température, aux intempéries de l'air. Pour qu'il soit avantageux, il faut le pratiquer à propos, au mois de novembre ou d'octobre, pour que le poil ait en partie repoussé avant le froid ; on doit bien préserver, dans les premiers temps, l'animal de la pluie froide, du vent du nord. — Le tondage ne doit guère être pratiqué sur les chevaux à poil fin, à peau mince, sensible ; il doit l'être peu dans les pays de montagnes où le temps est variable, où les nuits sont froides et les jours chauds ; mais il est utile, salutaire, dans les contrées où le temps est plus fixe ; il l'est notamment pour les animaux au poil long, épais ; pour ceux qui sont lourds, gras ; il est indispensable pour les chevaux lymphatiques, mous, qui suent facilement. On en voit qui, après une course de quelques kilomètres sont échauffés et incapables de servir à moins qu'on ne les tonde. Le tondage enfin convient mieux aux chevaux qui se fatiguent sans cesse, soit en traînant de lourds fardeaux, soit en marchant rapidement, qu'à ceux dont le travail est pénible, mais interrompu, qui sont tantôt calmes, tranquilles, tantôt en sueur, qui passent des fatigues au repos.

Il est un tondage partiel qui n'a jamais d'inconvénient ; c'est celui des parties du corps sur lesquelles appuient les barnais. Il est utile et il empêche des compressions, il prévient des blessures, des cors sur ces parties.

CHAPITRE DEUXIÈME.

L'Ane, le Mulet, le Bardot.

1. L'ANE.

L'âne ou *baudet*, qu'on appelle aussi dans les campagnes *grison, roussin*, a beaucoup de rapports avec le cheval, quoique de notables différences en fassent une espèce à part. Ce que nous avons dit du cheval s'applique donc aussi à l'âne, sauf quelques particularités que nous allons faire connaître.

L'âne est originaire de l'Asie ; aussi devient-il d'autant plus vigoureux que le pays est plus chaud. On en trouve très peu en Angleterre, en Suède, en Hollande, en Pologne ; et beaucoup au contraire en Perse, en Espagne, en Italie. Quoique notre climat soit tempéré, l'espèce asine prospère pourtant en France, mais son éducation y est beaucoup trop négligée.

« Pourquoi donc tant de mépris pour cet animal si » bon, si patient, si sobre, si utile, se demande Buffon » dans une des pages éloquentes de son ouvrage ; on » donne au cheval de l'éducation, on le soigne, on l'instruit, on l'exerce, tandis que l'âne, abandonné à la » grossièreté du dernier des valets ou à la malice des

» enfants, loin d'acquérir, ne peut que perdre par son
» éducation, et s'il n'avait pas un grand fonds de bonnes
» qualités, il les perdrait par la manière dont on le
» traite; il est le jouet, le plastron des rustres qui le
» conduisent le bâton à la main, qui le frappent, le sur-
» chargent, l'excèdent, sans précautions, sans ménage-
» ments. »

Le fait est que cet animal est naturellement vif, gai,
hardi même à l'état sauvage, et que nous le rendons
mou, paresseux, timide, poltron, têtu, en le nourrissant mal, en le traitant avec rudesse, en le battant sans
raisons et exigeant de lui plus qu'il ne peut faire.

Et cependant, l'utilité de l'âne est grande, soit pour
le commerce, soit pour l'agriculture; il sert principalement comme bête de bât, mais on l'attèle souvent à
la charrue et même à la charrette; il est lent, mais son
allure est douce, ferme, assurée, et il n'y a pas d'animal dont le pied soit plus sûr dans les sentiers les plus
étroits, les plus glissants, sur les bords mêmes des pré-
cipices. Il est dur au travail, très propre à la marche
dans les montagnes; il est en outre d'une grande so-
briété, et n'est pas difficile sur le choix de la nourriture;
il se rassasie indistinctement de ronces, d'orties, de
chardons que dédaignent les autres animaux, quoiqu'il
se montre à l'occasion assez avide de meilleurs aliments
qu'on lui refuse.

Que faudrait-il pour que l'âne nous rendît de meilleurs services encore que ceux qu'il nous rend aujour-
d'hui? Qu'on le traitât un peu moins brutalement et
qu'on le nourrît un peu mieux; qu'on lui donnât à l'é-
poque du sevrage quelques rations de substances fari-

neuses, de racines fraîches, un peu de foin, d'avoine, du son, de l'orge.

Races françaises de baudets. — La France ne compte que deux belles races de baudets : celle de Gascogne et celle du Poitou. — L'âne de Gascogne a une taille de 1 mètre 55 centimètres; son corps est plus mince que celui de l'âne du Poitou; son poil est ras, bai, bai-brun ou noir. — L'âne du Poitou est le plus estimé; cette race, quoique un peu plus petite, laisse peu à désirer; c'est à elle que nous devons nos beaux mulets poitevins. — Le baudet poitevin, qui se rencontre dans son plus grand état de pureté aux environs de Melle, a le corps ample, bien étoffé, les articulations grosses, les poils fins, frisés; son pelage est noir avec des taches blanches au nez, aux yeux, sous le ventre, et à la face interne des membres.

A quel âge doit-il être accouplé, soit avec l'ânesse pour produire des ânes, soit avec la jument pour produire des mulets ou des mules ? — L'âne peut être accouplé vers l'âge de trois ans jusqu'à dix.

De l'âne reproducteur. — L'âne étalon doit être grand, avoir l'encolure longue, la tête haute, les côtes rondes, le poitrail large, le garrot haut, le flanc court, les reins fermes, les membres forts, les jarrets gros, très larges, les tendons écartés des canons, les boulets gros, les pieds grands, les talons écartés, le poil foncé, les soies longues, les oreilles velues. — Ces qualités sont toujours utiles, mais surtout nécessaires, quand on accouple l'âne avec la jument pour obtenir des mulets ou des mules.

De la monte, des soins et des précautions qu'elle réclame, de la gestation des ânesses, etc. — Tout ce que nous avons dit sur la manière dont la monte se fait chez l'espèce chevaline, sur les soins qu'elle réclame, sur les précautions à prendre après la monte, sur la gestation des juments et les soins qu'on doit prendre pendant l'allaitement, s'applique également à l'âne et à l'ânesse. Nous ne ferons ici que deux petites observations. — La première, c'est qu'il convient de faire couvrir les ânesses plus tard que les juments ; c'est quand la monte de celles-ci est terminée qu'on conduit les premières au baudet ; car les ânes qui ont couvert des ânesses sont peut disposés à sauter des juments ; cela du reste se rencontre très bien, car l'âne craint plus le froid que le cheval. « Il faut, dit Buffon, que l'ânon naisse dans un temps chaud. » Or, la gestation durant un an chez l'ânesse, les petits conçus en juin ou juillet naissent pendant les chaleurs de l'année suivante. — La deuxième observation, c'est que l'ânesse étant très ardente ne doit avoir que sept ou huit jours d'intervalle entre l'accouchement et l'accouplement ; affaiblie par sa couche, elle est alors moins en chaleur, elle retient mieux et devient plus aisément pleine.

A quel âge l'âne doit-il être sevré ? — A six mois, comme le cheval.

Quel est l'âge où il faut le châtrer ? — Deux ans et demi. — On le châtre comme le cheval.

De l'âne considéré comme bête de somme ou de tirage. —On recherche pour le tirage les baudets les plus forts, les plus grands. On est moins difficile pour le bât. — Il faut se garder des ânes entiers ou non châtrés. Dans le Poitou, on les tient dans des loges, libres ou attachés avec des chaînes ; on ne les sort guère que pour faire la monte. Ils sont très dangereux, surtout au printemps, où ils entrent comme en fureur.

De l'âne considéré comme monture. — Pour le service de la selle, car on l'y emploie quelquefois, il faut rechercher un baudet au garrot élevé et à l'épine dorsale peu saillante. — Comme ces qualités sont rares, quand on ne les rencontre pas, il faut y suppléer en plaçant la selle en arrière pour que le cavalier sente moins les épaules de l'animal.

Lait de l'ânesse. — Tout le monde sait que la médecine tire parti du lait de l'ânesse comme remède dans les maladies de poitrine. Mais malheureusement on néglige beaucoup le pansage de l'âne et de sa femelle ; or, on a remarqué que le lait des ânesses régulièrement étrillées était le seul qui fût dans ces sortes d'affections véritablement salutaire.

2. LE MULET.

On appelle mulet le produit de l'accouplement de l'âne et de la jument. Il tient du père et de la mère. — Il a la tête grosse, courte, les oreilles beaucoup plus grandes que celles du cheval, l'encolure courte, la crinière peu fournie, le poitrail étroit, le garrot bas, l'épine dorsale saillante, la croupe tranchante, avalée, la queue peu garnie de crins, les extrémités longues, sèches, dépourvues de crins, les jarrets droits, les articulations bien dessinées, le sabot petit, étroit, les quartiers hauts, l'ongle solide, une voix différant du braiement de l'âne comme du hennissement de la cavale.

Le mulet est fort sobre, il est plus vif que son père, il vit longtemps, supporte les intempéries, résiste à tous les climats et aux plus rudes fatigues.

Le mulet passe pour stérile ; mais les exemples de la fécondité de sa femelle, la mule, ne sont pas rares. — Au reste, le mulet, tout infécond qu'il est, est fort lascif et il recherche également la mule, l'ânesse et la jument.

Races françaises de mulets. — Il en existe deux, l'une en Gascogne, l'autre dans le Poitou, comme pour les ânes. Les plus beaux mulets sont ceux du Poitou.

Du mulet comme bête de travail. — Les mulets sont employés soit à traîner de lourds équipages, à porter de pesants bagages, soit au service de la charrue. Cet animal est éminemment utile, surtout dans les pays de montagnes. Sobre comme le chameau, il supporte la faim, la soif, les privations avec courage. Il vit de peu, il a un corps de fer, il triomphe de tous les autres animaux quand il s'agit d'un long travail et n'est presque jamais malade. — On reconnaît un bon mulet à l'ampleur du poitrail, à la largeur des lombes, à la côte ronde, à un flanc court, à des articulations grosses, à des membres vigoureux, à des jarrets longs et à des tendons bien détachés.

De la mule considérée comme monture. — On emploie quelquefois les mulets pour la selle ; mais les mules valent mieux pour ce genre de service. Elles ont le pas plus aisé, les allures plus douces et sont bien moins capricieuses. Il en est qui font dans un jour jusqu'à quarante lieues avec très peu de nourriture et qui recommencent le lendemain. La mule est excellente pour les voyages, pour la chasse. En Espagne on l'attèle de préférence aux plus riches équipages.

Production des mulets et des mules. — Nous avons indiqué au paragraphe précédent, relatif à l'âne, quelles qualités sont nécessaires à l'âne reproducteur ou étalon. Parlons maintenant de la jument *mulassière*, c'est-à-dire la jument propre à produire des mulets ou des mules.

Toutes les juments ne sont pas mulassières. Les fortes cavales de Picardie, du pays de Caux, ne le sont pas. Il en est de même des normandes. — Pourquoi? On l'ignore. Cela tient sans doute à des facultés occultes dont nous n'avons pas le secret. — Les races mulassières sont la flamande et la poitevine; la jument poitevine est celle qui, pour nous servir du terme usité, *emplit le mieux* du baudet et donne les plus beaux mulets; et encore, même dans le Poitou, s'il y a des familles de juments qui sont mulassières depuis un temps immémorial, il en est d'autres qui ne le sont pas du tout.

Pour obtenir des mulets ou des mules, il faut donc une jument flamande ou poitevine; il faut aussi qu'elle ait le pied large, le talon bien sorti, beaucoup de poils au fanon, l'os du canon gros, le jarret large, la cuisse charnue, les flancs relevés, la côte longue, le ventre abattu, il faut, en un mot, une bête forte, massive, si l'on désire un mulet de charette, de charrue, etc. Si l'on désire au contraire un mulet ou bien une mule de selle, la jument doit être fine, plus légère, avoir l'abdomen peu développé, mais les sabots ronds et assez volumineux.

Monte de l'âne et de la jument. — Les ânes font souvent des difficultés, la première fois qu'on leur présente une cavale; il faut les exciter en leur offrant d'abord des ânesses; puis, au moment où ils sont en chaleur, on retire l'ânesse et on met à sa place une jument. — La monte a lieu comme pour l'âne et sa femelle et comme pour le cheval et sa cavale.

Élevage du mulet. — La jument porte le muleton plus longtemps que le poulain ; les soins qu'elle exige quand elle porte le mulet, sont les mêmes que ceux qu'elle réclame quand elle a été accouplée au cheval (Voyez *Gestation de la femelle*).

Le muleton doit être soigné et nourri comme le poulain. Dès sa deuxième année il peut être soumis aux travaux agricoles. Dans le Poitou où on en fait un grand commerce, les mulets et les mules sont entourés de soins bien entendus. Pour les engraisser, on les tient dans des écuries chaudes et sombres, plusieurs ensemble ; on leur y donne du foin, de l'orge, de l'avoine et souvent même du pain.

Sevrage. Castration. — Le mulet est sevré à six mois, et comme il est très ardent, très lascif, il faut le châtrer de bonne heure, dans sa deuxième année. On le châtre comme l'âne et le cheval (Voyez *Castration du cheval*).

Au reste, nous répétons ici ce que nous avons déjà dit dans le paragraphe précédent. Tout ce que nous avons dit pour le cheval s'applique au mulet, sauf les observations qui font l'objet du présent paragraphe.

2. LE BARDOT OU BARDEAU.

Le bardot produit de l'union de l'ânesse et du cheval est plus petit et a l'encolure plus mince que le mulet, son dos est plus tranchant, sa croupe plus pointue, ses oreilles moins grandes. Il est moins bien fait que le mulet et il ne le vaut pas. Il est aussi robuste, mais lourd et paresseux. Il est peu recherché.

Production du bardot. — Pour produire de bons bardots, il faut choisir : 1° un cheval petit, mais trapu, ayant la tête large, carrée, la côte ronde, le corps ample, la tête mince, petite, les membres forts et gros, les pieds ronds, les talons ouverts. — 2° Une ânesse grande, aux hanches écartées, au bassin ample.

Le bardot est très sobre, et il convient aux pays pauvres où les fourrages sont rares et médiocres. On l'élève et on le soigne comme les mulets.

CHAPITRE TROISIÈME.

Le Taureau ou Bœuf, la Vache, etc.

Le taureau est le mâle de la vache ; le bœuf, c'est le taureau châtré. — Le taureau sert principalement à la propagation de l'espèce, et quoiqu'on puisse, comme le bœuf, le soumettre au travail, on est moins sûr de son obéissance et on doit se tenir en garde contre l'usage qu'il peut faire de sa force. La nature a fait cet animal indocile et fier ; dans le temps du *rut* ou chaleur il devient indomptable et souvent furieux. — La vue de la couleur rouge, l'exaspère et l'irrite ; il combat généreusement pour le troupeau, et marche le premier à la tête. Cet animal ne craint ni le chien, ni le loup, ni les hommes. Il est plein de courage et d'intrépidité.

Nous indiquerons ultérieurement quels sont les caractères que doit présenter un taureau destiné à propager l'espèce. Nous dirons également quand le mo ment sera venu, à quel âge les taureaux non destinés à cet usage doivent être châtrés.

1. LES DIFFÉRENTES RACES DE BŒUFS.

Nous ne parlerons pas ici du *yak* ou *bos grunniens*, autrement dit *bœuf du Thibet à queue touffue, vache grognante*, animal gigantesque et farouche que les habitants de l'Asie apprivoisent et emploient comme bête de somme, ni du *bison* ou bœuf américain, ni du *buffle*, si fort et si robuste en même temps que si facile à nourrir, ni enfin du *zébu* ou bœuf des Indes, si intelligent, si docile et si doux. — Nous ne ferons connaître avec détails à nos lecteurs que les races bovines de France et les races étrangères qui se trouvent en Europe.

Races étrangères.

Races de Fribourg. — Pelage souvent pie avec la tête blanche, taille de 1 mètre, 53 centimètres, corps gros, trapu, tête grosse, courte, cornes écartées, encolure forte, poitrail large, fanon grand, croupe élevée, os saillants, peau épaisse. — La vache donne assez de lait, mais d'une qualité médiocre; cependant elle consomme beaucoup. — Les bœufs de Fribourg sont peu propres au travail, et leur viande est de qualité inférieure, dit M. le professeur Grognier dans son ouvrage. — Cette race a été importée en France, mais accoutumés au bon air des montagnes et à l'herbe succulente de la vieille Suisse, les bœufs et les vaches de Fribourg n'ont pas réalisé chez nous les espérances qu'on en avait conçues.

Race de Schwitz. — Taille moyenne, poil foncé, rayé, uve sur le dos, corps long, tête forte, mufle large,

œil vif, oreilles larges, cornes noires, encolure musculeuse, côtes rondes, poitrine ample, épaules charnues.
Cette race est bonne laitière, s'engraisse bien et est apte
au travail.

Races italiennes. — Celle de la Romagne, qui a une
taille élevée, des cornes longues et relevées au bout,
s'engraisse facilement et est bonne laitière. — Celle du
Parmesan qui est remarquable par la longueur de ses
jambes et la finesse de sa peau, a la chair délicate ; les
veaux qu'elle donne sont estimés comme bêtes de boucherie.

Race hollandaise. — Taille élevée, corps long, cylindrique, poil pie, tête mince, cou grêle, cornes fines.
— Les vaches de cette race donnent beaucoup de lait,
mais il n'est pas très bon, elles mangent beaucoup et restent maigres ; quant aux bœufs ils ont peu d'aptitude au
travail. — Cette race a été importée dans le nord et
l'ouest de la France.

Race bavaroise du Glane. — Cette race, la meilleure
de toutes les races de la Bavière, a la robe de couleur
claire, la peau douce, le poil fin, la tête courte, l'encolure large, la queue attachée haut, les membres courts,
le corps ample, le dos droit, large, charnu ; elle pèse
350 kilogrammes environ, la viande en est bonne ; les
bœufs sont propres au travail et les vaches sont laitières.

Race de la Franconie. — Robe rouge-brun, taille élan-
cée, membres grêles, cuisses peu charnues. — Engraissement facile, aptitude au travail, tels sont les mérites
de cette race.

Race hongroise. — Taille élevée, formes arrondies,

extrémités longues. — Bonne seulement pour la boucherie.

Races anglaises. — 1° Race écossaisse, *sans cornes*, u poil noir et long, avec des plaques blanches à la queue et sous le ventre, dos large, poitrine ample, tête forte carrée, se terminant supérieurement en pointe, oreilles larges, velues, bouche large, fesses musculeuses. — Race robuste, s'engraissant bien et dont les vaches sont très bonnes laitières. — 2° La race du Devonshire, *à longues cornes*, au poil rouge foncé, au corps bien fait, aux reins larges, au cou court, aux cornes longues, divergentes, dirigées en avant et en haut, au chanfrein étroit et convexe. — Cette race a toutes les qualités de la précédente, et y joint l'aptitude au travail. — 3° La race de Durham, *à courtes cornes*, et à robe pie noire ou rouge, au poil brillant et à la peau fine. — Race molle, lymphatique, impropre au travail et médiocre laitière, mais célèbre pour sa grande précocité et la facilité de son engraissement.

En terminant cette nomenclature des races bovines étrangères, nous devons faire remarquer que les trois races britanniques dont nous venons de parler croiseraient avec avantage quelques-unes de celles qu'on trouve dans nos campagnes peu fertiles. Nous avons en France, comme nous le verrons tout à l'heure, d'excellentes races pour le travail, nous en avons aussi de bonnes pour la laiterie ; mais nous n'en avons pas qui soient aptes à s'engraisser et précoces comme les trois races anglaises, et surtout comme celle de Durham. Des croisements entre les taureaux de Durham et des races françaises, soit du nord, soit même du midi de notre pays, donneraient, s'il faut en croire les hommes les plus experts, d'excellents résultats.

races françaises.

Race femeline du Doubs. — Corps allongé, membres grêles, tête mince, cornes longues, peau fine et souple. — Les bœufs sont peu propres pour le travail, mais s'engraissent facilement. — Femelles bonnes laitières, dont on fait le commerce avec Lyon et les alentours.

Race bressane. — Vaches bonnes laitières, bœufs s'engraissant rapidement.

Races normandes. — 1° Celle de la vallée d'Auge, à peau épaisse, à la tête courte, au front large, aux cornes courtes et blanches; 2° celle du Cotentin, la meilleure des deux, à la tête allongée, aux cornes minces, à la peau fine. — Les vaches y sont excellentes laitières, les bœufs s'engraissent bien et la chair en est succulente; mais l'entretien de ces bêtes coûte plus qu'elles ne rapportent. Elles consomment beaucoup.

Race flamande. — C'est la race qu'on trouve dans le département du Nord, elle s'appelle aussi race *flandrine*. Tête effilée, encolure grêle, coffre vaste. — Femelles bonnes laitières; une bonne vache de cette race donne de vingt à trente litres de lait par jour, les mâles s'engraissent facilement, mais sont peu aptes au travail.

Race cholette. — Les bœufs cholets surpassent toutes les autres races françaises par leur poids relatif de viande nette, la chair en est très estimée. — On les fait travailler jusqu'à l'âge de sept ou huit ans, et puis on les engraisse. Ils sont bons travailleurs. — Les femelles sont médiocres.

Race morbihanaise. — « Je ne connais, dit M. Isa-
» beau dans son ouvrage sur l'art vétérinaire, ni en
» France, ni en Suisse, ni en Belgique, de race meil-
» leure sous le double rapport du produit et de la so-
» briété. » Pendant l'été, ces vaches cherchent leur
nourriture sur des prés dont on ne fauche pas le regain et sur les landes ; en hiver, on leur donne un peu
de foin, de son, du sarrasin, quelques racines. Elles
donnent, malgré cette modique nourriture, de huit à
dix litres de lait par jour, pendant dix mois, et l'on obtient en moyenne, pendant la lactation, deux kilogrammes de beurre par semaine. — La race morbihanaise
est bonne pour le travail, mais elle engraisse mal.

Race agenaise. — Race forte, sobre, apte au travail
assez bonne laitière et s'engraissant facilement.

Race charolaise. — Race robuste, mais difficile à engraisser et mauvaise laitière.

Races d'Auvergne. — C'est le bœuf auvergnat, qu'on
appelle aussi *rouget*, qui est le vrai type des races bovines de travail. Les exportations des bœufs auvergnats
sont considérables, car la Bourgogne, le Nivernais, le
Bourbonnais, le Berri, le Limousin, la Gascogne, la
Guyenne et le Languedoc, bien que toutes ces provinces
aient des races qui leur sont propres, tirent le bœuf de
travail de l'Auvergne. On compte trois variétés de la
race auvergnate ; celles de *Salers*, du *Mont-d'Or* et du
Cantal. La première est sans contredit la meilleure et la
plus soignée. Les vaches y sont très fécondes et fournissent assez de lait, car on prétend que l'on obtient
dans ce pays deux quintaux de fromage par tête de vache pendant l'été. Dans la race du *Mont-d'Or*, les bœufs
sont robustes, mais le produit des vaches est inférieur à

celui de la race de Salers. — La race du Cantal est la plus petite des trois et la moins productive en lait et en veaux.

Race d'Aubrac (*de l'Aveyron*). — Race précieuse, peut-être supérieure même à celles de Salers, car elle est plus facile à nourrir elle réunit des qualités qui se trouvent bien rarement ensemble, le nerf et l'activité nécessaires pour le travail et une remarquable disposition pour l'engraissement.

Race du Quercy. — Assez bonne laitière, travaillant bien, mais s'engraissant mal.

Race du Limousin. — Race forte, vigoureuse et s'engraissant bien.

Race tourrache du Jura. — Taille petite, corps ramassé, tête courte, cornes divergentes, encolure forte, fanon long, poitrail large, croupe serrée, membres forts. — Assez bonnes laitière, travaillant bien et prenant assez facilement la graisse.

Race de la Camargue. — Demi-sauvage, d'un entretien économique, vaillante au travail, mais peu aisée à dompter, et médiocre sous le rapport du lait et de l'engraissement.

Race nivernoise. — Médiocre sous tous les rapports.

Race du Bourbonnais. — Assez facile à engraisser et produisant une viande de bonne qualité.

Race morvandaise. — Bœufs excellents pour le travail.

Il est encore en France quelques autres races bovines, mais nous avons parlé des principales et des plus renommées.

2. RÈGLES A SUIVRE POUR LE CHOIX DES BŒUFS ET DES VACHES.

Les bêtes bovines servent à l'homme : 1° par le travail des mâles qui, dans un grand nombre de pays, sont employés aux travaux agricoles et au tirage des voitures ; 2° par le lait que fournissent les femelles ; 3° par la nourriture que mâles et femelles nous offrent lorsqu'ils sont engraissés. — Ces animaux ont bien encore d'autres genres d'utilité ; leur graisse sert à faire des chandelles, leurs excréments constituent le meilleur des engrais, mais ces derniers avantages, comme la nourriture que nous donne leur chair, tiennent à la même faculté, la faculté de l'engraissement. — Or, il est bien difficile de trouver une race qui nous présente toutes ces qualités, *lait, travail, engraissement,* réunies à un degré un peu marqué ; le plus souvent, celles chez lesquelles les mâles sont susceptibles d'un bon travail ne fournissent que de mauvais bœufs gras et de pauvres vaches laitières. De même, chez les races dont les femelles donnent beaucoup de lait, les mâles sont peu propres aux différents travaux de la campagne. — Les races les plus complètes en France, celles qui possèdent, mais à des degrés différents, ces dons divers de la nature, ce sont les races agenaise, d'Aubrac et la race tourrache du Jura.

Il faut toujours, dans le choix des animaux, rejeter ceux qui sont mous, faibles, dont la démarche est nonchalante, le pas lent et mal assuré ; ceux qui sont indifférents à ce qui se passe autour d'eux, qui ont la tête plutôt basse que relevée, le regard fixe, l'œil sans expression, enfoncé, le poil terne, long; la peau sèche, adhérente, le tissu cellulaire peu abondant, la respiration irrégulière, fréquente, le flanc agité, ceux qui toussent, qui font entendre des plaintes quand on les presse sur le dos et sous la poitrine, ceux qui ont les membranes muqueuses pâles, la diarrhée, etc.

En général, quand on habite un pays froid, exposé à de fortes variations de température, on doit chercher une race rustique, ayant la peau épaisse, dure, garnie d'une bonne fourrure, pouvant résister aux injures de l'air, faire des travaux pénibles et se contenter d'une nourriture médiocre et quelquefois insuffisante.—Dans les plaines où la température est uniforme et modérée, il faut une race molle, lymphatique, mais sans excès, dont l'accroissement soit rapide et l'engraissement prompt; une race qui puisse être engraissée jeune, eût-elle une constitution un peu faible, car quoiqu'une forte santé soit toujours précieuse, elle est moins nécessaire pour les bêtes des plaines que pour les animaux des pays montagneux.

Il ne faut ajouter aucune importance à la taille, au volume des animaux; on doit rechercher ceux qui font plus de viande, de lait, de travail, avec une quantité donnée d'aliments. Il est souvent bien plus avantageux de nourrir deux bœufs de 300 kilogrammes chacun qu'un de 600 kilogrammes. Les premiers sont moins exigeants sur la qualité des aliments, et peuvent être amenés à l'état de fin gras avec la nourriture qui aurait à peine suffi pour mettre le second dans un état d'embonpoint médiocre.

Des bêtes bovines de travail. —Les bœufs sont moins propres au travail que les chevaux, les mulets, les ânes;

cependant nous les employons dans quelques localités aux charrois, au hâlage et dans beaucoup d'autres, au transport des fumiers, aux labours, etc. Ils sont encore préférables aux chevaux, dans les pays de petite culture, où chaque cultivateur n'aurait pas assez de travail pour occuper un attelage toute l'année, dans les montagnes, pour traîner les tomberaux sur les mauvais chemins, pour labourer les terres en pente, etc.

On doit rechercher dans les animaux destinés au travail les caractères suivants : taille en général moyenne, plutôt petite que grande, corps trapu, court, poitrine ample, dos et reins larges, droits, muscles bien dessinés, membres courts, forts, articulations grosses, jarrets et avant-bras larges ; pieds assez petits, onglons noirs, durs, lisses ; tête courte, grosse, front large, couvert de poil crépu ; cornes grosses, courtes, luisantes ; œil noir, vif, brillant ; oreilles larges, velues, horizontales ; queue attachée haut, raide, grosse à la base ; poil rouge ou noir, lisse, brillant ; peau épaisse, ferme, mais mobile. — Tels sont les caractères que doivent rechercher les fermiers qui achètent des bœufs pour les faire travailler sept ou huit ans et les revendre ensuite ; ces animaux sont en général sobres quand ils ont cette conformation, faciles à nourrir, travaillant bien, mais ils engraissent difficilement et sont peu propres à donner du lait. — Ils réclament peu de soins.

Les meilleurs bœufs de cette espèce sont ceux de la Camargue, ceux du Morvan, ceux d'Auvergne et ceux d'Aubrac.

Pour constater le mérite des animaux, rien de plus sûr que de les essayer. Pour les bêtes de travail, on les met à la charrue, au tombereau, en ayant égard à la nature du sol, à l'état des chemins, à la forme des charrues, à la profondeur des sillons, au poids des voitures, etc.

Vaches laitières. — Le lait est un produit dont les usages sont trop connus pour qu'il soit nécessaire de prouver l'importance d'une race laitière; nous indiquerons seulement les circonsiances dans lesquelles ce liquide forme le principal produit du bétail et doit être la cause déterminante du choix des animaux. Le lait vendu de 15 à 20 centimes le litre est dans ce cas : il paie mieux le fourrage consommé, que le travail, que la viande; dans les contrées où l'on fait des fromages pouvant se conserver et être transportés au loin, on retire facilement du litre de lait 9, 10, et même quelquefois 13, 14 centimes durant toute l'année et sans aucun déplacement, ce qui forme un revenu qui n'est pas très élevé, mais qui est très précieux en ce qu'il est bien assuré; enfin le beurre, dans quelques localités, est le produit le plus important qu'on retire des bêtes à cornes. Dans toutes les circonstances il faut rechercher de préférence une race de bonnes laitières; la prendre, si c'est nécessaire, capable de bien travailler et donner du lait, afin de faire les travaux les moins pénibles de l'agriculture avec des vaches, sauf à tenir un plus grand nombre d'attelages. On doit même rechercher, en ce cas, plutôt la faculté lactifère, que l'aptitude à engraisser; car une bonne laitière peut donner dans une seule année, en laitage, de quoi compenser la supériorité d'une seule vente, même après un engraissement avantageux. — Dans les vaches à-lait, il faut encore avoir égard aux qualités du liquide; si l'on veut en retirer du fromage et du beurre, il doit être de bonne qualité, ne fût-il pas très-abondant : mais près des villes où on le vend en nature, on doit tenir à la quantité ; car la masse des consommateurs ne saurait distinguer des nuances peu sensibles dans la saveur du lait, et elle ne voudrait pas payer plus cher celui qui serait excellent.

Les races où se trouvent les meilleures laitières sont la normande, la flamande, la bressane, la morbihanaise et celle du Jura. Mais la faculté lactifère est plutôt individuelle qu'inhérente à la race ; aussi allons-nous indiquer, d'après M. Guénon, le célèbre agronome dont le nom, dans ces dernières années, a tant retenti dans la presse, à quels signes on peut reconnaître une bonne vache laitière.

Les vaches de toutes conformations peuvent avoir cette faculté ; ce sont souvent les plus mal faites, les plus laides, les plus maigres qui l'ont le mieux ; néanmoins, on doit rechercher de préférence celles qui réunissent au plus haut degré les conditions suivantes : issues de parents de bonnes races et d'un taureau plutôt jeune que vieux ; corps allongé, dos droit, reins larges, encolure effilée, tête mince, front étroit, bouche bien fendue, cornes grêles, luisantes, de couleur claire ; hanches écartées, bassin ample, membres grêles, pis grand, rond, souple, peu charnu, couvert d'une peau douce, moelleuse et d'un duvet fin et serré, quatre mamelons bien développés, égaux, longs. — Dans les vaches bonnes laitières, les veines abdominales (du ventre), *veines lactées*, sont grosses, bien apparentes, plus ou moins tortueuses, quelquefois doubles de chaque côté. — Les poils des animaux ont en général, sur toutes les parties du corps, une direction de haut en bas ;

ils sont fixés par leur extrémité la plus élevée. On voit cependant certaines parties du corps sur lesquelles ils offrent une direction différente ; quelquefois ils se dirigent de bas en haut, d'autrefois d'avant en arrière ou d'arrière en avant. Les parties où ces poils offrent une direction anormale s'appellent *épis*. L'illustre auteur du *Traité sur les vaches laitières*, M. Guénon, a remarqué (et la justesse de sa remarque a été prouvée par de nombreuses expériences) que les épis formés par le contre-poil, à droite et à gauche de la vulve, ont leurs propriétés : « Ils correspondent, dit-il, au sac ou ré
» servoir du lait, placé dans l'intérieur de la bête, et qu
» est toujours dans un rapport admirable avec eux, de
» telle sorte qu'on peut toujours décider, sans risque
» de se tromper, que si l'épi est grand le réservoir du
» lait l'est aussi, et dès lors le produit abondant, que si
» l'épi au contraire est petit le réservoir l'est également
» et partant le produit inférieur. Les épis, ajoute-t-il,
» formés d'un poil court et soyeux, sont les meilleurs ;
» les épis d'un poil court et hérissé sont les plus mau-
» vais, soit parce qu'ils annoncent une trop grande
» fuite de lait, soit parce qu'ils indiquent un lait séreux.
» Les épis doivent être réguliers et symétriques. Les va-
» ches qui ont un défaut de contre-poil dans l'épi,
» quelle qu'en soit la direction, comme du poil descen-
» dant parmi celui qui remonte, annoncent un défaut
» de produit. »

Il faut bien remarquer ici que les épis font connaître la qualité du lait que les vaches sont susceptibles de fournir plutôt que la quantité qu'elles donnent réellement ; car quelle que soit la marque de la vache, la sécrétion des mammelles est subordonnée au travail, la nourriture surtout qu'elle reçoit.

La couleur du pis, comme signe, a aussi son importance ; quand le pis est jaune, c'est la marque d'un lait
riche en beurre ; quand au contraire la peau des mamelles est pâle, blafarde, c'est la marque d'un lait séreux.

Une vache laitière doit être douce, patiente, non
chatouilleuse, caressante et aimant à être caressée. —
Qu'on se méfie surtout de celles dont les formes vigoureuses rivalisent avec celles du taureau. Elles sont stériles en lait.

Quelques vaches donnent beaucoup de lait immédiatement après la mise bas, mais la sécrétion de ce liquide
diminue bientôt après ; il en existe d'autres qui n'en
donnent jamais de très grandes quantités, mais le gardent longtemps ; quelques-unes enfin en ont en abondance, mais il est clair, pauvre en fromage et en beurre.
Le fermier ne saurait trop suivre les conseils que donne
dans son ouvrage M. Perraut de Jotemps, faire des essais tous les huit jours ou tous les quinze jours pour
comparer les races et les individus entre eux et pour
rechercher quels sont ceux dont les produits ont le plus
de valeur relativement au prix d'achat et aux divers
frais d'entretien. M. Perraut de Jotemps a trouvé, lui,
par ses essais qu'une vache peut donner quand elle est
bonne laitière, 115 francs 84 centimes de bénéfice par
an, et que d'autres produisent une perte de 80 fr. 66 c.,
de sorte que la différence possible par an, entre une
bonne et une mauvaise vache à lait, est 196 fr. 50 c.

Bêtes bovines destinées à l'engraissement. — L'engraissement des bœufs et des vaches est une très bonne
industrie là où les pâturages sont très substantiels,
comme par exemple dans la Normandie et le Charoi-

lais. Les bêtes bovines doivent être entretenues principalement pour la viande, le suif et le fumier, dans quelques contrées très fertiles où les fourrages artificiels,
les graines, les grains, le maïs, sont communs et à bas
prix : dans toutes les fermes en plaine où on peut faire
le travail avec les chevaux, si ces localités sont éloignées
des villes. Lorsque ces conditions existent, la faculté de
travailler n'est qu'une faculté très accessoire, mais qui
par les services qu'elle rend dans les cas d'urgence,
paye cependant une partie des fourrages et rend net
le prix qu'on retire du laitage, de la viande, du suif, etc.
Dans ces lieux il faut s'attacher aux races qui engraissent rapidement.

Les races françaises les plus aptes à s'engraisser sont
la normande, la flamande, la bressane, la race tourrache du Jura, l'agenaise et surtout celle d'Aubrac.

En matière d'engraissement, il ne faut pas toujours
rechercher les animaux les plus renommés pour la facilité à prendre de l'embonpoint; ils doivent toujours
être considérés eu égard au pays où on veut les engraisser et à la nourriture qu'on leur destine ; des bœufs
un peu rustiques, longs à s'engraisser, peuvent être
préférables pour un pays de montagnes aux races les
plus renommées. — Il faut toujours donner la préférence, toutes choses égales d'ailleurs, aux bœufs qui
viennent des mauvais pays, à ceux qui ont toujours été
médiocrement nourris, dans des pâturages maigres, et
qui ont travaillé sur des chemins montagneux. Les animaux qui malgré ces conditions défavorables sont en bon
état, s'engraissent toujours très facilement et avec une
nourriture de peu de valeur; tandis que ceux qui ont
été nourris dans un bon pays avec des aliments succu-

lents, qui ont toujours été dans le bien être, sont bien souvent difficiles à engraisser.

On doit rechercher dans les animaux destinés à l'engraissement les caractères suivants : Squelette léger, tête longue, mais avec des lèvres épaisses et une bouche large ; jambes courtes, corps long, dos horizontal, reins larges, fesses peu fendues et garnies de muscles descendant très bas ; encolure basse, épaisse ; queue grosse à la naissance, mince à l'extrémité ; poitrail large ; côtes longues, fortes, arrondies ; front étroit, cornes longues, grêles, de couleur claire ; yeux vifs, caractère doux, féminin ; peau fine et souple, poil brillant. — Tous ces caractères indiquent que les animaux ont les muscles développés, qu'ils profiteront bien de leur nourriture, et que leur chair après l'engraissement sera entrelardée.

On ne doit jamais acheter, pour les engraisser avec des grains, des graines, avec un bon herbage, des bêtes très maigres ; elles consommeraient trop de nourriture avant qu'elles fussent en état d'être abattues. Néanmoins, la maigreur qui ne tient qu'à une mauvaise nourriture ne doit pas être une cause d'exclusion ; dans ce cas elle est le présage d'un engraissement facile, mais il faut s'assurer qu'elle résulte de ce motif. Au reste si on a des fourrages d'une qualité médiocre on peut avec avantage choisir des bêtes maigres ; elles coûtent moins cher.

Quoique la taille ait peu d'importance sous le rapport de la production de la viande, il est ordinairement avantageux de préférer les petits bœufs aux gros en matière d'engraissement, à cause de la facilité qu'on

a de les engraisser avec des herbages, des aliments médiocres.

L'âge le plus favorable pour engraisser les bœufs est
celui de quatre ans environ jusqu'à dix. On dépasse
quelquefois cette limite, on engraisse jusqu'à douze,
quatorze ans, la chair n'est plus aussi bonne et ces animaux prennent difficilement graisse (1).

*Observation générale qui s'applique à toutes les bêtes
bovines quelle que soit leur destination.* — En aucun cas,
il ne faut acheter un bœuf ou une vache qui aurait eu
des pâturages meilleurs que ceux qu'on lui destine, qui
aurait été élevé dans un pays plus plat, plus fertile que
celui où on veut le conduire.

---

(1) Nous croyons devoir faire connaître l'arrêté rendu par M. le
ministre de l'agriculture, en vertu duquel il est distribué annuellement des prix aux propriétaires des animaux reconnus les plus
parfaits de consommation et de graisse parmi ceux qui sont exposés en vente à Poissy, l'avant-dernier jeudi précédant le mardi gras.

Les bœufs présentés au concours sont divisés en trois classes : la
première comprend les animaux âgés de quatre ans au plus, quel
que soit leur poids ; la deuxième ceux de 700 kilogrammes au
moins, poids vivant, quel que soit leur âge ; la troisième ceux de
699 kilogrammes au plus, poids vivant, quel que soit leur âge.

Il est affecté aux animaux de la première classe, quatre prix :
l'un de 1200 fr., l'autre de 1000 fr., le troisième de 800 fr., et le
dernier de 600 fr. — En outre, les bœufs de cette classe, primés
ou non primés, pourront concourir de nouveau dans les deuxième
ou troisième classe, s'ils remplissent les conditions de poids exi-
gées.

Or, les premiers prix de ces dernières classes étant de 1000 fr.
et de 800 fr., un bœuf âgé de quatre ans au plus peut obtenir un
prix de 2,200 fr.! Des médailles d'or et d'argent sont ajoutées aux
prix.

3. SIGNES AUXQUELS ON RECONNAIT L'AGE DES BÊTES BOVINES.

L'âge du bœuf et de la vache se reconnaît aux dents et aux cornes.

Signes fournis par les dents. — Le bœuf et sa femelle ont à la mâchoire inférieure huit dents incisives qui se distinguent en pinces, premières mitoyennes, deuxièmes mitoyennes et coins (Voyez signes de l'âge du cheval).

L'animal en naissant porte de deux à quatre dents; à un mois toutes les incisives de lait sont sorties. — Le casement de ces incisives dites caduques est plus ou moins rapide, mais généralement il est complet à l'âge de 18 ou 20 mois.

A deux ans, les pinces de remplacement ou d'adulte portent; de deux et demi à trois ans, éruption des premières mitoyennes; de trois et demi à quatre ans, sortie des deuxièmes mitoyennes, et de quatre et demi à cinq ans, les coins apparaissent. A cinq ans, la mâchoire inférieure est complète.

A six ans, rasement des pinces d'adulte; à sept, des premières mitoyennes; à huit, des dernières mitoyennes; à neuf, des coins. — Les dents ne forment plus alors que des chicots qui vont en s'écartant de plus en plus les uns des autres. — A partir de cet âge, les signes que les dents fournissent sont peu positifs (rasement signifie usure).

Signes fournis par les cornes. — Les cornes ne peuvent servir à la connaissance de l'âge qu'à dater de trois ans; à cette époque, il se forme un sillon très-profond et l'année suivante un cercle ou anneau qui est la pousse de corne d'un an. Le premier sillon indique donc trois ans et le premier cercle ou anneau quatre ans, le deuxième sillon quatre ans et le deuxième cercle cinq ans, et ainsi de suite. On peut compter à volonté par les sillons ou par les cercles.

4. LOGEMENT DES BÊTES BOVINES. — ÉTABLES.

On appelle *bouveries* les étables du bœuf; on leur donne le nom de *vacheries* quand elles sont destinées à loger des vaches.

Sur la nécessité d'entretenir la propreté, d'écarter l'humidité, sur les planchers, les ouvertures des étables, voyez ce que nous avons dit au mot *logement des bestiaux* (1re section de cette 1re partie) et à l'article *logement des chevaux* (2e partie de cette première section). — Toutefois, les étables doivent être l'objet de soins particuliers qu'il nous faut indiquer ici.

En général, un air pur, fût-il froid, est favorable aux animaux de l'espèce bovine. Ils peuvent sans que leur santé en souffre être exposés aux plus basses températures que nous ayons en France. Il y a dans le Charollais, en Provence, en Normandie, des bœufs, des vaches qui passent l'hiver dans des pâturages. Ces animaux mangent même davantage, ils sont plus robustes sous l'influence d'un léger froid que lorsqu'on les tient d'habitude dans un lieu chaud. Dès lors les *bœufs de travail*, les jeunes taureaux qu'on élève réclament un local dont l'air se renouvelle sans cesse. Pour ceux-là, il serait à désirer qu'on ouvrit constamment les fenêtres des étables, même en hiver; on ne les fermerait dans cette saison que quand les bêtes arriveraient de leur travail, ayant chaud, pour les ouvrir quand elles seraient entièrement refroidies. On les fermerait encore en été, au milieu du jour, pour écarter les mouches et on les ouvrirait le soir et toute la nuit.

Mais si les animaux de travail demandent des habitations plutôt froides que chaudes, il n'en est pas de même des bêtes de rente, c'est-à-dire des *bêtes à l'engrais* et des *vaches à lait*, qui veulent une atmosphère moins salubre.

En effet, un air chaud et humide favorise l'engraissement, la pratique le prouve tous les jours. Il relâche les tissus, les rend plus facilement perméables aux sucs nutritifs, il facilite facilement l'accroissement du corps en diminuant les déperditions que dans l'état ordinaire l'économie fait par les organes respiratoires. — Quant aux vaches laitières, l'expérience atteste que le lait est plus abondant quand elles habitent une étable chaude et humide, que lorsqu'elles sont dans un local sec où l'air se renouvelle activement.

Mais il faut se garder de confondre un air impur avec une atmosphère chaude. Les bêtes de rente souffriraient d'un air vicié comme les bêtes de travail verraient s'altérer leurs humeurs, détériorer leur constitution, y contracteraient des phtisies pulmonaires. Les étables infectes où les animaux sont entassés pêle-mêle dans la boue, où l'air est fétide, sont nuisibles pour tous. — Au reste, le lait des vaches, s'il y est abondant, y est d'une mauvaise qualité, et le beurre qu'on en retire n'est pas meilleur, et quant aux bêtes à l'engrais elles peuvent bien y acquérir des masses de graisse, mais la viande n'en sera jamais qu'une viande de rebut. — Il faut donc même pour ces sortes de bêtes aérer convenablement les étables, mais moins que pour les autres.

Il faut moins d'espace pour un bœuf ou pour une vache que pour un cheval. Les agronomes accordent en général pour chaque tête de bétail une place de 1 mètre à 1 mètre 32 centimètres de largeur. La longueur de chaque place doit être de 2 mètres 20 centimètres à 2 mètres 60 centimètres pour l'espace occupé par les animaux, 50 à 80 centimètres pour la crèche, et 1 mètre à 1 mètre 50 centimètres pour le passage libre. — Pour une étable double, il faut ajouter en longueur 2 mètres 40 centimètres pour le second rang d'animaux, 80 centimètres pour la crèche et 50 à 60 pour élargir le passage.

Presque toutes les étables en France sont trop basses et n'ont pas assez d'ouvertures, deux causes d'insalubrité. Il faut multiplier les fenêtres, les élargir, établir des ventouses. — Les ventouses sont des tuyaux de grès destinés à vider au dehors l'air intérieur et à attirer l'air extérieur au dedans; quatre ventouses placées à différentes hauteurs peuvent suffire dans une étable de dix à douze bêtes; l'une ayant son ouverture à deux pieds du sol, la deuxième à quatre et les deux autres au plancher.

Des madriers bien joints forment un excellent plancher qu'on incline légèrement, de manière que la fiente et les urines tombent ou coulent dans une rigole placée derrière les animaux; ces excréments composent un engrais précieux.

Il faut autant que possible éviter de placer le grenier au-dessus de l'étable; si on y est forcé, il faut que les plafonds soient recouverts de plâtre ou fermés de planches bien jointes, afin que les exhalaisons excrémen-tielles n'aillent pas imprégner les fourrages et les rendre malsains.

Les mangeoires doivent être basses; le bord supé-rieur ne doit être qu'à 40 ou 45 centimètres du sol. Elles doivent être peu profondes, avoir le fond assez bien joint pour être imperméables même aux liquides et assez rétréci, étroit, pour que les animaux y ramas-sent facilement les aliments mous ou fluides. — Les crèches doivent être autant que possible divisées en compartiments, pour que chaque bête mange sa ration sans être tourmentée par ses voisines, la digestion se fait mieux.

Les crèches ou mangeoires sont, dans quelques pays, séparées des étables par des cloisons percées d'ouver-tures par lesquelles les animaux passent la tête pour manger. La mangeoire est alors formée d'une tablette placée dans un corridor. Des registres sont disposés pour fermer à volonté les ouvertures qui font commu-niquer les crèches avec les étables.

Dans les étables doubles, les mangeoires peuvent être placées au milieu, de manière que chaque rang d'a-nimaux ait la croupe tournée vers le mur correspon-dant. On ménage en ce cas, entre les deux mangeoires, un espace de 2 mètres environ, qui sert de corridor, peut servir d'entrepôt pour les fourrages; ce couloir communique avec les rateliers par des ouvertures qui servent à la distribution de la nourriture.

5. NOURRITURE DES BÊTES BOVINES EN GÉNÉRAL.

Le bœuf, la vache, mangent assez vite; ils prennent

en peu de temps toute la nourriture qui leur est nécessaire, après quoi ils cessent de manger et *ruminent,*
c'est-à-dire font revenir à la bouche les aliments, les
broient une seconde fois et les avalent, de là le nom de
ruminants qu'on leur donne.

On nourrit les bêtes bovines à l'étable, au pâturage,
ou bien on les soumet à un régime mixte.

Nourriture au pâturage. — Nous avons peu de choses
à dire à cet égard. Nous ferons remarquer seulement
que le pâturage du soir et celui du matin sont dangereux, surtout en automne lorsque les jours sont encore
chauds et que les nuits sont déjà froides. Les bêtes ne
doivent aller brouter l'herbe couverte de rosée qu'après
avoir pris à l'étable une ration de nourriture sèche,
et le soir, après le travail, on ne doit les conduire au
pré que lorsqu'elles sont refroidies. Nous ajouterons
qu'il ne faut les mettre à l'herbe que vers le commencement du mois de mai au plus tôt ; les premières herbes
ne leur valent rien, et nous recommandons surtout
qu'on ait soin de ne les faire passer du sec au vert ou
du vert au sec que peu à peu et non pas tout d'un
coup.

On livre les pâturages les plus fertiles aux bêtes à
l'engrais, aux vaches à lait, et les moins succulents aux
bêtes de travail et aux jeunes bœufs qu'on élève. — Le
pâturage dure au printemps et en automne de huit heures
du matin jusqu'au soir et en été de cinq à six heures
du matin jusqu'à la nuit. — Il y a même des pays où
l'usage est de mettre les chevaux dans des pacages clos,
en mai ou en juin, et de les y laisser, même pendant
la nuit, jusqu'à la Toussaint. On va prendre les bœufs
au pacage pour les faire travailler, puis on les y ramène ;

on pratique dans le pacage une fosse pour recevoir de l'eau, et là ces animaux mangent, boivent et se couchent à leur gré.

Nourriture à l'étable. — On nourrit les bêtes à cornes à l'étable avec des fourrages verts ou avec des produits végétaux desséchés ; nous distinguerons leur nourriture en nourriture d'hiver et en celle d'été.

Nourriture d'été. —Les fourrages verts sont plus nutritifs, plus salutaires que le foin et la paille. En faisant usage des fourrages verts on économise les frais de fanage, de conservation des foins, on prévient la perte qui a lieu en feuilles, en graines, pendant la dessication, et on obtient un fumier meilleur, plus abondant, ayant un tiers de plus de valeur que celui que fournissent les pailles et les foins.

C'est en automne qu'il faut penser à la nourriture qui doit être donnée au printemps. A compter de la fin du mois d'août on doit semer de quinze jours en quinze jours en seigle, en orge, en vesces, en trèfle, en colza, en farouche, quelques ares de prairies annuelles. L'usage des fourrages verts doit commencer aussitôt qu'ils peuvent être fauchés quoique les plantes soient très jeunes, encore aqueuses et peu nourrissantes. D'abord il faut administrer l'herbe verte mêlée au foin ou à la paille pour que l'alimentation soit plus substantielle ; puis on cesse l'usage du sec à mesure que l'herbe devient ferme, plus nutritive et que les animaux s'y habituent.

Il faut semer au printemps des millets, des vesces d'été, pour les donner entre les deux coupes du trèfle au moment où la sécheresse nuit à la pousse des prairies vivaces. Le maïs doit tenir aussi une grande place dans la nourriture d'été; il peut former la base de l'entretien du bétail jusqu'au mois d'octobre.

L'administration des plantes vertes exige des précautions; l'herbe échauffée est nuisible. Si les plantes sont vigoureuses, il est bon de les laisser se faner un peu avant de les donner; elles nourrissent ensuite davantage et sont moins sujettes à produire des indigestions.

On peut aussi nourrir les bêtes bovines pendant une partie de l'été avec des feuilles d'arbres. « Les habitants » de la Romagne et du Bolonais, dit le baron Crud, dans » son ouvrage intitulé *Économie théorique et pratique* » *de l'agriculture*, effeuillent pour cet usage non seule- » ment les frênes, les peupliers et les chênes, mais en- » core la totalité des ormeaux qui soutiennent leurs » vignes; et leur bétail de trait trouve dans cette es- » pèce de fourrage une fort bonne nourriture. Ils font » succéder à la feuille d'ormeau celles des vignes, puis » le marc de raisin. ». — Les betteraves peuvent être fort utiles vers la fin de l'été, car on manque souvent à cette époque de fourrages herbacés. Enfin, il est quelques racines, la pomme de terre, la carotte, qui nourrissent mieux en automne qu'au printemps.

La distribution doit être faite par petites rations souvent renouvelées. La distribution par petites parties a l'avantage de prévenir les indigestions, de ne pas laisser perdre la nourriture et d'exciter les bêtes à manger.

En général, on doit donner toutes les vingt-quatre heures de 30 à 50 kilogrammes de plantes vertes ou herbes à une bête, en ajoutant de 4 à 8 kilogrammes de foin ou de 4 à 8 litres de graines ou de grains, selon le travail qu'on exige des animaux.

Nourriture d'hiver. — Il faut en automne cesser le plus tard possible l'usage des plantes vertes, car c'est la nourriture le plus avantageuse ; elles tiennent le ventre libre, rafraîchissent, corrigent les mauvais effets du foin et de la paille et augmentent beaucoup la valeur du fumier. — C'est dans les cultures sarclées, dans les fourrages racines, dans les pailles, les résidus, le foin des praires naturelles, qu'il faut chercher des ressources pour l'hiver.

Le foin de gesses, de vesces, le millet, la paille de lentilles, sont une excellente nourriture pour les bœufs de travail et même pour les vaches laitières; le trèfle, la luzerne, le sainfoin fanés n'ont pas moins d'avantages. Les pailles, surtout celles des plantes légumineuses, sont aussi très bonnes dans la mauvaise saison.

Quant aux racines, aux tubercules, on donne ces fourrages frais par petites rations, et on alterne leur administration avec celle de la nourriture sèche; souvent même il est préférable de mêler les pommes de terre cuites et délayées avec les foins et les pailles hachées.

Enfin, les résidus des féculeries, ceux des sucreries, des distilleries d'eau-de-vie, donnent un bon moyen de nourrir économiquement le bétail en hiver. Ces substances qui reviennent à très bas prix données avec le foin, la paille, ont comme les racines l'avantage de rafraîchir le corps, de relâcher les intestins.

Les grains, les graines, les farines, doivent être réservés pour les bêtes qu'on engraisse, pour les vaches à lait et pour les animaux soumis à des travaux pénibles.

Donnons quelques exemples de ration d'hiver : à Roville les bœufs reçoivent en hiver 10 kilogrammes de foin par jour avec des résidus de distillation à discrétion ; lorsqu'ils n'ont pas de résidus, on leur donne de 8 à 10 kilogrammes de pommes de terre ou de betteraves, outre le foin. — Le baron Crud, éleveur distingué, pense qu'une vache à laquelle on donne des racines doit recevoir au moins avec elles la moitié de sa nourriture en foin sec, ou bien qu'elle doit avoir de la paille à discrétion pour remplir son estomac : cependant il rapporte avoir nourri 160 bêtes à cornes durant quatre mois en donnant à chaque vache par jour avec le plus complet succès pour la santé et le produit en lait, 20,000 grammes de racines de betteraves, et seulement 4,400 grammes de foin.

Il faut faire manger les bêtes au moins deux fois par jour, le matin et le soir.

Boissons. — Voyez ce que nous avons dit à l'article *Boissons des bestiaux en général* et ce qui est relatif aux boissons des chevaux.

On doit régulièrement abreuver les bêtes bovines au moins deux fois par jour, surtout quand on les nourrit au sec.

6. PANSAGE DES BŒUFS ET DES VACHES.

On se sert pour panser ces animaux des instruments employés au pansage du cheval (Voyez *Pansage du cheval*). — Il est bon de les panser tous les jours, d'étriller les diverses parties du corps lorsque la peau est sè che, d'enlever avec le couteau les excréments qui s'attachent à la peau, de passer ensuite sur le corps une éponge mouillée, et puis le bouchon de paille pour sécher l'animal. C'est le matin que cela doit se faire.

Le pansage rend les allures des bœufs plus rapides en assouplissant les articulations; il augmente leur aptitude au travail. Il est de la plus haute importance pour les animaux à l'engrais. M. Mathieu de Dombasle, dont le nom doit faire autorité dans la science agronomique, dit « qu'ils doivent être étrillés et bouchonnés comme » des chevaux, avec au moins autant de soin; que le » pansage, en activant la digestion, est favorable à la » production de la viande. » — Quant aux vaches laitières, le pansage ne diminue en rien, comme on le croit communément, l'abondance du lait; il a, au contraire, l'avantage de le rendre plus sain et plus savoureux. Il faut seulement avoir soin de panser les mamelles avec précaution et d'une main délicate, et essuyer la peau immédiatement après les lavages.

7. HARNAIS DES BÊTES BOVINES.

Les harnais des bêtes bovines servent les uns à attacher les animaux, les autres à les conduire, à les dompter; d'autres enfin à les faire travailler.

Harnais qui sert à attacher. — Pour attacher les bœufs on emploie une chaîne dont l'extrémité libre présente deux branches destinées à embrasser le cou; c'est un collier en fer. La corde qui remplit les fonctions de licou peut être double ou simple : dans le premier cas, on s'en sert comme d'un collier ; dans le second, on la fixe aux cornes de l'animal.

Harnais destinés à dompter, conduire, contenir les taureaux indociles. — Il devient souvent nécessaire, lorsque les bœufs sont indociles, d'user pour les dompter de moyens de répression qu'il ne faut du reste employer qu'avec prudence. M. Bella, directeur de l'institut agronomique de Grignon, a imaginé à cet effet un anneau de fer d'un diamètre un peu plus grand que la largeur du mufle, qui se passe à travers la cloison nasale et qui est attaché aux cornes par une courroie qui le supporte ; une longe fixée à l'anneau sert à conduire l'animal. Ce harnais n'incommode pas les bêtes dans l'état ordinaire ; mais on n'a qu'à secouer un peu fortement la longe pour causer des douleurs plus ou moins vives.

Pour placer cet anneau, on assujettit le taureau ou le bœuf à terre, on perce la cloison du nez avec un instrument pointu en acier qui s'appelle *trocar*, et lorsqu'on a passé la tige métallique dans le nez, on ferme l'anneau en passant la pointe dans un trou que porte sa grosse extrémité.

Harnais qui servent à faire travailler. — On en compte plusieurs, l'aiguillon ou pique-bœuf, le collier et les jougs.

Aiguillon, pique-bœuf. — C'est une longue baguette en bois, portant à son extrémité une pointe en fer très aiguë, dont on se sert pour presser la marche des bêtes. Il ne faut l'employer qu'avec précaution.

Collier. — Le collier de bœuf doit être moulé sur la base de l'encolure et bien rembourré supérieurement.

On doit le faire renversé, c'est-à-dire faire la partie supérieure plus large que l'inférieure.

Jougs. — Il y a plusieurs sortes de jougs. — Le joug simple et les jougs doubles qui s'adaptent soit à la tête, soit en avant du garrot.

Le *joug simple* embrasse la tête d'un animal et présente de chaque côté un crochet, un anneau, où viennent se fixer les traits ou les brancards de la voiture. On fixe ce harnais avec des courroies.

Les jougs doubles s'appliquent à deux animaux à la fois. — Le joug double, qui s'adapte à la tête et embrasse les cornes, présente, sur la face inférieure de chaque côté, un enfoncement lisse qui reçoit le sommet de la tête du bœuf; sur le bord antérieur de chaque enfoncement sont deux rainures qui embrassent les cornes. Ce joug est fixé à la tête des animaux par une large courroie qui passe sur le front et entoure les cornes. Pour prévenir les pressions douloureuses de la courroie, on garnit quelquefois la région frontale des animaux d'un coussin ou d'une tresse de paille. — Pour fixer la voiture à ce joug, on fait un trou à la face supérieure de l'espace qui sépare les deux bêtes. On place dans ce trou une pièce de fer ayant la forme d'un T dont les branches sont relevées en crochets et dirigées, l'une en avant, l'autre en arrière, portant chacune un anneau. Les deux anneaux dépassent la face inférieure du joug et reçoivent la pointe du timon. Au moyen de deux chevilles, on fixe celui-ci, qui s'appuie contre l'anneau antérieur, quand les bœufs tirent, et contre le postérieur, quand ils reculent ou qu'ils retiennent dans les descentes.

Le joug double du garrot, qui appuie en avant de

cette partie du corps et est fixé par une courroie qui embrasse l'encolure, est très peu utile; — il est gênant, fixé trop haut, et blesse le garrot des bêtes.

Lequel, du joug ou du collier, est préférable pour l'attelage? — Le collier, au dire des hommes les plus experts, est beaucoup plus favorable au développement et à l'emploi de la force des animaux. Le bœuf attelé avec un collier tire par les épaules, par le poitrail, il a plus d'aisance dans son allure; les animaux attelés au joug ont, au contraire, les mouvements gênés; ils ne peuvent pas déplacer la tête à volonté et se tenir en équilibre; ils ont la marche moins assurée, plus lente, labourent moins bien, font moins de travail et sont plus tôt fatigués.

8. BŒUFS ET VACHES DESTINÉS AU TRAVAIL.

Nourriture des bêtes de travail. — Ce que nous avons dit précédemment de la nourriture des bêtes bovines en général s'applique aux bêtes de travail comme aux autres, et nous n'avons que peu de choses à ajouter. Nous recommandons particulièrement, pour les animaux qui travaillent, l'herbe, quand elle est bonne, les légumineuses desséchées et l'ajonc haché, pilé : il faut se garder de la paille et du foin long des prés humides qui énervent et affaiblissent. Il est bon, quand les travaux sont pénibles, d'ajouter aux fourrages des rations de grains, de graines concassées et délayées dans l'eau.

Manière de régler le travail. — Nous avons expliqué ce qu'on entend par rumination ; le travail ne doit être entamé que quand les bêtes ont mangé et commencé à ruminer. — Des bêtes bien nourries peuvent, sans inconvénient, travailler de huit à dix heures par jour, et même plus, selon leur force. En hiver, quand les jours sont courts, elles doivent faire leur tâche en une seule attelée qui dure toute la journée, sauf une heure ou deux de repos dans le milieu du jour. En été, elles doivent en faire deux : une le matin et l'autre le soir. La chaleur de l'après-midi doit être évitée avec soin ; la poussière, les insectes, la transpiration excesive, la rareté de l'air épuisent l'économie, altèrent les humeurs et déterminent des maladies. — Il faut régulièrement dételer les ruminants aux mêmes heures.

Peut-on faire travailler les vaches et les bêtes à l'engrais? — On peut les faire travailler, mais modérément; les vaches à lait elles-mêmes peuvent rendre quelques services, mais il ne faut jamais les employer dans les deux mois qui suivent la mise bas.

Combien faut-il de bêtes pour un attelage de bœufs? — « Dans tous les lieux où la terre est légère et surtout » si le labour ne doit pas excéder 16 à 17 centimètres en » profondeur, dit le baron Crud dans son *Économie* » *théorique et pratique de l'agriculture,* deux bêtes suffisent pour mettre la charrue en mouvement et un » homme pour la conduire : un tel attelage laboure fort » bien de 30 à 50 ares en un jour. »

Soins divers. — L'usage de couvrir d'une toile les bœufs et vaches qui labourent est excellent; cette toile les garantit des mouches, de la chaleur, des grands froids et des intempéries de l'air. — Ces animaux sont généralement négligés : ils demandent à être pansés régulièrement. Quand on les a soumis à des travaux fatigants, ou qu'ils ont marché sur des routes dures, il est bon de leur envelopper les onglons dans des linges mouillés avec de l'eau vinaigrée.

Comment faut-il accoupler les bœufs? — Les bœufs destinés à un même travail qu'ils doivent faire ensemble doivent être, autant que possible, de même taille, de même force, de même ardeur, autrement le plus fort, le plus vif porterait tout le poids et s'abattrait en peu de temps, tandis que le plus faible et le plus mou ne ferait rien ou, ne s'employant qu'à demi, éprouverait à peine une légère fatigue.

9. VACHES LAITIÈRES.

Leur logement. — Nous rappelons ici en quelques mots ce que nous avons dit au paragraphe 4 du présent chapitre : les vacheries doivent être plutôt chaudes que fraîches ; l'air doit en être humide, mais pur pourtant et convenablement renouvelé ; elles doivent être tenues, en outre, avec une propreté scrupuleuse : en dehors de ces considérations-là, le lait ne peut jamais être de bonne qualité.

Leur nourriture. — Nous la distinguerons, comme pour les bêtes bovines en général, en celle d'hiver et celle d'été.

Nourriture d'été. — L'herbe verte est encore plus favorable aux vaches à lait qu'aux autres bêtes à cornes : elle augmente la sécrétion du lait. « Ainsi, dit le professeur Magne, dans son *Traité d'hygiène vétérinaire*, 32 ou 33 kilogrammes de trèfle vert, qui fourniraient à peine par la dessiccation 5 à 6 kilogrammes de foin, donnent autant de lait que 12 ou 13 kilogrammes de foin. » — Pendant l'été, on doit avoir pour les laitières du trèfle, de la luzerne, du sainfoin, des gesses, vesces, du maïs, des orties et, s'il est possible, de la patience des jardins, des choux-raves, de la consoude.

Nourriture d'hiver.—Les regains, les menues pailles, les cosses des légumineuses, employées sous formes de soupes, les topinambours, les panais nourrissent parfaitement les vaches. Les grains, les graines sont de bons aliments ; mais donnés secs ils échauffent : il faut donc les donner concassés.

Il est bon de faire, pour l'hiver, des provisions de racines qu'on commence à administrer dès l'automne. On fait hacher et ramollir, avant de les donner, les foins, les pailles ; on les arrose avec des bouillons de betteraraves, de raves ; on les mêle avec des racines cuites et écrasées. Les pommes de terre, par exemple, ainsi préparées, sont très bonnes et peuvent composer la moitié et même les deux tiers de la ration.

Les résidus des sucreries, des féculeries, des laiteries rendent aussi, pendant l'hiver, de grands services ; mais il faut observer que, s'ils activent la production du lait, ils ont l'inconvénient de le rendre clair et aqueux : il en est de même du son de bière qu'on emploie généralement. —Les eaux de vaisselle valent mieux et sont très recherchées par les vaches laitières.

Nous devons faire remarquer particulièrement que les aliments secs, les foins, les pailles sont toujours plus ou moins défavorables aux laitières ; ils les constipent, diminuent la sécrétion des mamelles, et le peu de lait qu'elles donnent, quoiqu'épais est loin d'être de première qualité. Le beurre s'en sépare difficilement et il est blanc, maigre, peu agréable.—Ce sont les fourrages aqueux qui doivent être la base de l'alimentation de ces bêtes ils préviennent l'échauffement et remplacent l'eau qui entre dans la composition du lait. D'après les meilleurs agronomes, les aliments solides ne doivent former que le tiers de la ration ; de sorte qu'une vache qui recevrait l'équivalent de 15 livres de foin devrait en prendre 5 en foin ou en regain et 10 en nourriture délayée.

Certains agriculteurs ajoutent, pendant l'hiver, à la nourriture des vaches laitières, telles ou telles plantes aromatiques réduites en poudre : le thym, la sauge, du cumin des prés, du persil, du céleri, du fenouil, de l'achillée, etc. ; c'est une excellente coutume ; ces plantes ont la vertu de donner au laitage une saveur et un parfum des plus agréables.

Il faut bien se garder surtout des fourrages altérés, des champignons et de certaines plantes âcres comme la renoncule, le colchique, l'ellébore, etc., qui, consommées par les vaches, les rendent stériles en lait.

On ne doit pas se contenter de faire boire ces bêtes deux ou trois fois par jour, il leur faut des boissons à discrétion, surtout quand elles sont nourries au sec. Pour les faire boire, on leur donne des boissons contenant de la farine, du sel. Une vache qui donne par jour jusqu'à quinze, vingt litres de lait doit prendre assez de liquides pour réparer la perte de celui que les mamelles séparent du sang.

Il est indispensable de varier la nourriture des vaches à lait ; les mêmes aliments, donnés tous les jours, fussent-ils excellents, finissent par produire chez elles le dégoût, par diminuer l'appétit, par rendre le lait moins bon et moins abondant.

Faut-il rationner les vaches laitières ? — Il faut, en général, attendre qu'elles refusent la nourriture. « La » preuve qu'elles en ont assez, dit le savant M. Riede-

» sel dans son *Instruction sur les vaches laitières*, résulte
» de ce qu'elles ne veulent plus manger. »

Soins divers que réclament les laitières. — Elles doivent être, comme nous l'avons dit au paragraphe relatif
au pansage, régulièrement étrillées. — Quand elles sont
malades, il faut les soigner et les purger le moins possible, continuer à les traire, lors même que le lait serait
altéré, pour ne pas laisser s'interrompre la sécrétion
mammaire, excepté pourtant dans les maladies produites par une mauvaise nourriture ou par un excès de
travail : dans ces cas-là il faut laisser tarir le lait. —
Quand elles sont atteintes de la phthisie pulmonaire, il
ne faut pas tenter de les guérir : il faut les engraisser,
lorsque le mal est encore peu avancé et les vendre.

Manière de traire les vaches. — *Marcaire.* — On appelle marcaire le vacher spécialement chargé de soigner
et de traire les vaches. — Le marcaire doit être un
homme doux, patient ; il doit s'attirer l'affection des
vaches en leur donnant, de temps en temps, des friandises : du sel, du pain, des racines, mais sans choisir particulièrement le moment de la traite : car il importe de
ne pas habituer ces bêtes à échanger leur lait contre ces
friandises.

Les femelles, du moins celles qui ont beaucoup de
lait, se laissent toujours traire sans difficulté, si elles
ont conçu quelque attachement pour la personne qui
les approche ; la traite les soulage et leur procure même
une sensation agréable. Il faut les traire doucement,
avec précaution, ne pas trop presser les trayons. —
Chaque fois qu'on veut traire, il faut s'approcher de la
bête en la caressant, lui passer délicatement la main
sur la croupe, puis sur le flanc et sur le pis, et presser

les trayons, mollement d'abord, et sans faire couler le lait. Dans les vacheries bien tenues et un peu peuplées, le marcaire a un aide qui s'occupe de ces soins préliminaires qui donnent à la vache l'envie de se faire traire, qui met en état les organes, puis le marcaire arrive et fait couler le lait. — Pour opérer la traite, il s'assied sur une sellette fixée autour de son corps, tient entre sa tête et le flanc de la vache la queue de celle-ci, et a en tre les jambes le vase qui doit recevoir le lait : il a ainsi les deux mains libres et peut prendre deux trayons à la fois.

Faut-il traire les vaches souvent? — Il y a avantage à traire souvent; car plus on excite les mamelles, plus elles sécrètent. M. Guénon recommande de traire trois fois par jour, dans les premiers temps de la mise bas, les vaches qui ont beaucoup de lait : — celles qui en ont peu ne demandent pas plus de deux traites par jour, l'une le matin et l'autre le soir. — Quelques mois après le vêlage, le nombre de traites doit diminuer; deux suffisent pour les bonnes laitières, et il faut se borner à un seule pour les autres. — Au reste, le plus important, c'est que les traites soient régulières, faites toujours aux mêmes heures et qu'elles soient complètes. Quand on laisse séjourner du lait dans le pis, la sécrétion diminue, et beaucoup de bonnes laitières tarissent prématurément, quand on laisse du lait dans leurs mamelles ou qu'on les trait irrégulièrement.

Des vaches à lait qui viennent de perdre leur veau. — Les vaches, dans ce cas, refusent quelquefois de se laisser traire; et presque toutes retiennent leur lait pendant deux ou trois fois vingt-quatre heures. D'ordinaire, pour les contraindre, on leur fixe les membres, on les entrave. Il vaut mieux essayer d'avoir recours d'abor aux friandises, aux caresses. Il est aussi d'autres moyens qui réussissent fréquemment. On approche d'elles un veau auquel on fait prendre seulement deux ou trois gorgées de lait, on leur fait voir un mannequin rempli de paille et couvert d'une peau de veau, la vache croit que c'est son veau et se laisse traire.

Quand on veut faire tarir une laitière, on éloigne graduellement tous les jours les moments de la traite.

10. BÊTES BOVINES A L'ENGRAIS.

On engraisse les bœufs et les vaches de trois manières, ou seulement dans les pâturages, ou seulement dans les étables, ou en suivant un système mixte qui participe des deux premiers.

Engraissement au pâturage. — L'engraissement de *pâture* est pratiqué dans tous les pays où l'on a de riches pâturages : dans la Normandie, dans le Charolais, dans les Provinces rhénanes. Les pâturages où l'on engraisse varient beaucoup : les uns sont bons sans que l'herbe y soit très abondante, les autres sont gras; mais l'herbe en est médiocre; d'autres enfin sont remarquables par la qualité de la nourriture qu'ils fournissent : on appelle ces derniers *délicats.* — Les *herbagers*, c'est-à-dire les engraisseurs de profession tiennent beaucoup à avoir des herbages de diverses qualités : et en effet c'est là une condition du succès de l'engraissement ; il est nécessaire de pouvoir faire passer successivement les animaux des plus mauvais herbages dans les meilleurs. Cette gradation est indispensable pour réussir ; car il importe d'avoir, à mesure que les bêtes deviennent grasses et plus difficiles sur la nourriture, des pâturages capables d'exciter leur appétit. Les herbagers réservent, pour la fin de l'engrais, des enclos dont l'herbe est succulente, afin, comme ils disent, de *faire tourner rapidement les animaux à la graisse.*

On fait, en général, un engraissement d'hiver et un d'été. Le premier commence vers le mois de novembre et se termine en juin ou juillet. Les bestiaux maigres qu'on y soumet commencent à se remettre en broutant l'herbe laissée par les bêtes qui ont été engraissées en été; pendant l'hiver ils souffrent souvent beaucoup, et on se borne à leur jeter quelques bottes de foin seulement, dans le plus rigoureux de la saison. — Ces bœufs sont appelés *bœufs d'hiver* ou *trembleurs.* — On ne donne aucun soin à ces bœufs qu'on enferme entre les haies. Des abris, des hangars, leur seraient pourtant bien utiles. Le deuxième engraissement commence du 15 avril au 15 mai, lorsque l'herbe entre en pleine végétation; c'est ce que l'herbager appelle la seconde remise. Ceux-là restent dans les pâturages, les uns jusqu'au mois d'août, les autres jusqu'en septembre, octobre ou novembre, époques où on les vend.

En Normandie et dans le Charolais, on recherche pour l'engraissement les herbages traversés par des ruisseaux ou pourvus de sources. Si les abreuvoir manquent, on y creuse des mares pour ramasser l'eau de pluie; quand ces mares sont taries, on fait sortir les bœufs trois fois par jour pour boire.

Engraissement à l'étable. — Cette manière d'engraisser, qu'on appelle l'*engrais de pouture* ou *engrais au sec,* était autrefois inconnue. On ne la pratiquait que pour terminer l'engraissement commencé au pâturage. Mais aujourd'hui elle est très répandue.

Cette méthode est usitée dans le pays de Cholet d'où sortent de si beaux bœufs et dans toute la partie du Bas-Poitou appelée *Bocage*. La nourriture qu'on y donne aux bœufs à engraisser se compose de foin choisi, de choux, de raves, de navets longs, de seigle, orge, avoine et vesces coupés en vert, enfin de son et de froment auxquels on ajoute des glands et des châtaignes. Voici comment se règle leur régime. Les animaux font douze repas par jour ; chacun ne se compose que de peu d'aliments. Dès quatre heures du matin on donne un peu de foin, peu après des choux, puis des raves, puis encore du foin, puis des navets, puis de nouveau du foin. Midi est arrivé, les bœufs restent alors quelques heures pour ruminer, puis on recommence à les faire manger, comme le matin, en suivant le même ordre pour la distribution de la nourriture ; seulement, au dernier repas du soir, quelquefois aussi à celui du matin, on substitue au foin de l'avoine, du son, ou du seigle, ou du froment, ou de l'orge, ou même des glands, ou des châtaignes. L'engraissement des bœufs du Bocage et de Cholet dure cinq à six mois.

Les étables où on engraisse les bœufs doivent être chaudes et humides ; l'humidité chaude favorise l'engraissement. La propreté est pourtant nécessaire, le fumier doit être sorti souvent et la litière doit être assez abondante pour que les animaux soient constamment sur un lit sec.

Il importe particulièrement, dans le régime de l'engraissement de pouture, d'améliorer progressivement et même d'augmenter graduellement la nourriture des animaux ; il ne conviendrait pas de les bourrer en commençant ni de les soumettre à l'usage de substances succulentes. Il est souvent utile de commencer par l'herbe tendre des prairies naturelles afin de les purger légèrement. On passe ensuite à des fourrages plus nutritifs, au trèfle, à la luzerne, aux vesces, aux racines; en même temps on donne du regain, du foin de bonne qualité. A la fin de l'engraissement on administre les grains, les graines, les résidus, les tourteaux de graine de lin, de chenevis, de colza, etc. — Les grains doivent être donnés mêlés à des fourrages hachés ou réduits en farine; c'est sous cette dernière forme qu'ils empâtent le plus, c'est-à-dire qu'ils engraissent le plus rapidement.—De tous les grains l'orge est celui qui vaut le mieux.—Nous recommandons particulièrement les racines, mais surtout la betterave: « Je » puis affirmer, dit le baron Crud, à cet égard, qu'entre les racines que nous cultivons pour la nourriture » du bétail, c'est la betterave qui contribue le plus à » l'engraissement; j'en ai fait moi-même l'expérience. »

Nous devons répéter ici ce que nous avons dit pour les vaches laitières; comme elles, les bêtes à l'engrais réclament une nourriture variée, composée d'un grand nombre de substances diverses qui préviennent la satiété, excitent l'appétit, favorisent la digestion et donnent une viande ferme et sapide.

Faut-il rationner les bêtes à l'engrais?—Il faut les faire manger à discrétion comme les vaches laitières; il faut même leur distribuer les aliments de manière à les engager à en prendre le plus possible. Dans le Limousin, on offre la nourriture poignée par poignée, et on excite par des chants l'appétit des bêtes. « Le chanteur s'arrête-t-il, » dit le professeur Grognier dans un de ses ouvrages, » l'animal cesse de manger, et il recommence avec les

» chants. » — « Les engraisseurs qui réussissent le
» mieux, dit le même professeur, sont ceux qui donnent
» avec le plus d'intelligence la plus grande quantité de
» nourriture, tels sont les engraisseurs de Bresse qui
» distribuent journellement à leurs bœufs d'engrais 30
» à 40 livres de fourrage sec avec 20 livres de betteraves
» ou de pommes de terre cuites et 20 livres de farine
» mélangée avec du son ; l'engraissement dure à peine
» trois mois. »

Voici au reste un exemple de rations que nous avons
puisé dans la *Maison rustique du XIXᵉ siècle* :

	Au commencement de l'engraissement.	Au milieu.	A la fin.
Betteraves et pommes de terre,	15 kil.	23 kil.	10 kil.
Regain,	8	8	10
Grain moulu,	3	5	8
Paille,	3	3	3

Les bœufs engraissés à l'étable doivent avoir de l'eau
à discrétion. Il ne faut pas négliger pour eux le pansage et les bains.

Engraissement mixte. — C'est le plus répandu. On
le pratique de deux manières : tantôt on met successivement en usage les deux systèmes précédents ; on commence au pâturage et on termine à la bouverie ; d'autres fois on fait marcher de front les deux méthodes, les
bœufs vont brouter dans la journée et ils mangent au
ratelier le soir, le matin et quelquefois à midi.

Sur les montagnes du Doubs, dans la Franche-Comté,
on engraisse les bœufs moitié au pâturage, moitié sous
les hangars. Au printemps les bœufs reçoivent, outre
l'herbe qu'ils mangent dans les prés, une ration de foin

le matin, et pendant le jour deux ou trois autres distributions de son ou d'avoine. Ces distributions sont faites dans les hangars placés au milieu des pâturages. Au mois de septembre, quinze jours avant la vente des animaux, on cesse complètement le pâturage et on nourrit très abondamment au râtelier.

Dans le Limousin, on place les bœufs au mois d'août dans les regains où ils mangent la seconde herbe. Ils restent jour et nuit dans les pacages jusqu'au 1er novembre. Alors on les fait rentrer à l'étable où on leur donne d'abord des raves, puis, le second mois, de la farine de seigle et de sarrasin délayée dans de l'eau et du foin sec. — Le principe d'engraissement des Limousins est qu'il convient de commencer par des substances rafraîchissantes et relâchantes, par des fourrages verts qui donnent plus de chair que de graisse, et de finir par des fourrages secs et farineux qui donnent plus de graisse que de chair.

De la farine d'orge, d'avoine, de seigle et du sel. — La farine et le sel ont de grandes propriétés; l'une et l'autre sont utiles pour engraisser. — La farine est donnée seule, délayée dans de l'eau ou répandue sur les fourrages; on en saupoudre les foins, les pailles; les Limousins administrent l'eau blanche entre les quatre repas de foin. — A la fin de l'engraissement, on la donne seule à lécher; à cet effet, on la place un peu humectée dans un baquet où les bœufs vont la prendre.

Quant au sel, il peut aussi être administré en nature ou dissous dans l'eau, seul ou mêlé à d'autres substances. Dans le Limousin, on suspend à la crèche des poches qui en sont pleines et que les bœufs lèchent à voᵣonté. Autant que possible on doit chercher à l'incorporer à la nourriture ; en saupoudrer le foin, le dissoudre dans l'eau qu'on emploie pour faire des soupes, pour ramollir les foins, pour faire des pâtes et le mettre en petites quantités, pour rendre les fourrages aussi semblables que possible à l'herbe des prés salés.

L'exercice est-il favorable ou contraire à l'engraissement ? — Les auteurs ne sont pas d'accord à cet égard ; les uns condamnent l'exercice, les autres le recommandent ; nous pensons qu'il faut prendre un juste milieu entre ces deux extrêmes. Telle est l'opinion du professeur Magne : « Le repos absolu, dit-il, est peu favo-
» rable au début de l'opération ; il rend les bœufs faibles,
» lymphatiques, il est surtout nuisible aux animaux ro-
» bustes, habitués à travailler ; il est bon alors de faire
» labourer les bêtes pendant une heure, ou tout au
» moins de les faire sortir et de les promener quelques
» instants au grand air. La chair des animaux n'en sera
» que plus savoureuse, plus délicate ; ils mangeront
» davantage et digèreront mieux. Mais dans les derniers
» temps de l'engraissement le repos le plus complet est
» nécessaire. »

Doit-on saigner les bêtes à l'engrais ? — Les saignées sont parfois utiles. Ce qui prouve qu'elles sont loin d'être nuisibles, c'est que partout elles sont pratiquées ; les Normands font tirer un peu de sang aux bêtes maigres qu'ils achètent afin de les rafraîchir, disent-ils, et de les mieux disposer à prendre l'herbe. Les Limousins, quand ils rentrent les bœufs des pâturages pour les soumettre à l'engrais de pouture saignent à la jugu-

faire ceux qui ont le moins profité, et ils s'en trouvent bien.

Au reste, il ne faut pas user souvent de la saignée; elle est indispensable toutes les fois qu'il y a pléthore, quand l'œil est vif, brillant, les membranes muqueuses rouges; elle prévient alors les coups de sang si promptement mortels sur les animaux gras.

11. DU TAUREAU ÉTALON ET DE SA FEMELLE.

Le taureau étalon et sa femelle doivent présenter des caractères différents, selon qu'on veut faire produire des bêtes propres à l'engrais, ayant des qualités lactifères, ou bien des bêtes de travail.

Choix des reproducteurs pour créer des bêtes propres à l'engrais et à la production du lait. — Le taureau étalon de cette espèce doit, autant que possible, appartenir à une race dont les femelles soient bonnes laitières, car c'est une chose digne de remarque que les facultés lactifères se transmettent encore plus par les mâles que par les femelles; il doit avoir le corps bien proportionné, le tronc cylindrique, c'est-à-dire à poitrine ample, à ventre peu développé, les membres un peu courts et bien plantés, la peau fine, souple, le poil lisse, brillant, formant entre les cuisses un épi symétrique, étendu, régulier (cela est important; les épis qui font reconnaître les vaches bonnes laitières, et dont nous avons parlé au paragraphe 2 ci-dessus, *Règles à suivre pour le choix des bœufs et des vaches*, existent également dans les mâles et ont la même valeur que dans les femelles; seulement, dit M. Guénon, ils sont plus resserrés), les côtes longues, arrondies, les épaules charnues et écartées l'une de l'autre, l'épine dorsale peu saillante, horizontale, le dos large, le flanc court, l'encolure grosse, musculeuse, la tête légère, les cornes de couleur claire, transparentes, plutôt petites que grandes; les yeux moyens, mais vifs, brillants, les oreilles petites, le mufle frais, humide, les lèvres grosses, la bouche large, les jambes et les avant-bras épais, les articulations fortes, les canons grêles, courts. — Quant à la vache, elle doit avoir la conformation des bonnes laitières (voyez la description par nous donnée d'une bonne laitière, au paragraphe 2 ci-dessus cité).

A quel âge peut-on accoupler les reproducteurs de cette espèce? — On peut employer les taureaux dès l'âge de quatorze à quinze mois. La vache ne peut être employée qu'un peu plus tard, de deux à trois ans; on a remarqué que les vaches, les bœufs provenant de jeunes taureaux et de vaches plus âgées et plus développées étaient remarquables pour la rapidité de la croissance, la facilité de l'engraissement et l'abondance du lait. M. Vandergoës a créé le plus beau troupeau de vaches laitières de la Hollande en suivant ce système.

Choix des reproducteurs pour créer des bêtes de travail? — Le taureau étalon propre à produire des bêtes de travail doit avoir la peau forte, élastique, les oreilles grandes; le fanon pendant, ondulé; le front couvert de poils frisés, un tempérament sanguin. (Voyez au reste ce que nous avons dit au paragraphe 2 sur les caractères que doit offrir une bête de travail.) Quant à la femelle, il n'est pas indispensable qu'elle soit bonne laitière.

A quelle âge peut-on accoupler les reproducteurs de

cette espèce? — Le taureau doit être âgé de deux ans et demi à trois ans. On peut l'employer jusqu'à cinq; la vache doit être âgée de quatre à sept ans.

Quels sont les défauts qu'il faut éviter chez les reproducteurs? — Nous n'avons pas besoin de dire qu'il faut éviter avant tout une mauvaise santé. (Voyez, au reste, ce que nous avons dit à cet égard pour les reproducteurs de l'espèce chevaline.) Nous ajouterons particulièrement qu'il faut s'abstenir d'employer des reproducteurs atteints de la pommelière, cette maladie qui sévit particulièrement sur les vaches ; car il a été constaté par de nombreuses expériences qu'elle est héréditaire.

Comment faut-il traiter, nourrir les reproducteurs? — Le taureau doit être traité avec douceur, il devient alors moins méchant et même s'apprivoise tout-à-fait. — Il faut le nourrir ainsi que sa femelle en hiver, avec du foin et des racines et en été avec des plantes vertes. Il est bon de lui donner tous les matins, avant le repas, une petite poignée de sel.

Quand le taureau est parvenu à l'âge de trente mois, il faut commencer à le faire travailler. « Les mâles re-» producteurs, dit M. Bella, ont besoin d'exercice pour » conserver la faculté prolifique et engendrer des des-» cendants robustes. Il est nécessaire qu'ils soient dres-» sés au collier, au trait, pour ne pas tomber dans l'o-» bésité, pour ne pas devenir dangereux ; mais il faut un » travail modéré et éviter de les atteler au limon et de » les charger à dos avant l'âge de quatre à cinq ans afin » de ne pas déprimer la colonne vertébrale, la défor-» mer et les rendre impropres à la reproduction, car » ils transmettraient ce défaut à leurs descendants. »

Quels sont les signes de la chaleur ou rut dans les taureaux ou les vaches? — Ces signes sont les mêmes qui indiquent la chaleur des chevaux et juments (Voyez *Cheval*).

Monte. — De même que pour le cheval, il y a trois manières de faire couvrir les vaches : la monte en main, la monte en liberté et la monte mixte. — La monte mixte, c'est-à-dire la monte en liberté dans un enclos (voyez *Monte du cheval*) est le procédé le meilleur; il assure mieux le succès, ménage les mâles et facilite les appareillements. Il faut s'en servir surtout quand on a un taureau précieux.

Nous devons faire observer ici que la chaleur de la vache dure souvent moins de vingt-quatre heures et ne revient d'ordinaire que toutes les trois semaines. — Il faut donc guetter le moment favorable à la saillie, et ne pas le laisser passer.

Quelles sont les époques les meilleures pour la monte? — Cela dépend des spéculations et de l'état des animaux. — Si le lait est le principal produit de la vache, il faut la faire couvrir de manière qu'elle mette bas au moment où ce liquide a le plus de valeur. Si le lait a peu de valeur, que les veaux gras forment le principal revenu des vaches, celles-ci doivent être couvertes de manière à mettre bas au moment où l'on a le plus d'aliments pour les nourrir et pour engraisser leurs produits. Le propriétaire qui a plusieurs vaches doit faire en sorte qu'elles vêlent à deux mois d'intervalle les unes des autres; alors le veau qui vient au monde peut céder pendant quelques semaines une partie du lait maternel à un autre veau né avant lui, et il peut à son tour profiter du lait des autres vaches.

Quelquefois c'est pendant l'hiver que le lait et les veaux se vendent le mieux ; il faut en ce cas faire provision de fourrages , racines, et faire couvrir les vaches au commencement du printemps.

Combien de fois faut-il faire couvrir la vache ? — Deux fois; la deuxième est habituellement la plus sûre pour la fécondation.

Combien de vaches peut couvrir un taureau ?—Un taureau couvre de soixante à cent vaches dans un printemps; il ne doit saillir qu'une fois par jour avant l'âge de trois ans.

Faut-il faire couvrir les vaches tous les ans ?—Quand on destine les veaux à la boucherie, il est incontestable qu'il y a avantage à en obtenir un tous les ans. Il n'en est pas de même quand on veut en obtenir de beaux produits. Les vaches qui ne portent que tous les deux ans donnent des veaux et des génisses plus sainement, plus fortement constitués.

Sur les soins que réclament les reproducteurs de l'espèce bovine après la monte, voyez ce que nous avons dit à cet égard pour le cheval et la jument.

De la gestation des vaches. — La gestation ou la plénitude chez les vaches dure de neuf à dix mois. Elle est plus longue chez les vaches âgées, fortes, et pour les veaux mâles que pour les veaux femelles. On reconnaît la plénitude de la vache aux mêmes signes que celle de la jument, et elle exige les mêmes soins, les mêmes précautions que celle-ci pendant le temps de la gestation.

Il en est de même pour ceux qu'elle réclame pendant l'accouchement et pour ceux qui sont nécessaires aux nouveaux nés. (Voyez *Cheval.*)

12. ENGRAISSEMENT DES VEAUX.

On engraisse les veaux par l'allaitement artificiel ou par l'allaitement naturel.

De l'allaitement naturel. — Pendant la première et la seconde semaine, on fait têter les veaux quatre fois par jour et ensuite trois fois seulement. On peut même ne les faire têter que le matin et le soir, lorsqu'ils ont six semaines, deux mois.—Pendant les premiers temps, le veau ne prend pas tout le lait de sa mère ; il faut traire ce qu'il laisse.

Dans les pays où le lait a peu de valeur, on laisse têter les veaux jusqu'à l'âge de trois à cinq mois, époque où on les livre au boucher. Ces jeunes animaux s'engraissent ainsi fort bien.

De l'allaitement artificiel. —Dans les pays où le lait trouve des débouchés et a quelque valeur, on abat les veaux à l'âge de dix, quinze jours au plus tard. C'est un mauvais système ; on aurait plus de bénéfice à les garder et à les engraisser jusqu'à l'âge de cinq à six semaines au moyen de l'allaitement artificiel. — L'allaitement artificiel est surtout avantageux par la facilité qu'il donne de faire prendre aux veaux des aliments plus communs et moins chers que le lait. Cette méthode au reste jadis peu pratiquée se répand tous les jours de plus en plus.

Voici comment on la pratique : On laisse le veau devant sa mère jusqu'à ce qu'elle lui ait donné les premiers soins ou bien on l'en éloigne immédiatement après la naissance et on le sèche avec un linge. Dans tous les cas il faut éviter qu'il la tête. Aussitôt que le veau est sec, on trait la mere et on donne au petit le lait qu'on a le soin de ne pas laisser refroidir en le tirant dans un vase assez petit au préalablement échauffé. S'il ne sait pas le prendre, on place dans ce liquide un linge fin dont on met un bout dans la bouche du veau. — Il est très nécessaire pendant les premiers jours de donner à ces animaux pour les purger le lait pur de leurs mères. — Au bout d'une semaine, on donne à la place du lait pur, des œufs, du lait écrémé, des farines, des soupes, du thé de foin, etc. Il faut avoir le soin d'opérer progressivement la substition d'un régime à l'autre en diminuant graduellement le lait et augmentant de la même manière la nouvelle nourriture.

Le lait écrêmé peut être donné seul, mais le plus souvent on le mêle à des substances farineuses. — Les œufs sont excellents; pour les administrer, on les écrase et on fait avaler jusqu'à la coquille; souvent on délaye les œufs dans de l'eau à laquelle on ajoute un peu de lait, et on fait prendre ce mélange tiède. — On administre délayées dans de l'eau écrêmé, dans l'eau, les farines, de froment, de fèves, de pois, de maïs, d'orge, d'avoine, de tourteaux de graine de lin. — Les soupes se font ordinairement avec des racines cuites, des herbages hachés, des farines, etc. Quant au *thé de foin*, si usité en Amérique et en Angleterre, et dont l'usage vient de s'introduire chez nous, pour préparer cette infusion, on verse de l'eau bouillante sur du foin placé dans un vase, on couvre le mélange et on l'adminis.re quand il est assez refroidi.

La nourriture doit être variée avec soin, ainsi on délaye le matin, dans l'eau ou dans l'infusion de foin, de la farine de maïs, à midi des tourteaux ou des fèves, le

soir de la farine de froment, le lendemain des œufs, etc.
— Il faut bien observer que la nourriture doit être donnée à la température qu'offre le lait quand il sort du
pis de la vache.

Le sel est aussi très utile pour exciter ces jeunes ani-
naux à manger ; si on veut hâter leur engraissement, il
faut leur donner à boire des décoctions de têtes de pavot ou bien des résidus de bière dans du lait chaud.

La saignée facilite aussi la nutrition des veaux ; mais
elle doit être modérée ; il ne faut pas tirer plus de 100
à 125 grammes de sang chaque fois, et saigner rarement.

13. ÉLEVAGE DES VEAUX.

Tous les animaux de la même espèce se ressemblant
à leur naissance, il est très difficile de prédire, d'après
la conformation d'un veau qui vient de naître, si on
peut l'élever avec avantage. Les cultivateurs qui s'occupent d'élevage ne doivent donc se décider pour
le choix des élèves que le plus tard possible. Ils ne doivent vendre les veaux de boucherie qu'à l'âge de six semaines, deux mois, et ne faire le triage définitif qu'à
cette époque.

Il ne faut jamais élever celui qui provient de mauvais
parents, de père et de mère en mauvais état.

On élève toujours de préférence les veaux qui naissent au printemps. Les vaches ont alors plus de lait, et
l'herbe qui pousse fournit aux jeunes animaux une nourriture en rapport avec l'état de leurs organes.

Soins que réclament les veaux jusqu'à l'âge d'un an.
— Sevrage. — C'est surtout dans le premier âge de la

vie qu'il faut bien nourrir les veaux qu'on veut élever, car il en est d'eux comme des poulains; c'est alors que leur accroissement est le plus grand et le plus rapide. — Il est, d'après M. Perrault de Jotemps, l'éleveur si connu, de 1 kilogramme 200 grammes par jour en moyenne, pendant les dix-huit premiers jours, mais de 1 kilogramme 390 grammes par jour, la première huitaine et seulement de 390 grammes durant chacun des huit jours suivants. Il est donc, les huit premiers jours, de près d'un tiers en sus de celui des dix derniers, et cette progression décroissante continue jusqu'à l'âge où l'accroissement de l'animal cesse.

La nourriture des élèves ne doit pas seulement être copieuse; il faut encore qu'elle soit variée comme pour les veaux destinés à la boucherie.

Le sevrage des veaux soumis à l'allaitement naturel peut avoir lieu dès l'âge de quinze, vingt, vingt-cinq jours; on le pratique d'ordinaire un peu plus tard, à l'âge de trois ou quatre mois. — C'est aussi à ce dernier âge qu'on sèvre les veaux allaités artificiellement. — Sur la manière de préparer et d'effectuer le sevrage, voyez ce que nous avons dit pour les poulains.

Les jeunes animaux mangent plus en proportion que ceux dont la croissance est terminée. Il faut satisfaire complètement leur appétit.

On nourrit les élèves jusqu'à l'âge d'un an, à peu près de la même manière que les veaux qu'on engraisse. Quand ils sont devenus assez forts pour prendre des aliments durs, du foin, de l'herbe, on peut en donner, mais le foin les maigrit, leur donne des os saillants, un abdomen volumineux, une peau sèche, etc.; il ne faut donc, avant l'âge de trois ou quatre mois au moins, leur en laisser prendre que peu et leur réserver le foin fin des prés, des montagnes; les bons regains.

Le thé de foin, dont nous avons parlé au paragraphe précédent, doit être donné aux élèves comme aux veaux à l'engrais. Il nourrit bien et est extrêmement économique.

Il résulte en effet d'expériences de M. Perrault de Jotemps que trois élèves, nourris l'un au lait pur donné en abondance, l'autre au lait aussi, mais en moindre quantité, le troisième au thé de foin, avaient dépensé à l'âge de cent dix-huit jours, le premier 112 fr. 20 cent., le deuxième 98 fr. 36 cent., et le dernier 48 fr. 89 cent. Il faut remarquer que la nourriture n'avait commencé à varier pour ces trois animaux que le vingtième jour; car jusque-là chacun avait pris le lait de sa mère. Ainsi l'économie résulte exclusivement de la nourriture donnée pendant quatre-vingt-quatorze jours.

Voici au reste le décompte des dépenses :

Le premier avait consommé en lait
pendant l'allaitement . . . . . 19^f »^{c}
Après l'allaitement, lait 830 litres. . 83 » } 112^f 20
Aliments divers. 10 20

Le deuxième avait consommé pendant
l'allaitement. . . . . . . 19 »
Après l'allaitement, lait 691 litres . 69 10 } 98 86
Aliments divers. 10 26

Le troisième avait consommé pendant
l'allaitement. . . . . 19 »
Après l'allaitement, lait 132 litres. . 13 20 } 48 89
Thé de foin, 163 litres. 1 33
Foin, betteraves, etc. 15 36

« Tous ceux qui ont vu mes veaux au thé de foin,

» dit M. Perrault, ont trouvé que leur apparence ne
» laissait rien à désirer. » L'agronome a comparé la croissance en poids des veaux nourris au thé avec celle de
ceux qui reçoivent du lait, et la comparaison n'a pas
été au désavantage de la nourriture la plus économique.

M. Perrault administre de la manière suivante l'infusion de foin après le sevrage qui, comme nous l'avons
dit, a lieu chez lui le dix-neuvième jour. — Il donne
d'abord pendant cinq jours du lait pur à raison de 10 litres par jour, les deux jours suivants, 7 litres du même
liquide mêlés à trois litres de thé de foin ; après et p n-
dant trois jours le lait est réduit à 6 litres et le thé porté
à 4; les trois jours qui suivent, les veaux reçoivent
5 litres de lait et 5 litres de thé ; enfin le lait est réduit
à 5 et le thé porté à 6, et ainsi progressivement jusqu'à
l'âge de quarante-deux jours. — A partir de cette époque le lait est supprimé, le thé est donné à la dose de 6
ou 7 litres pendant une quinzaine de jours, et on met
1 ou 2 kilogrammes de farine dans la boisson. Vers le
soixante-quinzième jour, on commence à donner des
fourrages secs, foin, betteraves, etc.

Pendant l'hiver, il faut donner aux élèves des vesces,
des gesses, des graines, des tourteaux délayés dans
l'eau.

Soins que réclament les veaux âgés d'un à deux ans.
— On nourrit les veaux en été dans les pâturages, en
hiver à l'étable ; aussitôt que les premières feuilles ont
poussé, on les met dans les bois, dans les friches et dans
les prés après la fauchaison. — Il faut avoir soin, dans
leur deuxième été, de séparer les mâles non châtrés des
femelles. — Il faut leur continuer une bonne nourri-

ture; les veaux de la race la plus chétive peuvent acquérir un développement extraordinaire par un bon régime suivi avec persévérance durant leurs deux premières années. — Il faut les tenir propres, leur donner une bonne litière, les préserver du froid, les habituer au pansage.

Un petit collier en bois, fixé à la crèche par une corde, est le meilleur moyen de les attacher.

14. ÉDUCATION DU BŒUF ET DE LA VACHE.

Pour dresser les bêtes bovines, il faut en quelque sorte, comme pour le cheval; les friandises et les caresses. Les génisses, les jeunes taureaux s'attachent à la personne dont ils reçoivent des bienfaits. Traités avec douceur, ces animaux sont amis de l'homme. — C'est aux génisses principalement qu'il importe de prodiguer les caresses; on doit souvent les approcher, leur passer la main sur le dos, sous le ventre, leur gratter le front, manier les mamelles.

Il faut accoutumer peu à peu les bêtes à cornes au joug et au collier; d'abord il faut leur essayer plusieurs fois par jour le harnais et le laisser peu de temps en place; on fixe ensuite les jeunes taureaux à côté des bœufs forts et bien dressés. — La première fois qu'ils ont le joug sur la tête, on leur donne quelques friandises, la seconde fois on commence à les faire marcher, puis on les attèle à une voiture vide. Quand ils y sont habitués, on les attèle à des voitures d'abord très légèrement chargées, et sur lesquelles on met ensuite des fardeaux de plus en plus pesants.

Quel est l'âge où on doit faire travailler les bœufs. —

On peut commencer à les atteler dès l'âge de deux ou trois ans, mais en ne leur imposant qu'un travail très modéré pour ne pas arrêter leur croissance. Ils ne doivent faire un travail régulier qu'à quatre ans, et ce n'est qu'à cinq qu'on peut, sans leur nuire, exiger d'eux tout ce qu'ils peuvent faire.

On doit dresser et soumettre au travail toutes les bêtes de l'espèce bovine, non-seulement les vaches laitières, comme nous l'avons dit, mais les bêtes destinées à l'engrais; mais il ne faut les faire travailler que dans la mesure par nous précédemment indiquée.

15. CASTRATION DES BŒUFS ET DES VACHES.

Dans l'espèce bovine, la castration se pratique sur les mâles et sur les femelles.

De la castration des mâles. — On châtre les taureaux soit pour les rendre plus dociles, soit pour les rendre propres à s'engraisser le mieux possible.

A quel âge faut-il châtrer les taureaux? — On ne doit pas châtrer les veaux qu'on veut livrer très jeunes à ' boucherie. — Les élèves qu'on destine à former l bœufs de boucherie doivent être châtrés aussitôt qu les testicules sont descendus dans le scrotum. — Les taureaux employés à la reproduction, aussitôt qu'ils ne paraissent plus propres à donner de bons produits.

En général il ne faut jamais, pour la castration, laisser passer aux taureaux l'âge de quatre à cinq ans.

Comment châtre-t-on les taureaux? — On les châtre de deux manières : 1° par l'amputation des testicules, toutes les fois qu'on destine les animaux à l'engraissement; 2° par le *bistournage* dans les autres cas. Nous avons indiqué au chapitre du cheval la manière d'amputer les testicules. L'opération se fait de la même manière pour le taureau.

Quant au *bistournage*, pour le pratiquer on commence par bien détacher les testicules de leurs adhérences; à cet effet, on les pousse d'abord fortement vers l'abdomen, en même temps qu'on tire la partie inférieure du scrotum; on les fait ensuite descendre et on cherche à les détacher en pressant fortement leurs extrémités supérieures. Quand le scrotum a été rendu souple par de fortes pressions, et que les testicules sont libres, l'on en prend un, on le saisit par son extrémité supérieure avec le pouce et l'index de la main gauche, et avec la main droite on pousse son extrémité inférieure de manière à le faire culbuter; quand son extrémité inférieure est devenue l'extrémité supérieure et que la glande est parallèle au cordon testiculaire, on la fait pirouetter deux fois autour de ce cordon, et on la rapproche ensuite des parois abdominales. On opère ensuite de la même manière sur l'autre testicule, et avec un lien en laine on embrasse le scrotum de manière à fixer les deux glandes dans la position qu'on leur a donnée. L'opération est terminée. Il survient aussitôt un engorgement qui retient les deux glandes près du ventre, on peut enlever la ligature trente-six heures après l'opération. En bistournant il faut avoir bien soin de tourner un testicule de droite à gauche et l'autre de gauche à droite, afin qu'après l'opération ils se maintiennent en place réciproquement en poussant l'un contre l'autre quand ils tendent à reprendre leur position naturelle. On rend l'opération plus ou mois parfaite en faisant faire un plus ou moins grand nombre de tours.

L'opération terminée, on saigne l'animal, on lui donne de l'eau blanche, on le laisse en repos quelques jours et on réduit un peu sa nourriture.

De la castration des femelles ou des vaches. — La castration dispose les vaches à prendre graisse ; elle leur donne une viande tendre, sapide, aussi estimée que celle des bœufs ; elle doit être pratiquée notamment sur les vaches dites *taurelières*, c'est-à-dire habituellement en chaleur, qui sont maigres, peu ou point laitières, et ne sont jamais fécondées. — On croit aussi que la castration influe sur la lactation des vaches, mais cela n'est pas encore suffisamment prouvé.

Il ne faut jamais châtrer que les vaches dont on n'espère pas de bons produits.

Comment se pratique la castration de la vache ? — Voici le procédé tel que l'ont décrit MM. Levrat de Lausanne, Putot et Desbans. On fixe la vache debout, on fait une incision au flanc droit et on introduit le bras dans l'abdomen ; on saisit les ovaires qu'on trouve facilement un peu en avant des cornes de la matrice, et on les détache par torsion ou en ratissant avec les ongles les ligaments qui les tiennent en suspension. Quelques opérateurs les tirent sur le bord de l'ouverture et les enlèvent en ratissant. — Les vaches doivent avoir été préparées à l'opération par un jour de diète ; il faut les tenir au régime les six ou sept jours qui suivent, et quarante huit heures après la castration on lave deux fois par jour, pendant une quinzaine ou trois semaines au plus, tout le tour de la plaie avec de l'eau de mauve tiède. Ces soins suffisent ordinairement, si la fièvre devenait violente, on pourrait pratiquer une saignée.

Quelle époque doit-on choisir pour la castration des

vaches? — L'opération doit être pratiquée pour qu'elle offre moins de dangers, huit jours avant ou après l'époque du *rut* ; il faut choisir l'automne ou le printemps plutôt que l'hiver ou l'été ; et pour que les vaches gardent longtemps leur lait on les châtre âgées de cinq à sept ans, lorsqu'elles ont *vêlé* deux ou trois fois, et entre le trente et le trente-troisième jour après la mise bas.

16. AMPUTATION DES CORNES ET DES ONGLONS.

On ampute les cornes des bœufs et des vaches avec une scie douce. — L'animal étant assujetti et la corne tenue de la main gauche, on coupe avec la droite en ayant soin de faire tenir le bout de la corne lorsqu'il est presque coupé, afin d'éviter les éclats. Quand on ampute à quelque distance de la tête aucun accident ne peut se produire ; mais si on coupe près de la tête, il peut survenir une hémorrhagie ; le plus souvent elle est légère et s'arrête spontanément ; dans le cas contraire, on applique pour l'arrêter un cataplasme de terre glaise ou quelques plumasseaux imbibés d'eau dans laquelle on met un peu d'alcool et maintenus par un bandage. On laisse ces appareils jusqu'à ce que la plaie soit sèche et cicatrisée.

Les onglons, dans les vaches qui séjournent longtemps dans les étables, acquièrent souvent une longueur excessive. Leur pointe gêne la marche des bêtes ; on doit les raccourcir de temps en temps avec un boutoir, avec un rogne-pied ou avec des tricoises.

17. FERRURE DES BŒUFS ET DES VACHES.

Beaucoup d'agriculteurs croient qu'il est inutile de

ferrer les bêtes bovines. Ce n'est pas l'opinion des hommes les plus experts. — « Mes bœufs, dit M. de Dombasle, sont toujours ferrés des quatre pieds, et j'ai fait établir chez moi un travail pour cet usage. Avant que j'eusse pris ce parti, il y en avait constamment un ou deux boiteux à l'écurie et souvent pour huit ou quinze jours. La ferrure est absolument indispensable pour les bœufs dont on veut tirer un service constant. Lorsqu'on néglige ce moyen, on peut calculer qu'on perd au moins le cinquième de travail de chaque bête. »

Manière de ferrer. — On place sur la face inférieure du pied une plaque de fer ayant la figure de la face inférieure de l'onglon sur lequel elle doit être appliquée. Le plus souvent on ne ferre que l'onglon externe de chaque pied et quelquefois des pieds antérieurs seulement. — Les animaux s'appuient presque exclusivement sur l'onglon ferré. On suit le même procédé quel que soit le nombre d'onglons qu'on ferre.

CHAPITRE QUATRIÈME.

Le Bélier ou Mouton, la Brebis, etc.

On désigne en agriculture les races des moutons domestiques par les dénominations de *bêtes à laine*, de *bêtes blanches*, de *bêtes ovines*, d'*espèce ovine* ; elles nous fournissent toutes de la viande, de la laine, du suif et du lait.

1. RACES DIVERSES DE MOUTONS.

Nous n'entretiendrons le lecteur ni du *mouton d'Afrique*, ni du *mouton d'Amérique*, ni du mouton dit *Argali*, qui habite les montagnes d'Asie, ni du mouton à longues jambes de Guinée. — Nous nous contenterons de lui faire connaître les principales races de moutons domestiques d'Europe, tant étrangères que françaises.

De la race mérinos (*bêtes à laines d'Espagne*). — Taille moyenne, corps ramassé, tête grosse, chanfrein arqué, cornes en volute, jambes courtes, laine fine, frisée, courte, élastique, fortement chargée d'une matière huileuse qu'on appelle *suint*, recouvrant le corps presque jusqu'au bout du nez et jusqu'à l'extrémité des pieds; peau fine, rose, ample et formant des fanons au cou, sur les épaules, sur les cuisses. — Cette race a été importée en France où elle s'est parfaitement acclimatée. Nous en reparlerons plus en détail tout à l'heure.

Des races de moutons à laine longue anglais. — L'Angleterre possède plusieurs races de moutons à laine longue; la race *dishley*, la race *newkent*, la race des *cottswoolds* ou moutons glocester perfectionnés. — Ces trois races ont le corps gros, les jambes grêles, la tête petite; le dévelopement des moutons anglais est prompt et leur engraissement précoce; ils résistent à l'influence des pâturages humides où nos races prennent la pourriture; en hiver ils vivent de fourrages inférieurs à ceux qu'exigent les moutons de nos pays. Les béliers newkent et dishley ont déjà servi en France, dans la Flandre, dans le Poitou, à de nombreux croisements avec nos races indigènes pour les améliorer sous le rapport de la boucherie et ils ont donné des résultats satisfaisants. Nous ferons observer seulement que ces béliers, quand ils sont importés, demandent des soins assidus, des pâturages fertiles, qu'ils craignent les fatigues, résistent difficilement aux fortes chaleurs et aux froids rigoureux.

Passons maintenant à nos races françaises :

Races françaises de mérinos.—La race mérinos d'Espagne a été importée en France en 1786, et elle y a formé plusieurs *sous-races* dont les plus importantes sont celles de Rambouillet, de Perpignan et de Naz. — La plus ancienne est celle de Rambouillet, c'est peut-être aussi la plus belle ; corps gros, cylindrique, extrémités courtes, toison pesant souvent en suint de 8 à 9 kilogrammes ; laine longue, frisée, tête large, cornes grosses, cou court. — La sous-race de Perpignan offre les caractères suivants : stature plus petite que celle de la sous-race de Rambouillet ; laine plus fine, mais moins abondante, point de cornes ni de fanons. — La sous-race de Naz (dans le pays de Gex) a une laine superfine ; le mouton est petit, pourvu de grosses cornes.

La race mérinos n'a pas dégénéré en France ; les béliers en sont vigoureux, quoique moins prolifiques que ceux des autres races, et quoique les agneaux soient plus longs à développer ; ils s'accomodent de fourrages médiocres ; ils s'engraissent bien et leur viande est très bonne si on leur donne un bon pâturage et qu'on n'entreprenne pas leur engraissement avant qu'ils aient atteint leur sixième année ; mais ils redoutent l'humidité plus que les autres races, et ils sont plus sujets à la gale, au frétin. — Avec des soins bien dirigés on pourrait améliorer toutes les races petites et chétives de nos campagnes par des croisements avec le bélier mérinos.

Race flamande. — La race flamande ou *flandrine* ou *artésienne* se trouve dans les départements du Nord et du Pas-de-Calais. — Corps long, laine longue, inégale et souvent feutrée et grossière ; bonne pour la boucherie.

Race picarde. — Laine grosse, corpulence moindre que celle de la race flamande.

Race bocagère ou moutons bisquins. — La plus petite de nos races françaises se trouve en Normandie, dans la Sologne, le Berri, l'Anjou, la Bourgogne, la Champagne, le Nivernais, la Tourraine. — Laine assez fine et chair fort estimée.

Race provençale, — Laine égale, taillée, propre à la carde, chair excellente. — C'est une race remarquable.

2. PRINCIPES GÉNÉRAUX D'HYGIÈNE POUR LES RACES OVINES SUIVANT LEURS CARACTÈRES.

Pour faire sentir aux cultivateurs la nécessité de composer leurs troupeaux d'animaux semblables et exigeant le même régime, nous devons leur faire observer que les races principalement propres à la boucherie, comme la race flamande, la picarde, etc., exigent des sols fertiles même un peu humides, le repos, une nourriture abondante et tout ce qui rend la peau épaisse, la laine grosse et longue ; que celles à laine superfine, comme les mérinos, exigent des circonstances hygiéniques opposées, qu'elles réussissent sur des sols montagneux, secs quoique peu fertiles où elles ne trouvent qu'une nourriture médiocre, et que le séjour à la bergerie, en rendant la laine souple, est plus favorable à la perfection de la toison de ces animaux que le pacage. Enfin , les races à laine lisse, droite, comme les moutons anglais, s'améliorent au grand air ; dès lors, si le climat ne permet pas le pacage toute l'année, il leur faut pour l'hiver des bergeries propres, grandes, bien aérées.

3. SIGNES AUXQUELS ON RECONNAÎT L'AGE DES BÊTES A LAINE.

L'agneau naît quelquefois avec toutes les incisives de lait ; parfois les coins manquent et ne font leur irruption que douze ou quinze jours après la naissance. Le rasement ou l'usure de ses dents s'opère pendant le cours de la première année.

Les pinces de lait sont remplacées par celles d'adulte à l'âge de dix-huit mois ; à deux ans et demi , éruption des premières mitoyennes (l'agneau prend le nom d'*antenois, antenoise*) ; à trois ans et demi , les deuxièmes mitoyennes paraissent ; à quatre ans et demi, les coins, on dit alors que l'animal est *au rond*.

A cinq ans, rasement des pinces et des premières mitoyennes ; à six ans, rasement des deuxièmes mitoyennes ; à sept ans, rasement des coins.

Pour connaître l'âge jusqu'à cinq ans, il faut surtout avoir égard aux dents qui ont poussé les dernières ; il arrive souvent que les premières pinces et les premières mitoyennes sont usées et ne peuvent donner aucune bonne indication, tandis que les deuxièmes mitoyennes et les coins sont encore frais et indiquent l'âge réel de l'individu qui les porte.

Les cornes ne fournissent que des indices incertains.

Pour l'explication des mots *pinces*, etc., voyez *Age du cheval*.

4. RÈGLES POUR LA COMPOSITION D'UN TROUPEAU.

La division des propriétés en France permet rarement de réunir un grand nombre de moutons dans la même ferme ; cependant ces animaux ne donnent des bénéfices que si le troupeau est assez nombreux pour occuper au moins tout le temps d'un gardien ; alors le gage de cet homme, réparti sur tous les individus, confiés à ses soins, n'est pas trop lourd. Si l'on n'a que dix, douze bêtes, les frais de garde absorbent tous les profits. — Néanmoins il ne convient pas que la réunion des animaux soit très considérable ; il est à désirer pour la prospérité du troupeau que son gardien connaisse particulièrement toutes les bêtes commises à sa surveillance ; qu'il se rappelle les faits relatifs à la santé, à la lutte, à la gestation, à la mise bas de chaque brebis, qu'il distingue tous les agneaux et puisse les conduire à leur mère au besoin.

Le nombre des animaux ne doit donc jamais être trop grand ; au reste, on comprend qu'il doit varier suivant l'intelligence et la mémoire du gardien.

5. SIGNES DE LA SANTÉ CHEZ LES BÊTES OVINES.

Toute bête à laine est saine si son œil est plein et net, si la veine est bien apparente, d'un rouge vif, si les chairs qui sont au coin de l'œil, du côté du nez, ont aussi une belle couleur rouge, si la peau est sèche, si la laine adhère fortement à la peau, si les dents sont blanches et les gencives fermes. L'animal est robuste s'il a de l'agilité dans les mouvements et surtout s'il a le jarret fort. Pour connaître la force du jarret, il faut saisir le mouton par une des jambes de derrière ; s'il fait de grands efforts pour la retirer, s'il la secoue avec vivacité, c'est une preuve que la bête est forte et vigoureuse. — L'œil creux, la chair molle, la peau humide, la laine aisée à détacher, les dents ternes, les gencives flasques sont les marques certaines d'une mauvaise santé.

6. LOGEMENT DES BÊTES OVINES.

On loge des bêtes à laine soit dans des bergeries, soit dans des parcs.

Des bergeries. — Les bergeries sont nécessaires en hiver aux moutons; mais il leur faut des habitations fraîches où l'air soit pur et constamment renouvelé. Cela est nécessaire même pour les bêtes à l'engrais, qu'on ne doit enfermer dans une étable chaude, humide, que lorsqu'elles sont sur le point d'être conduites à la boucherie. D'un tempérament doux, lymphatique, les bêtes à laine ont besoin d'une atmosphère sèche, vive, tonique.

Les bergeries doivent être placées autant que possible sur une pente douce, légèrement inclinée à l'est et au midi. On les construit en pierre, en planches, en palissades, en torchis. — « Une longue expérience, dit » M. Morel de Vindé dans son *Essai sur les constructions rurales*, m'a fait connaître que chaque brebis » portière (mère) doit pour être à son aise occuper avec

» son agneau 3 mètres 30 centimètres de superficie; cha
* que bête adulte doit occuper seule et sans agneaux
» 2 mètres de superficie; le développement des râteliers
» doit donner à chaque adulte femelle 30 centimètres
» de place au râtelier et 40 centimètres à chaque adulte
» mâle. »—Les portes et fenêtres doive t être construites
comme celles des autres étables (voyez *Logement du cheval*), elles doivent être à deux battants et coupées à hauteur d'appui, afin de servir de fenêtres en été. Souvent on les remplace par une claie (tissu d'osier). Les fenêtres et les portes doivent être constamment ouvertes ou fermées avec des grillages; cette règle ne souffre pas même d'exception pour les moutons à l'engrais à moins que le temps ne soit très froid et les bergeries très spacieuses et souvent débarrassées du fumier.—Les crèches et les râteliers, qui sont aussi nécessaires aux bêtes à laine qu'aux autres animaux, doivent être pratiqués de manière à faciliter la préhension de la nourriture et à empêcher les animaux d'en perdre.

Il faut dans toutes les saisons renouveler souvent la litière pour que les animaux soient toujours sur un lit sec. — Beaucoup de cultivateurs ne sortent le fumier que tous les ans ou tous les six mois des bergeries; ce n'est pas assez souvent; mais si les bergeries sont bien placées, que la litière en soit souvent renouvelée, le fumier peut rester deux ou trois mois sur place sans inconvénient. Il faut le sortir quand l'odeur de l'étable commence à être forte; plus fréquemment en été qu'en hiver.

Beaucoup de bergeries en France sont très vicieuses. Nous conseillons aux personnes qui en ont de semblables de les améliorer autant que possible au moyen d'ouvertures, de ventouses, etc. — Il en est où il manque des râteliers; on dépose sur la litière le foin qu'on donne aux moutons. Les cultivateurs doivent combler cette lacune. Ils peuvent aisément construire eux-mêmes des râteliers et les placer.

Du parc fixe ou domestique. — C'est une enceinte découverte, placée souvent dans une cour, où on loge les animaux pendant l'été pour leur donner un air plus salubre que celui des étables. Nous ne saurions trop recommander cette espèce de parc aux agriculteurs qui ne font pas parquer leurs champs et dont les bergeries sont petites, mal tenues. — Ce parc peut être en maçonnerie, en filets, en claies. Des clôtures de 2 mètres 35 centimètres d'élévation suffisent pour écarter les loups. Si on le construit dans la cour, les murailles de celle-ci en forment une ou deux parois, et les autres côtés sont en filets (voyez le paragraphe suivant).

Le parc doit être sur un sol sec, uni, légèrement en pente pour faciliter l'écoulement des eaux. Il demande les mêmes soins que les bergeries et doit être comme elles pourvu de rateliers, de crêches.

7. PARC DES CHAMPS, PARC MOBILE.

C'est le parc qu'on établit dans les terres et que souvent on déplace plusieurs fois par nuit. Il a pour but de répandre sans frais les engrais sur les terres.

Les parcs des champs ou parcs mobiles sont ordinairement en filets. Les filets sont à larges mailles, faits avec de la grosse corde; ils ont 1 mètre 40 centimètres d'élévation environ et une longueur proportionnelle au nombre d'animaux qu'ils doivent renfermer. Ils offrent sur chaque bord une corde passée dans les mailles et servant à les fixer à des piquets implantés dans le sol. Ces filets sont légers et faciles à déplacer. — On fait parquer de préférence les moutons sur les terres où il est difficile de porter le fumier, celles qui sont sur des montagnes, celles où on arrive par de mauvais chemins, etc. Il faut éviter, pendant le parcage, les fortes chaleurs du jour et ne pas y soumettre les bêtes qui viennent d'être tondues avant que la laine ait repoussé.

Époque du parcage des champs. — Le parcage commence plutôt dans le midi que dans le nord ; il dure ordinairement depuis le mois d'avril, de mai ou de juin jusqu'à l'automne ; il doit cesser dès que les pluies froides arrivent, et il faut le supprimer avant, lorsqu'il y a peu d'herbe dans les pâturages.

Étendue d'un parc. — Le parc doit être, dit Daubenton, d'un peu plus d'un mètre carré par mouton ; trop grand, le terrain n'est pas uniformément fumé, les bêtes cherchant toujours à s'agglomérer ; trop petit, les bêtes sont gênées, et pour ne pas faire la fumure trop forte, il faudrait changer le parc trop souvent.

Précautions à prendre pendant le parcage. — Il faut craindre les attaques du loup. Pour l'éloigner, des lanternes composées de verres diversement colorés et suspendues à des espèces de potences sont utiles. Quand le vent agite ces fanaux, ils jettent dans l'espace des lueurs variées qui effraient les bêtes carnassières. — On peut aussi tendre à une certaine distance du parc des filets, des trappes : les loups s'y prennent, se débattent et avertissent ainsi de leur présence.

Là où les loups sont communs, un fusil est utile ; il suffit d'en tirer un ou deux coups pendant la nuit pour écarter les animaux sauvages.

8. BERGER, CHIENS, SONNETTES.

Berger. — Nos bêtes à laine sont mal gardées en général. Ce sont le plus souvent des enfants incapables de se conduire eux-mêmes qui sont à la tête de nos troupeaux. Et cependant la tâche du berger est des plus importantes ; elle demande des qualités diverses ; ce qui le prouve, c'est qu'il y a bien peu de propriétaires qui n'aient pas vu leur troupeau prospérer entre les mains d'un gardien et dépérir entre celles d'un autre.

Un bon berger doit être probe puisque c'est lui qui rationne le troupeau à l'étable ; il doit être intelligent, laborieux, actif, observateur même ; il faut qu'il apprécie ce qui peut convenir ou nuire à son troupeau, qu'il donne à temps aux animaux les soins qu'ils réclament ; il doit avoir de la patience, de la douceur avec les bêtes ; il doit être vigilant, **avoir** sans cesse l'œil sur tous ses animaux et remarquer ceux qui souffrent ; il faut qu'il connaisse les maladies les plus communes du mouton. Il doit savoir traiter les plus simples, remettre les fractures, aider au besoin les brebis à mettre bas. Il doit connaître l'âge des animaux, apprécier leur conformation, prédire, d'après l'inspection des agneaux, s'ils deviendront de belles bêtes. Il doit avoir assez de connaissances, de zèle, pour diriger l'appareillement, la lutte, pour distribuer la nourriture, la préparer, pour faire paître, parquer, etc., conformément aux principes de l'hygiène.

Il est très important enfin qu'un berger connaisse les plantes nuisibles, qu'il sache quels contre-poisons elles réclament ; il doit aussi arracher avec soin les mauvaises herbes et détruire les taupinières.

Chiens. — La garde des troupeaux réclame deux espèces de chiens, les uns pour écarter le loup, les autres pour aider le berger dans la conduite des bêtes.

Des chiens destinés à chasser le loup. —Ce sont des chiens *mâtins* on les choisit de forte taille. On les fait dresser jeunes par des individus de leur espèce. — Ils doivent être armés de colliers en métal ou en cuir très épais, hérissés de pointes de fer.

Des chiens destinés à aider le berger dans la conduite du troupeau. — On les appelle *chiens de Brie*, du nom de la province où l'on trouve les meilleurs. — Ils doivent être vifs, alertes, intelligents. Il faut les prendre jeunes comme les chiens *mâtins* et leur donner aussi l'exemple de chiens déjà dressés.

« Pour apprendre à un chien à s'arrêter, dit M. Bixio
» dans *la Maison rustique du XIXᵉ siècle*, il faut en pro-
» nonçant le mot *arrête* lui présenter un morceau de
» pain, l'arrêter de force et brusquement au moyen
» d'une ficelle et d'un collier à pointes en prononçant
» toujours le mot *arrête !* En répétant cette manœuvre,
» on l'accoutume à s'arrêter à la voix du berger. Pour
» lui apprendre à se coucher, on le caresse quand il
» s'est couché de lui – même ou après l'avoir fait cou-
» cher de force en le prenant par les jambes ; dans les
» deux cas il faut prononcer fortement le mot *couche !*
» Pour faire aboyer un chien lorsqu'on le veut, on
» imite l'aboiement de cet animal en lui présentant un
» morceau de pain qu'on lui donne lorsqu'il a aboyé, en-
» suite on prononce le mot *aboie !* On l'accoutume aussi à
» cesser d'aboyer lorsqu'on prononce le mot *paix-là !*
» On menace le chien, on le châtie lorsqu'il n'obéit pas ;
» on le caresse et on le récompense lorsqu'il a obéi —

» Pour apprendre à un chien à faire le tour du troupeau,
» il faut jeter une pierre en avant pour le faire courir
» après, et la jeter encore successivement de place en
» place jusqu'à ce qu'on ait fait avec le chien le tour
» du troupeau, toujours en prononçant le mot *tourne !*
» — Pour lui apprendre à saisir les moutons par les
» oreilles, à les ramener quand ils s'égarent, à les ar-
» rêter au milieu du troupeau en attendant le berger,
» on fait tourner un chien autour d'un mouton qui est
» seul dans un enclos, ensuite on met l'oreille du mouton
» dans la gueule du chien pour l'accoutumer à le saisir
» par cette partie, ou on attache un morceau de pain à
» l'oreille du mouton qui est au milieu d'un troupeau ;
» alors on anime le chien à courir à l'oreille de la bête ;
» il s'accoutume ainsi à la saisir, à fixer le mouton que
» le berger lui désigne. »

Sonnettes. — On attache ordinairement des sonnettes
au cou d'un certain nombre de moutons, de ceux qui
sont en tête de la bande, de ceux qui restent à la queue.
On les fait porter aux bêtes les plus fortes, jamais aux
brebis pleines. Elles doivent être sonores, mais le plus
légères qu'il est possible. — Une seule suffit quand le
troupeau est peu nombreux.

Les sonnettes servent à faire connaître au berger la
direction que prennent les animaux ; elles offrent à ceux-
ci un point de ralliement, quand ils s'égarent ; elles
attirent enfin l'attention du gardien toutes les fois que
les bêtes sont effrayées et lui annoncent l'approche du
loup.

9. NOURRITURE DU MOUTON.

Les bêtes à laine vivent de l'herbe qu'elles broutent
ou des fourrages qu'on leur distribue au râtelier.

Régime du pâturage. — C'est le plus ordinaire ; il dure toute l'année dans la plus grande partie de la France ; cependant les agriculteurs qui ne font pas conduire leurs troupeaux dans les herbages quand le temps est mauvais, deviennent tous les jours plus nombreux. Ce régime est le plus avantageux dans la belle saison et au printemps.

Les terrains les plus élevés, les plus secs, les plus en pente, les plus légers, sont les meilleurs pour le pâturage. Il serait bon d'avoir des expositions différentes, de conduire le matin les troupeaux sur les sols exposés au couchant et le soir sur ceux qui reçoivent le soleil levant. Des côteaux tournés au midi seraient précieux pour l'hiver.

Les pâturages artificiels sont toujours supérieurs à ceux où l'herbe a poussé naturellement. Le trèfle blanc, le trèfle commun, l'esparcotte, la luzerne, sont de bons aliments pour le mouton. — Le persil est aussi excellent. Cette plante excite l'appétit de l'agneau, facilite la digestion de toutes les bêtes à laine, fortifie leur tempérament, prévient la *pourriture* et donne un bon goût à la chair de l'animal. Toutes les plantes un peu amères, toniques, conviennent aussi parfaitement au tempérament lymphatique du mouton.

Les plantes qui viennent naturellement dans les bruyères, les landes, les bois, sont bonnes pour les petits moutons de nos pays pauvres.

Dans les pays où les troupeaux sont sujets à la *maladie de sang*, dans la Beauce, par exemple, il convient d'établir pour la saison d'été des pâturages d'orge, d'avoine ; « ces graines, semées épais, dit le professeur Delafond, poussent des plantes serrées, tendres, excel-

» lentes à faire manger en vert en juin, juillet et août.
» Pâturées le matin, ces graminées rafraîchissent et ren-
» dent le sang plus aqueux. » Ces pacages peuvent être
formés sans fumier ; ils ne coûtent que la peine de les
faire en temps opportun.

*Précautions à prendre quand on fait paître les mou-
tons.* — Le berger ne doit jamais presser ni faire arrêter son troupeau ; les bêtes à laine ne restent jamais
en repos dans un pâturage ; elles mangent en vaguant
de place en place, et cet exercice entretient leur vigueur. Mais si elles aiment à marcher, elles sont mal
disposées pour courir.

En automne, au printemps, le pâturage peut durer la
plus grande partie du jour. Mais dans l'été, quand le
temps est très chaud, il ne faut faire pâturer que le matin et le soir. Les moutons doivent être rentrés pendant
les chaleurs du milieu du jour. Le matin il est bon d'attendre que la rosée, que les brouillards, s'il y en a,
soient dissipés. Le soir il faut éviter le serein, agir autrement ce serait exposer les moutons à des coliques, à
des hydropisies, à la pourriture.

Les pâturages humides, marécageux, sont dangereux
pour les bêtes à laine, surtout pour la race des mérinos. Ils le sont particulièrement en automne, après les
fortes chaleurs. « Les mêmes herbages frais, vigoureux,
» qui sont salutaires au printemps, dit Rodat dans le
» *Cultivateur aveyronnais*, donnent la mort en au-
» tomne. » On peut donc faire consommer ces pâturages au printemps, au commencement de l'été, mais avec
précaution, après avoir distribué au râtelier de petites
rations de foin, de trèfle sec ; il ne faut jamais y mener
les troupeaux au sortir des grandes chaleurs.

Quelle que soit la nature des herbages, les moutons n'y doivent pas aller dans les temps très humides ; il faut les laisser à la bergerie.

Les moutons qui pâturent le trèfle, la luzerne, le froment, l'orge, la moutarde des champs et généralement toutes les herbes succulentes, contractent souvent le *météorisme* lorsqu'ils abusent de cette nourriture. Pour prévenir ce mal, il ne faut pas les mener le matin, quand ils sont affamés, dans ces pâturages substantiels ; il faut laisser passer d'abord leur faim dans les herbages maigres, les conduire ensuite dans de plus gras, et ne pas les y laisser assez longtemps pour qu'ils y prennent trop de nourriture.

Les chaumes sont très bons dans les contrées où les plantes sont de qualité médiocre ; mais ils sont très nuisibles dans les pays fertiles où la récolte des céréales se fait en grand, souvent avec la faulx, et où on laisse beaucoup de grain sur le sol ; là les chaumes échauffent et donnent la maladie de sang.

Boissons et sel à l'usage des moutons qui pâturent. — Si les bêtes à laine pâturent dans un sol gras, si l'air est humide, si les plantes sont vigoureuses, aqueuses, elles n'ont pas besoin de boire, l'eau leur serait nuisible. Il n'en est pas de même si le temps est chaud, si les aliments sont secs, excitants. On abreuve un troupeau en le faisant passer près d'une source, d'un abreuvoir, sans le faire arrêter ; les bêtes qui ont soif boivent. — Dans les fortes chaleurs, les troupeaux ont besoin de boissons toniques. On les compose en mêlant 93 grammes d'*acide sulfurique* (*huile de vitriol*) pour huit seaux d'eau de grandeur ordinaire. Telle est la formule donnée par M. Yvart, inspecteur général des écoles vétérinaires.

Les moutons se passent aisément de sel quand les pâturages sont bons, salubres ; il est indispensable quand la saison est pluvieuse, le temps humide, les plantes aqueuses. Dans les pays secs où les bêtes à laine ont un sang très riche, il faut administrer en été et pendant l'automne du *sulfate de soude* (sel de Glauber) à la dose de 500 grammes sur 100 litres.

Régime de la bergerie. — Aussitôt que le froid et les pluies d'automne rendent l'herbe des pâturages moins abondante ou moins nutritive, on commence à donner aux bêtes à laine dans la bergerie, des aliments dont on augmente graduellement les doses à mesure que l'hiver approche parce qu'elles trouvent de moins en moins à vivre dehors. Quand il n'y a plus rien à paître on les nourrit exclusivement et à proportion de ce que le printemps fournit d'herbe.

Les foins longs des prairies grasses, ceux qui sont arides, ligneux, ne conviennent pas aux moutons. En fait de foins il faut leur réserver principalement les regains. Les tiges des légumineuses, des pois, des lentilles, des vesces, des gesses, du trèfle, de la luzerne, quand elles sont fines, flexibles ; les pailles d'avoine, de millet, de froment, d'orge, quand elles ne sont pas trop dures, sont très propres à nourrir les moutons. Les feuilles de frêne, de cerisier, d'érable, de charme, de hêtre, de peupliers, etc., les nourrissent passablement, mais sans les engraisser.

Les racines sont de première nécessité pour hiverner convenablement un troupeau ; les carottes, les betteraves et les topinambours, les pommes de terre sont une nourriture des plus rafraîchissantes et des plus salutaires. Les résidus des fabriques de sucre, de fécules, d'amidon, mêlés à la paille hachée, aux foins peuvent être donnés avec avantage. Quant aux grains d'avoine, d'orge, etc., aux graines (pois, fèves, gesces, vesces, etc.), ce sont de très bons aliments qu'il faut administrer comme nous l'avons déjà dit pour les chevaux et les bœufs, mais qu'il ne faut pas prodiguer aux moutons, car, donnés abondamment, ils peuvent produire la maladie de sang.

Les fourrages secs doivent être également donnés avec modération.—Le gland, le marron d'inde moulus et mêlés aux racines conviennent aux moutons et les engraissent.

On compte ordinairement qu'il faut un kilogramme de bon foin ou son équivalent pour entretenir un mouton vingt-quatre heures; à Rambouillet on donne par jour 1 kilogramme de luzerne et 250 grammes d'avoine.

La société d'agriculture de Nancy recommande de remplacer le kilogramme de foin qu'on donne d'ordinaire à chaque bête par deux kilogrammes de racines, ou par un de marc de raisin, ou par un demi-litre d'avoine et de mêler la substance qu'on administre à de la paille hachée.

M. de Wulfra, dont nous avons déjà parlé, fait donner aux brebis portières le matin 340 grammes de foin, à midi 340 grammes de luzerne, le soir 340 grammes de foin ou bien pour cent bêtes quatre gerbes de seigle non battu, contenant ensemble 14 litres de grains : — Aux brebis nourrices, il augmente la ration des divers fourrages d'un tiers et il remplace les quatre gerbes de seigle par des gerbes de vesces, lentilles ; — aux moutons, le matin, 340 grammes de foin ou de luzerne, à midi

1 demi-kilogramme de pommes de terre, le soir trois gerbes de seigle pour cent bêtes; — aux animaux de deux ans et demi, le matin 250 grammes de foin, à midi 250 grammes de luzerne, le soir trois gerbes de seigle pour cent bêtes; — aux animaux d'un an et demi le matin 250 grammes de luzerne, à midi un demi-kilogramme de pommes de terre, le soir quatre gerbes de seigle pour cent bêtes;—aux agneaux, au mois d'avril, 250 grammes par jour du meilleur fourrage; en mai, on y ajoute un peu de vesces-lentilles. Quand ils sont sevrés, le matin 250 grammes de foin, à midi 14 litres d'avoine pour cent bêtes, le soir 250 grammes de foin.

Quand les moutons sortent au milieu du jour, il suffit de deux repas, un le matin et l'autre le soir; s'ils ne sortent pas, il leur faut quatre repas en vingt-quatre heures.

Il ne faut pas oublier que les premières herbes sont aqueuses, peu nourrissantes et que l'on doit au commencement du printemps donner aux moutons un supplément de nourriture à la bergerie. — Il ne faut pas non plus perdre de vue la nécessité de varier la nourriture, de donner tantôt des racines, tantôt du foin, etc., etc.

Boissons pour les moutons à l'étable. — Quand les moutons mangent beaucoup de fourrages aqueux, il n'est pas nécessaire de les faire boire souvent, mais il faut qu'ils boivent fréquemment quand ils reçoivent du foin, de la paille, des grains secs, et lorsque le temps n'est pas pluvieux. On place pour cela dans l'étable des baquets qu'on a soin de vider et de nettoyer tous les matins. Dans les temps pluvieux, M. l'inspecteur général de l'Ecole vétérinaire recommande de faire dissoudre dans l'eau destinée à abreuver les troupeaux du sulfate de fer (*couperose verte*) dans la proportion de 50 grammes par huit seaux de liquide.

Stabulation permanente du mouton.—Il est des personnes qui entretiennent les moutons à la bergerie pendant toute l'année. Cela peut être avantageux quand le fumier est rare. Dix brebis nourries à l'étable produisent autant de fumier que trente entretenues moitié à l'étable moitié au pâturage.

10. TONTE DU MOUTON.

On tond les moutons aux mois de mai et de juin quand la température est assez douce pour que les suites de cette opération n'offrent pas d'inconvénients. —La tonte a l'avantage de rendre la laine plus fine.— Il suffit de la pratiquer une fois par an.

Avant d'y procéder, il faut laver à dos, c'est-à-dire laver les animaux soit dans un réservoir, soit dans une eau courante. Ce dernier moyen est le meilleur. On choisit un beau jour pour cela et on expose les bêtes lavées au soleil loin de la poussière, puis on les rentre à l'étable.—Le lendemain on tond.

La pratique de la tonte est fort simple. On attache chaque animal par les quatre membres et on coupe la laine ras au moyen de grandes cisailles, sans laisser de sillons. Les moutons quelquefois s'agittent et les ciseaux les blessent, on applique sur ces blessures habituellement de la salive et du charbon pilé ou de l'huile d'olive ; mais il faut avoir soin de ne pas laisser rancir ces substances sur le corps, on lotionne pour cela la plaie.—La toison sortant des mains du tondeur doit être pliée de manière que ses diverses parties se tiennent en quatre sur elles-mêmes, et on l'assujettit avec de la paille.

Il est des gens qui, à l'approche de l'époque de la tonte, pour donner à la laine plus de suint enferment les moutons dans des lieux humides et fermés, puis, au sortir de de ces sortes d'étuves, les exposent à la poussière. C'est une pratique imprudente qui, outre qu'elle manque de bonne foi et tend à tromper l'acheteur, a bien souvent coûté la vie aux animaux, ou bien altéré leur santé.

Après la tonte, le cultivateur doit avoir soin de ne pas exposer au froid, à la pluie, des animaux privés subitement d'une fourrure très chaude qui rend leur peau tendre et sensible. Ce soin est surtout nécessaire s'il s'agit d'un troupeau mérinos; car, plus une toison est fine, plus il est prudent de soustraire la bête aux influences de l'air quand elle est dépouillée. Les premiers jours qui suivent la tonte, quelque temps qu'il fasse, demandent donc beaucoup de précautions.

11. BÊTES OVINES A L'ENGRAIS.

Choix des bêtes destinées à l'engraissement. — Les moutons destinés à l'engraissement doivent être châtrés jeunes, non *bistournés*, mais au moyen de l'amputation des testicules. La castration par le bistournage n'est jamais complète. L'âge le plus favorable est celui de trois ans. « Les moutons de deux ans, dit Daubenton, ont peu de corps et prennent peu de graisse. C'est à trois ans qu'ils en prennent ce qu'il faut; à quatre, ils deviennent encore plus gras, mais leur

» chair est moins tendre. A cinq ans, leur chair est
» dure et sèche, etc., etc. » En tout cas, il ne faut jamais attendre que les dents soient usées] — Il en est
de même des brebis ; celles qui sont jeunes, qui n'ont
pas été fécondées s'engraissent très bien et leur viande
est fort bonne ; mais les brebis âgées et qui ont fait plusieurs agneaux prennent mal la graisse, et leur chair,
quoique tendre, est insipide.

Principes généraux de l'engraissement des moutons.
— Ces principes se résument en un seul : *nourrir
abondamment.* L'engraissement doit être poussé avec
rapidité. Thaër rapporte qu'ayant nourri douze moutons à discrétion, ces animaux consommaient par jour
54 litres de pommes de terre et 12 kilogrammes 500
grammes de foin; mais après six ou huit semaines
ils étaient très gras et leur viande était excellente.
« Tous ceux qui en mangèrent, dit le célèbre agricul-
» teur, assurèrent n'avoir jamais mangé de viande plus
» succulente et d'un goût plus savoureux. »

Manière d'engraisser. — De même que pour les bœufs,
il y a trois manières d'engraisser les moutons : engraissement au pâturage, engraissement à la bergerie et
engraissement mixte.

Engraissement au pâturage. — Les pâturages humides,
où l'herbe est tendre et succulente, sont excellents
pour accélérer l'engraissement; mais les moutons y
contractent facilement la pourriture. Il faut donc les
livrer au boucher aussitôt qu'ils sont gras. — La luzerne,
le sainfoin, le trèfle, les champs de navets, de choux,
toutes les légumineuses, sont bons pour engraisser,
mais il faut varier les pâturages. En général on termine par les chaumes, les prairies où l'on trouve du

plantain, du pissenlit ou autres herbes analogues propres à rendre la viande bonne.

Engraissement à la bergerie.—La bergerie doit être un peu humide, mais propre : les meilleurs aliments sont les pois, l'orge, les grains, les tourteaux d'huile avec les carottes, les raves, les navets, etc. On termine ordinairement l'opération par les farines et les glands.
—La nourriture et les boissons (voyez plus haut nourriture du mouton) doivent être données à discrétion.

Engraissement mixte. —C'est la réunion des deux autres manières.

12. LE BÉLIER ET LA BREBIS.

Régime des béliers et des brebis avant et pendant la monte.—Il faut, quelque temps avant de mettre les béliers avec les brebis, leur donner une nourriture substantielle, un peu tonique, qui les fortifie sans les engraisser; car les béliers gras sont pesants et paresseux. Du sel, des rations d'avoine, d'orge, de pois peuvent remplir le but. Ce régime doit être continué pendant la monte; il faut en faire autant pour les brebis dans les quinze jours qui précèdent l'accouplement, — après, c'est inutile.

Faut-il séparer les béliers des femelles dans le courant de l'année ?—Cela est nécessaire, afin que les plus précoces, parmi les brebis, ne soient pas fécondées lors de leurs premières chaleurs, car il importe que toutes les femelles d'un troupeau soient fécondées à peu près à la même époque, que tous les agneaux naissent à peu de distance les uns des autres.

Signes de la chaleur.—Les signes de la chaleur sont

peu marqués dans les bêtes à laine; ce sont, à l'intensité près, les mêmes que chez les animaux dont nous avons déjà parlé.

Caractères auxquels on reconnaît un bon bélier. — Un bon bélier se place volontiers à la tête du troupeau, il a l'œil vif, se bat contre les chiens; il est plutôt petit que grand; il a le corps bien proportionné, la poitrine large, les côtes longues, le dos horizontal, les lombes larges et charnues, le cou gros, la tête petite, droite, pointue, l'oreille fine, la peau mince et souple; il doit, s'il est possible, ne pas porter de cornes, et, s'il en a, les spires doivent en être allongées. — Que la laine soit commune ou fine, longue ou frisée, elle doit être égale, dépourvue, s'il se peut, sur toutes les parties du corps, de *jarre*, c'est-à-dire d'un poil blanchâtre, dur et cassant qui se trouve mêlé fréquemment à la laine, il faut aussi que la laine soit tenace, élastique, brillante.

Caractères auxquels on reconnaît une bonne brebis reproductrice. — Ces caractères sont le corps grand, les épaules larges, les yeux gros, clairs et vifs, le cou gros et droit, le dos large, le bassin ample, les tétines longues, les jambes menues, la queue épaisse. Quant à la laine, voyez ce que nous avons dit pour le bélier.

Quels sont les défauts qu'il faut éviter chez les reproducteurs de l'espèce ovine? — Il importe avant tout que le bélier et la brebis destinés à la reproduction jouissent d'une bonne santé; toutes les maladies sont donc à éviter, mais plus particulièrement la *phthisie tuberculeuse* de la brebis, qui est de sa nature un mal héréditaire.

A quel âge emploie-t-on pour la reproduction les béliers et les brebis? — Le bélier pourrait féconder sa femelle, à l'âge de cinq mois, car il est très précoce en général, mais il souffrirait dans sa santé de cet accouplement prématuré. — Si l'on veut obtenir des agneaux de boucherie, on peut employer le bélier à un an, quinze mois, mais si l'on veut élever les agneaux, obtenir des bêtes à laine, etc., il ne faut pas l'employer avant l'âge de dix-huit mois, comme reproducteur supplémentaire dans les circonstances dont nous allons bientôt parler et ne l'utiliser qu'à deux ans et demi seulement pour un service régulier. — Le bélier mérinos doit même être employés plus tard que les autres, car ses chaleurs sont plus tardives. On doit attendre l'âge de trois ans pour ceux-là.

Les béliers seraient propres à la monte jusqu'à l'âge de dix ans, si l'on voulait, mais il vaut mieux les réformer à l'âge de cinq à six ans, les châtrer et les engraisser. Leurs produits seraient médiocres.

Les chaleurs de la jeune brebis commencent à l'âge de six à sept mois ; mais alors elle n'est qu'aux deux tiers de sa croissance, fécondée à cet âge elle ne deviendrait jamais une belle brebis et l'agneau qu'elle donnerait aurait peu de valeur. Il faut attendre qu'elle ait atteint l'âge de deux ans et demi. C'est alors qu'elle donne ses plus beaux produits. — Jusque-là elle ne peut donner que des agneaux de boucherie.

Les brebis engendrent quoique très vieilles. — En général, il faut les réformer avant qu'elles perdent leurs dents, pendant qu'elles sont encore assez jeunes pour fournir, étant grasses, de la bonne viande.

13. MONTE OU LUTTE.

On appelle *lutte* la monte des béliers et des brebis.

Époque de la lutte. — Pour fixer l'époque de la lutte on a égard aux ressources dont on dispose pour nourrir les brebis pleines, les nourrices, pour engraisser ou pour élever les agneaux. A la facilité que l'on a de vendre ceux-ci, etc., etc. Si on veut livrer les agneaux au boucher il faut les faire naître au moment où les veaux sont rares; si on désire les élever il faut qu'ils naissent lors de la pousse des premières herbes; si le lait est le principal produit des troupeaux, leur naissance doit avoir lieu fin d'avril.

L'époque ordinaire de la lutte, est, dans le midi, les mois d'août et de septembre; dans le nord, octobre et novembre.

Comment se fait la lutte? — De deux manières, ou bien en pleine liberté ou bien dans un enclos, dans un verger où l'on tient les mâles enfermés et où on conduit les brebis à mesure qu'elles deviennent en chaleur; lorsqu'elles ont été sautées plusieurs fois, on les retire pour y en mener d'autres. Pour reconnaître les brebis disposées à recevoir le bélier, on tient dans le troupeau un mâle qui pourvu d'un tablier fait fonction d'étalon d'essai. Ce tablier a pour but d'empêcher le bélier boute en train de saillir les femelles. Les brebis qui s'approchent du boute en train, qui le recherchent, le suivent, le flairent, sont bien disposés pour la lutte.

Quand la lutte se fait en pleine liberté, il est utile de barbouiller le ventre, le dessous de la poitrine des béliers avec une couleur qui puisse tacher les brebis sau-

tées. Avec ces précautions, on reconnaît celles qui n'ont
l'ont pas été et on peut prendre ses mesures pour les
faire saillir par d'autres mâles.

Mesure à prendre pour la lutte en liberté. — Il faut
toujours avoir trois béliers de monte pour cent brebis
et ne donner à la fois aux femelles que la moitié de ces
béliers. A la fin de la première semaine on remplace la
première moitié par l'autre, en alternant ainsi de huit
en huit jours pour ne pas épuiser les mâles. Vers le
quinzième jour, jusqu'au vingt-cinquième à partir du
commencement de la lutte, comme c'est le moment de
la plus grande affluence des brebis en chaleur, on ajoute
aux béliers de semaine quatre antenais (agneaux de
deux ans environ) par cent brebis pour le service supplémentaire qu'exigent les circonstances; le vingt-cinquième jour expiré, ces antenais sont retirés et les béliers de monte sont seuls mis en usage, toujours en alternant de semaine en semaine. Mais environ une quinzaine de jours avant la fin de la lutte, les plus mous et
les plus fatigués parmi les béliers de la monte doivent
faire place aux plus vifs et aux plus ardents parmi les
antenais supplémentaires, précédemment mis en usage.
Ceux-ci conviennent mieux en ce moment pour mettre
à profit les dernières chaleurs toujours faibles et de
courte durée des brebis non encore fécondées.

Combien de temps doit durer la lutte? — On a remarqué que la brebis éprouve des chaleurs qui reviennent
périodiquement tous les dix-sept jours. La durée de
la lutte doit être *au moins* de trois fois dix-sept jours,
c'est-à-dire deux mois à dater de l'introduction des
béliers de monte, afin que toutes les brebis puissent venir au moins trois fois en chaleur et que celles qui ne

sont pas couvertes ou fécondées la première le soient à la seconde ou bien à la troisième.

Précautions à prendre pour éviter les rixes entre les béliers et l'infécondation de certaines brebis. — Les béliers se battent souvent entre eux, se blessent, blessent les femelles qui se trouvent près d'eux et s'empêchent réciproquement de les couvrir. Pour éviter tous ces accidents, on met dans le troupeau un bélier beaucoup plus fort que les autres, afin que ceux-ci, ne songeant qu'à faire des saillies à la dérobée, ne pensent pas à se battre, et que la paix soit assurée.

14. GESTATION, AGNELAGE, ALLAITEMENT, SEVRAGE.

On appelle *agnelage* l'accouchement de la brebis.

Les brebis pleines réclament les mêmes soins, les mêmes précautions que les juments et les vaches en état de plénitude (voyez *Jument*).

Combien de temps dure la gestation? — Cinq mois, 153 à 154 jours. Telle est la durée ordinaire.

Nourriture pendant la gestation. — Les brebis pleines doivent être bien nourries, mais non pas de substances trop succulentes ni d'aliments ligneux susceptibles de fermenter et de durcir dans l'estomac. Des racines, des tubercules, des soupes pour tenir le ventre libre et rafraîchir le corps, leur conviennent pendant l'hiver.

Une quinzaine de jours avant l'agnelage, on leur donne avec avantage tous les jours à consommer en deux repas une provende de 300 à 500 grammes composée d'avoine, d'orge et de son.

Signes de la gestation et d'une mise bas prochaine. — Les signes de la gestation sont les mêmes que pour la jument. On reconnaît qu'une brebis est près de mettre bas au gonflement des parties naturelles, à celui du pis qui se remplit de lait, et à un écoulement des matières glaireuses qui sortent par la vulve (c'est ce qu'on appelle les *mouillures*) vingt-cinq jours ou un mois environ avant l'agnelage.

Soins que réclament la mère et les petits au moment de la mise bas ou bien immédiatement après. — Aussitôt qu'on voit apparaître les signes précurseurs dont nous venons de parler, il faut laisser les brebis à la bergerie. Si l'agneau naît dehors, au pâturage, on l'enveloppe dans des couvertures et on le porte à l'étable.

Ordinairement l'agnelage se fait sans difficulté, il faut alors le laisser marcher seul; mais il arrive quelquefois que les brebis ont de la peine à mettre bas; quand elles ont l'oreille chaude, le pouls fort, il faut les saigner; mais si elles sont faibles, il faut leur faire boire un ou deux verres de piquette, ou de bière, ou de cidre, ou même de vin.

Le plus souvent, sans qu'il soit nécesaire qu'on s'en mêle, l'instinct de la brebis la pousse à lécher son agneau pour le sécher quand il vient au monde; le même instinct porte celui-ci à chercher le pis de la mère qu'il tette aussitôt. — Si la mère néglige de lécher son petit, on le saupoudre avec du sel, du son, de la farine, etc., ou bien on le sèche avec une poignée de sainfoin, et on le place dans un endroit bien chaud. — Si l'agneau est faible, on l'aide à prendre le mamelon et on lui fait même couler du lait dans la bouche. Les brebis qui agnèlent pour la première fois sont plus particuliè-

rement sujettes à fuir et à rebuter leurs petits, on les enferme dans les cases que l'on construit avec des claies,
on place les agneaux avec elles et on les force à se laisser têter.

Si la brebis est morte pendant la mise bas, il faut
donner tout de suite à l'agneau pour nourrice une chèvre
ou une autre brebis qui aurait perdu son petit; si la
brebis à laquelle on veut donner un agneau étranger refuse de l'adopter, on place la nourrice et le nourrisson
dans un endroit obscur avec un chien. La frayeur rapproche la brebis du nouveau-né et elle s'habitue à lui.
— Ou bien encore, à défaut de nourrice étrangère, on
fait boire à l'agneau du lait de vache mêlé avec de l'eau,
car seul il ferait du mal à la bête ; on donne ce lait bien
tiède, d'abord par petites cuillerées, puis à l'aide d'une
corne, d'un biberon garni de linge.

Quelques heures après la mise bas, il faut donner aux
mères un peu d'eau blanche tiède, un bouillon, du son
gras, des farines délayées dans l'eau, etc.

*Que faut-il faire quand les brebis accouchent de plu-
sieurs agneaux ?* — Quand les brebis font deux agneaux,
on peut si l'on a de bons pâturages, si la mère est forte,
grasse, bonne laitière, lui laisser ses deux petits à nourrir. Dans les cas contraires, il ne faut lui en laisser
qu'un. Quand il vient au monde trois agneaux, il faut
toujours enlever le troisième.

Précaution à prendre avec les nourrices. — Si la brebis mère ou nourrice a de la laine sur le pis, il faut tondre avec soin cette partie; car les poils, avalés par l'a-
gneau en têtant, peuvent produire des *égagropiles.*

Soins que réclament les brebis après la mise bas. —
Après l'agnelage, les brebis doivent rester au moins

deux ou trois jours dans la bergerie près de leurs petits. Au bout de ce temps, on peut leur faire reprendre leurs habitudes, mais il ne faut pas les conduire trop loin.

Nourriture des brebis pendant l'allaitement. — L'herbe fraîche est la nourriture qui leur convient le mieux. On doit pendant l'allaitement leur réserver les herbages les meilleurs et les plus rapprochés. Des provendes telles que celles dont nous avons parlé plus haut (voyez *Nourriture pendant la gestation*) leur sont très utiles aussi. — Si la saison de l'herbe n'est pas venue, on donne des regains, du bon foin, des légumineuses, des choux, des raves et surtout des pommes de terre et des betteraves.

Elevage des agneaux jusqu'au sevrage. — Les agneaux vivent avec leurs mères et tettent à leur volonté pendant quelques jours ; mais bientôt, comme nous l'avons dit, on envoie les brebis aux pâturages pendant une heure ou deux les premiers jours ; puis on augmente graduellement le temps qu'elles passent éloignées de leurs petits, et les agneaux s'habituent de cette façon à têter d'abord quatre, puis trois, ensuite deux fois par jour.

Chaque agneau doit têter sa mère ou sa nourrice et non une autre ; le berger doit guider au besoin ces jeunes animaux.

Aussitôt que les agneaux têtent à des intervalles éloignés, il leur faut une bonne nourriture ; on doit leur réserver le regain, le foin le plus fin, les vesces, les gesses coupées avant la maturité et les administrer avec des racines et surtout avec la betterave champêtre, la meilleure de toutes pour les agneaux.

Dans les mois de février et de mars, une prairie de

pimprenelle, de sainfoin, de seigle, de colza, etc., peut être très utile. Quand les agneaux ont atteint l'âge de deux mois environ, qu'ils sont devenus un peu forts, on peut les laisser aller paître avec leurs mères pour vu que ce soit dans les lieux peu éloignés, qu'il ne fasse pas trop de vent, qu'il ne tombe ni giboulée ni neige, et que les pâturages surtout ne soient pas gras, humides.

Sevrage. — Tout agneau court risque de périr si on le sèvre trop brusquement. — C'est vers le cinquième mois seulement qu'il faut séparer les nourrissons des nourrices. — Pour sevrer, on procède, comme n' as l'avons dit pour les poulains et pour les veaux, il est difficile de faire onblier aux agneaux leurs nourrices; on doit donc tenir les troupeaux de manière que les uns ne puissent pas entendre les autres, au moins de quelques semaines ; car si les petits entendent la voix des mères, ils les appellent, se tourmentent, ne mangent pas et maigrissent.

Moyen de faire tarir le lait de la brebis. — Voyez ce que nous avons dit pour la vache.

15. ÉLEVAGE DES AGNEAUX SEVRÉS, ENGRAISSEMENT DES AGNEAUX.

Élevage des agneaux sevrés. — On doit continuer à bien nourrir les agneaux après le sevrage, mais éviter de les rendre trop gras ; un agneau trop gras est sujet à la pourriture. Il faut leur donner jusqu'à l'âge d'un an des aliments tendres et faciles à digérer (voyez pour la nourriture ce que nous avons dit au paragraphe relatif à la nourriture du mouton).

Engraissement des agneaux. — On engraisse les agneaux qu'on ne destine pas à l'élevage; on vend les agneaux gras à l'âge de deux, trois, quatre mois. — L'engraissement se fait avec le lait de la brebis et avec des farines d'avoine, de pois, de fèves, délayées dans le lait ou dans l'eau, ainsi qu'avec des grains moulus. — Une pierre de craie mise à la portée des agneaux dans les bergeries est favorable à leur engraissement; ils la lèchent et en avalent des particules qui excitent leur appétit et préviennent la diarrhée; la craie rend aussi la viande blanche.

16. CASTRATION DES BÊTES A LAINE.

On châtre dans l'espèce ovine les femelles comme les mâles.

De la castration des mâles. — La castration des béliers se fait ou par casseaux ou par bistournage ou par *fouettage*. Celle des agneaux se fait par *arrachement*.

L'opération par casseaux a lieu comme pour le cheval. Le bistournage se pratique comme pour le taureau. Nous n'avons, dès lors, à parler que des deux autres procédés. Nous avons décrit l'opération par casseaux au chapitre du *Cheval* et le bistournage au chapitre du *Bœuf*.

De la castration par fouettage. — Le fouettage consiste dans la ligature des bourses au-dessus des testicules; il s'opère à l'aide de la ficelle appelée *fouet*. On fouette le bélier le matin à jeûn. On renverse l'animal sur le dos, on le maintient et on coupe la laine qui peut se trouver dans l'endroit où doit être appliquée la ligature. Celle-ci doit être forte, avoir 70 centimètres de long à peu près et être munie à chaque extrémité d'un mor-

ceau de bois de 16 centimètres de longueur ; l'opérateur fait descendre les testicules autant que possible au
fond des bourses, puis deux aides saisissant à pleines
mains les morceaux de bois qui terminent le fouet, tirent chacun de son côté avec force ; quand les cordons
testiculaires et le scrotum sont ainsi fortement serrés,
on fait un second tour de ficelle qu'on arrête avec un
nœud droit et on coupe les bouts du fouet. Trois jours
après l'opération, les testicules et les bourses sont noirs
et mortifiés, on peut les amputer.

De la castration par arrachement. — L'arrachement
des testicules, des agneaux, se pratique de la manière
que voici : Un aide saisit les quatre membres de l'a-
gneau réunis deux à deux par bipèdes latéraux, place le
dos de l'animal contre son ventre, l'opérateur prend le
bout des bourses, les tire à lui et armé d'un bistouri, il
les coupe en travers à un pouce de leur extrémité afin
de faire une ouverture suffisante pour donner passage
aux testicules ; puis il saisit avec les deux mains les cordons testiculaires qu'il comprime pour les faire sortir
des enveloppes et il arrache successivement chaque testicule avec les dents. Cela fait, on ferme l'ouverture en
la pressant avec les doigts et on lâche l'agneau.

A quel âge faut-il châtrer les agneaux ? — Il faut
châtrer à l'âge de cinq à six mois au plus tard tous les
agneaux qui ne possèdent pas les qualités nécessaires
pour être de bons reproducteurs.

A quelle époque de l'année doit se faire la castration ?
— Il faut choisir de préférence le printemps ou l'automne, quel que soit l'âge de l'animal, que ce soit un
agneau ou un bélier.

De la castration des femelles. — La castration des

brebis et des agnelles es: peu pratiquée parmi nous : on appelle *moutonnes* celles qui l'ont subie. Voici, d'après Daubenton, la manière de la pratiquer : On couche la femelle sur le côté droit, près du bord d'une table. Deux aides sont nécessaires : l'un tend le membre postérieur gauche et le second tient les trois autres membres réunis. L'opérateur fait une incision verticale de 4 à 5 centimètres de long, au milieu du flanc gauche, à un point également éloigné de la hanche et du nombril; il introduit l'index dans l'abdomen pour chercher l'ovaire gauche; lorsqu'il l'a senti, il l'attire doucement au dehors de l'ouverture. Les deux ligaments larges de la matrice et l'autre ovaire sortent en même temps, l'opérateur coupe les deux ovaires et fait rentrer les ligaments et la matrice. Ensuite il fait trois points de suture à la peau pour fermer l'ouverture. Au bout de dix à douze jours la cicatrice se ferme et on ôte la fil.

La castration des femelles a pour but, comme pour les mâles d'en améliorer la chair et la laine.

A quel âge châtre-t-on les agnelles? — A l'âge de six semaines.

Quand doit se faire la castration? — A la même époque de l'année que pour les mâles.

17. AMPUTATIONS DIVERSES. — MARQUES.

Amputation de la queue. — On pratique l'amputation de la queue sur les bêtes à laine *mérinos*, surtout sur les brebis. On croit que cette opération a pour résultat d'augmenter la force des reins et la laine du dos. Elle se fait à l'âge d'un mois ou deux à l'aide d'un couteau, à 10 ou 15 centimètres de la base de la queue, de manière à laisser un tronçon assez long pour préserver l'anus. On n'a besoin de rien appliquer sur les plaies.

Amputation des cornes. — On coupe les cornes des béliers pour les débarrasser d'un organe inutile et souvent dangereux. Cette opération se fait avec la scie et à l'âge d'un an. Les cornes repoussent, mais moins longues.

Marques. — Les marques ont pour but de faire reconnaître les animaux, soit sous le point de vue de l'individualité de chaque bête, soit pour savoir à quel propriétaire elles appartiennent.

On marque, soit en coupant avec des ciseaux des mèches de laine, soit en appliquant des couleurs, du goudron, des résines sur la toison, soit en pratiquant aux oreilles des fentes et des trous, soit enfin en gravant avec un fer chaud des numéros sur les cornes.

CHAPITRE CINQUIÈME.

Le Bouc et la Chèvre.

Le bouc et la chèvre ont beaucoup de rapports avec le mouton et la brebis. Ils en diffèrent principalement en ce que les premiers ont une barbe au menton, tandis que les seconds n'en ont pas.

Le petit de la chèvre et du bouc s'appelle *chevreau.* Dans plusieurs contrées la chèvre porte le nom de *bique* ou *cabre.*

La chèvre se distingue surtout de la brebis, comme le

bouc du mouton, par le tempérament et le caractère ; autant les uns sont mous et lymphatiques, autant les autres sont pétulants, vifs, alertes.

1. RACES PRINCIPALES DE CHÈVRES.

Les principales sont : — 1º la race d'*angora* ; cornes droites, mais parfois contournées en spirale comme un tire-bourre ; pelage formé de poils longs, très fins et propres à être filés. — Bonne viande de boucherie. — Les boucs de cette race ont plus de poil que les femelles, mais il est plus grossier. — Le croisement des boucs et chèvres d'angora avec la race de Cachemire offre des avantages.

2º La race du *Thibet.* — Cornes divergentes, tendues sur elles-mêmes dans les mâles, taille élevée, jambes courtes, poils longs et soyeux.

3º La race *cachemire.* — La plus célèbre de toutes et qui s'est confondue en France avec celle du Thibet par suite de nombreux croisements ; c'est celle dont le duvet sert à la fabrication des cachemires et qui a été importée en France, en avril 1819, par M. Ternaux, fabricant renommé. — Oreilles longues, larges, minces, pendantes ; cornes droites, quelques-unes recourbées en arrière ; fourrure épaisse, blanche, brune ou noire, formée de poils durs, gros, courts ou longs, tombants, et d'un duvet court, doux, fin ; mamelles larges.

4º La chèvre *cabri* ou *naine.* — Corps ramassé, poil ras, taille petite, jambes basses. — Cette race, originaire d'Afrique, est celle qui a le plus de rapports avec notre race commune.

5º La race *française commune*. — Cornes penchées en arrière, queue courte, grosses mamelles pendantes. — Les couleurs ordinaires du bouc et de la chèvre de la race commune sont le noir et le blanc. Les toisons sont parfois mélangées de blanc et de noir ou de brun et de fauve.

Toutes les races de boucs et de chèvres ont deux espèces de poils, dont l'un est long, dur, gros, c'est le *jarre* (voyez l'explication de ce mot au chapitre du *Mouton*), et l'autre soyeux, fin et moins abondant, c'est le *duvet*, qu'on nomme encore *capelin*. La race commune a moins de duvet que les autres.

Que faut-il rechercher de préférence dans les chèvres? — Il faut rechercher celles qui sont blanches et sans cornes ; elles sont plus douces et font moins de dégâts que les autres.

2. SIGNES AUXQUELS ON RECONNAÎT L'AGE DU BOUC ET DE LA CHÈVRE.

Ces signes sont les mêmes que ceux qui servent à reconnaître l'âge du mouton et de la brebis (voyez *Mouton*).

3. LOGEMENT DES BOUCS ET DES CHÈVRES.

Ces logements s'appellent chèvrerie.

Les chèvres sont presque toujours tenues dans des logements peu convenables. La distribution intérieure de l'étable importe pourtant beaucoup à leur santé. — La hauteur d'une chèvrerie doit être environ de 2 mètres. Chaque animal exige un espace d'environ 1 mètre

324 millimètres de longueur sur 730 millimètres de largeur.

Le degré de température des chèvreries dépend de la destination qu'on donne aux animaux. — Si on les entretient pour leur toison, il leur faut des étables fraîches, très aérées. — Si c'est leur lait qui est le but de la spéculation, l'atmosphère doit être plus douce et plus chaude.

La chèvre demande la plus soigneuse propreté; le fumier l'indispose; la boue, l'humidité lui sont contraires, il faut nettoyer son étable tous les jours et renouveler quotidiennement la litière en hiver; elle peut s'en passer en été.

4. NOURRITURE DES BOUCS ET DES CHÈVRES.

On entretient les chèvres au pâturage et à la chèvrerie.

Régime du pâturage. — On peut conduire les boucs et les chèvres dans les diverses espèces de pâturages, pourvu qu'ils ne soient pas humides, gras, marécageux. Dans les taillis où elles trouvent une nourriture trop abondante, les chèvres contractent des indigestions et même le pissement de sang. On peut les mener dans les vignes, après les vendanges; elles se trouvent aussi très bien du pâturage sur les prés, après la récolte du regain; les plantes variées qu'elles y prennent leur donnent beaucoup de lait.

Le pâturage dure tout le jour en automne et au printemps, mais les boucs et les chèvres sont sensibles au froid et à l'excès de la chaleur. Il leur faut un abri en automne et en été.

On ne doit pas laisser sortir les chèvres pendant les pluies et les neiges.

Régime de la chèvrerie. — Malgré leur pétulance, les boucs et les chèvres supportent sans en souffrir le régime presque permanent à l'étable. Ils sont faciles à nourrir. Ils mangent beaucoup plus d'espèces de plantes que les autres herbivores. On leur donne du foin, des feuilles de tourteaux, des soupes, etc. Le marc de raisin leur convient beaucoup. — Les tourteaux de noix donnent un lait abondant qui fait de très bons fromages. — Les feuilles de chou forment une ressource précieuse pour les mois de mars et d'avril. Mais ce sont principalement les feuilles de vigne qu'on leur donne, dans le Mont-d'Or lyonnais notamment, où se trouvent douze communes dans lesquelles on entretient près de douze mille chèvres dont le lait sert à fabriquer le fameux fromage du Mont-d'Or. Voici comment se préparent ces feuilles. — On les ramasse après les vendanges et on les garde dans des tonneaux, dans des caves où on les presse fortement en les surmontant de planches, de pierres qui pèsent sur elles ; on fait même marcher et trépigner sur ces feuilles les personnes employées à la récolte ; puis on répand dessus de l'eau de temps en temps et en petite quantité, car, si elles restaient à sec, ces feuilles s'échaufferaient rapidement. Ainsi préparées, on peut les faire consommer pendant l'hiver, mais il ne faut avoir soin de les retirer des cuves ou des tonneaux qu'au fur et à mesure des besoins et au bout de deux mois seulement. L'eau qui surnage sur ces feuilles est roussâtre, d'une saveur acide, et plaît beaucoup aux chèvres. Nous n'avons pas besoin de dire qu'une telle nourriture n'est pas assez substantielle pour être exclusive, mais mêlées avec d'autres substances, administrées avec du son, des racines, des tourteaux ; ces feuilles nourrissent bien.

On compose les soupes, en hiver, avec des betteraves, des pommes de terre, des pelures, du son, de la levure de bière, de la farine, des graines de foin, de l'eau de vaisselle, etc., et en été avec de la luzerne, du trèfle, avec les mauvaises herbes qui croissent dans les vignes, dans les jardins et dans les haies.

Il faut faire boire les chèvres : le petit lait mêlé à du son, à des herbes, à des substances farineuses, favorise leur lactation ; il est bon de jeter quelques grains de sel dans l'eau dont on les abreuve à la dose de 3 gros par semaine pour chaque chèvre.

Tant plus les chèvres mangent, tant plus elles ont de lait, disent dans leur patois les paysannes du Mont-d'Or lyonnais ; cela est vrai et il n'est pas nécessaire de les rationner. — Nous recommandons seulement qu'on ait le soin de varier pour elles la nourriture et de composer leurs repas de substances différentes.

5. QUELS SONT LES PAYS QUI CONVIENNENT A LA CHÈVRE ET AU BOUC.

Dans les pays de montagnes, les boucs et les chèvres pâturent sur des rochers escarpés où les autres animaux domestiques ne peuvent pas grimper ; ce sont là en effet les lieux qu'ils préfèrent aussi. Aussi en élève-t-on rarement dans les pays de plaines, ils s'y portent mal et leur chair y devient de mauvaise qualité. Ces pays ne comportent l'élevage des chèvres que lorsqu'on peut les entretenir presque complètement à l'étable.

6. PRÉCAUTIONS A PRENDRE QUAND ON POSSÈDE DES CHÈVRES.

Les avantages que procure la chèvre sont balancés par le préjudice que sa dent porte aux jeunes arbres dont elle broute avec avidité les pousses nouvelles et les écorces tendres. Il faut l'éloigner des endroits cultivés, des blés, des vignes, des bois, des pépinières et des taillis ; il ne faut pas même les laisser sans muselières dans les chemins. On ne peut les laisser en liberté que dans les terres tout-à-fait vagues, sans bois et sans culture, dans les bruyères, sur les rochers où ne croissent que des ronces et quelques broussailles.

7. AVANTAGES QUE PEUT PROCURER UNE CHÈVRE.

Le lait de chèvre, on le sait, est utile dans bien des cas ; il est plus sain, meilleur que celui de la brebis, moins épais que celui de la vache, moins séreux que celui de l'ânesse ; il se caille aisément, il se boit avec plaisir et se transforme en d'excellents fromages.

Une chèvre bien nourrie peut donner jusqu'à 4 litres de lait par jour. Dans le midi de la France, dans le Mont-d'Or lyonnais, on obtient de ces animaux un bénéfice assez considérable. Une seule chèvre fournit pendant neuf mois de l'année de quoi faire tous les jours deux ou trois fromages qui valent chacun 20 centimes ; c'est près de 15 francs par mois. Le chevreau est vendu, à l'âge d'un mois, 2 francs 50 centimes. Le fumier de l'année, qui est un excellent engrais, peut valoir 15 fr. Ces sommes réunies dépassent 150 francs. Or une chè-vre parfaitement tenue ne coûte que 80 francs de nourriture. Quel est l'animal domestique qui peut offrir de pareils avantages ?

8. RÈGLES A SUIVRE DANS L'ACHAT D'UNE CHÈVRE.

Quand on fait l'acquisition d'une chèvre il faut la choisir de trois ans au plus ; plus tard on est souvent trompé, on achète des bêtes qui ne peuvent manger.— Il faut donner la préférence à celle qui a été soumise à un régime semblable à celui qu'on lui destine.

9. DU BOUC ET DE LA CHÈVRE CONSIDÉRÉS COMME REPRO-DUCTEURS.

Le bouc reproducteur doit être grand, il doit avoir le cou court et charnu, la tête légère, les oreilles pen-dantes, les cuisses grosses, les jambes fermes, le poil noir, doux, épais, la barbe longue et touffue.

A quel âge le bouc peut-il être accouplé à la chèvre? — Le bouc est très ardent et vigoureux ; il pourrait fé-conder sa femelle à sept ou huit mois, mais les produits seraient chétifs; il ne faut guère l'employer qu'à l'âge de deux ans. On peut l'utiliser comme reproducteur jus-qu'à six ans. A cette époque il est usé.

La chèvre reproductrice doit avoir une taille élevée, le bassin ample et la croupe large, les cuisses fournies de chair, les mamelles volumineuses, la démarche ferme et légère, le pis large, la peau fine, le poil doux, fin et touffu, la tête petite, mince, l'œil vif et doux, la face postérieure du pis recouverte d'un épi large (voyez ce que nous avons dit pour la vache laitière).

A quel âge la chèvre peut-elle être accouplée à son

mâle ? — La chèvre est très lascive, elle cherche le bouc avec empressement, elle s'accouple avec ardeur et peut être fécondée à l'âge de cinq à six mois ; mais elle ne peut donner de bons produits qu'à un an, quinze mois au plutôt. Une fois élevée on peut la conserver long-temps. Il en est qui, à l'âge de quinze ans, font encore de très beaux chevreaux tous les ans. Cependant il vaut mieux, en général, les réformer quand elles ont atteint huit ou dix ans.

Signes de la chaleur chez la chèvre. — Ces signes sont faciles à connaître : le pis se gonfle, le lait diminue et tarit même quelquefois ; la bête bêle souvent et dou-cement, elle se baisse, se tord sous la main qui la ca-resse, regarde avec langueur, elle néglige de paître, bondit, agite la tête et la queue.

Régime de la chèvre et du bouc à l'époque de la monte. — Il faut bien les nourrir, et le bouc a besoin, à cette époque, qu'on lui donne pour préparer ses forces de l'avoine et même un peu de vin, surtout si on lui fait couvrir un grand nombre de femelles.

Époque de la monte. — La chèvre, quand elle est en présence du bouc, est toujours disposée à le recevoir, mais ses plus grandes chaleurs se manifestent en sep-tembre, octobre et novembre ; elles se déclarent alors malgré l'absence du mâle. D'ailleurs c'est en automne qu'elle retient plus sûrement et on préfère cette saison par une autre raison encore, c'est qu'il est bon que les jeunes chevreaux trouvent de l'herbe tendre lorsqu'ils commencent à paître. — On se conduit quand on a plu-sieurs chèvres, de manière à avoir du lait toute l'an-née et à faire naître les chevreaux au moment où la vente en est plus facile et plus avantageuse.

Faut-il faire porter la chèvre tous les ans ? — On garde celles qui sont bonnes de lait, qui le conservent bien et on ne les fait couvrir que tous les deux ans, tous les dix-huit mois.

Combien de femelles peut féconder un bouc ? — Un bouc bien constitué et âgé de trois à quatre ans peut couvrir du 15 octobre à la fin de novembre jusqu'à vingt-cinq ou trente chèvres par jour, mais il n'est pas prudent de lui faire saillir plus de cent cinquante à deux cents chèvres dans la saison, et même moins à la première année de son service.

10. GESTATION, ALLAITEMENT, ACCOUCHEMENT, SEVRAGE.

Combien dure la plénitude d'une chèvre ? — Cinq mois et quelques jours.

Signes de la gestation. — On reconnaît la plénitude d'une chèvre à l'augmentation de lait qui se manifeste peu de temps après la fécondation.

Soins que réclame la chèvre pleine. — Ces soins sont les mêmes que ceux dont nous avons parlé pour la vache, la brebis, etc. Il faut lui donner une bonne nourriture, du bon foin à discrétion et la faire boire souvent (voyez *Jument, Vache,* etc.).

Mise bas de la chèvre. — L'accouchement de la chèvre est ordinairement assez laborieux. Il est bon alors de le faciliter par un breuvage stimulant composé de 60 grammes d'extrait de genièvre, de 15 grammes de thériaque et de 1 litre de vin vieux sucré. Lors même que le chevrottement, c'est-à-dire la mise bas, paraît s'opérer sans grandes difficultés, on doit y aider en tirant le fœtus aussitôt qu'on peut le saisir.

Soins que réclame la chèvre après l'accouchement. —
Il faut la bouchonner, l'envelopper d'une couverture
la tenir à l'abri du froid de l'air. Immédiatement après
la mise bas, donnez-lui une soupe faite avec des poireaux, de l'huile de noix et un peu de pain. Pendant
trois ou quatre jours, retranchez l'herbe fraîche, ne la
nourrissez qu'avec du bon foin, donnez-lui des boissons tièdes, de l'eau blanchie par la farine, du petit
lait.

Soins que réclame le chevreau après l'accouchement.
— Ce jeune animal est frileux. Une fois séché, il faut,
si le temps est froid, le couvrir et le mettre dans un espace étroit sur une bonne litière.

Élevage du chevreau jusqu'au sevrage. — Aussitôt
après la naissance, il faut tenir le petit séparé de sa
mère, soit qu'on veuille l'engraisser, soit qu'on le destine à la reproduction, et lui faire têter le lait maternel
trois fois par jour (voyez aussi *Agneau*).

Sevrage. — L'allaitement dure ordinairement trente
à quarante jours. Il faut faire passer le chevreau par
gradation des aliments liquides aux aliments solides. On
remplace d'abord le lait par des farines délayées dans
l'eau, en augmentant progressivement la quantité de la
farine. Aussitôt qu'il est bien préparé au changement
du régime, on le mène paître, on lui donne des racines,
des feuilles tendres, du foin choisi, etc.

11. ENGRAISSEMENT DU CHEVREAU.

On engraisse rarement les chevreaux; on les vend
ordinairement très jeunes lorsque leur viande est encore
molle, gélatineuse, fade, mauvaise. On devrait les gar-

der un peu plus longtemps jusqu'à l'âge de trois ou quatre mois. Leur engraissement, soit avec de la luzerne, du foin et surtout avec des œufs, de la farine, serait avantageux.

12. CHÈVRE LAITIÈRE, TRAITE, EMPLOI DES CHÈVRES.

Signes auxquels on reconnaît une bonne laitière. — Ce sont les mêmes qui servent à reconnaître une bonne chèvre reproductrice (voyez plus haut paragraphe 9).

Traite. — On peut traire les chèvres quinze jours après qu'elles ont mis bas. — Elles ont les glandes mammaires très actives; il faut les traire matin et soir et toujours jusqu'à la dernière goutte. La traite doit être faite avec précaution (voyez *Vache*).

Emploi des chèvres comme nourrices. — Les chèvres non-seulement sont bonnes mères, mais adoptent facilement les veaux, les agneaux, les enfants, etc. Elles se prêtent avec une rare complaisance aux caprices de tous leurs nourrissons qui se trouvent toujours bien de leur lait.

Précaution que réclament les laitières. — Les chèvres qui sont traites ou qui allaitent des nourrissons autres que les chevreaux doivent être surveillées avec soin quand elles paissent; elles mangent impunément et sans en être indisposées diverses plantes vénéneuses, telles que la ciguë, les aconits, etc. Mais ces substances peuvent passer dans le lait et rendre ce *l*iquide malfaisant pour celui qui le boit.

13. CASTRATION, RÉCOLTE DU DUVET, SOINS DIVERS.

La castration des chevreaux, des chèvres et des boucs

se pratique comme celle des agneaux, des brebis, des béliers (voyez *Mouton*).

La castration est inutile pour les chevreaux destinés à être abattus à l'âge de trois semaines. Mais quand on veut les garder plus longtemps il faut châtrer ceux qui ne sont pas réservés pour la reproduction. Après cet âge les mâles contractent l'odeur qui distingue si désagréablement les boucs, et d'ailleurs, lorsqu'ils sont châtrés, ces jeunes animaux s'engraissent mieux et leur viande est plus tendre.

Récolte du duvet. — Le duvet des boucs et des chèvres se floconne et tombe au printemps de lui-même. On le ramasse alors en peignant ces bêtes avec un démêloir ordinaire tous les deux jours ; la récolte dure de cinq à six semaines.

Soins divers. — Il est bon de tenir les chèvres proprement et de les peigner quelquefois; le lait en est meilleur. — Quand les boucs et les chèvres ne quittent pas l'étable, leurs onglons sont sujets à s'allonger démesurément; leurs membres prennent de fausses directions et ils marchent avec difficulté. Pour prévenir cet inconvénient il n'y a qu'à couper souvent la corne du pied aux bêtes chez lesquelles ils se manifeste.

CHAPITRE SIXIÈME.

Le Porc.

Le porc est de tous les animaux de basse-cour le

moins difficile à nourrir. Tous les aliments lui sont bons pourvu qu'il remplisse son estomac. Il est en outre extrêmement fécond. — Le sanglier d'Europe est regardé comme la souche de notre porc domestique.

1. RACES DIVERSES DE PORCS.

Il existe, tant en France qu'à l'étranger, un grand nombre de races différentes de porcs. Nous ne ferons connaître que les principales.

Races étrangères. — On distingue parmi les races étrangères : 1° les races de la Chine, de Siam, de l'Inde, de la Turquie qui s'appellent races *à courtes jambes:* toutes ces races se ressemblent beaucoup et accusent une origine différente de celle des porcs domestiques européens; outre les jambes courtes qui les caractérisent, ces races ont toutes une taille petite, un corps trapu, une tête raccourcie, les mâchoires épaisses, les oreilles petites, droites, le cou court, large, les épaules saillantes, le jarret avancé, le dos droit, les reins larges, le ventre près de terre, la queue pendante, courte, les soies rares, noires ou grises, la peau fine. — Ces races mangent peu, ont un accroissement rapide, et s'engraissent facilement; leur chair est blanche et délicate. — On les a croisées avec les races d'Angleterre et de France, et ce croisement a toujours eu d'excellents résultats. — 2° Les races anglaises, qui sont en général plus faciles à engraisser que les nôtres, surtout celle du Berkshire qui est susceptible d'un tel accroissement qu'on y voit des bêtes du poids de 687 kilogrammes et demi. — 3° Les races d'Italie, de Parme, de Naples, qui ont quelques rapports avec les races à courtes jambes et s'engraissent très bien. — 4° la race de Westphalie, remarquable par sa taille élevée et sa fécondité. — 5° Les races de Pologne et de Russie, d'une grande stature, mais s'engraissant très difficilement et peu féconde.

Races françaises. — 1° La race de Normandie qui se trouve à l'état de la plus grande pureté dans la vallée d'Auge. — Corps long, épais, tête petite, pointue; oreilles droites, pattes minces, soies courtes et blanches. — Cette race comsomme beaucoup de nourriture et ne s'engraisse pas en proportion. — 2° La race du Poitou : tête grosse, longue, front saillant, oreilles larges, pendantes, pattes fortes, poil blanc et rude. — D'un engraissement difficile. — 3° La race de Périgord; corps ramassé, court, large, tête pointue, poitrine ample, épine dorsale lombaire supérieurement convexe; poil noir très court. — 4° La race du Quercy. — Taille petite, tête forte, dos courbe, couleur noire, blanche ou pie. — 5° La race bretonne. — Taille moyenne, corps allongé, teinte noirâtre et le milieu du corps entouré d'une grande bande blanche. — Race médiocre. — 6° La race de Craon (*département de la Mayenne*); corps long, jambes courtes, oreilles longues, dos large. — 7° La race de la Vallée (même département). — Corps peu allongé, jambes courtes, dos large, oreilles grandes tombant sur le nez qui est court et large, épis sur le dos et autour de la queue. — Les porcs de cette dernière race et de la précédente sont les plus beaux parmi les races communes de notre pays ; ils sont sobres, se développent et s'engraissent facilement.

2. CHOIX D'UNE RACE DE PORCS.

Les cultivateurs qui veulent nourrir constamment les

porcs à l'étable ou bien dans des trèflières, des luzer-
nières voisines des habitations, doivent choisir des
porcs à courtes jambes, ou ceux d'Italie, ou bien mieux
encore des races chinoises, turques, dont on trouve
aisément des individus en France. — Mais les propriétaires, auxquels il faut des animaux qui puissent aller
chercher leur nourriture dans les chateigneraies, dans
les bois éloignés, ne pourraient pas s'accomoder des
porcs à courtes jambes, qui sont petits et trop mauvais
marcheurs. Ceux-là doivent choisir parmi les races de
la Normandie, de la Bresse, de Craon, etc.

3. LOGEMENT DES PORCS. — PORCHERIES.

C'est un étrange préjugé que celui dont les porcs
sont l'objet. On croit communément qu'ils se plai-
sent dans l'ordure. C'est cependant à un instinct irrésistible de propreté qu'ils obéissent lorsqu'ils se vau-
trent dans la boue, dans les mares. Leur but est de
prendre des bains pour nettoyer leur peau.

Le porc a donc besoin d'être tenu très proprement.

Une habitation destinée à loger plusieurs de ces animaux, doit être divisée en divers compartiments. Il faut
des loges pour les mâles non châtrés, d'autres pour les
femelles employées à la reproduction ; d'autres encore
pour les truies pleines et les nourrices. Il en faut pour
les porcelets nouvellement sevrés et pour les cochons à
l'engrais. — On compte ordinairement pour chaque
porc une place de deux mètres de long sur un de large.

Les loges doivent être assez élevées au-dessus du niveau du sol pour être toujours sèches, le sol doit être
incliné du côté de la cour pour l'écoulement des ordu-

res. Chaque loge doit avoir deux ouvertures opposées pour qu'un grand courant d'air puisse s'y établir à volonté. Dans les temps froids, il faut en fermer une; mais toutes deux doivent rester ouvertes dans les grandes chaleurs et quand les porcs sont au pâturage.

Les auges sont quelquefois placées hors de la loge, sous un auvent, ou bien appliquées contre un mur et pourvues d'un couvercle que l'on baisse et qu'on lève à volonté. Il est plus convenable de les placer dans l'épaisseur même du mur, au raz du sol ou élevées de 15 à 20 centimètres. Par cette disposition, on peut verser la nourriture sans entrer dans la loge, et l'animal prend son repas sans avoir besoin de sortir. La moitié intérieure de l'auge, celle par où le porc mange, doit être couvert d'une planche à laquelle on a pratiqué des ouvertures assez grandes pour qu'il puisse y passer la tête et prendre sa nourriture.

4. NOURRITURE DES PORCS.

On la distingue en nourriture d'été et nourriture d'hiver.

Nourriture d'été.

Pendant l'été, les porcs sont, dans quelques localités, nourris à la porcherie; il en est d'autres où on les conduit dans les pâturages; d'autres encore où on les soumet à un régime mixte.

Régime d'été à l'étable. — Les restes, les résidus du ménage, les criblures, les débris du jardinage, les mauvais fruits du verger suffisent pour la nourriture des porcs qu'on entretient uniquement pour les besoins de

la ferme. — Mais quand on s'occupe de leur engraissement comme objet de trafic, de leur multiplication, il
leur faut une nourriture plus substantielle. On peut
leur donner avec avantage le trèfle, la luzerne, le sainfoin, les fèves, les pois, les vesces, la chicorée, les orties, des feuilles d'arbres, toutes les herbes des jardins
et des prés, à l'exception de celles qui sont reconnues
vénéneuses.

Régime du pâturage. — Ce ne sont pas les prairies
naturelles qui conviennent le mieux pour faire paître
les porcs. Il faut les conduire dans les prairies artificielles, dans les marais, dans les bois. Tantôt on les
attache à un piquet, tantôt on les entrave pour qu'ils ne
puissent s'échapper, briser les haies, ce qui arrive quelquefois; mais, quand ils ont mangé d'avance à l'étable,
on peut les laisser paître en liberté.

Les porcs résistent à la mauvaise influence des marais; ils trouvent là des feuilles, des racines, des insectes et d'autres animaux dont ils se nourissent avantageusement.

Régime mixte. — Mélange des deux premiers. — On
fait conduire les porcs dans les champs, dans les prés,
dans les vergers, dans les bois de chêne, de châtaignier.
Puis on leur donne, quand ils rentrent, des lavures, du
petit lait, de l'eau mêlée d'une poignée de son ou de
farine, des racines cuites et écrasées, des orties, des
pelures, etc.

Nourriture d'hiver.

On fait sécher des plantes en été pour nourrir économiquement les porcs pendant l'hiver; on les donne
hachées et mêlées à des grains moulus, concassés, ou

à du son, de la farine, le tout arrosé d'eau bouillante.
— A défaut de nourriture plus économique, on leur donne des topinambours, des panais, des raves, etc.

Les ré dus d'une amidonerie, d'une brasserie, d'une féculerie, sont très utiles pour la saison d'hiver.

Observations générales. — Jusqu'à ce qu'on les engraisse, on doit donner aux porcs une nourriture modérée.

5. ENGRAISSEMENT DES PORCS.

Choix des porcs qu'on veut engraisser. — On engraisse soit les porcs châtrés jeunes, soit ceux que l'on a employés à la reproduction de l'espèce. — Il faut choisir autant que possible des individus qui aient été médiocrement nourris et mangeant indistinctement tous les aliments qu'ils rencontrent. Ils doivent cependant être forts, bien portants et même un peu en chair. Dans cet état, ils mangent beaucoup et s'engraissent facilement. — Il faut toujours donner la préférence aux porcs qui ont les soies brillantes et difficiles à arracher, à ceux qui ont l'œil vif, qui sont éveillés.

Époque la plus convenable pour engraisser le porc. — L'automne, le commencement de l'hiver, sont les temps les plus favorables; les porcs engraissés dans la mauvaise saison trouvent toujours des débouchés. Si on veut les saler, la salaison en est facile; si on veut les consommer frais, la viande peut se garder plusieurs jours; enfin, si on préfère les vendre et qu'on ne trouve pas des acheteurs sur place, on peut les faire conduire au loin, tandis que pendant les chaleurs, on ne peut les saler, les voyages les plus courts les échauffent, les rendent malades, et les font quelquefois périr subitement.

Méthode d'engraissement. — Les distributions d'aliments doivent être régulières, fréquentes et par petites rations, afin que les porcs fassent, comme on dit, *planche nette* à chaque repas. — La nourriture doit être variée.

Dans les campagnes où il y a beaucoup de glands, on pratique l'engraissement en envoyant les porcs dans les forêts à l'époque où les glands tombent et où la châtaigne et la faîne quittent leurs enveloppes. Le soir on les ramène à l'étable, et à leur arrivée on leur donne à boire de l'eau tiède mêlée de son et de farine d'ivraie ou de semences de jusquiame ou de pomme épineuse.

On peut bien de cette manière ébaucher l'engraissement, mais non le compléter.

La meilleure manière d'utiliser le gland, c'est de le faire *drêcher.* Quant à la châtaigne, il faut, pour qu'elle soit bien nutritive, la peler, la faire macérer et même cuire complétement. — Le son de la bière, les feuilles, les tiges du trèfle, de la luzerne, les vesces des fèves, les carottes, les betteraves, les panais, sont bons aussi pour commencer l'engraissement. — On le termine avec les résidus de la distillation de l'eau-de-vie, des fabriques d'huile, les tourteaux de lin, de noix, de chenevis, de colza moulus et mêlés aux racines fourragères, avec les grains d'orge, d'avoine, de sarrasin, de maïs écrasés et réduits en farine ou macérés et ramollis dans l'eau bouillante ; avec la chapelure ; avec les graines de fèves, de lentilles et surtout des pois qu'on administre comme les grains d'orge, d'avoine, etc., avec lait écrêmé, et enfin avec des subtances animales quand c'est possible, surtout avec de la chair de cheval abattu, dont les porcs se montrent très friands, et qui produit un lard savoureux et ferme. Mais il faut observer que crue, cette chair donne la diarrhée aux porcs, si on en donne une grande quantité, et qu'entre deux repas de viande, il est bon d'administrer des subçances végétales.

Le sel marin mis en petites doses sur les divers aliments a beaucoup d'avantages pour hâter l'engraissement.

Soins que réclament les porcs à l'engrais. — Les porcs mis à l'engrais demandent une extrême propreté, une litière souvent renouvelée et abondante vers la fin de l'engraissement, quand ils commencent à être lourds et massifs. Il faut les tenir loin du bruit, leur laisser prendre peu d'exercice, les peigner, les étriller au besoin et leur donner des bains.

6. LE VERRAT ET LA TRUIE. — LE PORCELET.

Le verrat, c'est le porc non châtré et propre à reproduire l'espèce.

Signes auxquels on reconnaît un bon verrat. — Un bon verrat doit avoir une bonne santé, des soies brillantes, l'air gai, le corps long, cylindrique, les os petits, les muscles développés, la poitrine large, les côtes rondes, le dos droit, large, les reins aplatis, la tête courte, mince, les oreilles minces, droites, le groin fi , pointu, les yeux ardents, le cou court, épais, large, les épaules et les cuisses fortes, saillantes, épaisses, les testicules gros, la peau douce, élastique, sans plis, les poils doux, fins, clairs.

Signes auxquels on reconnaît une bonne truie. — En général, la truie doit être grande, elle doit être d'une race féconde, avoir le corps allongé, les reins et les épaules larges, le bassin ample ainsi que l'abdomen, les mamelles volumineuses.

A quel âge les porcs doivent-ils être accouplés? — Ils peuvent engendrer à huit ou dix semaines ; cependant il n'est pas avantageux de les accoupler si jeunes; il ne faut guère les faire reproduire qu'à l'âge de dix mois, un an. Passé l'âge de trois ans, il faut les châtrer et les engraisser.

Quel âge doivent avoir les truies pour être employées à reproduire? — Les conditions d'âge sont les mêmes que pour les porcs.

Signes de la chaleur chez la truie. — La truie en chaleur a la bouche écumeuse, pleine de bave, elle va, vient, et monte sur tous les porcs qu'elle rencontre.

La truie est en chaleur presque toute l'année, et ce qui la distingue des autres femelles, c'est que, même en état de plénitude, elle ne fuit pas les approches du mâle.

Époque de l'accouplement. — Les truies âgées de plus de dix-huit mois peuvent faire trois portées par an ; mais il est préférable de ne les faire porter que tous les six mois. — Ordinairement, on les fait couvrir en octobre ou en novembre pour qu'elles puissent mettre bas en mars et que les petits puissent profiter du laitage et de la verdure. On les accouple une seconde fois au mois de mai.

Monte, manière de la pratiquer. — Le plus souvent

on accouple ces animaux dans une loge où l'on enferme le mâle et la femelle. La truie conçoit d'ordinaire dès la première saillie, néanmoins, il vaut mieux la faire couvrir deux fois de suite.

L'accouplement en liberté a des inconvénients; le verrat libre avec les femelles se fatigue et s'épuise rapidement.

Gestation. — Les signes de la gestation sont à peu près les mêmes que dans les autres femelles. — Elle dure, comme on dit vulgairement, trois mois, trois semaines et trois jours.

Aussitôt qu'on est assuré que la truie est pleine, il faut en éloigner le mâle, de peur qu'il ne la morde.

Soins que réclament les truies pleines. — Elles demandent une bonne nourriture, mais toutefois ils ne faut pas les engraisser ; l'embonpoint rend leur accouchement difficile, laborieux et diminue l'abondance du lait.

Signes d'une prochaine mise-bas. — On reconnaît que la femelle du cochon va mettre bas, d'abord au lait qui enfle ses mamelles, et puis à ses grognements, à son air d'agitation, d'inquiétude, et au soin qu'elle prend de transporter de la paille dans sa loge pour en faire son lit.

Soins nécessaires aux approches de la mise-bas. — Il faut abondamment nourrir les truies en ce moment, afin qu'elles ne soient pas tentées, comme cela arrive quelquefois, de manger leurs petits.

Soins au moment de la mise-bas. — Quand arrive le terme de la gestation, il faut placer de la paille courte, hachée, brisée, fine, dans la loge de la bête. — Il est bon de la faire surveiller par une personne chargée, de crainte d'accidents, de séparer les petits de la mère à mesure qu'ils naissent. — Il est des agriculteurs qui, pour empêcher les truies de dévorer les porcelets, frottent le dos de ceux-ci avec une décoction de coloquinte et d'aloës. — Mais une bonne nourriture rend ce soin inutile.

Combien de porcelets peuvent-ils naître d'une truie? — Une truie fait parfois de quinze à dix-huit petits d'une seule portée. La portée ordinaire est de dix à douze.

Soins que réclament les truies nourrices. — La délivrance ayant eu lieu, on donne à la truie un mélange d'eau tiède, de lait et d'orge, ou des lavures d'écuelles, ou bien encore une purée faite avec du lait écrémé, du petit-lait, des racines cuites, des pommes de terre ou de la farine. Du pain trempé dans du vin peut être utile si la truie est très faible.

On doit alimenter les truies nourrices avec la farine d'orge, d'avoine, de maïs, de féverolles, etc., des pommes de terre, des carottes cuites délayées dans l'eau ou le lait, des grains écrasés, macérés ou cuits. On doit les nourrir par petites rations.

Soins que réclament les porcelets. — Il faut les surveiller pendant deux ou trois jours pour qu'ils s'accoutument à têter leur mère; il faut les aider au besoin. — Le cochon est extrêmement sensible au froid, il doit l'être encore davantage à sa naissance : si le temps est rigoureux, il faut donc placer le nouveau-né dans un panier garni d'une litière douce et chaude, et même, si cela est nécessaire, le tenir à côté du feu. — Le lait de la mère doit suffire pendant les premières semaines, mais, quand ils ont une quinzaine de jours, on donne aux porcelets du lait tiède mêlé d'un peu de farine;

puis, à mesure qu'ils se développent, on donne des lavures d'écuelles, des choux , des betteraves cuites et
écrasées, des grains moulus, toujours délayés dans le
lait.

Que faut-il faire lors des portées nombreuses? —
Quand les portées sont trop nombreuses, il faut sacrifier
quelques-uns des petits. Les truies qui élèvent un trop
grand nombre de nourrissons en souffrent, et les nourrissent mal. Il ne faut guère en conserver que huit à
dix, en général, douze au plus si la mère est très forte.
— On appelle *cochons de lait* les porcelets supprimés et
tués dans ces circonstances. — Les petits ainsi sacri-
fiés, peuvent, du reste, têter la truie pendant quinze
jours, trois semaines.

Sevrage des porcelets. — On sèvre les porcelets à
l'âge de deux mois ou dix semaines, plus tôt ou plus
tard, suivant la facilité qu'on a de bien nourrir ou de
vendre ces jeunes animaux. Le sevrage s'opère comme
pour les poulains, les veaux, etc. ; on nourrit d'abord
un peu moins la mère, puis moins encore, pour diminuer l'abondance du lait. On sépare d'elle les porcelets
qu'on fait têter d'abord souvent, puis de plus en plus
rarement, et, à mesure qu'ils prennent moins de lait,
on leur donne plus de nourriture solide ; cette nourriture est la même que celle dont avons parlé plus haut au
paragraphe relatif aux soins que réclament les jeunes
porcelets.

On recommande particulièrement pour l'époque du
sevrage la farine du méteil.

Élevage des porcelets après le sevrage. — La nourriture après le sevrage est à peu près la même qu'aupa-

ravant. Il faut des grains, des pois, de l'orge; l'oseille, les laitues doivent leur être aussi données.

Il faut encore les promener quand le temps le permet, les conduire dans les tréflières, et dans les prés où l'herbe est tendre, mais il faut prendre garde qu'ils ne s'engraissent pas; les porcelets trop bien nourris sont sujets à la teigne.

En hiver, il faut les tenir dans des loges bien chaudes, sèches, garnies d'une bonne litière; en été, il leur faut des bains d'eau fraîche.

7. CASTRATION, MOYENS D'EMPÊCHER LE PORC DE FOUGÉR.

Castration du porc. — Lorsqu'on ne garde pas un porc pour propager l'espèce, il faut le châtrer quand il a quinze ou vingt jours. — Quant au verrat, quand on veut l'engraisser, il faut le priver des organes génitaux à trois ans au plus tard; plus il vieillit, plus sa chair et mauvaise.

La castration du porc s'opère au moyen des casseaux; on la pratique comme sur le cheval. (Voy. *Castration du cheval*).

Castration de la truie. — Les femelles peuvent être châtrées un peu plus tard que les mâles. Au reste, l acastration n'est pas aussi nécessaire pour elles; elles engraissent même mieux n'étant pas châtrées, si, avant de les soumettre à l'engraissement, on les a fait couvrir, pourvu qu'elles n'aient pas porté souvent. — Quand la truie n'est pas destinée à la reproduction mais à être engraissée de bonne heure, on la châtre à l'âge de six semaines.

La castration de la truie se pratique par l'ablation des ovaires. (Voyez *Castration de la vache, de la brebis.*)

Moyens d'empêcher le porc de fouger. — Les porcs fouillent profondément le sol; il sont sujets à détruire ainsi les racines des arbres. Pour obvier à cet inconvénient, on le boucle. Cette opération se pratique de plusieurs manière. — Après avoir assujetti le porc, et lui avoir attaché les mâchoires pour l'empêcher de crier et de mordre, on passe dans le groin deux morceau de fil de fer, un de chaque côté, portant une boucle, à l'une de leurs extrémités; on fait former un anneau au fil et on le fixe en passant dans la boucle l'extrémité libre que l'on replie sur elle-même. — Au lieu de fil de fer, on emploie quelquefois deux lames du même métal, étroites, battues à chaud, pointues à une extrémité et portant une boucle à l'autre ; ces lames, plus ou moins tranchantes, produisent plus d'effet que les fils.

CHAPITRE SEPTIÈME.

Le Lapin.

Le lapin est originaire des pays chauds. On le trouve en Espagne, en Italie, en Perse, en Afrique, dans toutes les contrées chaudes ou tempérées. Il y en a plus au midi que dans le nord de la France.

Les lapins multiplient leur espèce encore plus rapidement que les porcs. Les femelles mettent bas six, sept fois dans l'année, et font jusqu'à dix petits chaque fois.

Le lapin domestique peut être entretenu à peu de frais. Il fournit un fumier excellent, une fourrure assez précieuse, une viande saine et d'un goût agréable.

Le lapin appartient au genre lièvre.

1. DIVERSES RACES DE LAPINS.

On distingue d'abord les lapins en sauvages et en domestiques. — Le lapin sauvage a un poil doux, fauve, plus ou moins cendré mais moins variable que chez les lapins domestiques ; il a les oreilles grises, le dessous du corps blanchâtre, la tête grosse. — Le lapin domestique a le poil moins foncé, les oreilles plus grandes ; il devient plus gros que le sauvage.

Le lapin domestique offre plusieurs variétés : — 1° la race commune qui offre toutes les nuances de poil et n'a rien de particulier ; — 2° le lapin *riche*, au poil soyeux, d'un gris brillant argenté ou ardoisé, foncé à la tête et aux oreilles noirâtres, aux pattes brunes ; la peau de ce lapin se vend deux fois autant que celle du lapin commun ; — 3° le lapin d'Angora au pelage blanc, gris cendré jaune, dont le poil long, soyeux et touffu se file très bien et sert pour la bonneterie.

2. LOGEMENT DES LAPINS.

Le logement des lapins s'appelle *garenne*. — La garenne est ou *libre*, ou *forcée*, ou *domestique*.

Les garennes libres et les garennes forcées ou fermées sont destinées à la propagation des lapins sauvages. — Les garennes domestiques qui prennent aussi le nom de *clapiers* sont les habitations des lapins domestiques.

Garennes libres. — Ce sont celles où les lapins vivent à l'état de nature ; elles ne sont praticables que là où les terres sont incultes, dans les dunes, comme en Irlande, en Danemarck, où il est des propriétaires qui retirent un grand produit de leurs lapins.

Garennes forcées ou fermées. — Les garennes forcées diffèrent des garennes libres en ce qu'elles sont entourées de tous côtés par des fossés, des murs, des haies qui empêchent les lapins de s'écarter de leur habitation.

Garennes domestiques ou clapiers. — Le clapier est tantôt un lieu couvert, et tantôt une cour. Dans ce dernier cas, les murs doivent être surmontés d'ardoises saillantes très avancées pouvant offrir aux lapins un abri contre la pluie. Les fondations des murs doivent avoir une profondeur d'un mètre au moins ; à cette profondeur le clapier doit être couvert d'une forte couche de terre, afin que les lapins puissent fouiller, se pratiquer des retraites sans pouvoir s'évader, sous les constructions. Le clapier doit autant que possible se trouver exposé au levant ou au midi, être placé dans un lieu sec et à l'abri des attaques des renards, des fouines et autres animaux ennemis du lapin.

Un clapier doit être divisé en plusieurs compartimens ; une grande pièce réservée à tous les lapins de plus de trois mois, et des cabanes pour les femelles, pour les mâles et mêmes pour les lapereaux qui ne têtent plus quand ils n'ont pas encore atteint trois mois. Les mâles doivent être toujours séparés des femelles.

Les cabanes doivent être élevées au moins de 18 à 20 centimètres de terre et construites en lattes ou en planches étroites, assez fortes pour résister à la dent des lapins, écartées pour laisser entre elles un libre passage à l'air, mais assez rapprochées cependant pour que les lapereaux ne puissent pas sortir ni passer la tête à travers les barreaux. La capacité de ces loges doit être de 90 centimètres environ en tous sens; le fond peut en être plein, en terre en platras ou en planches, ayant une inclinaison douce et quelques trous pour faciliter l'écoulement des urines. Leur porte doit être assez large et s'ouvrir en dehors, pour permettre d'enlever le fumier, et d'introduire la litière, qu'il faut renouveler souvent. Chaque cabane doit être garnie d'un petit ratelier, pouvant préserver le fourrage des piétinements des lapins, et d'une sébile destinée à recevoir le son, les grains que l'on donne particulièrement aux femelles nourrices et aux lapins à l'engrais.

Les cabanes sont d'ordinaire placées contre les murs. On peut en mettre plusieurs rangées, pourvu qu'elles soient disposées en gradins, et que l'urine des animaux qui occupent les plus élevées n'incommodent pas ceux qui sont logés dans les cases inférieures.

Le clapier doit être bien aéré; s'il est couvert, il faut qu'il ait de tous côtés des ouvertures grillées qui soient toujours ouvertes; il doit, en outre, autant que possible en ce cas, communiquer avec une cour où les lapins puissent aller prendre l'air.

3. NOURRITURE, ENGRAISSEMENT ET VENTE

Nourriture du lapin. — Le lapin est très-à nourrir; beaucoup de personnes l'alimentent exclusivement avec des herbes de jardin, des pelures, des choux, du seneçon, les laiterons et autres plantes fades, aqueuses. — Il vaut mieux lui donner des plantes fermes, sapides, la pimprenelle, le sainfoin, la luzerne, le trèfle. On doit mêler à ces fourrages des plantes aromatiques comme le serpolet, la lavande, le thym, la germandrée, la sauge, etc.

En hiver, le regain, les diverses espèces de pailles, de feuilles sèches, les carottes cuites, les branches vertes de saule, de genêt, de genevrier surtout leur conviennent parfaitement.

Il faut éviter de donner des herbes mouillées qui occasionnent aux lapins des maladies souvent mortelles, et même ne mettre au ratelier les plantes fraîches qu'après les avoir fanées un instant en les exposant au vent ou au soleil.

Il faut donner à manger aux lapins deux fois par jour, le matin et principalement le soir. Ils mangent surtout la nuit et aiment à se reposer le jour; ils dorment à midi.

Les lapins doivent pouvoir boire à discrétion. On doit tenir à leur disposition de l'eau fraîche qu'il est bon de renouveler souvent.

Engraissement du lapin. — Les lapins bien nourris n'ont pas besoin d'être soumis à un système particulier d'engraissement; en général ils peuvent parfaitement être abattus sans que des soins spéciaux soient nécessaires. Mais ceux qui ont été nourris principalement avec des plantes aqueuses et dont la viande est dès-lors devenue fade, molle, insipide, réclament un régime tout différent qui puisse les mettre en bon état. Il leur faut du seigle, de l'avoine, de l'orge, du maïs, des châtaignes, des glands, des plantes aromatiques comme celles dont nous avons déjà parlé. et il importe de mêler à toutes ces substances du sel, afin de raffermir leur chair et de leur donner le fumet, la saveur qui leur manque

4. LE LAPIN ET SA FEMELLE. — LE LAPEREAU.

Qualité nécessaire au lapin reproducteur et à la femelle. — Il faut choisir pour la reproduction les individus dont le poil est fin, soyeux, touffu, les mâles dont les reins sont larges, les membres courts et les cuisses charnues; les femelles fortes et dont le poil est gris.

A quel âge faut-il accoupler les mâles et les femelles? — Les lapins peuvent propager leur espèce à l'âge de cinq à six mois; mais pour avoir de beaux produits on ne doit faire couvrir les femelles qu'à l'âge de sept ou huit mois et n'employer les mâles qu'à huit ou dix. — Les uns et les autres doivent être réformés à l'âge de cinq à six ans.

Accouplement. — Les lapins sont presque toujours disposés à se reproduire; on les accouple pendant la nuit surtout. Trois semaines après qu'une lapine a mis bas on l'introduit dans la cabane d'un mâle le soir, et le matin on les sépare; rentrée dans sa loge elle mange, se couche et dort. Si on accouple une lapine nourrice pendant le jour, elle néglige ses petits qu'elle peut encore allaiter huit ou dix jours après avoir été couverte et fécondée.

Gestation. — La durée de la gestation est de trente à trente-et-un jours.

Portées. Les portées sont depuis deux ou trois jusqu'à huit ou dix petits. Chaque lapine peut donner de six à sept portées par an. On a calculé que terme moyen, quatre femelles et un mâle donnent annuellement 144 lapereaux.

Combien de femelles un mâle peut-il couvrir? — Un lapin pourrait suffire à dix ou douze femelles, mais il vaut mieux qu'il n'en couvre que la moitié.

Combien de nouveau-nés faut-il laisser à la lapine mère? — Il est prudent de ne lui en laisser que cinq ou six au plus; alors ils sont plus forts et mieux nourris. Cela est surtout nécessaire lorsque la mère est faible.

Quels soins réclament les femelles pleines? — Du repos seulement et de bons aliments, les mêmes que ceux que nous avons recommandés pour les lapins à l'engrais.

Quels soins réclament-elles quand elles sont devenues mères? — Les lapines sont pleines de sollicitude et de tendresse pour leur progéniture; elles la quittent à peine durant les premiers jours; on en voit néanmoins qui mangent leurs petits. Pour prévenir ces accidents d'ailleurs très rares, il faut les bien nourrir. Des grains écrasés, des farines d'avoine, d'orge etc., délayées dans l'eau leur sont nécessaires pendant que dure l'allaitement.

Soins que réclame le lapereau. — L'humidité est le plus cruel ennemi des lapins à tout âge, mais surtout aux premiers temps de leur existence. Il faut avoir soin que les lapereaux reposent dans un lieu bien sec dès qu'ils viennent au monde.

Le lapereau se nourrit exclusivement pendant le premier mois du lait de sa mère; il peut commencer cependant à manger à l'âge de vingt jours, et on peut le sevrer à cinq ou six semaines. Il mange alors assez bien pour se passer de têter, mais il a besoin de quelques petits soins. On le tient jusqu'à l'âge de trois mois dans une loge particulière, on le nourrit d'aliments tendres, appropriés à son âge, et à trois mois on le lâche dans le clapier commun.

5. CASTRATION DU LAPIN.

On châtre les lapins, soit à l'âge de trois mois quand on les lâche dans le clapier commun, soit plus tard quand ils ont vieilli et qu'on veut les engraisser, — Il faut toujours châtrer, quand ils sont âgés de trois mois, les lapereaux non destinés à reproduire leur espèce.

La castration rend la chair des lapins plus savoureuse et plus délicate; elle les dispose à prendre graisse quelquefois jusqu'au poids de 5 à 6 kilogrammes; elle donne enfin plus de prix à leur peau.

Voici comment on la pratique : on saisit avec le pouce et l'index de la main gauche un des testicules, puis on fend la peau longitudinalement avec un instrument tranchant. On fait sortir ensuite le testicule par l'ouverture faite, on l'enlève et on coupe le cordon testiculaire. On opère de la même façon sur l'autre testicule, et on fait sur la plaie une onction adoucissante avec du beurre frais ou du saindoux.

CHAPITRE HUITIÈME.

Le Chien

Cet animal est le plus fidèle, et peut-être le plus intelligent, de tous les animaux domestiques. L'homme l'utilise dans une foule de circonstances, suivant sa race et ses aptitudes.

1. RACES DE CHIENS LES PLUS UTILES.

Chien mâtin. — Le chien mâtin est celui qui sert à chasser les loups, et à en préserver les troupeaux de bêtes à laine. Il doit avoir la tête grosse, la lèvre supérieure lâche, les oreilles demi-pendantes, les jambes hautes, la queue recourbée en haut, le poil court et l'odorat fin. — Il est ordinairement courageux, vigoureux, et peut servir à garder les maisons et les fermes pendant la nuit.

Nous avons déjà dit quelques mots du mâtin; au chapitre du mouton ; nous avons peu de chose à ajouter. — Il faut accoutumer de bonne heure au combat les mâtins destinés à la défense d'un troupeau. Lorsqu'ils ont poursuivi deux ou trois fois le loup, qu'ils y ont été excités par le berger, il montrent une grande ardeur à remplir leur mission : arrivent-il dans un bois, ils en parcourent tous les détours ; entendent-ils crier : *Au loup !* il se rendent aussitôt du côté d'où vient la voix. — Les chiennes de cette race sont, en général, meilleures que les mâles, qui se montrent souvent indulgents pour les louves.

On nourrit les mâtins de pain grossier, pour éviter de les rendre trop carnassiers.

Chiens de Brie. — C'est celui qui aide le berger dans la conduite et la garde du troupeau. C'est peut-être celui qui a le plus d'instinct, et il est le plus utile à l'agriculture. C'est lui qui contient le troupeau dans sa marche, qui le rassemble, qui préserve de la dent des bêtes à laine, les récoltes, les blés, les vignes. Nous avons indiqué, au chapitre du mouton, les moyens qu'il faut employer pour le dresser; nous y renvoyons le lecteur. Nous ajouterons seulement que, quand on a des chiens de Brie un peu méchants et enclins à mordre les bêtes, il est bon de leur casser les dents canines à l'âge de six mois.

Le chien de Brie est de taille médiocre; il a les oreilles droites et courtes, les poils longs et noirâtres, la queue touffue et horizontale ou relevée en haut, l'odorat peu développé.

Nous n'avons pas à nous occuper ici des autres races de chiens; nous nous contenterons de les énumérer; ce sont : 1° les *dogues*, qui servent au bouvier et au boucher; 2° les *chiens courants*, destinés à la chasse dans les bois; 3° les *chiens couchants*, d'arrêt ou de plaine; 4° les *bassets*, propres à la chasse au renard, au blaireau et au lapin; 5° les *lévriers*, employés à la chasse à courre; 6° les *barbets*, bons nageurs, etc., etc.

2. *Chenil, nourriture des chiens.* — Le chenil est le lieu qui sert d'habitation aux chiens. — Les chiens de Brie et les mâtins ne demandent pour tout local qu'une loge en planches ou bien un petit toît, qu'on construit ordinairement à côté de la principale porte d'entrée. — La nourriture ordinaire des chiens est le gros pain;

on n'en donne guère d'autre au mâtin, comme nous l'avons déjà dit. Quant au chien de Brie et autres, on leur jette tous les restes de la cuisine.

3. *Signes auxquels on reconnaît l'âge des chiens.* — Le chien a douze incisives, six à chaque mâchoire, deux crochets à la mâchoire supérieures, deux à l'inférieure, douze molaires supérieurement et quatorze inférieurement.

Les incisives de lait du chien sortent peu de jours après la naissance ; le rasement de ces dents s'opère dans les trois premiers mois.

Vers le quatrième mois, éruption des pinces de remplacement ; les mitoyennes sortent à six mois, les coins à neuf.

De douze à quinze mois, les pinces de la mâchoire inférieure sont rasées. — De deux à trois ans, rasement des mitoyennes inférieures. — De trois à quatre ans, rasement des coins. — De cinq à six ans, rasement des pinces de la mâchoire supérieure et des mitoyennes. — De six à sept ans, rasement complet de toute la mâchoire supérieure. — Passé cette époque, il n'est plus aucun signe qui puisse faire connaître l'âge du chien.

4. *Accouplement du chien et de la chienne.* — Le chien est très lascif, et s'accouple en tous temps ; la chienne n'entre d'ordinaire en chaleur que deux fois l'an ; la chaleur dure quinze jours, et se manifeste particulièrement en décembre et janvier.

Pour avoir de bons chiens, il faut faire couvrir des chiennes de bonne race par des chiens beaux et jeunes. — Le mâle et la femelle peuvent être accouplés vers l'âge de huit à dix mois.

Les petits de la chienne naissent les yeux fermés et incapables de marcher. La mère en a le plus grand soin, elle les lèche avec tendrssse, et les allaite pendant deux ou trois mois. Lorsqu'elle n'a plus assez de lait, elle partage sa nourriture avec eux.

CHAPITRE NEUVIÈME.

Le Coq, la Poule, le Poulet.

Le coq et la poule vous donnent leur chair et leur œufs à manger ; leur plume a des usages qui sont connus de tout le monde.

1. RACES DIVERSES DE POULES.

Les poules les plus connues en France sont : — 1° *La poule ordinaire*, au plumage rouge-brun et à la crête développée ; cette poule a parfois une huppe qui retombe au-dessous de ses yeux, parfois encore elle porte sous le cou une espèce de barbe charnue. — 2° *La poule anglaise*, plus petite que la poule ordinaire et dont les pattes sont garnies de plumes jusqu'au bout des ongles, les ailes pendantes et traînant à terre, — elle s'engraisse facilement. — 3° La *poule russe*, dont la queue et la crête sont peu développées mais dont les pattes acquièrent un développement extraordinaire. — Cette race de poule est précoce et féconde ; aussi est-elle très recherchée.

2. POULAILLER.

Le poulailler doit autant que possible être exposé à l'orient ou au midi, placé dans un lieu spacieux, sec et bien aéré, mais sans courant d'air, car le vent inquiète les poules qui, lorsqu'elles pondent ou couvent, aiment l'obscurité et le silence. La porte doit offrir à son milieu une petite ouverture par laquelle les poules puissent entrer du dehors à l'aide d'une échelle et se placer sur les juchoirs qui doivent se trouver au niveau de cette ouverture. On peut pratiquer aussi dans le haut de la porte une seconde ouverture d'un pied carré qu'on fait griller à mailles qui donne passage à l'air et qu'on ferme au moyen d'une planche à coulisse lorsqu'il fait froid. C'est à côté ou vis-à-vis de la porte qu'on place ordinairement la fenêtre à la hauteur de quatre pieds du sol. On lui donne communément de 60 à 70 centimètres de hauteur sur 30 de large ; elle doit être grillée à mailles et garnie d'un volet extérieur. — Le sol du poulailler doit être garni d'une couche de terre glaise mêlée de chaux amortie, le tout bien amalgamé et battu et de 20 à 25 centimètres d'épaisseur. Quand cette préparation est sèche elle devient plus dure que le carreau et n'en a pas l'humidité. On met dessus un lit de paille qu'on renouvelle une fois par semaine après avoir balayé et gratté le fumier.

On place dans le poulailler des juchoirs en perches équarries dont on scèle solidement une des extrémités au mur, tandis que l'autre repose sur le sol avec une inclinaison telle que les poules juchées dans le haut ne puissent pas salir celles qui sont placées en bas. — Quant aux nids il faut éviter de les pratiquer dans l'épaisseur du mur, car les punaises s'y logent. Il vaut mieux prendre des paniers d'osier de la grandeur des poules. On scelle dans le mur de grosses pattes à crochets et on y accroche des nids sur un seul rang, assez rapprochés les uns des autres et à 15 centimètres environ au-dessus du sol.

Il faut laver de temps en temps le plancher avec de l'eau chaude et nettoyer à l'eau chaude les nids, les auges et les juchoirs.

3. NOURRITURE DES POULES ET DES COQS.

Les criblures, les vanneries de grains entremêlées de quelques herbes hachées ou de quelques fruits selon la saison, le son bouilli, les légumes farineux et les pommes de terre surtout cuites et données chaudes; les mûres noires, la graine du tournesol leur conviennent également. Les grains sont nécessaires aux poules quand on veut qu'elles pondent; on leur donne de l'avoine, de l'orge, du blé-sarrasin, du millet, etc.; l'orge moulue ou à demi-cuite leur fait pondre, dit-on, de de très gros œufs. On distribue tous ces grains délayés et formant une sorte de pâte ou de bouillie. 120 grammes de grains suffisent pour ration quotidienne à celles qui sortent, et 180 à celles qu'on tient enfermées.

En tout temps deux repas suffisent, un le matin et l'autre à deux heures.

Voici d'ordinaire le régime des poules : on rassemble tous les restes des herbes et des légumes employés à la cuisine de la journée, les croûtes et les miettes de pain; on mêle ces diverses substances dans un chaudron avec de l'eau de la vaisselle, et on fait bouillir tout cela jusqu'à une certaine consistance avec du son tantôt d'orge, tantôt de seigle, tantôt de froment; on donne cette nourriture entre six et sept heures du matin en été, en hiver entre huit et neuf heures. On les appelle ensuite vers deux heures en hiver, en été vers midi une heure pour leur donner du grain; on les laisse ensuite chercher leur nourriture le reste de la journée aux champs ou dans les environs.

4. LE COQ ET LA POULE.

Qualités nécessaires au coq et à la poule. — Un coq doit pour donner de beaux produits avoir l'œil plein de feu, étincelant, la crête et les barbes grandes et d'un beau rouge vif, la queue à deux rangs recourbée en faucille, les pieds gros, garnis d'ongles forts, les ergots longs, pointus, les cuisses longues, grosses, emplumées, la poitrine large, le cou long et garni de plumes, le bec fort et crochu. — Le bon coq chante souvent, il gratte le sol, il appelle les poules et les caresse avec ardeur, il est vif, alerte, pétulant. — Quand les coqs sont jeunes il faut garder ceux qui sont les vainqueurs lorsqu'ils commencent à se battre.

La poule doit avoir la tête grande, la crête rouge et inclinée sur le côté, les jambes et les pieds jaunes, les griffes courtes et fortes; elle doit être de moyenne grosseur, avoir les yeux tendres, être noire autant que possible, car les noires sont plus fécondes et ont la chair plus délicate que les autres. — Les poules trop grosses et celles qui ont les ergots haut montés pondent peu. Il faut les exclure d'une basse-cour en rapport, de même que les poules à pattes emplumées, celle qui sont farouches, celles qui chantent souvent comme les coqs, et enfin celles qui cassent et mangent leurs œufs.

Accouplement du coq et de la poule. — Le coq commence à cocher dès l'âge de trois mois ; un seul pourrait suffire à dix ou douze poules ; mais il vaut mieux qu'il n'en serve que huit ou neuf. — Sa vigueur ne va guère au delà de quatre ans.

Il est, en général, convenable de renouveler à la fois' tous les coqs d'une basse-cour afin que l'égalité d'âge et de force soit une garantie de paix.

Une poule de bon rapport ne se maintient guère au delà de quatre à cinq ans. — Elle est aussi précoce que le coq.

5. PONTE, INCUBATION.

Une bonne poule doit pondre 120 à 150 œufs par an.

C'est au mois de février ou en mars que la ponte commence jusqu'en novembre ou décembre. — Il faut avoir la précaution de lever les œufs à mesure qu'ils sont pondus, mais d'en laisser toujours un. — La jeune poule commence à pondre vers l'âge de huit ou dix mois ; les œufs sont plus petits et moins propres à l'incubation que ceux des poules de deux, trois ou quatre ans.

Nous avons dit qu'il est prudent de ne pas employer les poules qui cassent leurs œufs ; si cependant on aime mieux les faire féconder que de les engraisser, on peut essayer d'un expédient qui les guérit souvent de leur mauvaise habitude : on vide un œuf de son blanc par un petit trou qu'on fait à la coquille. On mêle le jaune qui est resté avec du plâtre dont on remplit l'œuf, et après l'avoir fait durcir sous la cendre, on l'offre à la poule. Elle veut le manger, mais elle est bientôt rebutée et corrigée de son défaut.

La ponte d'une poule est, en moyenne, de 18 ou 20 œufs.

Incubation ou couvée des poules. — Lorsque les poules, après leur ponte, commencent à glousser, on doit leur préparer un nid dans un local particulier distinct du poulailler et sans juchoirs ; mais, à cela près, disposé comme lui. Ce local doit être sec, exposé au midi, éloigné du bruit. Les nids doivent être fermés par un couvercle à clair-voie, de manière à laisser pénétrer l'air, et recouverts d'une toile qui intercepte la lumière. Ils doivent être garnis de foin, et non de paille.

Les poules douces sont les meilleures couveuses ; celles qui ont moins de deux ans et demi ne valent rien en général. — Les œufs des poules d'un an sont donnés ordinairement à des poules ordinaires plus âgées ou bien encore à des poules d'Inde. — Quand on veut exciter une poule à couver, on lui donne une nourriture échauffante, telle que l'avoine et le chenevis ; cela vaut mieux que de lui déplumer le dessous du ventre, comme on le fait souvent, et d'enflammer la partie déplumée en la frictionnant avec une liqueur alcoolique.

Tous les œufs ne sont pas également bons pour la couvée. Il faut choisir les plus gros et les plus frais, s'assurer qu'ils sont sains, transparents, quand on les examine au soleil ; il est bon qu'ils n'aient pas plus de neuf à dix jours.

Soins que réclament les œufs et les couveuses. — On ne doit pas remuer souvent les œufs pendant la couvée. Il faut seulement les tourner une ou deux fois, afin qu'ils reçoivent de tous côtés une chaleur égale ; mais c'est lorsque la poule n'y est pas qu'il faut prendre ce soin.

Les couveuses doivent être mises dans l'obscurité, et avoir auprès d'elles de quoi boire et manger, afin de n'être pas obligées de quitter longtemps leur nid. — Quand la poule sort du nid pour manger, il faut le nettoyer. — Enfin il est bon de lever tous les jours, au moins une fois, les poules qui, trop attachées à leur couvée, négligent de prendre leur nourriture et de se vider ; mais il ne faut pas les laisser trop longtemps hors du nid, car elles se refroidiraient et les œufs aussi.

Combien d'œufs à la fois peut-on soumettre à la couvée ? — Cela dépend de la saison : au mois de mars, il faut donner douze œufs au plus à la couveuse : au mois d'avril, quatorze ou quinze. Dans les temps chauds, on peut en donner jusqu'à dix-huit.

Combien de temps dure l'incubation ? — 21 jours. — Si le 22ᵉ jour il se trouve des œufs qui ne soient point ouverts, c'est qu'ils sont clairs et qu'il faut les jeter, ou quelquefois que le jeune poussin n'est pas assez fort pour s'ouvrir une issue à travers la coquille. Dans ce dernier cas, il faut favoriser sa sortie en frappant avec précaution sur le gros bout de l'œuf, ou en détachant, au moyen d'une épingle, les éclats à demi brisés de la coque.

6. LE POUSSIN OU POULET.

A mesure que les poussins naissent, on les laisse sous

la mère au moins un jour entier sans leur rien donner, en attendant que les autres viennent; mais dès qu'ils sont tous éclos on les tire du nid et on les met avec la mère dans un grand panier placé dans un lieu chaud.
— Au bout de deux jours on les met sous une petite case exposée au soleil; le quatrième on les fait sortir, mais seulement depuis onze heures jusqu'à trois, si le temps est beau, car la pluie les rend tristes et malades. On les parfume avec de la lavande, avec du romarin pour les mettre à l'abri de plusieurs maladies auxquelles ils sont sujets. — Au bout d'une huitaine on les place sous un auvent et sous une cage à petite clairière pour qu'ils puissent courir, entrer sortir à leur aise sans que la mère sorte. Il faut toujours, lorsqu'on les met à l'air, qu'il fasse un beau soleil, et il ne faut jamais les y laisser trop longtemps.

La première nourriture des poussins doit être de la mie de pain trempée dans du vin; cela leur donne du courage et de la force; on la mêle quelquefois avec des jaunes d'œufs durcis, bien émiettés, c'est-à-dire hachés très menus. Les poreaux administrés de la même manière leur font beaucoup de bien et leur servent de médecine, dit Olivier de Serres, pourvu qu'on ne leur en donne que de temps en temps et en petite quantité. — Dans les premiers jours il faut renouveler souvent la nourriture et en donner peu à la fois.

Au bout de quinze jours, un mois, lorsque leur bec commence à se durcir, on peut donner aux poulets du millet cru, de l'orge et du froment bouilli. — Trois repas suffisent alors, un avant la sortie, le matin, un autre à midi et le dernier à quatre heures.

Quand les poulets sont arrivés à l'âge de cinq ou six

semaines, on peut les abandonner tout-à-fait à la tendresse, à la sollicitude de leur mère qui sait pourvoir à leurs besoins. Nulle femelle, en effet, n'égale en dévoûment, pour ses petits, « la poule qui s'oublie elle « même, comme le dit Buffon, pour conserver les siens, « et qui s'expose à tout pour les défendre. »

7. CASTRATION DES COQS, DES POULES, DES POULETS.

Castration du coq. — On châtre le coq, soit pour l'engraisser quand il n'est plus bon pour servir à la reproduction, soit pour le dresser à conduire les poussins à défaut d'une poule. — Cette opération se pratique à la fin du printemps ou en automne. Voici comment on y procède : Le coq étant assujetti sur le dos, le croupion vers l'opérateur, un aide tient la cuisse droite de l'animal le long du corps et porte la gauche en arrière pour mettre à découvert le flanc gauche où l'incision doit se faire. Elle doit être dirigée de devant en arrière sur le milieu du flanc. Après avoir arrachée les plumes en cet endroit, on incise avec un bon couteau la peau et les chairs, et on ouvre le ventre en ayant soin de ne pas blesser l'intestin ; on passe l'index de la main droite par cette ouverture, on le dirige vers le dos et on arrive vers le testicule gauche qu'on détache avec l'ongle et dont on fait l'extraction ; puis on arrive au testicule droit qu'on détache et qu'on tire en dehors à son tour ; ensuite on rapproche les lèvres de la plaie par une suture à points continus et l'opération est terminée. Il ne reste qu'à placer pendant quelques jours l'animal dans un lieu dont la température soit douce, où il n'ait pas d'efforts à faire pour se percher et qu'à le nourrir pendant une huitaine avec de la farine et du son délayés dans de l'eau.

La castration des poulets s'opère de la même manière. On les châtre à l'âge de trois mois environ, lorsqu'ils quittent la poule qui les menait.

Castration de la poule. On châtre la poule à la même époque de l'année que le coq. On lui arrache pour cela les plumes qui se trouvent entre le croupion et la queue; on trouve précisément sous le croupion une petite saillie formée par un petit corps rond qui se trouve dessous. On y pratique une incision en travers et assez large seulement pour pouvoir y introduire le doigt et faire sortir cette grosseur qui ressemble à une glande; c'est l'ovaire. On la détache; on coud ensuite la place et on la saupoudre de cendres.

8 ENGRAISSEMENT DES COQS ET DES POULES CHATRÉS ET DES JEUNES CHAPONS.

Engraissement des coqs et des poules châtrés. — On enferme les coqs et les poules après la castration dans un lieu séparé, sous une cage, et on les nourrit avec de la pâte d'orge, du millet, du son, du blé de Turquie bouilli : on leur donne ensuite, deux fois par jour, des criblures de froment mêlées d'un peu de seigle dans le commencement. Après les avoir tenus quelque temps à ce régime, on ne leur donne plus pour toute nourriture que des boulettes faites de toutes sortes de farines. Il faut remplir complètement le jabot et ne renouveler la nourriture que lorsqu'il est vide.

Les volailles qu'on engraisse ne doivent pas boire, excepté quand on leur donne du grain sec, et alors leur boisson doit être du lait écrémé.

Quand on veut engraisser des poules, il faut choisir celles qui ont de grands ergots et celles qui chantent, grattent et appellent comme le coq.

Engraissement des jeunes chapons. — Les jeunes coqs nouvellement châtrés sont des chapons. — On leur donne du pain blanc trempé dans du lait, de l'orge bouillie, du maïs cuit dans du lait, des pommes de terre cuites, et même des marrons, ce qui leur donne un goût excellent. Un mois suffit pour les engraisser; mais il faut renouveler souvent les pâtées, pour qu'elles ne s'aigrissent pas, et nettoyer fréquemment la mangeoire.

Les poulettes engraissent d'ordinaire plus facilement que les mâles, et sont plus délicates à manger.

9. MOYENS DE CONSERVER LES ŒUFS ET LES PLUMES.

Moyen de conserver les œufs. — Pour conserver les œufs longtemps à l'état de fraîcheur, il faut les placer dans des lieux non humides, mais secs sans être foids. Comme l'air extérieur s'introduit par les pores de la coquille et détermine promptement la décomposition de l'œuf, il faut, pour empêcher cette introduction, couvrir la coque d'un enduit. C'est ce qu'on fait en déposant les œufs dans des vases remplis d'eau de chaux, de manière à les recouvrir entièrement. Les œufs traités de cette manière se conservent frais pendant une année entière. — On peut encore les couvrir de sable, de sciure de bois, ou de grains bien secs.

Moyen de conserver les plumes. — Les plumes doivent être arrachées aussitôt après la mort de l'animal, pendant qu'il est encore chaud. Autrement, elles manqueraient de cette élasticité qui fait leur valeur. Dans la aralute qu'elles ne s'échauffent et ne s'attachent ensemble, hâtez-vous de les faire sécher au four et de les mettre ensuite dans un lieu sec.

CHAPITRE DIXIÈME.

Le Canard.

Le canard est un des plus utiles de nos animaux domestiques ; il fournit à l'homme sa chair, ses œufs et ses plumes. Il est très facile à nourrir.

1. RACES DIVERSES DE CANARDS.

On divise les canards en canards domestiques et en canards sauvages.

Canards sauvages. — Le canard sauvage voyage sans cesse ; il habite de préférence le nord, et ne vient dans les pays tempérés qu'au commencement de l'hiver. Il est la source des nombreuses tribus de canards qui peuplent nos basses-cours. Le mâle se distingue par les riches couleurs qui brillent sur son plumage ; ses yeux sont bruns et ses jambes d'un orange vif ; un mélange de jaune et de vert d'émeraude couvre son bec. L'habit de la femelle est moins brillant ; son plumage n'offre guère que deux nuances ternes et sombres, le brun et le gris teint de roux.

Canards domestiques. — Il en existe deux variétés en France : 1° le canard commun ; 2° le canard de Barbarie ou canard musqué. Cette dernière variété est plus grosse que l'autre et même que le canard sauvage. On l'élève avec avantage ; uni avec des individus de l'espèce commune, le canard musqué produit des métis qu'on nomme *mulards* et dont on recherche la chair pour sa délicatesse. Ces mulards ne peuvent se reproduire entre eux ; il faut les appareiller avec des individus des deux espèces primitives.

On distingue le canard musqué du canard commun par l'absence sur la queue du mâle de la petite touffe de plumes retroussées qui dénote le canard commun.

2. LOGEMENT DES CANARDS.

Nous renvoyons le lecteur à ce que nous avons dit du logement des bestiaux en général, et aux indications spéciales que nous avons données pour l'habitation des poules. Nous ajouterons seulement que, comme l'instinct des canards les porte toujours à se nicher sous des toits pratiqués dans des lieux bas et humides, on doit leur faire occuper la case inférieure, dans le cas où toutes les espèces de volailles seraient logées les unes au-dessus des autres.

3. CONDITIONS NÉCESSAIRES DE L'ÉDUCATION DES CANARDS.

Toutes les espèces de canards vivent sur les eaux ou sur le bord des eaux ; il est donc convenable de choisir, pour les élever, un lieu voisin d'un courant d'eau et où des rives spacieuses leur offrent en gazon et en grève de quoi se reposer et paître a volonté. Quand le lieu n'offre pas naturellement quelque courant ou nappe d'eau, il faut y creuser une mare ou un fossé, dans lesquels les canards puissent barbotter, se laver, nager, exercice nécessaire à leur vigueur et même à leur santé.

Il faut prendre garde que l'eau destinée aux canards ne soit pas infectée de sangsues ; pour les détruire, il suffit d'y placer des poissons qui en font leur pâture.

4. PRÉCAUTION A PRENDRE.

Il faut placer les canards loin des viviers et des étangs où l'on veut élever des poissons ; sans cette précaution le canard les dévasterait en peu de temps et dévorerait bientôt toutes les petites carpes, les jeunes tanches et les brochetons.

5. NOURRITURE DU CANARD.

Le canard se nourrit de vannures et de criblures de grains, des déchets de la cuisine, des restes de la laiterie, des glands, des châtaignes , des rebuts de légumes et de fruits ; tout lui est bon comme au cochon ; il se repaît, non-seulement de végétaux, mais encore de poissons, de reptiles, d'animaux de voirie.

La digestion du canard s'opère très rapidement ; il est indispensable de lui donner à manger fréquemment et jusqu'à ce que son jabot soit tout-à-fait rempli.

Dans l'automne il n'a presque plus besoin de la nourriture de la ferme ; il se procure lui-même sa subsistance, surtout quand la saison est humide.

6. LE CANARD ET LA CANE. — LA PONTE.

La *cane* est la femelle du canard On appelle le petit, *caneton*. — Un seul mâle suffit à dix femelles.

La cane commence habituellement sa ponte dès la fin de février, et quelquefois elle pond de suite jusqu'à soixante œufs. Pour hâter l'époque de la ponte, on n'a qu'à lui donner dans le mois de janvier une ration d'avoine par jour ; échauffée par cette nourriture, elle donne ses œufs beaucoup plutôt.

On reconnaît que l'heure de la ponte approche, lorsqu'on voit la cane apporter de la paille à son bec pour construire son nid ; dès ce moment il faut la surveiller, car, elle ne manque jamais de chercher pour pondre quelque coin écarté et couvert, dans les marais où les broussailles. Il faut lui faire adopter quelque lieu sûr afin que l'humidité ne détruise pas le germe des œufs ou qu'ils ne deviennent pas la proie des fouines, des rats et autres animaux qui en sont très friands. Un bon moyen pour fixer la cane à un lieu, c'est de lui donner là ses repas. Une fois que le premier œuf a été déposé dans un pondoir quelconque, la cane ne manque pas d'y venir pondre les autres. — Comme la cane pond la nuit ou de grand matin, on n'a qu'à l'enfermer dans le lieu qu'on a adopté jusqu'à dix heures du matin.

7. INCUBATION DE LA CANE.

Lorsque la ponte est terminée, la cane se trouve disposée à couver. Il ne faut lui laisser que le nombre d'œufs qu'elle peut échauffer, huit ou dix, et placer son nid dans un lieu chaud et sec.

Combien de temps dure l'incubation ? — Trente jours environ. Il faut que la cane boive et mange là où elle couve. Mettez ses aliments à sa portée.

Ne confie-t-on pas quelquefois les œufs de cane à des

couveuses étrangères? — On les confie souvent aux poules ordinaires et surtout aux poules d'Inde qu'on charge aussi alors de conduire les petits. Il y a deux raisons pour cela ; d'abord la poule d'Inde peut en couver un plus grand nombre sans inconvénient, et puis elle ne mène pas les canetons à l'eau comme la cane aussitôt après leur naissance, ce qui leur est funeste quand la saison est froide.

8. LE CANETON. — MANIÈRE DE L'ENGRAISSER, ETC.

Aussitôt que les canetons sont éclos, on les tire du nid avec leur mère et on les place dans un lieu chaud. — La première nourriture qu'on leur donne consiste dans du pain émietté dans du lait, des jaunes d'œufs cuits et hachés menus, des pommes de terre cuites; ensuite on les nourrit avec de la farine de sarrasin, d'orge, de maïs, etc., délayée en pâtée, et peu après avec des herbes potagères, du son, des recoupes, du laitage de rebut. — Enfin, lorsqu'ils sont devenus assez gros on leur donne de l'avoine pour alimenter leur embonpoint et améliorer leur saveur.

Engraissement du caneton. — Au moyen de la nourriture dont nous venons de parler, surtout de la farine d'avoine détrempée dans du lait ou de l'eau et mangée à discrétion, il est des canetons qui, au bout d'un mois pèsent jusqu'à trois ou quatre kilogrammes. — Pour hâter l'engraissement il est bon de les laisser boire fort peu, et de les tenir enfermés. — Le mois de novembre est le plus favorable à l'engraissement.

Châtre-t-on les canards et les cânes? — Ces animaux, pour devenir gras, n'ont pas besoin d'être soumis à la castration.

Comment tue-t-on les canards ? — Le canard ne doit pas être saigné ; il faut l'étouffer ou lui percer le crâne avec une très forte épingle ou bien une pointe de fer.

Que faut-il faire quand le canard de Barbarie est mort ? — Quand le canard musqué est mort, il faut lui couper la tête et surtout le croupion dans lequel réside la source de l'odeur de musc qui lui a fait donner un des noms qu'il porte.

9. ÉDUCATION DU CANARD SAUVAGE.

On peut élever des canards sauvages dans les basses-cours en les y mettant fort jeunes, ou mieux encore en faisant couver des œufs de cane sauvage par une cane domestique. Les canetons qui en proviennent s'élèvent comme les autres ; mais, pour leur ôter la tentation de ressaisir leur indépendance, que l'instinct leur donne quelquefois, il est utile de leur couper le bout de l'aile. Ils finissent alors par adopter les habitudes des canards domestiques, surtout s'ils vivent avec eux.

10. RÉCOLTE DES PLUMES DE CANARDS.

La plume du canard, quoique inférieure à celle de l'oie, a de la valeur. — On en fait la récolte en mai et en septembre en arrachant seulement les plumes qui sont sous le ventre, autour du cou et sous les ailes. On doit avoir la précaution de les mettre plusieurs fois au four, lorsque le pain en a été retiré, afin de leur faire perdre leur odeur et l'huile dont elles sont imprégnées. On les dépose ensuite dans des tonneaux ou dans des sacs placés dans un lieu sec.

CHAPITRE ONZIÈME.

La Coq d'Inde ou Dindon. — L'Oie et le Jars.

1. LE COQ D'INDE OU DINDON.

Le coq d'Inde diffère des coqs ordinaires par la grandeur de sa taille, par ses éperons, qui sont plus courts et plus mous, et par un bouquet de crins durs et noirs, long de cinq à six pouces qui sort de la partie inférieures de son cou.

Les individus noirs de cette espèce d'animaux sont préférés aux autres; les mâles à plumage noir sont les plus vigoureux, et les dindes de cette couleur sont aussi les plus fédondes; leur chair est plus savoureuse, surtout quand elles ont les pattes courtes et le corsage grand.

Le logement des dindons et des dindes n'offre rien de particulier; il doit être établi dans les mêmes conditions que les poulaillers ordinaires. — La nourriture est à peu près la même également : le jeune dindon, quand il vient au monde, mange de la mie de pain trempée dans du vin, puis des œufs durs écrasés, puis encore de la farine d'orge mouillée, mêlée avec des orties ou des chardons hachés ; au bout de douze à quinze jours, on donne du millet, de la farine d'orge, de maïs, de sarrasin, des laitues bouillies et hachées mêlées avec du pain émietté et du fromage mou, de la soupe au vin ou au lait. Enfin, quand ils se sont un peu développés, ils mangent toutes sortes de fruits coupés menus, des herbes bouillies et crues, de la pâtée de son dont on fait des boulettes qu'on leur offre à la main.

La poule d'Inde n'est pas aussi féconde que la poule ordinaire ; aussi lui donne-t-on de temps en temps, pour l'exciter, de l'avoine, du chenevis, etc., ou toute autre nourriture échauffante ; elle ne fait qu'une ou deux pontes par an de douze à quinze œufs chacune. L'incubation de la dinde dure trente jours. — Nous avons déjà dit que la dinde couve souvent les œufs de cane et même ceux de la poule ordinaire. (Voyez *Ponte de la poule*.)

Éducation du dindon. — La meilleure façon d'élever les dindons devenus forts, est de les mener paître à travers la campagne, dans les prés nouvellement fauchés, dans les vignobles après la vendange, dans les lieux où abondent les orties ou les chardons, dans les vergers lorsque les fruits commencent à tomber ; dans les bois, où ils trouvent une grande quantité d'insectes et de vermisseaux, le long des haies au temps des mûres, car ils sont très friands de ces fruits ; mais il faut éviter avec soin les pâturages et les lieux où croissent les plantes qui leur sont contraires, la *digitale*, la *ciguë*, la *jusquiame*.

2. L'OIE ET LE JARS.

Le *jars* est le mâle de l'oie. — Le petit s'appelle oison.

La meilleure race des animaux de cette espèce est celle qui a le plumage blanc.

Un jars peut servir, sans se fatiguer, jusqu'à cinq ou six femelles. Une oie bien nourrie peut faire trois pontes par an de douze œufs chacune, et même davantage.

Les oies s'élèvent dans les basses-cours. Comme les poules, elles se nourrissent de grains et d'herbes. Pour apaiser leur grosse faim, on leur donne des feuilles de chicorée, de laitue et des légumes hachés, détrempés dans de l'eau tiède. — Les orties, les ronces ne leur valent rien.

Il faut les éloigner des vignes, des jardins, des blés, des jeunes arbres; elles y feraient des dégâts.

On emploie souvent à la couvaison des œufs d'oie les poules d'Inde. — L'incubation des œufs dure trente jours.

Pour le logement, la ponte, l'entretien des oisons, voyez ce que nous avons dit à cet égard pour les poules et les canards.

Engraissement de l'oie. —Le temps le plus favorable pour engraisser ces animaux est le mois de novembre, de décembre ou de janvier. La méthode d'engraissement est simple : on leur donne à discrétion de l'avoine qu'on place dans une grande terrine d'eau et de lait écrémé; comme ils sont très voraces, ils mangent avec avidité pendant vingt à vingt-cinq jours; et lorsqu'ils ont mangé chacun la valeur d'un double décalitre, l'engrais est terminé.

Quand on veut spéculer en grand sur la graisse des oies, on les enferme, aussitôt qu'elles ne peuvent plus glaner, dans les chaumes, douze par douze, dans des loges étroites et assez basses pour qu'elles ne puissent pas se tenir debout ni faire beaucoup de mouvement; on les entretient proprement en renouvelant souvent leur litière; on leur enlève quelques plumes sous les ailes et autour du croupion; on place dans leur auge autant de maïs cuit qu'elles peuvent en consommer, et dans leur écuelle de l'eau en abondance. Dans les premiers jours de leur captivité, les oies mangent beaucoup, mais leur appétit diminue au bout de trois semaines, et bientôt elles le perdent tout à fait. C'est le moment de les gorger. — Pour cela, on introduit du grain dans le jabot de l'animal, à l'aide d'un entonnoir de fer blanc dont le tuyau a le bout troussé en bec de flûte et arrondi par un petit rebord soudé qui prévient toute écorchure dans le cou de l'oiseau. La ménagère enfonce dans le cou de l'animal, qu'elle tient d'une main, tandis que de l'autre elle prend du grain, le laisse tomber dans l'entonnoir, et l'enfonce avec une baguette; de temps en temps, elle verse aussi de l'eau fraîche, et elle continue jusqu'à ce que le jabot soit bien rempli.

Moyen pour faire grossir le foie de l'oie. — Tout le monde sait que foie est un mets recherché. — Pour le faire grossir, on mêle à l'eau qu'on donne à l'oie une poignée de gravier fin et un peu de charbon pulvérisé. Cette boisson facilite le passage du maïs, et produit l'accroissement du foie. Dans certains pays, on se sert, pour obtenir le même résultat, de lavures de vaisselle.

CHAPITRE DOUZIÈME.

Le Pigeon.

On distingue les pigeons domestiques et les pigeons sauvages.

Pigeons sauvages. — Il ne existe trois variétés principales : 1° le pigeon *ramier*, qui habite tantôt dans les plaines, tantôt dans les montagnes, mais toujours dans les bois; qui se nourrit de grains, de bourgeons, de faînes, et recherche surtout les fraises. — 2° le *biset*, un peu moins fort que le ramier, qui niche dans les creux d'arbres et quefquefois dans les rochers, et qu'on regarde comme la souche des diverses espèces domestiques. — 3° le pigeon sauvage proprement dit, qui a des habitudes analogues à celles du biset, et en diffère seulement en ce qu'il a le croupion bleuâtre, tandis que le biset l'a toujours blanc.

Pigeons domestiques. — Il en est de différentes espèces : 1° le pigeon *cauchois* ou du pays de Caux; c'est la plus grosse de toutes les espèces domestiques; — 2° les pigeons *pattus*, les plus gros après les cauchois; — 3° les pigeons *fuyards*; — 4° les pigeons *mixtes*, qui proviennent du croisement de la race pattue avec la race fuyarde; — 5° enfin les pigeons *mondains* ou de volière.

1. HABITATION DES PIGEONS.

On élève les pigeons dans un colombier ou dans une volière.

Le *colombier* ou *pigeonnier*. — Le pigeonnier doit être exposé au soleil levant ou au midi, et à l'abri du nord. Il peut être rond ou carré. Il est utile qu'il tienne aux autres appartements qui composent la basse-cour, et qu'il soit élevé au-dessus de tous; car, s'il était bas, les pigeons pourraient l'abandonner. Il doit être construit sur un sol non salpêtré pour éviter l'humidité qui est contraire à ces oiseaux. La fenêtre du pigeonnier doit être toujours située au midi, et au bas de cette fenêtre, à l'extérieur, on doit pratiquer une petite saillie en pierre ou en bois peint, pour que les pigeons puissent s'y reposer en s'abattant et entrer plus facilement. — Le pigeonnier doit être meublé de nids, tous séparés les uns des autres, mais placés à côté plutôt que vis à vis de la fenêtre ; car, comme les autres oiseaux, les pigeons, pour pondre et couver, aiment l'obscurité. — Le colombier doit être nettoyé à fond quatre fois l'an ; la première au commencement de l'hiver ; la seconde plus tard, un peu avant la ponte, c'est-à-dire en février ou en mars ; la troisième en juin, la quatrième en septembre ou octobre. — Il ne faut pas négliger en été de changer l'eau de ces oiseaux le plus souvent possible, et, à l'époque des grands froids, de la faire dégeler plusieurs fois par jour. C'est dans un baquet plat, de trois pouces seulement de profondeur, et placé au milieu du pigeonnier, qu'on doit tenir constamment de l'eau propre, afin qu'ils puissent se baigner et boire.— On doit également tenir plusieurs petites auges pleines d'eau aux environs du pigeonnier, à l'extérieur.

On peuple les colombiers avec les pigeons fuyards et les bisets qu'on apprivoise.

La volière. — On peut construire la volière dans un grenier, sur une terrasse, sur un toit, partout où on voudra, pourvu que ce soit à trente-deux centimètres au-dessus du sol, et au levant ou au midi. La volière, autant que possible, doit avoir une forme carrée. Quelle que soit cette forme, chaque couple de pigeons demande deux mètres cinquantes centimètres carrés. On fait construire dans la volière une charpente en bois sur laquelle on place les paniers d'osier destinés à servir de nids. Ces paniers doivent être garnis de paille.

On élève dans les volières les **pigeons mondains.**

2. NOURRITURE DES PIGEONS.

On nourrit les pigeons : de sarrasin, de vesce, de criblures de blé et de toutes sortes de grains. Ils aiment aussi beaucoup l'ivraie, le chenevis et l'espèce de pois dite *bisaille* ou *pois de pigeons*. Toutes les espèces recherchent les substance salées et salpêtrées Dans les pays de vignobles on leur donne des grains de raisin ; pour cela, lorsque le marc est retiré de dessous le pressoir, on le met dans un endroit sec, on l'agite souvent pour qu'il ne s'échauffe et ne moisisse pas ; quand il est bien sec on le bat au fléau et ensuite on le passe au crible pour en extraire le grain. Ce grain dont le pigeon est très avide, ranime ses forces pendant l'hiver.

On peut donner aux pigeons de volière une foule de choses que les pigeons de colombier repousseraient, telles que la mie de pain, la viande hachée, des pâtées.

Si ce sont des pigeons de colombier qu'on élève, il ne faut pas leur donner à manger lorsqu'ils trouvent à vivre dans la campagne ; mais il faut avoir soin de les bien nourrir lorsqu'ils n'y peuvent plus rien trouver. Ainsi on doit les faire bien manger depuis novembre jusqu'à la mi-mars, époque où l'on sème les menus grains, et enfin leur donner de nouveau de la nourriture depuis la mi-avril jusqu'à la mi-juin.

C'est le matin et le soir qu'on doit donner à manger aux pigeons, soit de volière, soit de colombier ; jamais à midi, car à cette heure ils dorment. On doit prendre garde de ne pas toujours les faire manger à la même heure, on pourrait attirer les pigeons du voisinage qui viendraient dérober la nourriture.

3. LE PIGEON ET SA FEMELLE.

Les meilleurs individus sont ceux qui ont le cou court et gros, les jambes bien garnies de plumes et courtes, tout le corps large et bien nourri. Les *huppés* ou *capuchonnés* sont inférieurs sous tous les rapports.

En quarante jours la femelle conçoit, pond, couve ses petits. Elles pondent à l'âge de six mois, mais il vaut mieux pour les unir aux mâles attendre que les uns et les autres aient l'âge d'un an. Passé sept à huit ans, les pontes diminuent considérablement et cessent d'habitude à onze.

Les femelles donnent des œufs quatre ou cinq fois par an dans leur grande vigueur, et chaque ponte est de deux œufs.

Quand on a des pigeons paresseux à la ponte et qu'on veut en hâter le moment, on leur donne une nourriture ainsi composée : Un tiers de sarrasin, un tiers de chenevis, un tiers de grains de raisin, le tout mélangé ensemble ; on leur en jette deux ou trois poignées par jour.

4. ENGRAISSEMENT DES PIGEONS DE VOLIÈRE.

On les engraisse de la manière suivante : Quand ils sont parvenus au dix-neuvième ou vingtième jour, quand le dessous de leurs ailes commence à se garnir de plumes ou de canons dans la partie des aisselles, on les retire de la volière, on les place dans un nid et on les couvre avec une corbeille ou panier qui intercepte la lumière et qui laisse entrer l'air. — On fait tremper dans l'eau pendant vingt-quatre heures des grains de maïs, et on retire deux fois par jour, le matin de bonne heure, le soir, avant la nuit, chaque pigeonneau de son nid ; on lui ouvre le bec et on lui fait avaler chaque fois, selon sa grosseur, depuis cinquante jusqu'à quatre-vingts et même cent grains de maïs humectés ; on continue cette nourriture dix ou quinze jours de suite et on obtient des pigeons d'une graisse aussi fine que celle des plus belles volailles du Mans.

CHAPITRE TRÉIZIÈME

Maladies des Animaux. — Opérations chirurgicales.

ABCÈS.

C'est un amas de pus formé à la surface du corps sous la peau et au milieu des parties charnues. Les abcès résultent toujours d'une inflammation ; quand l'inflammation parcourt ses phases rapidement, l'abcès se nomme *abcès chaud* ; quand la suppuration est lente à s'établir ils s'appelle *abcès froid*.

Abcès chaud. — Le principal symptôme de l'abcès chaud consiste dans le gonflement de la partie malade accompagné de douleurs et de tension ; la peau s'amincit et blanchit ; les poils tombent en cet endroit, et la pression des doigts fait flotter la matière dans l'intérieur. Quand cette fluctuation est devenue bien manifeste, il faut ouvrir l'abcès pour faire sortir le pus ; cette ouverture se fait par incision. On la pratique avec un bistouri droit dont on plonge la pointe dans la tumeur ; cette incision, dont la grandeur doit être proportionée au volume de la collection purulente doit être faite autant que possible à la partie la plus basse de la tumeur. — Quand l'abcès est profond, on emploie pour l'ouvrir un bistouri à tranchant convexe avec lequel on divise les unes après les autres, les différentes couches des parties molles qui en composent la paroi externe ; puis on fait l'ouverture.

Abcès froid. — On traite l'abcès froid par la cautérisation, c'est-à-dire par l'application d'un caustique, *pierre à cautère*, ou d'un fer rouge que l'on plonge à la partie inférieure de l'abcès. — Ce dernier moyen surtout convient très bien ; il donne issue au pus et en outre il provoque un travail inflammatoire favorable à la guérison.

Pansement. — On panse les abcès ouverts avec l'onguent digestif simple ou même simplement avec des étoupes sèches dont on recouvre la plaie.

ACCOUCHEMENT.

Les femelles des animaux domestiques, les juments, les ânesses, les vaches, les brebis, les truies, etc., accouchent quelquefois avec facilité ; nous avons indiqué précédemment les soins qu'elles exigent dans ces cas ; quelquefois, au contraire, l'accouchement est difficile, laborieux ; nous allons dire ce qu'il y a à faire dans ce cas.

Si on croit que la difficulté de l'accouchement tient à la faiblesse de la femelle, il faut lui donner un breuvage excitant ainsi composé : 64 grammes d'extrait de genièvre, 16 grammes de thériaque, une pinte de vin vieux : on fait tiédir le vin, on y délaye l'extrait et la thériaque et on fait avaler en une seule fois.

Si l'empêchement provient d'un état pléthorique, de l'irritabilité de la jument ou de tout autre femelle, on doit pratiquer des saignées. Souvent la diminution du sang détend les parties, calme l'irritation et facilite la sortie du fœtus. On peut aussi dans ce cas faire avec avantage des injections émollientes dans le vagin. Pour cela on prend 32 grammes de fleurs de bouillon blanc, 64 grammes de racines de guimauve et une pinte d'eau ; on fait une décoction et on emploie le tout tiède.

Souvent la difficulté, surtout chez les juments et les vaches, résulte de la position vicieuse du fœtus. — Cette matière est trop importante pour que nous n'examinions pas successivement les différentes circonstances où ce cas se présente.

1° *Les membres antérieurs se présentent avec la tête, mais celle-ci est dans une situation défavorable.* — C'est-à-dire que la tête se trouve fortement déviée au-dessous des membres ou fortement emcapuchonnée au lieu d'être allongée sur les membres. — Dans ces deux cas, il faut repousser dans la matrice les parties qui se présentent, chercher de la main la tête, faire tous ses efforts pour la saisir par la houppe du menton et en opérer le redressement en ayant soin de la maintenir dans la position nouvelle où on l'a amenée. Pour parvenir à ce dernier résultat, on fixe à la mâchoire inférieure, à l'aide d'un crochet ou d'un lac un cordage bien huilé qu'un aide tient et sur lequel il tire en même temps que l'opérateur agit des mains pendant les efforts de la mère.

2° *Les membres antérieurs se présentent, mais la tête et l'encolure sont renversées en arrière.* — Voici le moyen que M. Delafoy aîné, vétérinaire distingué, a proposé pour remédier à cet inconvénient.

Après avoir introduit la main dans l'utérus pour s'assurer du sens dans lequel le renversement a lieu et reconnaître la position exacte du fœtus, l'opérateur la retire et puis l'introduit de nouveau en tenant entre ses doigts l'extrémité d'un bon et solide cordeau long d'environ quatre mètres, auquel il pratique un nœud pour conserver prise. Il glisse ce nœud qu'il tient au bout des doigts le plus avant possible entre l'encolure du fœtus et le thorax (poitrine). Quand le nœud est ainsi placé, l'opérateur l'abandonne et porte sa main du côté opposé de l'encolure pour le saisir de nouveau avec ses doigs ; puis il le retire en sortant sa main de l'utérus pour le rapporter au dehors, de façon à ce que le milieu du cordeau embrasse dans l'anse qu'il a formée, l'encolure qui forme elle-même une espèce d'anse, recourbée qu'elle est sur les côtés ou la partie supérieure du thorax ; le cordeau et l'encolure représentent ainsi deux anses qui se correspondent par leur concavité. Ce cordeau, ainsi placé, on introduit de nouveau la main dans l'utérus, et l'on s'y occupe de porter l'anse qu'il décrit le plus près possible de la tête en le soutenant avec les doigts. Dans cette position, l'opérateur ordonne à un ou deux aides de tordre les deux branches du cordeau qui sortent au dehors jusqu'à ce qu'on soit parvenu à faire serter fortement ce lien dans l'endroit où on l'a placé. Pendant que cette torsion s'exécute, l'opérateur s'assure que des portions de placenta ne sont pas comprises dans la torsade. Puis il place la main sur la partie antérieure du sternum (os du devant de la poitrine) ou sur l'une des épaules du fœtus pour y prendre un point d'appui, et pendant qu'il refoule le corps pour le porter le plus loin possible au fond de l'utérus, il prescrit aux aides qui tiennent les bouts du cordeau, de tirer sans secousse. Il résulte de ce mouvement bien dirigé le rapprochement de la tête vers le col de l'utérus, où elle devient accessible à la main de l'opérateur qui la prend pour l'amener dans la position naturelle. L'accouchement s'achève alors facilement.

Ce procédé, souvent mis en usage par M. Delafoy, lui a toujours réussi.

3° *Un seul membre antérieur se présente avec la tête.*
— Lorsqu'on a reconnu cet obstacle, on doit s'occuper de ramener en avant le membre qui est resté en
arrière. Si la tête est déjà engagée dans l'ouverture, il
faut la faire rentrer dans la matrice afin de pouvoir
aller y chercher le membre qui fait obstacle et de le
ramener dans sa position normale.

4° *Un seul membre postérieur se présente.* — L'opérateur doit aller alors à la recherche de l'autre membre postérieur : à cet effet, il fixe un lac au pied qui
est à sa portée, afin qu'il ne s'écarte pas ; il confie ensuite le cordeau à un aide qui doit seulement maintenir sans tirer ; l'opérateur remonte ensuite le long de
ce membre et va jusqu'au périnée du fœtus (espace
compris entre l'anus et le scrotum). Une fois là, il
s'empare de la cuisse opposée, cherche à l'attirer à lui,
parcourt successivement les différentes régions du
membre en les fléchissant les unes sur les autres, et
arrive au pied dont il se rend maître à l'aide d'un autre
lac dont il avait porté une anse dans l'utérus. Puis il
amène ce pied près de l'autre, à l'ouverture, et l'accouchement s'effectue par les extrémités postérieures,
ce qui a lieu souvent et sans difficulté, il n'y a qu'à aider un peu la nature.

5° *Les quatre extrémités se présentent à la fois.* —
Ce cas est très rare et très grave. Comme il est douloureux et qu'il offre de grands dangers pour la mère,
ce qu'il y a de mieux à faire dans cette circonstance
c'est de sacrifier le fœtus. On pratique l'ablation, à l'aide
d'un bistouri, des deux membres antérieurs, puis on
repousse la tête dans la matrice et on accouche par
les extrémités postérieures.

6° *Le fœtus présente le dos, les reins ou la croupe.* — Toute la manœuvre en ce cas doit tendre à repousser le fœtus et à s'efforcer de lui donner une position telle que ce soient les extrémités antérieures qui se présentent les premières, de façon qu'on puisse les amener et saisir la tête. Pour obtenir ce résultat, il faut agir sur la croupe afin de refouler les parties postérieures vers le fond de la matrice, et faire faire au fœtus un mouvement de culbute qui amène les parties antérieures vers l'ouverture de l'utérus.

7° *Le cordon ombilical fait des circonvolutions qui s'opposent à l'accouchement.* — On reconnaît cet obstacle en explorant l'intérieur de l'utérus avec la main. Il faut couper le cordon qui se montre souvent autour du col de l'utérus sous la forme d'une corde serrée et tendue; quand on y est parvenu l'accouchement devient facile. Mais il faut achever promptement l'opération, sans cela le fœtus ne tarderait pas à être asphyxié.

8° *Obstacles qui résultent de la mort du fœtus ou de son volume disproportionné.* — Lorsque le fœtus meurt par suite des efforts qu'on a faits pour l'extraire de la cavité utérine, le col de l'utérus ne tarde pas à se fermer si l'on n'aide pas la nature, et la femelle est condamnée à garder dans son sein le cadavre qui, parfois et le plus souvent se putréfie, altère la santé de la bête et finit par miner lentement sa vie. Il faut donc en ce cas chercher à extraire le fœtus mort au moyen de l'opération de *l'embryotomie* qui consiste à le diviser en fragments à l'aide d'un instrument tranchant qu'on introduit dans l'utérus.

Quand le fœtus est trop volumineux, on peut, dans la plupart des cas, se servir du *forceps*, sorte de pince à deux branches. — On introduit les deux branches de l'instrument dans l'utérus, l'une après l'autre ; on leur fait embrasser les régions latérales du fœtus et on les réunit. Les intervalles des efforts que fait la mère pour chasser son petit, sont les seuls moments pendant lesquels on doive procéder à cette introduction. On ne doit d'abord opérer que des tractions faibles ; on les augmente graduellement, on les accompagne même de quelques petites secousses. Aussitôt que la tête a franchi l'orifice utérin , on cesse les tractions, on la dégage des branches du forceps ; le reste de l'opération a lieu spontanément, ou du moins les mains suffisent pour la terminer.

Ce qu'il faut faire quelquefois quand le fœtus se présente dans la position naturelle. — Quand le fœtus est dans sa position normale, il présente d'abord les membres antérieurs ; la tête et l'encolure sont appliqués sur ces membres ; ce sont donc les sabots de devant qu'on aperçoit en premier lieu, puis le bout du nez, etc., de telle sorte que les membres réunis à la tête forment une espèce de cône, qui, s'engageant de plus en plus dans le col de l'utérus, et présentant un volume de plus en plus grand, dilate cette ouverture d'une manière graduée. Quand tout se passe bien , quand le petit sort avec facilité, il n'y a rien à faire. Mais, s'il reste longtemps au passage, il faut l'aider à sortir en le tirant peu à peu et doucement; on ne doit tirer que lorsque la bête fait elle-même des efforts expulsifs. En pareil cas, lorsque l'accouchement est difficile chez la jument, le célèbre vétérinaire Lafosse conseille de faire soulever la queue par deux hommes et de faire porter les membres postérieurs en avant par deux ou trois autres hommes, ce qui met les parties de la bête dans le plus grand degré d'ouverture possible.

En ce qui concerne l'extraction du *placenta*, vulgairement appelé *délivre*, voyez ce que nous avons dit au chapitre du cheval, au paragraphe relatif aux soins à donner à la jument après l'accouchement.

APOPLEXIE. — COUP DE SANG.

Le cheval, le canard, sont de tous les animaux domestiques, les plus sujets à l'apoplexie; cette affection attaque de préférence les jeunes bêtes, surtout celles qui sont vigoureuses, ardentes, sangines.

Les causes de l'apoplexie sont les accès de fureur, les coups sur la tête, l'exposition longtemps prolongée au soleil, l'usage immodéré des aliments indigestes ou excitants, des fèverolles et autres légumineuses, l'habitation dans des lieux peu aérés, les travaux excessifs, la suppression rapide de la transpiration, etc.

L'apoplexie se déclare ordinairement d'une façon subite, l'animal tombe et offre les symptômes suivants : respiration courte, lente, pouls rare, mouvements convulsifs, engourdissement, dilatation des pupilles, yeux fixes et brillants, immobiles, membranes muqueuses rouges, salivation très abondante. — Le traitement que réclame l'apoplexie doit être aussi prompt qu'énergique.

Placez d'abord l'animal dans un lieu frais; faites-lui sur la tête d'abondantes lotions d'eau très froide, ou donnez-lui des douches d'eau légèrement vinaigrée; faites-lui respirer des vapeurs de vinaigre, et frictionnez-lui fortement les extrémités avec de l'essence de

térébenthine ; ou bien encore saignez la bête au plat de
la cuisse, plusieurs fois s'il le faut. La saignée à la cuisse
est plus efficace et vaut mieux que la saignée à la jugulaire.

ARAIGNÉE.

C'est ainsi qu'on appelle dans les campagnes l'engorgement inflammatoire qui survient quelquefois aux mamelles des brebis. Les mamelles se tendent et deviennent très douloureuses. — Les causes de cette maladie
sont ou une trop grande abondance de lait, ou la malpropreté et la mauvaise tenue des bergeries, ou bien les
coups de tête que les agneaux, en tétant, donnent souvent aux mamelles de leurs nourrices.

Prenez 32 grammes de graine de lin, une poignée
de feuilles de mauve, 4 litres d'eau : faites une décoction et lotionnez les mamelles avec ; ou bien encore :
prenez deux jointées de gros son, six litres d'eau ;
faites bouillir le son dans l'eau, passez ce liquide à travers un linge grossier, et lotionnez ensuite. — Il faut
que le liquide soit tiède quand on l'emploie. — Faites
aussi, après les lotions qu'il faut renouveler souvent,
quelques onctions avec du saindoux ou de l'onguent
populéum ; si les mamelles restent encore dures, après
l'emploi de ces médicaments, des onctions avec un
mélange à parties égales de saindoux et de térébenthine deviennent nécessaires.

Quelquefois il se forme du pus dans les mamelles ;
donnez-lui de suite issue, et agissez comme nous l'a-
vons dit au mot *abcès*.

Quelquefois encore la maladie présente des caractères graves et offre une tendance à aboutir à la gan-

grène. Dans ce cas, les mamelles et les parties du corps qui les environnent rouges deviennent violacées, puis se coorent d'une teinte noirâtre. Alors abandonnez sur-le-champ les remèdes dont nous venons de parler; administrez a l'intérieur des substances toniques ; prenez 64 gr. de racine de gentiane, 32 grammes de petite centaurée, 16 grammes d'absinthe, 1 litre 5 décilitres d'eau commune; faites bouillir le tout jusqu'à réduction d'un litre; tirez clair, et faites avaler tiède, ou bien encore, ce qui vaut mieux, mais coûte un peu plus cher, prenez 95 grammes de quinquina jaune concassé, 125 grammes d'acétate d'ammoniaque, 4 grammes de camphre, 2 litres d'eau ; faites une décoction avec le quinquina, tirez-la à clair, et ajoutez-y, quand elle est froide, l'acétate d'ammoniaque et le camphre, préalablement divisés dans un jaune d'œuf, et donnez-en deux doses dans la journée.

Pour l'extérieur, bassinez les parties malades avec des infusions vineuses de plantes aromatiques. Si la gangrène s'établit définitivement à la surface, amputez les parties mortifiées, et pansez ensuite les chairs vivantes comme une plaie simple,

ARÊTE OU QUEUE DE RAT.

Maladie de la peau qui fait tomber le poil des ânes et des chevaux ; croûtes dures qui viennent à leurs jambes depuis le jarret jusqu'au boulet.

Quand les arêtes sont *sèches*, c'est-à-dire sans écoulement de matière, appliquez-y le feu, c'est-à-dire brûlez à l'aide du cautère (instrument de fer qu'on rougit au feu), et puis mettez dessus de l'onguent populéum.

Lorsque l'ulcère est détaché, desséchez la plaie avec la colophane ou la céruse.

Quand les croûtes, au contraire, sont humides, qu'il en découle une sérosité roussâtre, appliquez dessus un onguent que vous ferez avec du miel, du vert de gris et de la couperose.

ATTEINTE.

C'est ainsi qu'on appelle les blessures qu'un cheval se fait quelquefois à la jambe avec le fer de l'autre pied, ou qu'il reçoit d'un autre cheval attelé à côté de lui ou derrière.

Quand la douleur est encore récente, il suffit d'appliquer des cataplasmes faits avec de l'argile délayée dans du vinaigre, et de donner des bains de pied dans de l'eau contenant en dissolution de la couperose verte (*sulfate de fer*).

Il faut prendre garde de ne pas négliger de remédier à ces sortes d'accidents; insignifiants en apparence, ils donnent souvent lieu pourtant, alors qu'on les néglige, à des maladies graves, au javart, à la fourbure. — Quand l'accident date de plus de vingt-quatre heures, ce qu'il y a de mieux à faire, c'est de suspendre les travaux du cheval, de le laisser reposer à l'écurie pendant quelques jours, et, durant ce temps, d'avoir recours à des cataplasmes adoucissants, faits avec le son et la mauve,

AVANT-CŒUR.

Tumeur qui se forme souvent au poitrail des chevaux et des bœufs employés à tirer la charrue, des voitures, etc. Quand la tumeur n'est pas ancienne, il suffit, pour la faire disparaître, de frictionner l'animal avec de l'eau-de-vie et du savon. Mais si la maladie date de loin, il ne faut pas employer ce remède, il faut attendre la suppuration, il faut même la provoquer en appliquant sur la tumeur de l'onguent basilicum, ou même de l'onguent vésicatoire. Aussitôt qu'on sent flotter sous les doigs la matière purulente, on ouvre la tumeur avec un bistouri, comme nous avons dit au mot *Abcès*.

AVIVES.

On appelle *mal des avives* le gonflement et l'inflammation des glandes salivaires situées à la partie supérieure et postérieure de la ganache, dans l'intervalle qui se trouve entre la tête et le cou, au-dessous de l'oreille. Ce mal gêne beaucoup la respiration de l'animal, qui se lève et se couche sans cesse, s'agite, se débat comme s'il ressentait de violentes tranchées.

Les causes de ce mal sont le passage brusque d'une température à une autre, un excès de travail, ou bien une nourriture trop échauffante.

Prenez une poignée de fleurs de sureau, une autre de camomille; faites-les bouillir dans deux litres d'eau; passez le tout et ajoutez-y 16 grammes de sel ammoniac, 93 grammes de sirop anti-scorbutique, un demi-setier de vinaigre. Coulez et injectez de cette décoction dans le gosier du cheval avec une seringue, et renouvelez cette opération plusieurs fois par jour.

AVORTEMENT.

Nous n'avons pas besoin de définir l'avortement. Tout le monde sait ce que ce mot veut dire. Nous allons indiquer les causes diverses qui peuvent amener l'avortement, afin qu'on ait soin de les éviter. — Nous en dirons ensuite les signes. — Nous terminerons en disant ce qu'il y a à faire en pareil cas.

Les juments, les vaches, les brebis sont parmi les femelles des animaux domestiques, les plus sujettes à l'avortement.

Causes diverses de l'avortement. — Ce sont les travaux excessifs, les mouvements brutaux et violents, comme les sauts pour franchir de larges fossés, les indigestions, les coliques, les coups, les chutes, les blessures, les heurts contre les portes quand les bêtes se pressent plusieurs à la fois pour entrer à l'étable ou à l'écurie. L'avortement peut encore être dû à une mauvaise nourriture, au séjour des femelles dans des lieux bas, humides, dans des bergeries peu ou point aérés, dans des écuries, des étables où l'air est vicié par la présence d'un fumier qu'on laisse séjourner trop longtemps ; il peut aussi avoir pour cause l'habitude de paître dans des pâturages marécageux.

Symptômes d'un prochain avortement. — Perte de l'appétit, tristesse, dégoût de la bête : la marche s'alourdit, le pouls devient intermittent et dur; la femelle trépigne, elle éprouve de fréquentes tranchées, ses mamelles s'affaissent et se flétrissent; elle a des déjections fréquentes et il sort par la vulve un liquide glaireux, jaune ou roussâtre, et quelquefois infect.

Moyens de prévenir l'avortement. — En général, une saignée pratiquée à la bête dans les trois derniers mois de la gestation, prévient l'avortement. — Mais la saignée est surtout nécessaire si la bête a reçu un coup. fait une chute, etc.; elle doit être modérée, et renouvelée si c'est nécessaire. Il faut aussi dans ces cas-là débarrasser le canal. Prenez une poignée de mauve ou de guimauve, une pincée de graine de lin, deux litres d'eau commune, faites une décoction avec le tout, passez et administrez un lavement tiède. En même temps que vous donnez ces lavements qui peuvent être administrés deux ou trois fois dans les vingt-quatre heures, prenez 500 grammes de miel, un quart de litre de vin aigre, huit à dix litres d'eau commune, mêlez le tout ensemble; agitez pour faire dissoudre le miel, et faites boire. — Si ce traitement n'empêche pas l'avortement, il aura du moins pour résultat de le rendre moins dangereux.

Ce qu'il faut faire quand l'avortement a eu lieu.— Après l'avortement, et quand le *placenta* (délivre, arrière-faix) est détaché (*Voyez Délivrance*), il faut nettoyer la matrice; s'il y a inflammation, les émollients sont nécessaires; on fait une injection dans le vagin comme celle dont nous avons parlé au mot accouchement et au commencement de l'article; en même temps on imbibe d'eau tiède une éponge ou des morceaux de laine ou de linge, et on enveloppe les reins avec; si, au contraire, l'organe paraît faible, on fait des injections d'eau miellée, aiguisée d'un peu d'eau-de-vie.

Nous n'avons pas besoin de dire que pendant la convalescence, la femelle réclame des soins particuliers, une bonne nourriture, un travail modéré, etc.

BARBES, BARBILLONS.

Ce sont les orifices des canaux des glandes salivaires; ils se trouvent sous la langue des quadrupèdes. Le nom de *barbes* leur a été donné par les anciens maréchaux qui, dans leur ignorance, considéraient cette partie du corps comme des excroissances anormales, qui empêchaient les animaux de boire ou de brouter; aussi les coupaient-ils avec des ciseaux. C'est là une pratique qui n'est pas encore tout à fait abandonnée par les maréchaux d'aujourd'hui, mais contre laquelle nous ne saurions assez nous élever. Il faut laisser aux animaux leurs barbes, comme il faut leur laisser leurs membres.

BLEIMES.

C'est une contusion des tissus vivants, placés sous la sole du talon. Les chevaux qui ont les talons encastelés, les pieds sensibles, la corne tendre, y sont sujets surtout après un exercice fatigant sur des terrains secs, durs ou cailouteux. La contusion est accompagnée dans tous les cas d'une chaleur du sabot et d'une boiterie plus ou moins prononcée.

Quand la *bleime* est *sèche*, c'est-à-dire que la contusion est légère, que la boiterie est peu apparente, il suffit de parer la sole jusqu'à la rosée (voyez ferrure du cheval); en d'autres termes, jusqu'à ce qu'on aperçoive quelques gouttelettes de sang, et d'appliquer ensuite sur le pied malade un cataplasme astringent. Pour cela, prenez une jointée de suie de cheminée, une jointée de terre glaise, une quantité suffisante de vinaigre, et faites délayer la suie et la terre glaise dans le vinaigre. Quelques jours de ce traitement suffiront pour guérir la douleur et la boiterie.

Lorsque la bleime est suppurée, c'est-à-dire quand il y a formation de pus, il faut un autre traitement. Il faut enlever toute la portion qui recouvre le foyer purulent. Pour éviter des répétitions inutiles, nous renvoyons au mot *dessolure* l'exposé des règles à suivre pour faire cette opération. Nous ferons observer seulement que dans les cas dont il s'agit ici une dessolure partielle du point

malade suffit. Pour vous guider dans l'opération et juger
jusqu'où s'étend le mal, pratiquez d'abord un trou, dans
lequel vous introduirez une sonde en plomb, que vous
promènerez dans tous les sens. L'opération faite, pansez
le pied avec des boulettes d'étoupe imbibées d'eau-de-vie
ou de teinture d'aloës, que vous y maintiendrez par des
éclisses (1) et par un fer à dessolure. Après six à huit
jours, levez le premier appareil, et pansez ensuite la plaie
tous les trois jours jusqu'à la guérison qui aura lieu au
bout d'une quinzaine.

Les chevaux sont sujets aux bleimes plus que tous autres animaux. Néanmoins, on en voit quelquefois aux
moutons et aux bœufs. On les guérit de la même manière
que celles des chevaux.

BOUCLE.

Bouton qui se montre dans l'intérieur de la bouche, du
bœuf ou du cochon. — Fièvre, dégoût, pesanteur de la
tête et du corps, tels sont les symptômes de ce mal qui
parfois aboutit à la gangrène. — Aussitôt que les premiers
signes de la boucle se manifestent, il faut, pour arrêter
rapidement les envahissements du mal, crever le bouton,
le râcler avec un couteau et le laver avec de l'huile de
vitriol délayée dans de l'eau, ou bien avec de l'esprit de sel

---

(1) Les *éclisses* sont des morceaux de bois ou de tôle longs et
droits destinés à maintenir un appareil sur la face inférieure du
pied des chevaux, mulets et ânes. Il en faut ordinairement trois
pour un pied; deux d'entre elles ont la forme d'un demi-ovale
tronqué; on les engage entre la voûte du fer et le pied, et on les
retient en place par la troisième qu'on introduit transversalement
entre les éponges du fer et les talons. Cette troisième éclisse porte
le nom de *traverse*.

fumant. Faites en même temps avaler à la bête des breuvages toniques ; prenez 63 grammes de gentiane, 32 de petite centaurée, 16 grammes d'absinthe, un litre d'eau ; faites bouillir et faites boire tiède à l'animal.

BOULETÉ OU BOUTÉ (CHEVAL).

Un cheval est bouté ou bouleté quand le boulet est tout à fait hors de la ligne des aplombs et se trouve fortement dévié en avant, quand le tendon est si manifestement raccourci que l'animal ne s'appuie plus que sur la pince.

Ce défaut grave, qui se rencontre fréquemment chez les chevaux *court-jointés*, peut être avantageusement corrigé, quand l'animal n'est pas encore usé, au moyen d'une opération que nous allons décrire.

Il faut commencer par abattre les talons jusqu'au sang, et appliquer un fer à pince prolongée de 15 à 20 centimètres. Une fois le cheval ainsi ferré, on le jette par terre en ayant soin que le membre à opérer se trouve par dessus ; on coupe les poils sur le milieu de la surface extérieure du canon, dans une étendue de 7 à 8 centimètres environ ; cela fait, on pratique avec le bistouri à tranchant convexe une incision parallèle à la direction des tendons ; cette incision doit être faite sur le milieu de la longueur de ces derniers, à égale distance du boulet et du genou, et avoir une longueur de 2 centimètres. Puis, après avoir disséqué la peau, avoir mis les tendons à découvert, et avoir reconnu le trajet des vaisseaux et des nerfs pour ne pas les léser, on sépare le tendon perforant du perforé qui le couvre ; on passe les ciseaux courbes entre eux, et on coupe le perforant en travers, après l'avoir fait sortir de sa gaîne. (Le pied du cheval se fléchit par l'action de deux

muscles terminés inférieurement par deux forts tendons
qui passent en arrière du canon , et viennent s'attacher
l'un à l'os de la couronne, et l'autre à l'os du pied. Le
premier se trouve pourvu au niveau de la couronne d'un
anneau qui donne passage au second. Cette disposition a
fait donner le nom de *perforé* au muscle dont le tendon
s'attache à la couronne, et celui de *perforant* à celui qui
va jusqu'au pied).

L'opération terminée, on rapproche les lèvres de la
plaie par quelques points de suture ; on y applique une
étouffade que l'on maintient par quelques tours de bande,
et on fait relever le cheval, qu'on exerce ensuite tous les
jours, mais qui marche d'abord avec difficulté. Peu à peu
le boulet se redresse, et au bout de six semaines, deux
mois, l'animal est guéri.

BRONCHITE.

Maladie des bronches, ou tuyaux cartilagineux, qui
conduisent l'air aux poumons. — Inflammation des membranes muqueuses de ces tuyaux. — C'est la bronchite qu'on
appelle vulgairement *morfondure, morfondement.*

La bronchite a pour causes ordinaires le passage brusque du chaud au froid, l'ingurgitation d'une boisson trop
fraîche quand l'animal a chaud, et généralement tout ce
qui peut arrêter la transpiration. — Elle se manifeste par
une toux sèche et fréquente d'abord, puis grasse et moins
fréquente, par un écoulement nasal de matières filantes et
blanchâtres à l'origine, puis épaisses et jaunes ou verdâ-
tres ; par une respiration embarrassée, et quelquefois enfin
par de la fièvre, si la bronchite est forte.

Suspendez sur-le-champ le travail de la bête, placez-la

dans un lieu où elle n'ait pas froid, couvrez-la de laine, faites-lui de fréquents bouchonnements, mettez-la au bar-bottage, et faites-lui prendre tous les matins un électuaire adoucissant. Pour cela, prenez 250 grammes de miel, 64 grammes de poudre de réglisse et 64 grammes de poudre de guimauve. Incorporez les poudres dans le miel, et faites prendre à l'animal. — Si la bronchite est accompagnée de fièvre, saignez la bête à la jugulaire, et réitérez la sai-gnée jusqu'à ce que la fièvre ait disparu. Alors un ou deux sétons au poitrail pourront hâter la guérison ; tenez-les bien propres et pansez-les tous les matins avec de l'on-guent basilicum. — Sur la fin de la maladie, remplacez les poudres de réglisse et de guimauve par 64 grammes de poudre de gentiane, en ajoutant 12 à 16 grammes de ker-mès minéral. Le kermès est surtout utile lorsque la toux persiste même après la cessation de la fièvre.

BRULURE.

Quand une brûlure est légère, elle ne fait que produire une légère inflammation de la peau et n'offre aucun dan-ger ; dans ces cas-là il suffit d'une simple application de pomme de terre râpée et mêlée avec de l'huile d'olive, ou bien encore de compresses imbibées d'eau blanche qu'on maintient constamment humides. — Quand la brûlure est forte, il faut des cataplasmes émollients composés de trois poignées de mie de pain, de trois poignées de farine de lin et d'une quantité d'eau suffisante. Faites cuire le tout en remuant continuellement jusqu'à consistance de bouillie épaisse, et appliquez tiède après avoir arrosé avec un peu d'extrait de saturne.—S'il se forme des ampoules, crevez sans mettre à nu toute la plaie, et pansez avec du cérat saturné.

Si la brûlure est très grave, que toute l'épaisseur de la peau ait été détruite, la plaie doit suppurer : contentez-vous alors de calmer la douleur et l'inflammation par l'application de cataplasmes comme ceux dont nous venons de parler, mais en employant au lieu d'eau une décoction de dix ou douze têtes de pavots, ou bien en arrosant le cataplasme avec un peu de laudanum lorsqu'il est étendu sur la toile. Ensuite, lorsque la peau brûlée sera tombée, hâtez la cicatrisation à l'aide de pansements avec la charpie recouverte d'une couche légère de cérat saturné. ❧

CANCER.

Engorgement d'une nature particulière et très grave qui se déclare de préférence aux mamelles, au vagin, à la langue, aux testicules des animaux.

Des coups, des blessures, des contusions, des applications irréfléchies ou abusives de substances caustiques peuvent produire des engorgements qui dégénèrent en cancers.

Le cancer existe d'abord à l'état de tumeur ou de *squirrhe*, puis à celui d'ulcère. La matière squirrheuse (*voyez ce mot*) se liquéfie, donne naissance à un pus âcre, infect, irritant qui se fait jour à travers la peau. La plaie qu'ouvre le pus en sortant a des lèvres dures, grisâtres. L'ulcère, au lieu de se cicatriser, fait des progrès plus ou moins rapides, envahit graduellement tout le corps et devient général : les forces diminuent rapidement, l'appétit disparaît, la diarrhée, les coliques, la toux se manifestent; l'urine exhale une odeur fétide ; tous les symptômes d'un dépérissement progressif et d'une mort prochaine se déclarent.

Il ne faut pas attendre que le mal soit allé jusque là. Agissez promptement quand il n'est encore que local et partiel. Amputez à l'aide d'instrumens tranchants les tumeurs cancéreuses toutes les fois que le siége du mal ne rend pas l'opération impossible; enlevez exactement tous les points désorganisés, puis rapprochez les lambeaux de la peau au moyen d'une suture à bourdonnets (*voyez* SUTURE), et appliquez sur la plaie des plumasseaux imbibés de teinture d'aloès. (Les plumasseaux sont des espèces de coussinets faits avec de l'étoupe dont les filaments sont disposés de manière à rester unis et à ne former qu'une masse plus ou moins épaisse. Ils peuvent être carrés, ovales ou ronds, suivant la figure des plaies sur lesquelles on les applique.)

CARIE.

C'est la gangrène de l'os. — La carie se développe particulièrement chez les animaux affaiblis par un mauvais régime ou par des maladies qui ont vicié la nature du sang. — La carie est toujours accompagnée de plaie des parties molles, d'écoulement de pus grisâtre ou noirâtre, quelquefois sanguinolent et d'une odeur infecte; le pus contient des fragments osseux très menus, et les chairs de la plaie sont blafardes, boursoufflées, molles et aisément saignantes.

Pour guérir la carie, il faut attaquer le mal énergiquement aussitôt qu'il se manifeste. Deux moyens peuvent être employés : l'instrument tranchant et le feu.

Pour se servir de l'instrument tranchant, il faut commencer par mettre l'os à nu, c'est-à-dire enlever avec le bistouri ou les ciseaux toutes les chairs de mauvaise nature qui le recouvrent. On prend ensuite une rugine et on ratisse l'os couche par couche jusqu'à ce qu'on soit arrivé aux parties saines, ce qu'on connaît quand on voit jaillir quelques gouttes de sang. Il ne faut pas craindre d'aller trop avant ; il vaut mieux enlever trop que trop peu. — L'opération terminée, on applique sur la plaie une étoupade que l'on maintient à l'aide d'un bandage, et les jours suivants on panse avec un mélange d'eau et d'eau-de-vie ou avec de la teinture d'aloès.

L'opération par le feu est encore plus sûre et préférable ; il faut alors brûler radicalement toute la partie cariée. Le fer rouge doit être introduit dans le siége du mal ; il est même bon qu'il soit chauffé à blanc, et il doit être appliqué plusieurs fois si c'est nécessaire. — A la suite de l'opération, il se déclare une inflammation suppurative qui fait détacher les parties brûlées, dont il faut se hâter de faire l'extraction. Les pansements doivent se faire comme après l'opération par l'instrument tranchant, c'est-à-dire avec de l'étoupe imbibée d'eau-de-vie mêlée d'eau ou de teinture d'aloès.

CATARRHE PULMONAIRE. (*Voyez* BRONCHITE.)

CERF (mal de). (*Voyez* TÉTANOS.)

CHAMPIGNON.

C'est ainsi qu'on appelle un engorgement de l'extrémité du cordon testiculaire qui survient quelquefois à la suite de la castration chez les animaux dont le cordon n'a pas été suffisamment comprimé par des casseaux trop longs, trop faibles ou trop peu serrés. Le champignon, ainsi nommé parce qu'il a la forme du végétal qui porte le même nom, est dur, blanchâtre et large. — Il est des champignons peu volumineux qui se dissipent d'eux-mêmes après une suppuration abondante surtout chez les sujets robustes : ceux-là ne demandent que quelques onctions d'onguen basilicum. — Mais il en est de plus graves et qu'on est obligé de détruire.

Le champignon devient la cause d'une raideur qu'on reconnaît à la manière dont l'animal marche et traîne la jambe ou même les deux jambes, lorsque la maladie est double ; si cette raideur, au lieu de disparaître, vient à s'aggraver, il faut procéder à l'opération que nous allons décrire.

Abattez l'animal sur le côté gauche, fixez le membre postérieur droit sur l'encolure comme pour la castration, passez à travers le champignon une ficelle cirée dont vous nouez les bouts ensemble, puis pratiquez une incision autour de l'engorgement, disséquez le cordon testiculaire à une hauteur convenable et placez au-dessus du champignon un casseau recourbé dont la convexité regarde le ventre. Enlevez le casseau seulement quarante-huit heures après l'opération.

CHANCRES.

Ulcères dont la nature est de s'étendre de proche en proche. — Nous traiterons au mot *morve* des chancres du nez qui ne se développent guère que sur les chevaux, les ânes et les mulets ; au mot *pictia*, des chancres qui se montrent particulièrement au pied des moutons ; aux mots *muguet* et *charbon*, de certains chancres de la bouche ; nous nous contenterons ici de parler des aphtes et d'une autre sorte de chancre contagieux qui se déclare dans la bouche des bêtes à laine.

Les aphtes sont de petites ulcérations superficielles blanchâtres qui se montrent sur la membrane muqueuse de la bouche des animaux domestiques ; ces ulcérations s'ouvrent après un certain temps et donnent issue à de la sérosité. Les aphtes sont quelquefois si nombreux dans la bouche que leur réunion paraît former un large et vaste ulcère. Ils sont souvent accompagnés de fièvre et d'une haleine infecte.—La bouche est quelquefois baveuse, l'appétit diminue ou se perd, et les digestions se dérangent. Enfin il arrive souvent que les aphtes se lient à une maladie du pied, qu'il se développe des ulcérations entre les deux onglons ou au-dessus de la couronne des animaux en même temps que celles qui se montrent à la bouche.

Les eaux bourbeuses des marais, des étangs, une nourriture irritante, telles sont les causes des aphtes.

Quand les aphtes se rattachent à une maladie de l'intestin, ce qui arrive fréquemment, c'est la maladie principale qu'il faut traiter. Ils se dissipent avec elle. (*Voyez* ENTÉRITE.)—Lorsqu'ils ne se lient pas à une irritation intestinale, les aphtes offrent peu de gravité. Supprimez dans ce cas les aliments solides, donnez à la bête de l'eau blanche nitrée et de l'herbe verte, si la saison est favorable. Faites prendre des gargarismes adoucissants : pour cela employez un litre de décoction d'orge, 180 grammes de miel de bonne qualité ; ajoutez-y une petite quantité de vinaigre ; délayez le miel, et donnez tiède à l'aide d'une seringue à longue canule ou bien d'une petite éponge fixée à un morceau de bois aplati à son extrémité en forme de spatule. Une fois l'inflammation calmée, cautérisez légèrement avec de l'acide hydrochlorique fumant, ou si vous aimez mieux avec une liqueur composée de vinaigre dans lequel vous mettez de l'ail pilé, du poivre, du sel et un peu de vitriol bleu.

Les ulcérations des pieds qui quelquefois accompagnent les aphtes doivent être traitées par les cataplasmes émollients, mie de pain, farine de lin, etc. (*Voyez* les formules que nous avons données précédemment, entr'autres au mot *brûlure*.) — Si le pus qui s'échappe des plaies est infect, appliquez des compresses imbibées d'eau-de-vie camphrée, après avoir légèrement lavé avec un mélange d'eau et d'eau de javelle. Si l'ulcération menace de s'étendre, cautérisez avec l'eau-forte ou le sulfate de cuivre en poudre.

Il nous reste maintenant à parler du chancre contagieux qu'on remarque dans la bouche des bêtes à laine et qui n'a rien de commun ni avec les aphtes, ni avec le muguet, ni avec le charbon.

Ce chancre se montre sur la gencive inférieure en dehors des dents d'où il gagne rapidement la gencive intérieure; ou bien encore il se déclare fréquemment sur la gencive supérieure, s'étend de là sur le palais et même extérieurement sur les lèvres et le museau. Il commence par une tumeur d'un rouge vif au sommet; cette tumeur s'élargit promptement à la surface, augmente aussi en profondeur, si bien que les dents de la bête se déchaussent en quelques heures, et les cavités qui les logent se corrodent. — Le meilleur moyen pour combattre ce mal terrible, qui attaque parfois tout un troupeau en même temps, c'est celui proposé par M. Morel de Vindé. — Cautérisez avec l'acide nitrique (eau-forte) non seulement les chancres bien développés, mais même ceux qui ne font que poindre. Fendez ceux-ci d'abord avec le bistouri. Les points touchés par l'acide formeront des croûtes qui ne tarderont pas à tomber. Dans le cas où, après la chute des croûtes, la plaie suppurerait encore, cautérisez de nouveau, de la même manière et par le même procédé, jusqu'à complète guérison.

CHARBON.

Maladie que caractérise le développement de certaines

tumeurs qui tendent à passer à l'état de gangrène.—C'est la même maladie qui a reçu dans les campagnes différents noms, et qu'on appelle *musette, venin soufflé, anti-cœur, grosse amère, trousse-galant, bouffle, laron, louvet, venin froid,* etc., etc.

Cette maladie est contagieuse; elle est de nature épizootique. C'est une des plus redoutables parmiles maladies des animaux domestiques. —Quoique le plus souvent elle exerce ses ravages sur une écurie, une étable, une contrée entière, il arrive quelquefois, par exception, qu'elle n'attaque qu'un individu isolé.

Le charbon a pour causes chez tous les animaux les travaux excessifs au plus fort de l'été, la malpropreté et l'insalubrité des écuries, étables, bergeries, etc., une nourriture de qualité mauvaise, les émanations fétides des égoûts, des voiries, des marais.

Le charbon est souvent précédé de tristesse, de dégoût, de soif ardente; mais ces symptômes ne sont pas essentiels et font défaut très fréquemment. — Nous avons dit que le charbon consiste en un développement de tumeurs sur les diverses parties du corps; c'est en effet la forme que revêt la maladie dans la plupart des cas; cependant il en est d'autres où aucune tumeur bien apparente ne se montre; on ne peut reconnaître alors le mal qu'à la dureté de la peau dans les endroits où il se place, ou bien encore à de simples taches blanches livides ou noires. Dans tous les cas, il y a douleur vive, et l'animal, lorsqu'on le touche, témoigne de la souffrance.

Tantôt, quand il y a tumeur, cette tumeur est unique, comme on le voit d'ordinaire chez le cheval; tantôt, au contraire, comme dans l'espèce du bœuf, il y en a plusieurs. — Cette tumeur ou ces tumeurs s'ouvrent parfois et laissent échapper un pus roussâtre qui corrode les parties mêmes sur lesquelles ils se répand ; d'autres fois les tumeurs ne s'ouvrent pas, restent dures et douloureuses, ou bien s'affaissent en dedans.

Le charbon se loge partout : au poitrail, aux cuisses, à la langue, à la pointe des épaules, sur les côtes, sous le ventre, le dos, le cou. Quand il se place à la langue, il reçoit un nom spécial et est appelé *glossanthrax*. Nous nous occuperons particulièrement du glossanthrax quand nous serons arrivés à ce mot. Enfin le charbon n'est jamais séparé de la fièvre, qui augmente à mesure qu'augmente le mal lui-même. Il aboutit finalement à la gangrène, qui se propage rapidement dans toutes les parties du corps, et l'animal expire après quelques jours de souffrances, et quelquefois au bout de 24 heures.

Le charbon est une maladie d'une guérison difficile ; car ordinairement dès qu'on constate sa présence, il a déjà fait des progrès tels qu'il est devenu incurable. On peut pourtant tenter la guérison et réussir quand on a reconnu l'existence du mal avant que la fièvre soit devenue violente. Mais il ne faut pas employer, comme on le fait souvent, les sétons, l'huile bouillante, les raies de feu autour de la tumeur ; ce sont là de demi-moyens qui échouent constamment. — Il faut aller droit au mal, et cautériser profondément. Servez-vous pour cela de *cautères en pointe*, d'autant plus longs que la tumeur est plus grosse. Enfoncez l'instrument rougi au feu dans une direction telle que l'humeur trouve un écoulement facile ; recouvrez toute la surface de la tumeur de pointes de feu rapprochées les unes des autres. Cela fait, mettez l'animal à la diète la plus sévère, lavez les plaies de demi-heure en demi-heure avec de l'eau de javelle étendue d'eau. Administrez à l'intérieur un électuaire que vous ferez avec 95 grammes de poudre de quinquina et 24 grammes de camphre pour la première journée. Si l'animal va mieux, diminuez ces doses d'un tiers les jours suivants; enfin donnez-lui quelques lavements faits avec la décoction de son.

Nous venons d'indiquer le meilleur traitement pour le charbon en général ; nous devons ajouter ici que souvent on applique avec succès aux plaies qui résultent des tumeurs charbonneuees du mouton un mélange de poudre de quinquina, d'essence de térébenthine ou de goudron.

Nous ne terminerons pas cet article sans rappeler que le charbon est très facilement contagieux, qu'il peut se communiquer non-seulement à des animaux de la même espèce, mais encore à des bêtes d'espèces différentes, et même à l'homme. Le défaut de précautions convenables en traitant les animaux atteints d'affections charbonneuses a coûté et coûte encore tous les jours la vie à bien des gens. Quand on opère ou qu'on panse des bêtes atteintes du charbon, il faut, avant tout, prendre garde à ne pas se blesser et même à s'abstenir de porter sur les plaies des mains écorchées. Déposé sur un point dépouillé d'épiderme, le charbon se transmet.

Pour complément de tout ce qui est relatif au charbon, voyez le mot *glossanthrax*.

CHUTE (du *membre*, du *vagin*, de la *matrice*).

Nous ne nous occuperons pas dans cet article des chutes dans le sens ordinaire de ce mot. — Quand un animal tombe, glisse ou s'abat, cet accident produit ou des *contusions*, ou des *luxations*, etc. Nous dirons à chacun de ces mots ce qu'il y a à faire dans ces circonstances.—Nous entendons ici par *chute* le déplacement anormal de certaines parties du corps qui abandonnent leur situation naturelle et en prennent une autre.

Nous parlerons de la chute du membre, de celle du vagin et de celle de la matrice.

Chute du membre.—Cette chute consiste dans le déplacement du membre, qui pend hors du fourreau.

Cet accident accompagne souvent certaines maladies graves comme les affections typhoïdes : en ce cas, il est inutile de s'en occuper. Guérissez la maladie principale, et le membre rentrera de lui-même dans son fourreau.

Quelquefois la chute du membre provient de la faiblesse des parties qui soutiennent la verge, faiblesse qui peut être produite par de trop fréquentes érections, par de longues fatigues, par des courses violentes. En ce cas, lavez fréquemment la verge et le fourreau avec des astringents, tels que la dissolution d'alun ou de sulfate de fer, que vous remplacerez au bout de quelques jours par des liquides fortifiants, tels que l'eau-de-vie simple ou l'eau-de-vie camphrée. Soutenez le membre en y appliquant un suspensoir, et servez-vous de cataplasmes faits avec la feuille de sauge ou d'absinthe. Recourez enfin, s'il le faut, aux vésicatoires volants appliqués à la face interne des fesses.

Il est encore des cas où le membre s'affaisse et pend à la suite de la formation de *poireaux* ou *verrues.* Alors coupez avec le bistouri ces excroissances, et cautérisez leurs racines avec le fer rouge; le membre se redressera et reprendra sa place naturelle.

Chute du vagin.—La chute du vagin des femelles est la suite d'une irritation quelconque de cette partie.—Ou le vagin se montre au-dehors de la vulve, sous forme d'une tumeur rougeâtre, ou bien encore on n'aperçoit rien extérieurement, mais la tumeur se cache à l'intérieur des lèvres de la vulve. (On sait que le vagin est le canal qui conduit à la matrice.)

Couvrez le vagin pour le garantir de l'action irritante de l'air, lavez-le avec des décoctions de mauve, guimauve ou graine de lin.—Si l'engorgement est très fort, scarifiez avec la pointe d'un bistouri; en d'autres termes, faites de petites incisions à la peau pour donner issue au sang ou aux humeurs. Si tout cela est inutile, il faut opérer la réduction. C'est ce dont nous allons nous occuper en parlant de la chute de la matrice.

Chute ou renversement de la matrice.—Les vaches ont souvent des chutes ou renversements de matrice; les juments y sont moins sujettes, ainsi que les autres femelles. Cet accident est plus grave que la chute du vagin et est le résultat d'accouchements difficiles, et surtout des manœuvres maladroites qu'emploient les *accoucheurs* de campagne lorsque la mise bas présente quelques obstacles.

La matrice *renversée* forme hors de la vulve une tumeur volumineuse et en forme de poire qui pend parfois jusque sur les jarrets de la bête. C'est un état auquel il importe de porter promptement remède.

Si la chute de matrice est récente et que cette partie soit rouge et chaude, commencez par laver et nettoyer l'organe avec de l'eau tiède, du lait ou une décoction de mauve. Si la chute est ancienne et que la matrice soit froide, blafarde, infiltrée, lavez-la avec du vin chaud ou des infusions de plantes aromatiques. Cela fait, placez la bête de façon que les membres de derrière soient plus élevés que ceux de devant, et faites soutenir la matrice par deux aides, au moyen d'un linge trempé dans de l'eau de graine de lin et maintenu autour du cou de ces deux hommes placés un de chaque côté. Puis après vous être coupé les ongles et huilé les mains, poussez la matrice en avant avec le poing fermé, de manière à la faire rentrer dans le bassin. Evitez de pousser au moment où la femelle fait des efforts et contracte les muscles de l'abdomen; cessez alors et ne recommencez que quand les efforts cessent. — L'opération terminée et la matrice remise en place, tenez la bête à la diète, saignez-la si elle est jeune et vigoureuse, donnez-lui quelques lavements avec une décoction d'une poignée de mauve ou de guimauve et d'une pincée de graines de lin dans deux pintes d'eau, et pratiquez quelques injections dans le vagin avec du vin tiède coupé ou des décoctions de sauge ou d'absinthe.

Ce traitement suffit d'ordinaire chez la jument pour amener une cure parfaite, mais il est rare que la matrice de la vache ne se déplace pas de nouveau. On a trouvé divers moyens d'obvier à cet inconvénient.

Le meilleur de tous est un bandage très simple que M. Morand a fait connaître dans le *Journal de médecine vétérinaire*. Ce bandage se compose d'un collier de cuir muni d'une boucle et d'une corde de la grosseur du petit doigt, d'une longueur telle qu'elle puisse parcourir tous les contours nécessaires, c'est-à-dire d'environ dix mètres. — On place d'abord le collier à l'origine de l'encolure, près du poitrail; ensuite on plie la corde en deux parties égales, puis on la place sur la partie postérieure du garrot, de manière à laisser chaque portion tomber sur les parties latérales et antérieures des côtes pour passer sous les ars antérieurs; en arrivant à la partie antérieure du poitrail, chaque portion de cette corde se dirige, celle de droite du côté gauche, celle de gauche du côté droit, de manière qu'il y ait croisement. De ce point chaque portion suit la partie antérieure des épaules, en passant sur le collier de dessous en dessus, puis ensuite toutes deux se réunissent à la partie supérieure de l'origine de l'encolure par un nœud simple, c'est-à-dire formé par un des côtés sur l'autre, susceptible d'être serré ou relâché à volonté. A environ 30 centimètres de ce nœud on en fait un autre plus solide ; plusieurs autres suivent la taille de la bête, et tous à peu près à la même distance, jusqu'à la partie supérieure du tronçon de la queue ; de là chaque portion de corde se partage de chaque côté de la vulve et se réunit à sa partie inférieure par un autre nœud simple. Pour terminer cette appareil, la corde se divisant encore en deux portions égales, chacune d'elles passe sous les ars postérieurs et de là sur les flancs, pour être fixée à un des nœuds qui se trouvent aux environs des reins par une boucle facile à défaire au besoin.

Ce bandage maintient en place la matrice ; au bout de quelques jours il devient inutile et on peut l'enlever.

CLAVELÉE.

Maladie particulière aux bêtes à laine ; la plus meurtrière peut-être de toutes celles qui attaquent le mouton ; elle consiste en une éruption de boutons qui offrent de la ressemblance avec des têtes de clous ; c'est cette maladie qu'on appelle aussi, dans certaines campagnes, *boussade*, *morague*, ou *mage*, *gramadure*, *liard picoté*, *mal rouge*, *variole*, etc., etc.

La clavelée, disent quelques auteurs, peut être produite par la malpropreté des bergeries, par une mauvaise nourriture, par l'ennui qu'éprouvent les moutons dépaysés, par les intempéries de l'air. Le savant vétérinaire Hastler l'attribue à une surabondance d'humeurs qui se portent à la peau. Ce qu'il y a de plus certain à cet égard, c'est, l'expérience de tous les jours le prouve, qu'elle est ordinairement introduite dans les troupeaux par voie de contagion. — Elle survient à toutes époques de l'année, attaque les animaux à tout âge, soit qu'ils soient faibles, soit qu'ils soient forts, mais le même animal ne l'éprouve jamais deux fois.

La clavelée peut être régulière et bénigne, ou irrégulière et maligne. — Bénigne chez certaines bêtes, maligne chez d'autres du même troupeau.

Clavelée régulière. — *Ses symptômes, son traitement.* — La clavelée régulière se manifeste d'abord par une éruption plus ou moins abondante ; elle s'annonce par l'abattement de la bête, la lenteur de sa marche, la perte de l'appétit, la chaleur de la peau, la soif et l'accélération du pouls, la rougeur et le larmoiement des yeux, l'agitation des flancs. A tous les points du corps où la laine est absente, apparaissent de petites taches d'un rouge violacé, au centre plat, dont la grosseur varie depuis celle d'un grain d'orge jusqu'à celle d'une pièce de vingt sous. De ces taches s'élèvent bientôt des boutons autour desquels la peau se tend et devient douloureuse, ces boutons se développent, blanchissent à leur sommet, et il se forme dans leur intérieur une sérosité roussâtre et transparente qui suinte de tous les points de leur surface, lorsqu'on a enlevé la pellicule qui les recouvre. Cette sérosité ne tarde pas à perdre sa limpidité, à devenir épaisse et à offrir toutes les apparences du pus. — Enfin, au bout de douze à quinze jours, les boutons sèchent, se recouvrent d'une croûte d'abord jaune, puis noire, qui se détache d'elle-même.

Des soins suffisent contre la clavelée régulière et bénigne. Évitez de faire sortir les bêtes par un temps humide. Faites-leur boire de l'eau légèrement vinaigrée ou salée; donnez-leur quelques heures d'exercice tous les jours, s'il fait beau; renouvelez surtout l'air dans leurs habitations. Diminuez un peu la nourriture, mais donnez-la meilleure et plus choisie qu'à l'ordinaire.

Clavelée irrégulière. — *Ses symptômes, son traitement.* — Douleurs du dos, des reins, du ventre et des membres; difficulté de respirer, haleine fétide, fièvre violente, faiblesse extrême, chûte de la laine, chaleur à la surface du corps, sécheresse de la bouche, soif ardente, écoulement abondant de bave par la bouche et par le nez d'une humeur épaisse, jaunâtre, sanguinolente, infecte, qui forme quelquefois des croûtes à l'entrée des narines, rougeur et gonflement démesuré, parfois, des lèvres, des oreilles, et de toute la tête, tels sont les symptômes de la clavelée irrégulière et maligne. L'animal meurt souvent dans cet état, sans qu'aucune éruption ait lieu. Si l'éruption s'accomplit, les boutons, au lieu d'être isolés et rares, comme dans la clavelée régulière et bénigne, sont nombreux et se réunissent en larges plaques. Ces boutons, couleur de lie de vin ou noirâtres, se montrent d'abord à la tête, et puis sur les autres parties du corps. Quelquefois ils suppurent vers le vingtième jour, à partir du commencement de la maladie; d'autres fois, ils noircissent et sèchent sans suppurer, ce qui est un très mauvais signe. — A la fin de la maladie, quand elle se prolonge, les flancs se creusent, la diarrhée arrive, la bête fait entendre des plaintes continuelles, et finit par s'éteindre dans un état de prostration complète, ou tombe dans des convulsions violentes, auxquelles la mort vient bientôt mettre un terme.

Hâtez-vous, avant tout, de séparer les bêtes atteintes de la clavelée irrégulière de celles qui ne sont attaquées que de la clavelée régulière. Évitez de saigner; administrez aux animaux deux verres par jour d'un mélange à parties égales d'une infusion aromatique et de vin, que vous aiguiserez avec un huitième d'eau-de-vie; si les narines sont bombées par les croûtes, injectez-y, avec précaution et à l'aide d'une seringue, une décoction d'orge ou de **guimauve**. — Si les bêtes sont constipées, donnez-leur une boisson adoucissante. Pour cela, prenez une poignée d'orge, faites-la bouillir dans une petite quantité d'eau, que vous rejeterez après; lavez dans plusieurs eaux l'orge bouillie, puis faites-la bouillir de nouveau dans huit à dix litres d'eau commune; passez à travers un linge, et faites dissoudre dans la boisson 500 grammes de miel de bonne qualité. — Si, au contraire, les bêtes sont relâchées, faites avaler deux verres par jour d'une légère infusion de menthe dans du vin. Enfin, si les boutons tendent à passer à l'état de gangrène, hâtez leur chute en les pansant avec de l'huile camphrée où vous mettrez quelques gouttes d'ammoniaque.

CLOU DE RUE.

On donne ainsi les lésions que produisent au pied des animaux, des chevaux notamment, les *clous*, morceaux de fer, *chicots* de bois, *tessons* de bouteilles, *silex* tranchants qu'ils s'enfoncent quelquefois dans le pied en marchant.

Ces lésions ou blessures ont plus ou moins de gravité, le clou, le tesson, le silex, peuvent sortir du pied ou bien y rester implantés. —Presque toujours le cheval boîte après cet accident; s'il se forme du pus sous la corne, le pied est douloureux et chaud; si la blessure est profonde, elle peut donner lieu à une fièvre générale.

Commencez par faire déferrer le pied blessé, et faites-le parer avec précaution; tâchez de reconnaître et d'extraire le clou, le tesson, le silex, et de vous assurer de la gravité de la lésion.

Si le clou ou tout autre objet tranchant n'a pas dépassé la corne, ou s'il est entré peu à fond, s'il n'a fait que diviser les parties sans produire de déchirements et sans séjourner dans la plaie, ne faites rien, et bornez-vous à laisser à la bête quelques jours de repos, l'accident n'aura pas de suites.

S'il y a déchirement, ou si le corps étranger a séjourné quelque temps dans le pied, auquel cas un abcès s'est formé a l'intérieur une opération est nécessaire.

Abattez le cheval à terre, s'il est irritable et robuste, prenez le boutoir et pratiquez, en forme d'entonnir, une ouverture plus ou moins grande qui suive la direction de la piqûre et en mette le fond à découvert. Il est surtout important d'aller jusqu'au fond du mal, et de faire une ouverture dont l'entrée soit beaucoup plus large que le fond. Puis servez-vous de la *rénette à clou de rue* (instrument de la chirurgie vétérinaire) pour enlever, amputer les chairs blessées et déchirées. — Il est convenable de comprimer, pendant l'opération, le paturon avec une sorte de ficelle, pour arrêter l'écoulement du sang.

L'opération achevée, appliquez au cheval un fer lé-

ger, pansez la plaie avec des étoupes imbibées d'eau-
de-vie que vous maintiendrez au moyen d'éclisses.
(Voyez plus haut l'explication de ce mot à l'article
Bleimes). — Laissez reposer l'animal quelques jours ;
pansez de temps en temps encore de la même manière,
et la plaie se refermera bientôt et se recouvrira d'une
corne solide

CONSTIPATION.

Un animal est constipé lorsque ses excréments sont
rares, durs et surtout à la suite de grands efforts. — Les
aliments trop échauffants, les grains donnés en abondance, les fèverolles et les vesces surtout, les sueurs
fortes produisent la constipation.

Videz le rectum au moyen de lavements : Prenez 64
grammes de graine de lin, autant de racine de guimauve, faites bouillir dans deux pintes d'eau, ajoutez-
y 250 grammes d'huile d'olive et administrez tiède. En
même temps prenez 64 grammes de gomme arabique,
125 grammes de miel, un litre d'eau, faites dissoudre la gomme et le miel dans l'eau, et donnez ce
breuvage à la bête.

Si ces moyens sont inefficaces, ajoutez du sel dans
les lavements, et donnez des breuvages purgatifs Pour
cela, prenez 32 grammes d'aloës succotrin en poudre,
125 grammes de sulfate de soude ou de magnésie,
un litre d'eau, mêlez et administrez. — Ou bien si
c'est un bœuf qui est malade, prenez 375 grammes de
sulfate de soude, un litre et demi de décoction de
graine de lin, mêlez, agitez et donnez à boire en une
seule dose le matin à jeun.

CONTUSION.

Meurtrissure causée par le choc d'un corps dur, par une pression ou par un frottement. — Les chutes, les coups de pieds, les coups de cornes, les harnais, la brutalité des conducteurs, telles sont les causes des contusions. Les contusions légères n'ont besoin d'aucun traitement.

Les contusions sont légères quand les chairs ont été légèrement meurtries ; elles sont graves quand il en est différemment.

Le traitement des contusions graves varie suivant que l'accident est encore récent, ou bien qu'il ne l'est pas.

Si l'accident est tout récent, imbibez des compresses d'eau froide ou d'eau vinaigrée ou de dissolution de vitriol vert ou d'extrait de Saturne, appliquez-les sur la contusion et renouvelez-les souvent. — S'il s'agit d'une contusion produite par la pression de la selle, vous la ferez disparaître aisément en appliquant sur elle un gazon frais imbibé de vinaigre.

Si l'accident date de quelques jours, il est nécessaire d'avoir recours aux cataplasmes adoucissants. Prenez trois poignées de farine de lin, autant de mie de pain, faites cuire dans l'eau et appliquez tiède, ou bien encore étendez sur le point malade du beurre frais ou du saindoux.

S'il y a fièvre, saignez plusieurs fois au besoin ; mettez la bête à la diète ; prenez 180 grammes de feuilles de bourrache, 25 grammes d'oximel simple, deux litres d'eau ; faites infuser la bourrache pendant une heure, passez à travers un linge, ajoutez l'oximel et administrez en une dose ; donnez aussi des lavements émollients. Pour cela, prenez trois poignées de graine de lin ; six poignées de têtes de pavots blancs ; 125 grammes de baume tranquille ou d'huile d'olive ; faites bouillir les graines de lin et les têtes de pavots ; passez la décoction à travers un tamis de crin ; et au moment d'administrer, ajoutez l'huile ou le baume dans la seringue.

Si la partie où existe la contusion suppure, faites comme nous l'avons dit au *mot abcès*.

COR.

Les harnais produisent souvent des cors chez les animaux de travail. Le cheval en a fréquemment sur les reins, les côtes, le garrot.

Les cors, en général, n'ont pas de gravité. Il suffit d'éviter à l'avenir les causes qui les ont amenés. Creusez le harnais à l'endroit où il pèse sur les parties blessées. Si le cor se trouve sur les côtes ou le garrot, et que la bête soit employée au trait, remplacez la sellette et le collier par une bricole jusqu'à la guérison. Coupez en outre le cor avec une instrument tranchant.

CORNAGE (*sifflage*).

On appelle cheval *corneur* celui qui fait entendre en respirant un bruit sonore, plein, semblable à celui qu'on produit en soufflant dans une corne : on appelle *siffleur* celui qui ne fait entendre qu'un bruit aigu, et semblable à un sifflement. — Le sifflage, le cornage proviennent également de la difficulté de respirer.

Le cornage accompagne souvent le *coryza*, la *gourme*, etc. Alors il disparaît avec ces maladies.

Le cornage, quand il existe isolément, n'affecte les chevaux que pendant l'exercice, et surtout l'exercice fatigant. Les naseaux se dilatent, les flancs s'agitent; l'animal semble prêt à suffoquer. Il est nécessaire de l'arrêter et de lui faire reprendre haleine en ce moment, sans quoi il tomberait et périrait peut-être.

Le cornage est réputé, par tous les hommes de l'art, comme un mal généralement incurable; on n'en peut même pas toujours connaître avec précision le siége; tout ce qu'on sait à cet égard, c'est que c'est entre les naseaux et les poumons que se trouve l'obstacle au passage de l'air. Mais le point même où gît cet obstacle on le sait rarement.

Quand le cornage a son siége entre la trachée-artère et les naseaux, on peut en pallier les effets au moyen d'une opération qui consiste à faire une ouverture à la trachée, vers le milieu de sa longueur, et à y introduire à demeure, un tube en fer blanc par l'ouverture duquel l'air circule facilement. Mais nous ne saurions conseiller à nos lecteurs l'emploi de cet expédient désespéré qui, on le pense bien, affaiblit singulièrement l'animal et hâte sa mort.

Nous avons dit que le cornage était généralement incurable; c'est qu'en effet, si rares qu'elles soient, il y a quelques exceptions à ce principe. — Ainsi nous allons faire connaître un cas où ce mal a été guéri (il était tout récent, il est vrai) et il avait été produit par des causes que nous conseilons d'éviter.

Trois chevaux faisant partie d'une écurie de 25 bêtes auxquelles on avait, depuis un mois, ôté la ration de foin pour la remplacer par huit kilogrammes de *gesse-chiche* (vulgairement jarosse, gisette, garoulte) se trou-

vèrent attaqués presque simultanément de cornage.
M. le professeur Delafond, fût appelé. L'auscultation
des conduits aériens des animaux malades lui fit reconnaître que le cornage était plus marqué au larynx que
partout ailleurs. Il en conclut qu'il devait exister à
cette partie quelque irritation nerveuse, mais d'où
venait cette irritation? M. Delafond présuma qu'elle
devait être un effet de l'emploi de la gesse-chiche
comme aliment, car il connaissait bien les propriétés
échauffantes de cette nourriture. Aussi voici quelles
furent ses prescriptions. — Il conseilla d'abord de remettre tous les chevaux au foin, et ordonna le traitement suivant pour les bêtes malades : — Saignées de 4
à 5 livres tous les quatre jours pendant une quinzaine ;
deux jours après la première saignée, application d'un
vésicatoire sur les côtés de la gorge, dans les points
correspondants aux parties latérales du larynx; diète,
repos. Électuaire ainsi composé tous les matins : 64
grammes de gomme arabique, en poudre, autant de
racine de guimauve en poudre, 8 grammes d'extrait
aqueux d'opium, 250 grammes de miel. (Délayez l'extrait d'opium avec un peu d'eau, incorporez-le ensuite
dans le miel, ainsi que la gomme, et donnez-en deux
fois.) — Après une dizaine de jours remplacement des
vésicatoires par deux sétons à mèche, placés à droite et
à gauche sur les parties latérales de l'encolure.

CORYZA (*Rhume de cerveau, enchifrenement*).

La cause la plus ordinaire du coryza est le passage
d'une température chaude à une autre fraîche et
humide, surtout quand l'animal se trouve exposé à
cette dernière, après la course, un travail fatigant qui
l'a fait transpirer abondamment, etc., etc.

Les animaux domestiques sujets au coryza sont le cheval d'abord et ensuite le bœuf.

Coryza du cheval.

Le cheval attaqué du coryza est triste et nonchalant; la surface de la membrane interne du nez devient sèche, tendue, chaude; il s'écoule bientôt goutte à goutte du nez une humeur incolore et limpide, les yeux sont rouges, larmoyants. Habituellement cette maladie est légère et se dissipe d'elle-même; l'humeur du nez ne tarde pas à devenir plus blanche, plus consistante, et la guérison a lieu au bout de quinze à vingt jours. Mais quelquefois le mal est grave, l'inflammation se propage à toute la tête qui devient douloureuse et pesante; le cheval tousse, il a la fièvre, et perd l'appétit. Quelquefois aussi il arrive que la maladie prend un caractère permanent et chronique, que l'inflammation ayant disparu, l'écoulement persiste et s'accompagne de l'engorgement des glandes de l'auge.

Lorsque le coryza est à l'*état aigu*, le traitement est simple: tenez le cheval chaudement; couvrez-le de bonnes couvertures, bouchonnez-le souvent pour le faire transpirer, faites-lui prendre des fumigations de vapeur d'eau que vous dirigerez vers les naseaux à l'aide d'un sac, dans le fond duquel vous mettrez le vase qui contient l'eau bouillante et dont l'ouverture s'adaptera à la tête du malade. Si l'inflammation est forte, et qu'il y ait fièvre, faites une petite saignée à la jugulaire, mettez à la diète, à l'eau blanchie, donnez des breuvages de feuilles de bourrache et d'oximel (*V.* le mot *Contusion* pour les doses) et des lavements de guimauve et de graines de lin.

Si le coryza est chronique, la guérison est plus difficile : donnez des fumigations aromatiques faites avec
des baies de genièvre que vous ferez brûler sur des
pelles rougies au feu. Renouvelez deux ou trois fois par
jour ces fumigations, et appliquez à la partie supérieure
de l'encolure deux sétons, un de chaque côté; administrez en même temps à l'intérieur un peu de poudre
d'oxyde d'antimoine sulfuré demi-vitreux, mélangée
au son du cheval à la dose de 40 à 60 grammes par
jour.

Coryza du bœuf.

Le coryza du bœuf s'annonce par des symptômes
souvent plus graves que ceux qui révèlent la même maladie chez le cheval : le mufle et les paupières se bour-
soufflent, la respiration est bruyante, les yeux se trou-
blent, la vue se perd quelquefois complètement; la
membrane nasale s'engorge et devient le siége d'hémorrhagies. Des espèces de chancres s'y forment et s'é-
tendent bientôt dans la bouche, l'arrière-bouche, d'où
sort une bave écumeuse et fétide; une matière visqueuse, jaunâtre, sanguinolente, s'écoule par les naseaux, les flancs se retroussent, des amas de pus s'a-
moncèlent dans les cornes. Des soubresauts se manifestent dans le cou et les membres antérieurs, et l'animal meurt souvent le cinquième jour, au milieu des
convulsions.

Traitez dès le début et sans perdre un instant, par
les *antiphlogistiques*; c'est-à-dire, pratiquez de larges
saignées; faites-les de 8 kilogrammes au moins à la
veine sous-cutanée du ventre ou à la queue, et répétez-les, s'il le faut, au bout de deux ou trois jours. Re-

couvrez le front de la bête d'un cataplasme de mauve
que vous arroserez souvent avec l'eau qui aura servi à
faire cuire les mauves. Pendant toute la durée de l'inflammation, ne donnez d'autre nourriture que de l'eau
blanche. Si les cavités du nez sont bouchées, faites des
injections d'eau de mauve miellée et faites-les avec beaucoup de précaution. Si vous croyez qu'un abcès s'est
formé dans une corne, amputez-la sans hésiter. —
Lorsque ces moyens n'auront pas pu faire disparaître
le mal, qu'il menacera de devenir chronique, lorsque
surtout la vue perdue tardera à se rétablir, appliquez de
chaque côté de la partie inférieure du cou un séton dans
lequel vous mettrez de l'essence de térébenthine; administrez des breuvages composés d'une décoction d'orge
édulcorée avec du miel ; donnez plusieurs fois par jour
des lavements faits avec trois poignées de graines de
lin, six poignées de têtes de pavots et 125 grammes
d'huile d'olive ou de baume tranquille.

COURBATURE.

La courbature, qu'on prend vulgairement pour une
maladie, n'en est pas une, — c'est une lassitude, un
malaise, un état de demi-santé qui est le symptôme ou
la suite de certaines maladies; voilà tout. — Quand un
animal est courbaturé, il faut se hâter de reconnaître
la maladie réelle dont il est attaqué et la combattre.

COURS DE VENTRE (*Voyez le mot* DIARRHÉE.)

CRAPAUD.

Maladie dont le siége est au pied, à la fourchette, et
qui attaque notamment le cheval, l'âne, le mulet.

Le crapaud commence par le suintement d'une humeur noirâtre qui s'accumule dans le vide de la fourchette. La corne de la fourchette devient molle, laisse échapper un pus fétide ; celle-ci augmente graduellement de volume ; des végétations nombreuses, irrégulières, l'envahissent et vont quelquefois gagner l'os du pied à travers les tendons fléchisseurs. Le cheval boîte et ne fait son appui que sur la pince. — Quelquefois les ravages sont si grands que les talons s'écartent et se dévient, le pied grossit outre mesure et il vient un moment où le dessous du pied offre un aspect hideux ; la sole et la fourchette ne forment plus qu'une masse confuse, filandreuse, ulcérée ; alors la boîterie est extrême.

Le crapaud ne se manifeste parfois qu'à un seul pied ; très souvent il se montre à plusieurs : il débute toujours par les pieds de derrière ; c'est aussi à ceux-là que le mal d'ordinaire est le plus violent.

Le séjour habituel dans les pays marécageux, la malpropreté accoutumée des pieds, la marche dans les boues âcres, les écuries où l'on laisse longtemps croupir l'urine et le fumier, les eaux aux jambes, le javart, telles sont les causes ordinaires du crapaud.

Le crapaud est très difficile à guérir. Il exige une opération qui est quelquefois couronnée de succès.

Commencez par parer le pied bien à plat et même jusqu'à la première goutte de sang. Disposez des éclisses (*Voir le mot Bleime*) avec une traverse propre à maintenir les étoupes. Les éclisses doivent être flexibles, confectionnées de manière à former une plaque qui puisse s'engager sous le bord interne du fer, recouvrir la sole et la fourchette et fixer les étoupes. Disposez en outre des étoupes en plumasseaux (*Voir le mot Can-*

cer) et mettez dans un vase de l'eau-de-vie étendue d'eau. — Ensuite ajustez au pied du cheval un *fer à dessoler* avec des clous à lame fine, et laissez-le quelque temps, une ou deux heures à l'animal.

Le moment d'opérer arrivé, abattez la bête, détachez le fer et placez une ligature dans le paturon de manière à empêcher l'écoulement du sang, comme nous l'avons dit au mot *clou de rue*. Puis enlevez avec le boutoir et la rénette double la portion de corne déjà décollée, et mettez ainsi à nu toutes les parties filandreuses que vous amputerez avec une feuille de sauge bien tranchante. L'opération terminée, rattachez le fer et couvrez toute la plaie de plumasseaux imbibés d'eau-de-vie ou de teinture d'aloës. Placez-en deux sur les côtés de la fourchette, mettez en d'autres plus petits sur les parties vives et remplissez tous les vides du pied avec d'autres plumasseaux secs, minces, doux, parfaitement unis et disposés de manière à exercer la compression la plus uniforme possible. Vous fixerez les plumasseaux au moyen des éclisses et de la traverse.

Le second pansement ne doit avoir lieu que trois ou quatre jours après l'opération. On enlève bien doucement avec un peu d'étoupes la matière qui se trouve sur la plaie et la pellicule blanche qui peut s'être formée. On couvre les points fongueux, c'est-à-dire les excroissances molles avec de petits plumasseaux chargés d'onguent égyptiac, et on n'en place que de très secs partout ailleurs. — Le troisième pansement et les suivants doivent avoir lieu tous les jours, jusqu'à ce que la corne soit bien formée; alors, ils doivent être moins fréquents. — Il faut chaque fois essuyer la plaie et enlever les pellicules, ainsi que les petites couches de corne qui ne tiennent pas fortement à la chair. On se sert pour cela d'une feuille de sauge. Si les chairs ne sont pas d'une bonne nature, et que la guérison se fasse attendre, on remplace l'onguent égyptiac par le vitriol bleu, ou par la poudre de Rousseau.

Tenez, surtout pendant que dure le traitement, les pieds malades à l'abri du fumier, de l'urine et de l'humidité.

CREVASSES.

Ce sont des entamures, plus ou moins profondes, à la partie postérieure du boulet et du paturon.

Les causes qui produisent le crapaud peuvent aussi amener des crevasses, mais celles-ci ont moins de gravité. Les crevasses, de même que le crapaud, attaquent de préférence les pieds malades.

Soumettez l'animal au repos le plus absolu, placez-le dans une écurie sèche et bien nettoyée. — Si les crevasses sont récentes, et que la peau soit irritée, donnez des bains tièdes, appliquez des cataplasmes faits avec trois poignées de mie de pain, et trois poignées de farine de lin. Quand vous verrez un peu d'amélioration, lotionnez l'animal avec une dissolution faible de sulfate de cuivre dans de l'eau vinaigrée. — Si les crevasses sont anciennes, accompagnées d'un suintement ou d'un écoulement; si les poils sont hérissés et réunis en paquets, appliquez des sétons au poitrail ou à la fesse; prenez 32 grammes d'aloës succotrin en poudre, 125 grammes de sulfate de soude, un litre d'eau; mêlez le tout, et administrez ce breuvage à la bête; soumettez-là à l'usage des boissons nitrées, et faites sur la partie malade des onctions d'onguent basilicum; puis, remplacez ces onctions par des cataplasmes de farine de lin arrosés d'extrait de saturne.

DARTRES.

Maladies de la peau qui consistent dans des éruptions de petits boutons pustuleux, qui se réunissent en plaques plus ou moins larges, et qui se couvrent soit d'une poussière farineuse, soit de croûtes.

On distingue quatre sortes de dartres : 1° les dartres *croûteuses*, dont le nom indique la nature, et qui n'engendrent qu'une faible démangeaison; — 2° les dartres *humides*, qui donnent écoulement à un liquide séreux. isqueux; — 3° les dartres *sèches*, qui sont blanchâtres et se recouvrent de petites écailles. —Celles-là sont d'ordinaire chroniques, et produisent de fortes démangeaisons; — 4° les dartres *ulcérées* ou *rongeantes*, qui durcissent la peau, la rendent raboteuse et laissent échapper une humeur fétide et noirâtre.

Les causes ordinaires des dartres sont une mauvaise nourriture, des eaux insalubres, des logements humides et mal aérés, le séjour dans des pâturages marécageux, la malpropreté, les chaleurs immodérées, et enfin des travaux violents.

Le traitement des dartres doit toujours commencer et finir par un breuvage purgatif. Si c'est un bœuf ou un cheval, donnez donc au commencement un breuvage composé d'aloës, de sulfate de soude (aux doses indiquées au mot *crevasses*); donnez-en un semblable à la fin du traitement. — Si c'est un chien (les chiens sont très sujets aux dartres), prenez 8 grammes de séné, 14 grammes de sirop de nerprun, faites infuser le séné, dans un verre d'eau environ, passez à travers un linge, et puis ajoutez le sirop.

Nourrissez surtout bien le malade; tenez-le proprement avec soin; prenez 64 grammes de racine de guimauve, autant de laudanum liquide, faites bouillir la racine dans trois bouteilles d'eau, coulez et ajoutez ensuite le laudanum, puis prenez un morceau d'éponge, imbibez-le de cette liqueur, et lavez les dartres avec. Renouvelez souvent ces lotions. Au bout de quelques jours, remplacez-les par des lotions différentes, faites avec la dissolution de sulfure de potasse.

Si ces moyens ne réussissent pas, ayez recours aux topiques *anti-dartreux*. — Si ce sont des dartres humides, prenez 250 grammes de saindoux, 32 grammes de précipité blanc, réduisez le précipité blanc en poudre impalpable, et incorporez-le dans la graisse; puis, appliquez-le tout sur les parties malades.

Si ce sont des dartres d'une autre nature, prenez 250 grammes d'onguent mercuriel double, 64 grammes de soufre sublimé, 8 grammes de cantharides en poudre, mêlez et appliquez pareillement.

Pendant toute la durée du traitement, faites boire des boissons légèrement nitrées et quelques infusions de fleurs de sureau.

Les dartres ulcérées sont quelquefois rebelles et résistent au traitement; en ce cas, cautérisez-les avec le feu (cautère ou instrument rougi au feu.)

DÉGOUT.

Il en est du dégoût comme de la courbature; c'est plutôt un symptôme de maladie qu'une maladie même, et il importe, en pareil cas, de rechercher la véritable affection morbide dont la bête est atteinte. Cette affection guérie, le dégoût qui n'en est qu'un accessoire, disparaît aussitôt.

DÉLIVRANCE.

Nous avons peu de chose à ajouter à ce que nous avons dit à ce sujet au chapitre cheval. (*Voyez mise bas de la jument*). Le délivre, qu'on appelle encore arrière-faix, et qui se nomme scientifiquement le *placenta*, se détache ordinairement de lui-même. Il ne faut donc pas se presser de l'extraire; toutefois, s'il restait trop long-temps dans la matrice, il pourrait s'y putréfier et y produire de graves accidents. — En pareil cas, faites des injections dans la matrice avec des décoctions de mauve, avec de l'eau acidulée ou vinaigrée. — Le plus souvent, il pend hors de la vulve après la mise bas; attachez-y alors un léger poids, dont la traction régulière et continue suffit presque toujours pour opérer la délivrance.

Ce n'est qu'à la dernière extrémité, comme nous l'avons déjà dit au chapitre cité plus haut, qu'il faut introduire la main dans l'utérus pour détacher l'arrière-faix. Pour faire cette opération, il est nécessaire de se couper les ongles, de s'enduire la main, le bras d'une huile douce, puis on pénètre dans la matrice, on détache successivement chacun des points des membranes dont on veut opérer le détachement, en ayant soin de ne pas blesser des parties que l'inflammation a rendues très irritables, et en tirant bien doucement pour ne renverser ni la matrice, ni le vagin.

Si on voit que l'opération ait causé des douleurs à la femelle, il faut prendre 32 grammes de fleurs de bouillon blanc, 64 grammes de racine de guimauve, 1 litre d'eau, faire une décoction avec le tout, et injecter ensuite tiède dans le vagin; il faut aussi faire des fumigations de vapeurs aqueuses sous le ventre, et, s'il y a fièvre, des saignées au plat de la cuisse.

DÉMANGEAISON.

Les démangeaisons ont diverses causes : elles sont d'ordinaire un symptôme de dartres ou de la gale; elles proviennent quelquefois de piqûres d'insectes, ou de malpropreté, ou bien encore chez les chevaux à la présence de crins qui poussent à rebours sous le tronçon de la queue.

Les démangeaisons se manifestent particulièrement dans certaines parties du corps, à la tête, à la queue, aux jambes, à l'encolure. — Le cheval qui les éprouve cherche à mordre la partie irritée, en arrache les poils, et si on l'examine, alors on trouve cette partie couverte d'une poussière blanche et farineuse.

Il suffit, pour remédier aux démangeaisons du tronçon de la queue causées par des crins à rebours, d'arracher ces crins sur-le-champ. — Quant à celles causées par la gale ou les dartres, ce sont ces maladies mêmes qu'il faut traiter pour guérir l'animal; enfin, si les démangeaisons proviennent de la malpropreté, du défaut de soin que l'on prend de la peau des bêtes, des ordures qui s'amassent souvent sous les poils, faites des lotions en lavant la partie enflammée avec une éponge imbibée d'eau tiède; renouvelez ces lotions souvent; soumettez l'animal malade à un régime rafraîchissant;

donnez-lui de l'herbe fraîche, si la saison le permet, et les démangeaisons disparaîtront.

DESSOLURE.

On nomme ainsi une opération qui consiste à enlever la sole du pied des chevaux, des mulets, des ânes, pour donner passage à du pus ou pour traiter certaines affections du pied, comme par exemple les *clous de rue*, le *crapaud*, les *brûlures*, etc.

La dessolure peut être *totale* ou *partielle*.

Parlons d'abord de la dessolure totale.

On commence par humecter la sole quelques jours à l'avance avec une emmiellure, c'est-à-dire avec des cataplasmes de farine de lin mêlée d'un peu de miel qu'on applique sur la partie pour la rendre plus molle. Le pied ainsi disposé, on le pare d'abord à plat (voyez *ferrure du cheval*), et on ajuste ensuite un fer à *dessolure* (voyez *idem*). Ce fer doit être léger, allongé en éponges, peu couvert et percé de quatre étampures.

Le moment de l'opération arrivé, on abat le cheval sur un lit de paille et on lui fixe le pied à opérer. Ensuite l'opérateur, armé d'une rénette (*instrument de la chirurgie vétérinaire*), pratique une rainure autour du pied, sur la ligne de jonction de la sole avec la paroi, en commençant par la pince et s'avançant ensuite d'un côté et d'autre jusqu'à la pointe des talons. Quand le sang commence à paraître, on l'arrête à l'aide d'une ligature placée dans le paturon. — Après s'être servi de la rénette, l'opérateur complète à l'aide de la feuille de sauge (*autre instrument*) la désunion de la sole et de la paroi. Cela fait, il saisit un *rogne-pied* et le pousse sous la sole de pince, qu'il tâche de soulever. Lorsqu'il en a désuni une certaine portion, il est bon qu'un aide soit là pour saisir cette portion avec des *tricoises* (autre instrument), et tirer alternativement de côté et d'autre jusqu'à ce que toute la plaque soit enlevée. L'opérateur facilite cette extraction avec sa feuille de sauge, dont il se sert pour détacher progressivement les parties qui adhèrent trop fortement, et pour couper les lambeaux de corne qui se séparent de la plaque arrachée, et restent attachés à la chair.

Une fois la sole enlevée, on procède sur les parties mises ainsi à découvert aux autres opérations nécessaires s'il en est, à celle, par exemple, que nécessite le crapaud, etc. Puis, tout achevé, on place ensuite sur la plaie des boulettes (1) imbibées d'eau-de-vie affaiblie; on fait en sorte que la compression soit égale partout; on recouvre les boulettes de larges plumasseaux (*voyez* le mot *Cancer*), qu'on maintient au moyen de deux ou trois éclisses et d'une traverse (*voyez* le mot *Bleime*); enfin on place sur les talons, à l'aide de quelques tours de bande, un autre plumasseau destiné à fixer la traverse, on enlève la ligature du paturon, on couvre tout le pied d'une enveloppe de toile, et on fait relever le cheval, que l'on conduit à l'écurie où on lui donne une bonne litière.

On ne lève l'appareil qu'au bout de 6 à 8 jours.

La dessolure *partielle*, c'est l'enlèvement d'une portion de sole seulement, comme cela se pratique, par

---

(1) On appelle boulettes des globes de filasse que l'on fait en roulant celle-ci entre les deux mains et en s'y prenant comme pour faire des boules de terre glaise.

exemple, pour les bleimes (*voyez* ce mot). Après l'extraction de la partie de sole à enlever, on ampute avec une feuille de sauge toutes les chairs altérées, les parties tendineuses ou osseuses qui tendent à se détacher; puis on panse de la même manière qu'après la dessolure totale dont nous avons précédemment parlé.

DÉVOIEMENT.

ayez le mot suivant *Diarrhée.*

DIARRHÉE.

Evacuation fréquente et abondante par l'anus de matières liquides, muqueuses ou purulentes, laquelle s'accompagne de l'irritation du tube intestinal. *Foire, catarrhe intestinal, cours de ventre*, tels sont les autres noms dont on appelle aussi la diarrhée.

La diarrhée est *aiguë* ou *chronique*.

Diarrhée aiguë. — Les causes de la diarrhée aiguë sont une nourriture trop abondante, l'usage d'eaux malsaines, de foins vasés, rouillés, moisis, le pâturage par des temps humides et froids, le passage brusque de la nourriture sèche au régime vert ou du régime vert à la nourriture sèche. — Les symptômes du mal consistent principalement dans les évacuations dont nous avons parlé, qui s'accompagnent de douleurs intestinales, de coliques plus ou moins violentes, de soif plus ou moins vive, de dégoût ou de perte de l'appétit. — Les yeux sont souvent rouges, la bouche est chaude et sèche, le pouls est plein, dur et fréquent.

Eloignez avant tout les causes qui peuvent avoir

amené la maladie. Ne donnez que des aliments liquides; point de fourrages secs ni de grains entiers, mais seulement de l'eau blanchie par la farine d'orge et par le son. S'il y a fièvre, mettez à la diète, et faites, suivant les circonstances, une ou plusieurs saignées.

Prenez aussi 64 grammes de racines de guimauve, 4 têtes de pavot, autant de jaunes d'œuf, 125 grammes d'huile d'olive fine, 180 grammes de miel de bonne qualité; brisez les têtes de pavot, faites-les bouillir dans une quantité suffisante d'eau avec la guimauve, pendant environ dix minutes, passez et ajoutez à la décoction tiède le miel, les jaunes d'œuf et l'huile préalablement bien battus ensemble; administrez ce breuvage en une seule fois et réitérez s'il le faut. — Si ce sont des bêtes de prix auxquelles vous teniez beaucoup, vous ferez même bien de substituer aux têtes de pavot 48 grammes de laudanum de Sydenham qui exerceront une action plus énergique. Cette dose est celle qui convient pour des chevaux ou pour des bœufs. — En même temps que vous administrerez ces breuvages adoucissants, donnez de nombreux lavements faits avec de la décoction de têtes de pavot et de son.

Si après avoir fait usage de ces médicaments la fièvre cesse, mais que la diarrhée persiste, prenez 64 grammes d'écorce de chêne, 8 grammes d'extrait aqueux d'opium, un litre d'eau; faites une décoction avec l'écorce de chêne, passez la liqueur à travers un linge, ajoutez-y l'extrait d'opium, et administrez le matin en breuvage en une fois. Réitérez le soir et les jours suivants s'il le faut. — Une légère constipation remplacera bientôt la diarrhée pour se dissiper d'elle-même. — Ne remettez le malade que par degrés et avec précaution à son régime habituel.

Diarrhée chronique.—Lorsque les causes de la diarrhée aiguë existent chez des animaux faibles ou attaqués déjà d'une maladie organique, la diarrhée prend fréquemment le caractère chronique, c'est-à-dire permanent. — Les excréments alors exhalent une odeur infecte : les bêtes dépérissent par degrés; si les évacuations se prolongent au-delà d'un ou deux mois, elles amaigrissent le malade, qui ne tarde pas à mourir si l'on ne se hâte pas de le traiter.—On appelle *vidards*, en langage vulgaire, les chevaux atteints de diarrhée chronique.

Prenez 16 grammes d'alun, 64 grammes de sauge officinale sèche, un litre d'eau; faites une infusion, dissolvez-y l'alun et administrez ce breuvage astringent en une fois. Renouvelez-le fréquemment si vous voulez qu'il soit efficace.—Vous pouvez encore, si vous l'aimez mieux, vous borner à mêler aux aliments de la bête, tous les jours, un peu de poudre de gentiane ou d'oxyde de fer.

Diarrhée des poulains et des veaux à la mamelle.—Les veaux et surtout les poulains à la mamelle sont sujets à la diarrhée dans les premiers jours de leur existence. Donnez-les à d'autres nourrices sans tarder. — En outre, si c'est un poulain, donnez-lui pendant trois ou quatre jours un purgatif composé de 100 à 125 grammes de rhubarbe dans du sirop de chicorée. — Si c'est un veau, délayez de l'empois (pâte cuite d'amidon) dans le lait qui lui sert de nourriture.

DURILLON.

Voyez le mot *Cor.*

DYSSENTERIE.

La dyssenterie a beaucoup de rapports avec la diarrhée.—Elle en diffère en ce que les excréments y sont
mêlés de sang tantôt fluide, tantôt sous la forme de
caillots noirs et corrompus.—Les causes de la dyssenterie sont les mêmes que celles de la diarrhée. — Les
logements malsains la produisent souvent.—Les bœufs,
les moutons y sont fort sujets, bien plus que les che
vaux.

Le traitement de la dyssenterie est le même que celui
qu'on applique à la diarrhée. (*Voyez* ci-dessus ce dernier mot.)

EAUX AUX JAMBES.

Maladie qui attaque les parties inférieures des membres et qui consiste dans un suintement de liquide séreux, infect, qui apparaît en gouttelettes à l'extrémité
des poils.—De tous les animaux c'est le cheval qui est
le plus sujet aux eaux de jambes. —Les chevaux de races
communes y sont plus exposés que les autres.

Les eaux aux jambes se manifestent particulièrement
dans l'âge adulte ; elles commencent par les membres
de derrière et de là gagnent fréquemment ceux de devant. —Elles sont quelquefois périodiques, alors elles
cessent en été pour reparaître pendant l'hiver.

Les eaux aux jambes ont pour causes la malpropreté
habituelle des membres, le tondage pendant l'hiver,
qui laisse la peau exposée à l'humidité et au froid, la
marche à travers les boues âcres et irritantes des grandes villes, les travaux excessifs, la mauvaise nourriture,
le séjour dans des lieux humides et la mauvaise habi-

tude de laver les jambes des animaux avec de l'eau trop froide ou bien de l'eau séléniteuse.

Hérissement des poils d'abord à la peau du pli du paturon, puis aux talons, accompagné de l'engorgement et de la raideur du membre, puis suintement du liquide dont nous avons parlé, qui est d'abord limpide, douleur extrême et telle que l'animal, au moindre contact, fût-ce d'une paille, lève le membre malade sans le fléchir. Tels sont les premiers symptômes de ce mal. — Plus tard, au bout de quelques mois, le liquide devient consistant et épais; il rassemble, en se répandant, les poils sous forme de paquets. Bientôt, les poils tombent, la chaleur locale s'accroît, le cheval boîte surtout tant qu'il n'est pas échauffé par la marche; en quittant le travail, il a toujours les parties malades plus rouges qu'auparavant. Le mal finit par devenir chronique, s'il n'est pas arrêté par le traitement nécessaire; alors la douleur disparaît, mais la gêne dans la marche subsiste : des excroissances charnues, rouges, molles, qu'on appelle *verrues* ou *groupes*, se montrent sur les points malades. L'animal dépérit lentement, et meurt d'épuisement si on néglige de le guérir. — Souvent, avant ce dénoûment funeste, le mal gagne le pied de la bête qui se trouve bientôt attaquée du *crapaud*.

Cette maladie est rebelle, et on a proposé pour la guérir divers moyens. Le meilleur est celui que M. Barthélemy aîné, ancien professeur à l'école d'Alfort, a publié dans le *Dictionnaire d'agriculture*. Voici la méthode : aliments sains, ration ordinaire, *travail fatigant tous les jours*, ne pouvant être remplacé que par cinq ou six heures au moins d'un exercice actif; au sortir du travail, lavage avec l'eau tiède de la partie malade, que l'on essuie ensuite, et dont immédiatement après on lotionne la surface avec une éponge imbibée d'une dissolution de vert-de-gris dans de l'eau de rivière. Ces lotions doivent être continuées, même après la dessication de la partie malade, et cela pendant plusieurs jours, afin de prévenir les récidives. — Enfin, application de sétons, soit au poitrail, soit à la face interne des fesses, suivant que le mal s'est logé aux jambes de devant ou à celles de derrière. S'il existe des verrues, coupez-les successivement avec le bistouri, et cautérisez, avec le feu, la base des plus volumineuses, de celles qui saignent beaucoup. (Nous avons déjà dit qu'on applique le feu au moyen d'instruments de chirurgie vétérinaire rougis au feu.)

Les proportions de la dissolution dont nous venons de parler sont celles-ci : 64 grammes de vert-de-gris en poudre sur un litre d'eau de rivière.

Les eaux aux jambes sont regardées par beaucoup de praticiens comme contagieuses; cela n'est pas tout à fait démontré; cependant, on a remarqué fréquemment que cette maladie, après s'être montrée sur un cheval, attaquait successivement tous les chevaux du même attelage. Il faut donc prendre des précautions, et ne pas faire servir, autant que possible, aux autres chevaux l'étrille et les différents objets à l'usage d'une bête atteinte d'eaux aux jambes.

ÉCART. (*Effort d'épaule.*)

C'est ainsi qu'on appelle une boiterie dont le siége paraît être dans l'épaule, et qui provient d'un effort violent par lequel le membre a été écarté de la poitrine. On appelle encore l'écart effort d'épaule.

Il est difficile de constater l'existence des écarts. On peut aisément les confondre avec d'autres maladies. Il faut donc s'assurer de l'état sain des autres régions du membre boiteux, et explorer le pied préalablement déferré et paré à fond, pour voir si ce n'est pas réellement là que se trouve la cause de la boîterie.

Les causes des écarts sont les efforts, les chutes, les glissades, les coups violents sur la pointe de l'épaule.

Prenez 64 grammes de cantharides en poudre, autant d'euphorbe, également pulvérisées ; mettez-les dans une bouteille pleine d'eau-de-vie à 22° ; bouchez la bouteille avec soin, agitez-la et puis exposez-la pendant trois ou quatre jours à l'action d'une chaleur douce. Pour cela enfouissez-la dans du fumier en fermentation ou placez-la sur le four d'un boulanger. — Il résultera de cette mixtion ce qu'on appelle de la teinture de cantharides.

Prenez pour l'appliquer, 180 grammes environ de cette teinture ainsi préparée, et faites des frictions sur toute l'étendue de l'épaule malade, depuis le garrot jusqu'à la distance de 3 à 4 pouces de l'articulation du bras avec l'avant-bras. Faites cette friction lentement, avec soin, pendant une demi-heure environ et concentrez-la particulièrement à la partie supérieure et à la pointe de l'épaule. Ne dépouillez pas la peau de ses poils qui font office d'éponge et retiennent la liqueur appliquée sur la peau. — Cette première friction faite, attachez le cheval au ratelier, dans un endroit où il ne puisse ni se coucher ni se frotter. — Douze heures après faites une seconde friction avec la même quantité de teinture, et faites-en encore une troisième douze heures après la seconde.

Tenez le cheval attaché au ratelier pendant une semaine. — Dix à quinze jours après les frictions, les
poils tomberont par larges plaques croûteuses et
quinze à vingt jours après la bête sera guérie. — S'
le mal n'avait fait que diminuer sans que la guériso
fût complète, recommencez le même traitement, tenez
toujours l'animal au repos, et la boiterie ne tardera
pas à disparaître complètement.

Ce traitement s'applique surtout aux cas où l'écart
est *aigu* et récent : il réussit souvent aussi contre les
écarts anciens et chroniques. S'il échoue dans des cir
constances de cette nature, appliquez sur l'épaule un
cautère rougi au feu.

ÉCHAUFFEMENT.

État particulier qui n'est pas une maladie, mais qui
annonce le développement prochain d'une affection aiguë. Soif plus ou moins vive, sécheresse de la peau,
rougeur des yeux et du nez, urine rougeâtre, huileuse,
fréquente, tels sont les signes de l'échauffement.—Pour
prévenir des maladies qui peuvent quelquefois être
très graves, donnez quelques jours de repos à la bête,
faites-lui de petites saignées, donnez-lui des boissons
blanches (son, farine d'orge) et nitrées ; administrez-
lui enfin des lavements émollients. Pour cela, prenez
64 grammes de graine de lin, six poignées de têtes de
pavots blancs, 125 grammes de baume tranquille ;
faites bouillir les têtes de pavots et la graine de lin,
passez la décoction ; et au moment d'administrer ajoutez le baume dans la seringue.

EFFORTS.

Distension violente des muscles, des tendons et surtout des ligaments qui unissent les os entre eux. — Cette distension survient à la suite des efforts auxquels les animaux se livrent quelquefois pour traîner ou porter de lourds fardeaux, ou bien à la suite des glissades, des chutes, etc.

On distingue plusieurs sortes d'efforts :

1° L'*effort de boulet*, nommé communément entorse, qui a son siége dans le boulet de l'un des membres. — Les signes qui dénotent cet effort sont le gonflement, la chaleur de la partie malade et la douleur plus ou moins vive que l'animal éprouve lorsqu'on presse du doigt cette partie. — 2° L'*effort d'épaule* dont nous avons parlé déjà au mot *Écart* (*V.* ce mot.) — 3° L'*effort de jarret*, affection rare, mais grave. — 4° L'*effort de grasset*, qui fait que l'animal fléchit difficilement le membre boiteux et le traîne à terre en râclant le sol avec la pince du sabot. — 5° L'*effort de cuisse ou de hanche*, qui force le malade à porter le pied en dehors et raccourcit son pas. — 6° L'*effort de reins* ou *tour de reins*, produit soit par des charges immodérées, soit par des chutes; qui affecte surtout les animaux de bât et les chevaux de limon, et qu'on reconnaît à la vacillation de la croupe pendant la marche, à l'écartement des membres, à la difficulté de reculer, et au peu de flexion des jarrets.

Traitement applicable à tous les efforts. — Si l'effort quel qu'il soit est léger et récent, traitez par les bains froids fréquemment renouvelés, par le repos et par les simples frictions avec de l'eau-de-vie camphrée. — Si l'effort est récent, mais paraît grave, c'est-à-dire s'il est caractérisé par une boîterie bien marquée, frictionnez avec la teinture de cantharides préparée comme nous l'avous dit au mot *Écart*. Faites trois frictions successives à douze heures de distance, et agissez comme nous l'avons indiqué pour l'écart ; seulement, au lieu de 180 grammes, n'en prenez que 120 ou 130. — Enfin, si l'effort est ancien et chronique, vous pouvez essayer du même remède. Si ce remède ne réussissait pas, il faudrait appliquer le feu en raies (1) de même que pour l'écart.

ENCASTELURE.

Nous avons parlé de l'encastelure au chapitre relatif au cheval. (*Voyez : Ferrure du cheval, Pieds encastelés.*)

ENCHIFRÈNEMENT.

C'est ainsi qu'on appelle vulgairement le *coryza*. Voyez ce mot.

ENCLOUURE.

Blessure faite aux pied des chevaux par un clou que le maréchal a enfoncé dans le vif en ferrant, et qui est resté dans le pied.

Déferez l'animal, et fouillez le pied pour reconnaître le point douloureux, si rien ne l'indique d'une manière apparente. S'il n'existe pas de foyer purulent, bornez-vous

---

(1) On applique le feu en raies quand on promène légèrement sur la surface de la peau le *cautère cultellaire*, chauffé au point convenable. Le cautère cultellaire, ou couteau de feu, a la forme d'une petite hache, son dos est épais de 12 à 15 millimètres et large de 50 ; son tranchant recourbé est épais comme une pièce de deux francs et large de 33 à 40 millimètres.

à arracher le clou et à appliquer des cataplasmes émollients. Prenez deux poignées de feuilles de mauve, une
poignée de farine de lin; faites cuire d'abord la mauve
dans l'eau, ajoutez ensuite la farine de lin, remuez quelques instants et appliquez chaud; arrosez de temps en
temps, sur la partie même, ce cataplasme avec de l'eau
tiède, renouvelez-le au bout de douze heures. —S'il
existe un foyer de pus, abattez de la corne jusqu'au premier sang, faites une brèche entre la sole et la paroi, allez jusqu'au bourbillon, découvrez-le bien, et pansez avec
des étoupes imbibées d'eau-de-vie ou de teinture d'aloës.

ENTÉRITE. *(Colique rouge, Gras fondure.)*

C'est ainsi qu'on appelle toute inflammation des intestins. Il y a plusieurs sortes d'entérites : *l'entérite sur-
aiguë*, *l'entérite chronique*, l'entérite diarrhéique et l'en-
térite dyssentérique. Comme nous nous sommes déjà ex-
pliqués sur l'entérite diarrhéique et l'entérite dyssente-
rique, qui ne sont autre chose que la diarrhée et la dyssenterie (Voyez ces deux mots), il ne nous reste à parler
ici que des entérites *sur-aiguë* et *chronique*.

Entérite sur-aiguë. —C'est cette maladie qu'on appelle encore vulgairement *colique rouge, tranchée rouge,
colique de sang.* C'est une maladie terrible, dont la marche est des plus rapides, qui emporte quelquefois une bête
en douze heures, et qui dès-lors réclame des soins immédiats. — Les chevaux y sont très sujets.

Ses causes sont l'eau froide et crue prise par des animaux en sueur et l'usage des grains ou foins nouveaux.

Voici quels en sont les symptômes : l'animal s'agite
continuellement, il ne mange plus, il piétine sans cesse,

il se lève précipitamment, se plaint, regarde son ventre, se place pour uriner; ces efforts ou sont inutiles, ou aboutissent à des évacuations d'urine rouge et chargée. Les parois du ventre sont douloureuses. Bientôt se manifestent des tremblements convulsifs, des sueurs géantes aux fesses, aux épaules, aux flancs. Le corps se refroidit, surtout au bout du nez, aux oreilles et au bas des membres; le pouls d'abord *dur, plein* et *fréquent*, devient petit et intermittent, et enfin la bête périt au milieu de violentes convulsions.

Commencez, sans perdre un instant, par faire au cou de l'animal de larges et abondantes saignées. Si l'animal est jeune et robuste, la première saignée doit être de huit à dix livres au moins; répétez-les ensuite tant que le pouls reste dur et que la bête se tourmente. — Au début de la maladie, donnez aussi un élixir calmant que vous composerez ainsi : 4 grammes d'aloës, autant de racine de gentiane, autant de rhubarbe indigène, autant d'écorces d'orange, 1 gramme de safran gâtinais, 6 grammes de thériaque et d'opium indigène, 12 grammes d'éther sulfurique, 128 grammes d'alcool à 22 degrés. — Concassez dans un mortier les quatre premières substances, que vous mêlerez ensuite dans l'alcool avec le safran, la thériaque et l'opium indigène (*extrait de pavot*), laissez macérer plusieurs jours le mélange en ayant soin de l'agiter le plus souvent possible, passez-le ensuite sur une toile, filtrez la liqueur, ajoutez-y l'éther sulfurique, et conservez-le dans un vase bien bouché.

Administrez cet élixir dans une bouteille d'eau tiède; mais n'en administrez qu'une ou deux fois. A ce breuvage calmant, faites succéder des breuvages émollients (décoctions de guimauve, de graines de lin, de pavot, légèrement nitrées); donnez une bouteille de ceux-là de demi-heure en demi-heure, jusqu'à ce que l'état du malade s'améliore.

En même temps que vous saignez et que vous faites avaler ces breuvages, frictionnez les quatre membres avec de l'essence de térébenthine. Ces frictions doivent être faites simultanément; il faut donc pour cela quatre hommes, un par membre, et il faut les renouveler plusieurs fois, si c'est nécessaire. — Donnez aussi de temps en temps des lavements émollients aux doses indiquées par nous précédemment au mot *échauffement*.

Entérite chronique. — C'est la maladie qu'on appelle communément *gras-fondu*, *gras-fondure*.

Elle succède quelquefois à l'entérite aiguë; d'autres fois elle se manifeste sans cet antécédent; alors les causes qui l'amènent peuvent être l'habitation dans des lieux insalubres, l'usage d'eaux séléniteuses, la mauvaise nourriture, ou bien encore une température longtemps chaude et humide. — Cette maladie est facile à guérir avec des soins.

Ses symptômes sont le dégoût, la tristesse, la perte d'appétit, l'adhérence et la sécheresse de la peau, le pouls petit, fréquent et concentré, la chaleur de la bouche, la douleur du ventre, la couleur jaune de la muqueuse des yeux, la maigreur croissante du malade, qui rend les excréments avec difficulté. Ces excréments sont souvent mous, fétides et *toujours* couverts d'une couche épaisse de mucosités.

Commencez par donner ces breuvages faits avec une décoction de graines de lin et de têtes de pavot (Voyez le mot *échauffement*); donnez des lavements de la même nature, mettez à l'eau blanchie, et faites de fréquents bouchonnements. Quand le malade éprouvera un peu de mieux, appliquez un séton au poitrail, et remplacez les

breuvages émollients par les amers faits avec la petite centaurée, la chicorée sauvage ou la camomille.

Donnez en même temps de l'exercice à l'animal, si le
temps le permet, et ménagez-le jusqu'à sa guérison.

ÉPIZOOTIES. (*Maladies épizootiques ou contagieuses.*)

Les épizooties ne sont pas des maladies particulières. Ce
sont presque toutes les maladies aiguës ou chroniques des
animaux, qui deviennent *épizootiques* exceptionnellement, sous l'influence de causes inconnues, lorsqu'elles se
développent simultanément sur un grand nombre d'individus à la fois. Les épizooties sont des espèces d'épidé-
mies.—Rapides dans leur marche, effrayantes dans leurs
symptômes et meurtrières dans leurs effets, elles attaquent
tantôt une seule, tantôt plusieurs espèces d'animaux, et
enlèvent en quelques heures très souvent une grande partie des bêtes qui s'en trouvent atteintes.

Les unes commencent dans plusieurs localités à la fois ;
les autres se déclarent d'abord dans un lieu, puis elles
parcourent successivement une étendue de pays souvent
immense. Il en est qui se propagent avec une extrême
promptitude d'une contrée à une autre ; il en est d'autres
dont la propagation est au contraire très lente ; de telle
sorte que c'est souvent quelques années après qu'elles ont
régné dans un pays qu'on commence à les remarquer dans
un autre ; mais dans ce long intervalle de temps elles ne
se sont pas éteintes, et on peut en suivre les traces dans
tous les pays intermédiaires. D'autres fois la maladie épizootique disparaît tout-à-fait, puis au moment où une localité paraît en être totalement affranchie, elle y reparaît
tout-à-coup.

Il en est enfin qui se dissipent et s'éteignent après avoir à peine duré un ou deux mois: il en est d'autres au contraire qui persistent pendant plusieurs années; mais alors c'est ordinairement sur divers pays qu'elles vont successivement promener leurs ravages.

Parmi les maladies qui peuvent revêtir le caractère *épizootique,* nous citerons particulièrement : 1° l'*hématurie* ou *pissement de sang ;*—2° l'*ophtalmie* (inflammation des yeux); — 3° la *branchite ;* — 4° la *morve ;* — 5° le *coryza* ou *catarrhe nasal ;* .6° la *dyssenterie ;*—7° l'*entérite ;*—8° l'*étranguillon,* scientifiquement nommé *angine ;*—9° la *clavelée ;*—10° l'*érysipèle gangréneux ;*—11° la *gale ;* —12° les *dartres ;* 13° la *pleurésie ;*—14° la *péritonite ;* —15° la *péripneumonie gangréneuse ;*—16° la *phthisie pulmonaire tuberculeuse ;*—17° les *typhus ;*—18° le *farsin ;*—19° le *sang de rate ;*—20° la *maladie de Sologne ;* —21° la *pourriture* ou *cachexie aqueuse ;* — 22° le *tournis,* etc., etc.

ÉPONGE.

Loupe au coude. — Tumeur molle, plus ou moins grosse, qui survient à la pointe du coude du cheval à la suite de la compression produite sur cette partie par l'éponge ou le crampon du fer, quand le cheval a l'habitude de se coucher de telle façon que les membres du devant pliés aux genoux font appuyer contre les coudes l'extrémité de la branche du fer.

Appliquez des vésicatoires, et s'ils ne produisent aucun effet, appliquez le cautère en pointe (1).

---

(1) Le cautère en pointe ou pointe de feu consiste en un cône tronqué long de 10 centimètres au moins et large de 20 centimè-

Pour prévenir la formation de cette loupe chez les chevaux, le célèbre vétérinaire Fromage de Feugré conseille de tirer de l'éponge du fer une pointe longue de 3 à 4 lignes qui pique le coude lorsqu'il s'appuie sur le bout de la branche du fer.

ÉRYSIPÈLE.

Maladie de la peau souvent très étendue et caractérisée par une rougeur jaunâtre. Le malade ressent d'abord de la démangeaison, puis de la chaleur, et enfin de la douleur quand l'inflammation a atteint sa dernière période. Souvent des vésicule; remplies d'une sérosité jaunâtre se forment à la peau.

Quand le mal ne présente que les caractères que nous venons de mentionner, il est dit *simple; —* mais lorsqu'il est plus grave, lorsque la sérosité a une couleur noirâtre, qu'elle est fétide, qu'un rouge brun foncé succède à la couleur jaunâtre, l'érysipèle s'appelle *gangréneux.—*Quand l'inflammation s'étend au tissu cellulaire sous-cutané, qu'il y a gonflement, rougeur et douleurs vives, l'érysipèle est *phlegmoneux.*

L'érysipèle peut se montrer à toutes les parties du corps, mais on le remarque d'ordinaire aux jambes et surtout à la tête des animaux.—Ses causes sont la malpropreté de la peau, les piqûres d'insectes à aiguillons, la suppression brusque de quelque écoulement habituel, de la sueur, l'usage des eaux altérées, une nourriture échauffante.

L'animal qui y est le plus sujet est le mouton.

---

tres à la base; sa tige est coudée à angle droit près du cône. Il sert à mettre le feu en pointes et à faire des cautérisations plus ou moins profondes!

Erysipèle simple et érysipèle phlegmoneux. — Mettez à la diète, saignez le malade, appliquez des cataplasmes faits avec deux poignées de feuilles de mauve et une poignée de farine de lin. Donnez des boissons légèrement vinaigrées, et faites des onctions d'onguent mercuriel.—S'il y a suppuration, donnez passage au pus.

Erysipèle gangréneux.—Nous en parlerons en traitant du *feu Saint-Antoine.* (Voyez ce mot.)

ESQUINANCIE.

Il y a deux sortes d'*esquinancie* : l'esquinancie interne et l'esquinancie externe.

Nous traiterons de l'esquinancie interne au mot *étranguillon*, et nous avons déjà traité de l'esquinancie externe au mot *avives* (voyez ces deux mots). Ces deux mots, en effet, sont synonymes des mots étranguillon (*angine*) et avives (*parotidites*).

ÉTONNEMENT *de sabot.*

C'est ainsi qu'on appelle une sorte de congestion sanguine dans le tissu du pied des chevaux, des mulets, des ânes, congestion produite par un heurt violent contre un corps dur. Les coups de brochoir inconsidérément appliqués par quelques maréchaux dans le but d'abattre les pinçons ou de river les clous du fer, causent fréquemment des étonnements de sabot.

L'étonnement de sabot, qui se reconnaît à la chaleur du pied, à la souffrance que la bête témoigne quand on le lui touche, peut aboutir, faute de soins, à la fourbure.

Si le mal paraît léger, que l'animal boîte très peu, il suffit de lui donner deux ou trois jours de repos pour le guérir. —Mais si la douleur est intense, que la boîterie soit marquée, appliquez sur-le-champ des cataplasmes faits avec une jointée de suie de cheminée, une jointée de terre glaise et une quantité suffisante de vinaigre. Maintenez constamment ces cataplasmes humides en les arrosant avec une dissolution de sulfate de fer (couperose verte). Ayez le soin de ne faire ces applications sur le pied que quand il aura été déferré et paré. —Faites aussi une saignée au pied, et tenez le malade dans un repos parfait.

ÉTRANGUILLON. (*Mal de gorge.*)

Inflammation de la membrane qui tapisse l'arrière-bouche. C'est cette maladie qu'on appelle scientifiquement *angine.*

L'étranguillon se montre souvent d'une manière *épizootique*; on l'appelle alors *gangréneux.*

Les causes de l'étranguillon sont les boissons froides prises en état de sueur, le passage à l'air froid et humide quand les bêtes ont chaud.

Rougeur et douleur des parties irritées, difficulté d'avaler particulièrement les liquides, sécheresse de la bouche, salive visqueuse, fièvre souvent, —quelquefois respiration fréquente et pénible, toux quinteuse, dilatation des naseaux, gêne dans les mouvements de la tête, tuméfaction de la gorge, tels sont les symptômes qui annoncent l'étranguillon.—Nous parlerons tout à l'heure de ceux qui dénotent particulièrement l'étranguillon gangréneux; nous ne nous occupons en ce moment que de celui qui n'offre pas ce caractère.

L'étranguillon non gangréneux n'a quelquefois aucune gravité. En ce cas, quelques jours de repos suffisent pour le dissiper. Mais si la difficulté d'avaler est marquée, si la respiration est évidemment pénible, mettez la bête à la diète, donnez-lui des boissons d'eau blanchie (son, farine d'orge) un peu miellée. Prenez un kilogramme de miel et faites-le dissoudre dans trois ou quatre bouteilles d'eau; ajoutez un demi-litre de bon vinaigre, et à l'aide d'une seringue à longue canule donnez avec ce mélange de fréquents gargarismes dans le fond de la bouche. — Outre cela, placez une peau de mouton, la laine en dedans, autour de la gorge de l'animal, et faites-lui respirer souvent vapeurs aqueuses que vous dégagerez de l'eau bouillante et que vous dirigerez dans les naseaux en enveloppant le vase et la tête du malade avec un sac ou une grande toile.—S'il y a fièvre, saignez, donnez aussi des lavements faits avec la racine de guimauve et la graine de lin, dans lesquels vous mettrez quelques grains de sel d'Epsom (32 grammes). Faites prendre enfin des électuaires composés de 64 grammes de gomme arabique en poudre, de 8 grammes d'extrait d'opium et de 250 grammes de miel. Délayez l'extrait d'opium dans un peu d'eau, mettez-le ensuite dans le miel ainsi que la gomme, et donnez-en deux fois le matin.

Etranguillon gangréneux. — L'étranguillon gangréneux débute comme celui qui ne l'est pas; les symptômes primitifs sont à peu près les mêmes, ils sont seulement plus marqués, la fièvre est toujours forte.—Mais quand le mal a fait des progrès, la membrane muqueuse de la bouche se couvre de taches livides, le pouls devient très faible, les oreilles, le nez, les membres se refroidissent, l'haleine devient infecte, et l'animal succombe rapidement.

L'étranguillon gangréneux est difficile à guérir. Saignez la bête, donnez-lui des breuvages faits avec 64 grammes de racine de guimauve, 125 grammes de mélasse et un litre d'eau que vous administrerez froids, après avoir fait bouillir jusqu'à réduction du quart. Donnez aussi des lavements faits avec la mauve et la graine de lin, et des cataplasmes de farine de lin et de feuilles de mauve.—Si ces moyens ne réussissent pas, il y a bien à craindre que la guérison ne soit impossible.—Cependant ne désespérez pas encore : ayez alors recours au feu ; faites de profondes cautérisations avec le fer rouge autour de la gorge, et administrez en même temps à l'intérieur de l'acétate d'ammoniaque dans une décoction de plantes amères (absinthe, sauge, etc.). Les doses d'acétate d'ammoniaque sont pour un cheval et un bœuf de 125 grammes, pour le mouton de 10 grammes; on peut les réitérer plusieurs fois dans une journée.

L'acétate d'ammoniaque et l'opération du feu ont opéré des guérisons très nombreuses sur des bêtes atteintes d'étranguillon gangréneux.

EXOSTOSE.

Tumeur osseuse qui se trouve à la surface d'un os.

Les exostoses se montrent le plus fréquemment aux membres, quoiqu'elles soient susceptibles de se former partout. Elles s'appellent différemment suivant la place qu'elles occupent : celles de la couronne du cheval se nomment *forme*; celles du canon s'appellent *osselet*, *suros*, *fusée*, *chapelet*; celles du jarret, *jarde*, *éparvin calleux*, *courbe*.

Les exostoses sont héréditaires. — Elles ont aussi pour causes les coups, les chutes, les heurts violents qui agissent à travers la peau sur les os.

Appliquez sur les exostoses l'emplâtre de Vigo, ou piquez-les en dix ou douze endroits avec la pointe d'un clou, et appliquez dessus un pain chaud imbibé d'esprit-de-vin, ou bien encore faites des frictions avec l'essence de lavande ou la teinture de cantharides.—Si ces moyens sont sans effet, ayez recours au feu. Pour cela, prenez un cautère en pointe (*voyez* le mot *Eponge*), et enfoncez-le lentement à la profondeur de quelques lignes dans l'épaisseur même de l'exostose. — Il ne faut pas que le cautère soit très chaud.

FARCIN.

Boutons, cordons ou tumeurs qui se montrent plus ou moins sur la surface du corps et qu'occasionne l'état maladif des vaisseaux lymphatiques. — Maladie spéciale au cheval, à l'âne et au mulet.

Les chevaux lourds, massifs, ceux qui font le service de halage, sont le plus sujets au farcin.—Les causes de cette maladie sont la mauvaise nourriture, les eaux malsaines, l'habitation dans des écuries basses, froides, mal tenues, les travaux dans les lieux humides, les arrêts de transpiration.

Symptômes du farcin.—Comme nous l'avons déjà dit, le virus farcineux peut revêtir trois formes différentes : celle de boutons, celle de tumeurs, et enfin celle de cordons.

Bouton farcineux.—Boutons durs, profonds, douloureux, ordinairement ronds, formés à l'intérieur d'un tissu fibreux très serré, d'un blanc de lait, qui apparaissent sous le tissu cutané, ou bien s'élèvent de la peau, et qui contiennent une matière jaunâtre, d'un blanc sale ou légèrement coloré en rouge; quand ces boutons sont rares et petits, la maladie se nomme *farcin volant*. — Quand ils dégénèrent en ulcères calleux et se recouvrent de chairs baveuses, livides, dont les bords se renversent en forme de champignon, elle s'appelle *farcin cul-de-poule*.

Tumeurs farcineuses. — Ce sont des tumeurs indolentes plus ou moins étendues qui apparaissent particulièrement sur les membres et le poitrail. Les poils deviennent ternes, rudes, hérissés; la peau devient épaisse, dure, sèche, tendue, et bientôt des abcès se forment, qui ouvrent passage à une humeur maligne dont l'âcreté corrode les parties sur lesquelles elle s'écoule.

Cordons farcineux. — Ce sont des espèces de cordes formées à l'extérieur, d'un tissu blanc, dense, serré, et qui offrent à l'intérieur un canal contenant le virus farcineux. Dans ce cas, le farcin s'appelle corde.

Le farcin est-il contagieux? — Question qui n'est pas encore résolue, car si plusieurs expériences faites dans les diverses écoles vétérinaires de France paraissent conclure à l'affirmative, on peut citer un grand nombre de faits dont on pourrait tirer des conclusions toutes contraires. Néanmoins, les hommes de l'art tendent en général à admettre les propriétés contagieuses de cette maladie, mais ils s'accordent tous pour reconnaître qu'elle ne peut se communiquer que par contact immédiat. Rien de plus facile dès lors que d'en empêcher la propagation. Quand vous avez un cheval atteint de farcin, séparez-le soigneusement des bêtes saines.

Traitement du farcin. — Le farcin commence presque toujours par être bénin et local; mais peu à peu il gagne de proche en proche, et devient *général et constitutionnel*. Il est alors plus grave et plus difficile à guérir, il est même alors quelquefois incurable; c'est donc un résultat qu'il importe de prévenir par un traitement prompt.

Prenez un cautère chauffé à blanc et enfoncez-le har diment, de manière à ouvrir les boutons, les tumeurs, à percer les cordons, et à donner passage au pus. Si le mal est placé trop profondément pour être atteint par le cautère, faites usage du bistouri, ouvrez-le et cautérisez ensuite avec la potasse caustique, ou bien l'eau de Rabel.

Donnez pendant la maladie une des préparations suivantes : 1° prenez 90 grammes d'*assa fetida* en larmes, 4 grammes de sulfure de mercure, 12 grammes de chlorure de calcium, 32 grammes de poudre de galanga, 64 grammes d'onguent mercuriel double ; mêlez et pilez fortement ces substances dans un mortier pour en former une masse homogène, dont vous ferez six bols que vous roulerez dans la poudre de réglisse. Donnez un de ces bols tous les deux jours le matin à jeun.

2° Ou bien prenez 500 grammes de racine de bardane en poudre, 500 grammes de sulfure noir de mercure, ajoutez-y de la mélasse, et faites trente-deux bols que vous roulerez dans du son ou dans de la farine d'orge ; administrez chaque matin trois ou quatre de ces bols.

Pendant le traitement, donnez un exercice modéré au malade, étrillez-le et pansez-le souvent et avec soin; nourrissez-le d'aliments sains, choisis, et tenez-le dans une écurie sèche où l'air soit pur et fréquemment renouvelé.

FEU SAINT-ANTOINE.

C'est ainsi qu'on appelle l'érysipèle gangréneux. (Voyez ce mot.) Le feu Saint-Antoine s'appelle encore dans quelques localités *mal rouge, feu sacré, mal des ardents,* etc.

Maladie des bêtes à laine, qui se déclare sur la peau de l'animal, aboutit à la gangrène et à une mort prompte. — On la remarque surtout dans les pays chauds.

Les causes du feu Saint-Antoine sont les eaux malsaines, les pluies froides, les chaleurs de longue durée, quand on y expose les moutons.

Dégoût, tristesse, bêlement incessant, diminution de la rumination, perte de l'appétit, rougeur foncée et même couleur violacée de la peau, douleur vive, chaleur, fièvre, détachement de la laine qui tombe d'elle-même; développement sur la peau dénudée de petites vésicules pleines d'humeurs, qui crèvent ou disparaissent, tels sont les symptômes du mal.

Le feu Saint-Antoine est considéré par les hommes de l'art comme contagieux.

On a proposé divers modes de traitement pour cette maladie; mais ils sont presque tous inefficaces. Le seul que nous recommandions à nos lecteurs, c'est celui que nous avons indiqué pour combattre le *charbon*. (Voyez ce mot.)

Au reste, cette maladie marche avec tant de rapidité, qu'il est presqu'impossible de sauver les malades. Ce qu'il y a de mieux à faire, c'est de sacrifier les animaux qui en sont attaqués, et ce sacrifice doit être fait sans retard et à la première invasion du mal. On évitera ainsi la communication du mal aux bêtes saines, et on aura encore l'avantage de pouvoir profiter des dépouilles de l'animal, si la gangrène ne s'est pas encore déclarée.

Nous disions au début de cet article que le feu Saint-Antoine est particulier aux moutons. C'est en effet sur eux qu'on le remarque le plus souvent; nous devons néanmoins ajouter qu'on a eu occasion de l'observer aussi chez le cochon.

FÈVE. (*Lampas.*)

Gonflement inflammatoire de la membrane muqueuse

qui tapisse la voûte du palais des chevaux. — Ce gonflement peut être *essentiel*, c'est-à-dire tenir à une irritation
simplement locale, ou résulter d'une inflammation des
intestins.

Si vous croyez que les intestins sont malades, mettez
l'animal au régime, donnez-lui des boissons composées
d'orge, d'eau et de miel, de l'eau de son, des lavements
faits avec des graines de lin, 64 grammes de la racine de
guimauve (même quantité), de l'huile d'olive (125 grammes), l'irritation intestinale disparaîtra, et avec elle le
lampas.

Si, au contraire, le lampas ou la fève est l'effet d'une
inflammation locale, il n'y a qu'à saigner au palais. (Voyez
le mot *Saignée*.)

Pendant les premiers jours qui suivront cette saignée,
ne nourrissez la bête qu'avec de l'eau de son ou de farine
d'orge un peu épaisse.

FIÈVRE.

La fièvre n'est pas une maladie, mais un accessoire de
mille maladies diverses, un symptôme commun à toutes
les affections graves, quand elles sont aiguës. Quand un
animal a la fièvre, attachez-vous donc à saisir les autres
caractères du mal pour le connaître et le guérir.

FLUX MUQUEUX.

V. les mots *Bronchite* et *Coryza*.

FLUX DE SANG.

V *Dyssenterie*.

FLUX D'URINE.

Maladie qu'on appelle scientifiquement *diabète*, qui n'a guère de gravité et qui règne quelquefois sur les chevaux à l'état épizootique.

Ses causes sont l'humidité de l'atmosphère et fréquemment l'usage de l'avoine nouvelle, de l'avoine germée, moisie, et de celle cueillie dans les terrains marécageux.

Ses symptômes sont la perte de l'appétit, la chaleur de la bouche, une soif inextinguible, la sensibilité des reins, la maigreur des malades, la sècheresse de la peau, et enfin un pissement continuel, d'abord facile, puis douloureux, d'une urine limpide de couleur jaune paille. La fièvre quelquefois accompagne cet état.

Faites une saignée, s'il y a fièvre. — Prenez 16 grammes de gingembre, 90 grammes de rhubarbe et un peu de canelle ; réduisez le tout en poudre et mêlez avec un peu de miel. Donnez deux fois par jour, matin et soir, de cet électuaire la grosseur d'une noix que vous mettrez à la racine de la langue. — Prenez aussi une poignée de feuilles de chêne, autant de feuilles d'aulne, faites-les cuire jusqu'à réduction d'un tiers, ajoutez-y 64 grammes d'esprit de nitre doux, 16 grammes de safran de mars astringent. Mettez la moitié de cette décoction dans un seau d'eau avec de la farine d'orge, et faite boire au cheval.

FLUXION DE POITRINE.

V. les mots *Bronchite, Pleurésie* et *Pneumonie.*

FOIRE.

V. Diarrhée.

FORME.

V. le mot *Exostose.*

FORTRAITURE.

V. *Courbature.*

FOULURE.

V. *Effort de boulet.* (Effort.)

FOURBURE.

La fourbure commence par les symptômes qui caractérise t *l'étonnement du sabot*, c'est-à-dire par une congestion sanguine dans le tissu du pied des chevaux, des mulets, des ânes, des bœufs, des bêtes à laine , congestion qui finit par produire une inflammation de ce tissu et même des tendons et des ligaments du pied, et l'engorgement de la couronne et du paturon.

Les causes de cette maladie sont l'abus d'une nourriture échauffante, de l'avoine et des autres grains; des travaux exagérés, un exercice violent, un refroidissement subit.

Difficulté extrême pour marcher et surtout pour reculer, appui difficile sur les membres affectés, douleur vive quand on frappe avec un corps dur sur le sabot, tels sont les symptômes du mal. — La fièvre accompagne presque toujours la maladie.

La fourbure est *aiguë* ou *chronique*. Prise à temps et traitée comme il convient, elle résiste rarement aux moyens qu'on emploie; mais, parvenue à un certain degré, elle devient incurable, peut faire naître la gangrène et causer la mort du malade.

Commencez par faire disparaître la compression du pied, en desserrant les fers, que vous n'attachez plus qu'avec quatre clous *non rivés*, et placez l'animal sur une bonne litière. Si la fourbure est violente, pratiquez des saignées plus ou moins répétées à la jugulaire; saignez aussi à la couronne du pied malade (*V*. le mot *Saignée.*) Laissez couler cette saignée jusqu'à ce que la bête ait perdu six à huit livres de sang.—Immédiatement après, appliquez sur le pied un cataplasme composé avec une jointée de suie de cheminée, une jointée de terre glaise et du vinaigre, que vous arroserez souvent avec une dissolution de couperose verte. — Si la bête est méchante et qu'il soit impossible de faire sur elle cette application, pratiquez à l'endroit où reposent ses pieds quand elle est à l'étable ou à l'écurie, un grand trou dans lequel vous mettrez la terre glaise délayée avec le vinaigre. Laissez les pieds malades le plus longtemps possible dans la terre ainsi détrempée que vous entretiendrez à l'état mou en ajoutant de temps en temps ou du vinaigre ou sulfate de fer. — Outre cela, faites aussi des frictions énergiques sur les membres avec l'essence de lavande. Ces frictions doivent être faites loin du siége du mal au-dessus du genou ou du jarret de la jambe malade.

Donnez une petite quantité d'aliments, administrez de temps en temps des lavements faits avec une décoction de mauve et de graines de lin.

Ce traitement s'applique aux bœufs comme aux chevaux; mais comme ils sont plus indociles et peu accoutumés à se laisser toucher et à lever les pieds, qu'il serait dès lors difficile de les soumettre à toutes les prescriptions ci-dessus énoncées, insistez particulièrement en ce qui les concerne, sur les frictions au-dessus des genoux ou des jarrets, et sur les astringents. (Terre glaise, vinaigre, etc.)

FRACTURE.

C'est une lésion de continuité faite aux os.

Les causes des fractures sont les chutes, les coups, les heurts violents exercés sur le corps. — La vieillesse, les cancers, la gale invétérée, le farcin, la morve, la pommelière, rendent les os plus fragiles, et facilitent les fractures.

Douleur plus ou moins vive à la partie malade, difficulté ou impossibilité de remuer cette partie du corps, els sont les symptômes des fractures.

Les fractures sont difficiles à reconnaître, même aux yeux du praticien le plus exercé; elles présentent fréquemment des signes communs à d'autres maladies; il est même quelquefois impossible de les constater. — En outre, les animaux se prêtent peu aux opérations que nécessiterait le traitement de ces accidents; poussés par la souffrance à se débattre sous la main de l'opérateur, ne comprenant pas, comme l'homme, l'utilité de la patience en pareil cas, ils s'agitent, s'irritent et contrarient les dispositions les mieux prises. L'art est fréquemment impuissant pour appliquer et maintenir des appareils sur les os fracturés sur ceux notamment qui sont recouverts d'organes charnus considérables. Enfin, le traitement des fractures réclame beaucoup de soins, et est surtout dispendieux. Aussi, en pareille circonstance ce qu'il y a presque toujours de mieux à faire c'est de sacrifier la bête, surtout si elle est vieille, et si sa mort offre quelque avantage, si c'est, par exemple, une bête de boucherie.

FRAYEMENT DES ARS.

Gerçures, excoriations qui surviennent à la partie

de la région inférieure de la poitrine qui se trouve entre les deux avants-bras, en arrière du poitrail et en avant du passage des sangles.

Le frayement des ars a pour cause le travail dans des terrains boueux.

Faites reposer l'animal, lotionnez la partie avec une éponge imbibée d'une décoction de chêne dans du vin, et tenez-le proprement.

Le moyen d'éviter cet accident est bien simple. Il n'y a qu'à bouchonner cette partie, quand la bête revient à l'écurie.

GALE.

Maladie qui consiste dans la formation de vésicules au-dessus du niveau de la peau, vésicules qui renferment un liquide visqueux et se manifestent particulièrement sur le jarret, sur les côtes, l'encolure.

La gale est essentiellement contagieuse. — Elle se communique soit par contact immédiat, soit même par le contact des objets à l'usage des animaux malades.

Les causes de la gale sont la malpropreté ordinaire, le travail excessif, l'action des intempéries de l'air sur les bêtes qui y sont exposées sans mesure et sans précaution, une mauvaise nourriture, et enfin, ainsi que nous venons de le dire, la communication par voie de contagion.

Les symptômes de cette maladie sont les suivants : Démangeaisons vives surtout pendant la nuit, chute des poils aux parties de la peau attaquées par ces démangeaisons, développement de pustules plus ou moins nombreuses, enfin ouverture de ces pustules et écoulement du liquide visqueux dont nous avons parlé.

Traitement de la gale chez le cheval. — La gale chez

le cheval se montre habituellement aux plis de l'encolure et alors on l'appelle vulgairement *roux-vieux*. — En quelqu'endroit qu'elle se place, si l'animal est jeune, ardent et que la peau soit enflammée, commencez par saigner à la jugulaire une ou deux fois et par lotionner les parties galeuses avec une éponge imbibée d'une décoction tiède composée de 32 grammes de graine de lin, une poignée de feuilles de mauve et 4 pintes d'eau. Puis vous aurez recours au traitement suivant. — Si au contraire la bête est vieille, lymphatique, c'est par ce traitement que vous débuterez sans faire des lotions ni des saignées.

Prenez 250 grammes de fleur de soufre, 125 de sulfure d'antimoine, 32 de cantharides en poudre, autant d'euphorbe, mêlez exactement pour faire une pommade, et frictionnez tous les jours les parties malades avec ce mélange. Il est bon de l'incorporer dans de la graisse de porc, dans la proportion d'*une* partie de cette poudre sur *quatre* de graisse ; les roux-vieux les plus invétérés résistent rarement à l'emploi de ce médicament, quand on s'en sert avec persévérance. — Si la peau est devenue épaisse, calleuse, i les poils sont ternes, enduits de crasse, administrez des reuvages diaphorétiques. Prenez 64 grammes de gayac en copeaux ou rapé, autant de sassafras, 32 grammes de salsepareille, 16 grammes de kermès minéral, 3 litres d'eau; faites macérer les substances végétales dans l'eau, pendant douze heures, soumettez ensuite à l'ébullition jusqu'à réduction d'un tiers; puis ajoutez le kermès. Agitez ce breuvage avant de le faire prendre à l'animal et administrez-le en une seule fois. — Réitérez plusieurs jours de suite.

A la place de la pommade, dont nous venons de donner la recette, on peut, si l'on veut, en employer une plus économique, qui consiste en un mélange à parties égales de goudron et de savon vert, on étend ce mélange sur les places galeuses.

Dans le cas où la gale serait invétérée et très-rebelle, appliquez un séton au poitrail, et purgez : Prenez pour cela 32 grammes d'aloès succotrin en poudre, 125 grammes de sulfate de soude ou de magnésie, 1 litre d'eau, mêlez et administrez ce breuvage.

Traitement de la gale chez le mouton. — La gale du mouton se place, le plus souvent, sur le dos, la croupe et les flancs. Si elle n'est pas étendue, appliquez seulement sur la surface galeuse de la salive imprégnée de tabac. — Si elle est étendue, ayez recours à un mélange de *quatre* parties de graisse et d'une partie d'essence de térébenthine, ou encore à un autre composé de parties égales de fleurs de souffre, de sel gris, de poudre à canon, le tout bien broyé et uni ensemble à l'aide d'un peu d'essence de lavande. Vous pouvez aussi prendre 32 grammes de mercure, autant de vert-de-gris, 250 grammes de graisse de porc ; mêlez avec soin ces substances et appliquez après avoir fait tondre les parties attaquées.

Traitement de la gale chez le chien. — Prenez 10 grammes de sulfure de potasse, 8 grammes de savon vert, autant d'onguent mercuriel double, 48 grammes de graisse de porc ; mêlez le tout pour en former une pommade bien homogène, et frictionnez avec tous les jours. En même temps, faites prendre des bains faits avec la dissolution de sulfure de potasse.

Traitement de la gale chez le porc. — On la guérit avec une forte décoction de tabac.

Traitement de la gale chez le bœuf. — Même traitement que pour le cheval.

Traitement de la gale pour le bouc et la chèvre. — Le même que pour le mouton.

GANGLION.

Humeur qui survient quelquefois un peu au-dessus de l'articulation du boulet du cheval sur les tendons placés en arrière. — Les coups, les chutes, les efforts, les travaux violents amènent des ganglions qui quelquefois occasionnent la boiterie.

Si le ganglion est récent et peu considérable, frictionnez avec l'essence de lavande, ou avec la teinture de cantharides. — Si le ganglion est ancien et marqué, appliquez l'instrument rougi au feu (cautère).

GANGRÈNE.

C'est ainsi qu'on appelle la mortification des parties molles du corps, c'est-à-dire la perte de sentiment et de mouvement. — Quand la perte de sentiment et de mouvement est complète, la gangrène prend le nom de *spharèle;* quand elle n'est encore que commençante et incomplète, c'est la gangrène proprement dite.

Les causes qui peuvent produire la gangrène sont diverses : Les principales sont l'inflammation, les violentes contusions, la congélation, les brûlures.

Nous allons parcourir successivement ces différentes sortes de gangrènes.

De la gangrène produite par l'inflammation. — C'est celle qu'on remarque le plus fréquemment. Cette gangrène débute par une forte chaleur, par une rougeur et une tension bien marquées, qui diminuent progressivement :

Peu à peu la partie devient froide ; la tumeur s'affaisse, la rougeur fait place à une couleur violette d'abord, puis noire ; la sensibilité s'éteint, les chairs deviennent pâteuses, l'épiderme se détache et forme de petites vessies qui renferment une sérosité noirâtre ; une odeur cadavéreuse s'exhale du siége du mal.

Bornée à l'extérieur d'un membre, c'est-à-dire à la peau et au tissu cellulaire, la gangrène n'offre pas de danger. La nature se charge de séparer l'escharre, c'est-à-dire la partie mortifiée des parties vives qui l'environnent, et l'ulcère simple qui lui succède se cicatrice promptement. Mais la gangrène est plus grave quand elle porte sur la peau qui couvre les tendons, les os et les articulations, et elle l'est encore davantage lorsqu'elle pénètre dans toute l'épaisseur d'un membre situé près du tronc ou qu'elle intéresse quelques-uns des organes intérieurs.

Commencez sans retard par couper le chemin au mal et par arrêter ses progrès. Saignez, mettez à la diète, donnez des boissons vinaigrées et nitrées, des lavements.

Si ces moyens ne réussissent pas, si vous voyez la tumeur s'affaisser, la chaleur s'éteindre, la rougeur s'obscurcir, l'élasticité de la peau diminuer, les chairs devenir compactes, appliquez tout de suite des cataplasmes composés avec de la poudre de plantes aromatiques cuites dans le vin, telles que le romarin, le thym, la lavande, etc. — Enfin, ayez recours, si le mal ne s'arrête pas, aux applications de substances anti-septiques, telles que le quinquina, le camphre, le charbon pulvérisé, l'alcool camphré, le baume de copahu, de Canada, l'essence de térébenthine, ou enfin le médicament découvert par M. Labarraque, et qui consiste dans une solution aqueuse plus ou moins concentrée de chlorure de soude.

En même temps, s'il y a fièvre, purgez avec l'aloès, et s'il y a faiblesse, frisson, donnez des potions cordiales composées de 32 grammes de thériaque et d'un demi-litre de vin, ou d'une infusion de canelle, de noix muscade, ou de clous de girofle dans du vin.

Quand la gangrène est faite, on doit chercher, lorsqu'elle n'est que superficielle, à favoriser l'opération par laquelle la nature sépare les parties mortes de celles qui sont vivantes, et retrancher au besoin toute la partie mortifiée. Pour faciliter cette opération qui n'est autre que la suppuration, on doit, si l'inflammation est languissante, employer des médicaments toniques et fortifiants ; dans le cas contraire, on emploie les relâchants et les émollients. Quant à la partie gangrenée, on la couvre d'un emplâtre de styrax.

Quand la gangrène attaque un membre entier, en général on sacrifie la bête ; sinon on attend que le mal ait posé une ligne de démarcation entre le mort et le vif, et alors on ampute le membre bien au-dessus des limites de la mortification, pour être certain de ne trouver que des tissus sains.

De la gangrène produite par la contusiôn. — Même traitement que pour celle produite par l'inflammation.

De la gangrène produite par la brûlure. — Quand la brûlure a pénétré jusqu'aux os, et qu'il ne reste rien de vivant, la nature travaille bientôt à la séparation des parties mortes et des parties vivantes, et on peut s'en rapporter à elle pour cette séparation, si la gangrène s'est arrêtée au niveau d'une articulation ou dans la continuité d'un os peu considérable ; mais si elle est bornée dans la continuité d'un os un peu volumineux, il faut pratiquer l'amputation avec le bistouri, si on veut conserver l'animal brûlé.

De la gangrène produite par la congélation. — L'excès du froid diminue l'action organique des vaisseaux, émousse la sensibilité des nerfs, et fait quelquefois disparaître tous les phénomènes de la vie. Les parties les plus éloignées du centre de la circulation sont celles qui se refroidissent les premières ; aussi la gangrène par congélation occupe-t-elle ordinairement les extrémités des membres, les lèvres, le bout du nez, les oreilles et les parties génitales externes.

Si la congélation porte seulement sur une partie du corps, plongez cette partie dans l'eau la plus froide possible, ou couvrez-la de neige que vous renouvelerez fréquemment jusqu'à ce que la vie revienne. — Si dans la partie congelée il existe des ampoules vésiculeuses, ouvrez-les sans enlever l'épiderme, couvrez-les de cérat opiacé, et enveloppez la partie de compresses imbibées de décoctions aromatiques ; le lendemain ou le surlendemain, si l'épiderme n'est pas recollé, enlevez-le et pansez avec un mélange de laudanum et de styrax étendu sur de l'étoupe.

Quand vous verrez la partie devenir molle, chaude, rouge et sensible, frictionnez-la avec de la laine chaude, et appliquez dessus un cataplasme résolutif composé de 4 poignées de farine de lin, 2 poignées de poudre de ciguë, 125 grammes de sel ammoniac, et d'une quantité suffisante de vinaigre. Ce cataplasme doit être renouvelé plusieurs fois. — En même temps administrez à l'intérieur des breuvages stimulants, composés de 64 grammes d'extrait de genièvre, 16 grammes de thériaque, et d'un litre de vin vieux. Faites tiédir le vin, délayez-y l'extrait et la thériaque, et donnez en une seule fois, ou bien encore prenez 64 grammes de menthe poivrée, 16 grammes de camomille romaine, 750 grammes d'eau, et faites une infusion que vous administrerez chaude.

Si la congélation avait gagné le tronc, vous emploieriez les mêmes moyens, que vous appliqueriez alors à la totalité du corps.

GASTRITE.

Inflammation de la membrane muqueuse de l'estomac. — Le cheval et le bœuf y sont assez sujets.

Les causes de la gastrite sont nombreuses : ce sont tantôt l'usage habituel des foins des prairies artificielles, surtout de ceux récoltés par un temps pluvieux, tantôt les chaleurs excessives de certains étés, ou quelquefois des boissons froides prises en état de sueur, ou bien encore la faim non satisfaite pendant plusieurs jours, ou la soif prolongée et non assouvie, surtout pendant une chaleur extrême.

Les symptômes de cette maladie sont les suivants : les animaux se tiennent constamment couchés la tête tournée vers leur ventre, les jambes antérieures sont agitées, occupées à creuser la terre, la langue est sèche et échauffée; ils sont tristes, abattus au début de la maladie, et cet abattement ne fait que s'accroître. — Tous les muscles de la face se contractent, et il y a souvent *envie de mordre et de vomir.*

Saignez au cou plus ou moins fréquemment suivant l'âge, le tempérament et l'état de la bête, suivant aussi la violence du mal. — Prenez 64 grammes de racine de guimauve, 125 de mélasse, un litre et demi d'eau; faites bouillir jusqu'à réduction du quart; passez, laissez tiédir et administrez en une fois. Donnez souvent de ces breuvages; faites en même temps des fumigations émollientes avec de la feuille de mauve sous l'abdomen de l'animal, préalablement recouvert d'amples couvertures de laine. N'oubliez pas de mettre le malade à la diète.

GLANDE.

Voyez les mots *Gourme* et *Morve.*

GLOSSANTHRAX (*charbon volant*).

Affection de nature charbonneuse qui a son siége à la langue des animaux. — Cette maladie est contagieuse, et c'est une de celles qui se déclarent quelquefois à l'état épizootique. — Elle peut se communiquer même aux personnes qui soignent les bêtes attaquées si elles ne prennent les précautions que nous avons indiquées au mot *Charbon.*

Les causes du glossanthrax sont les mêmes que celles qui produisent le charbon en général. (*Voyez* le mot *Charbon.*)

Le glossanthrax marche et se développe avec une extrême rapidité; il a cela de particulier que l'animal boit, mange, travaille sans paraître malade, et le seul symptôme qui se manifeste, c'est une vessie à la langue d'abord blanche, puis rouge, qui devient promptement noire et livide, grossit et dégénère en ulcère chancreux qui ronge toute l'épaisseur de la langue et conduit quelquefois en 24 heures le malade à la mort.

Ouvrez immédiatement la petite vessie, enlevez les parties gangrenées avec le bistouri et cautérisez à plusieurs reprises le fond des plaies avec le nitrate d'argent (pierre infernale) ou l'acide sulfurique (huile de vitriol) étendu d'eau, ou encore l'eau de Frabel. — Lavez souvent avec la décoction de quinquina et l'eau-de-vie camphrée. Dans l'intervalle des pansements, donnez des mastigadours (1) composés avec le camphre, le miel et le quinquina. Faites prendre des breuvages composés avec la décoction de graine de lin aiguisée par du sel de nitre ou du sel de cuisine, et mettez l'animal à une diète absolue. Le danger passé, ne le nourrissez jusqu'à la cicatrisation complète de la plaie qu'avec de l'eau blanche bien grasse et des aliments très-faciles à mâcher.

Le glossanthrax a reçu divers noms, tels que *bouffe-la-balle, perce-langue, boussole, chancre volant,* etc.

GLOSSITE.

Inflammation de la langue qui se montre dans cette maladie rouge, quelquefois violacée et plus grosse que d'habitude.

Mettez la bête à la diète; prenez dix litres d'eau commune, 64 grammes de sulfate de soude; faites dissoudre le sel dans l'eau et donnez ce breuvage au malade en

---

(1) On appelle mastigadours les médicaments que l'on place dans la bouche des chevaux pour exciter chez eux une plus grande excrétion de salive, ou pour calmer une irritation de la membrane buccale. On renferme ces substances grossièrement pulvérisées dans une enveloppe en toile, de manière à en faire une sorte de bourrelet. On roule ensuite ce linge autour d'un petit cylindre de bois, puis après l'avoir mis assez bas dans la bouche de l'animal pour qu'il puisse, malgré la présence de ce bourrelet, manger et remuer la langue avec facilité, on l'y maintient solidement à l'aide d'une ligature dont les bouts viennent s'attacher sur la tête de la bête, en forme de têtière.

Quelquefois on se borne à mettre les médicaments dans un morceau de linge rond ou carré; on ramène les bords du linge ensemble et après les avoir liés à leurs extrémités, on fixe le tout au mors du filet ou du bridon.

plusieurs fois. — Prenez aussi 50 grammes de guimauve, autant de graine de lin, trois têtes de pavot concassées ; ajoutez-y un peu de vinaigre et faites bouillir dans deux bouteilles d'eau pendant une demi-heure, puis administrez à l'aide d'une seringue à longue canule ou d'un linge fin fixé à un morceau de bois aplati à l'extrémité, des gargarismes faits avec cette décoction. — Si l'inflammation est considérable, faites une saignée au cou, et même plusieurs si l'animal est robuste. Faites aussi de légères incisions à l'aide du bistouri sur la langue.

GOURME.

La gourme, dont plusieurs auteurs et la plupart des personnes étrangères à l'art vétérinaire ont fait une maladie spéciale, n'est autre chose qu'une variété du coryza et de l'angine, autrement dite étranguillon (voyez *Coryza* et *Etranguillon*). Les causes qui l'amènent sont les mêmes, les symptômes qui la caractérisent sont ceux de ces deux maladies, et le traitement qu'elle exige est complétement analogue au traitement qu'elles réclament, sauf de légères modifications.

Si l'affection n'est pas grave, ce qui arrive le plus souvent, contentez-vous de bien convrir les animaux si l'écurie est froide, diminuez leurs rations, mettez-les à l'eau blanche et à la bonne paille alternée avec l'herbe fraîche ; si c'est possible, donnez-leur quelques lavements faits avec une décoction de mauve et de graine de lin ; enfin recouvrez-leur la gorge d'une étoupade épaisse pardessus laquelle vous appliquez une peau de mouton ou d'agneau, la laine tournée en dedans.

Si l'inflammation est très-forte, mettez à la diète, prodiguez les lavements émollients, qui se font avec trois poignées de graines de lin, six poignées de têtes de pavots blancs et 125 grammes de baume tranquille ou d'huile d'olive qu'on ajoute dans la seringue à la décoction au moment d'administrer. Donnez des bains de vapeurs aqueuses sous les naseaux, comme nous l'avons dit au mot *Étranguillon*. Suivez enfin le traitement que nous avons prescrit dans l'article que nous venons de citer : à ce que nous avons dit là, il ne nous reste que peu de chose à ajouter.

Il arrive quelquefois que l'écoulement nasal tarde à s'établir et que l'auge s'empâte, se tuméfie, qu'il ne se forme pas d'abcès sous la ganache. En ce cas, placez un séton au poitrail, que vous supprimerez dès que l'écoulement se manifestera. Si le séton ne suffit pas, ou si l'écoulement, après s'être déclaré, languit et s'arrête subitement et prématurément, si alors un abcès s'établit sous la ganache, favorisez la suppuration par l'application d'un onguent vésicatoire très-chargé avec lequel vous mêlerez un peu de sublimé corrosif. Si la tumeur tarde à s'ouvrir, pratiquez à l'endroit où elle existe une incision avec le bistouri, incision assez profonde pour pénétrer jusqu'au centre du foyer purulent.

Nous ne terminerons pas cet article sans soulever et sans résoudre quelques questions importantes auxquelles la gourme a donné lieu.

La gourme attaque-t-elle plusieurs fois les animaux? — Beaucoup de gens, et même des vétérinaires, présument que la gourme ne se déclare qu'une fois chez le même animal. C'est une erreur que l'expérience a constatée.

La gourme est-elle contagieuse ? — Les auteurs les plus

distingués l'ont regardée longtemps comme telle; mais des faits récents et nombreux ont prouvé qu'elle ne l'est pas.

GOUTTE SEREINE (*amaurose*).

C'est la perte de la vue, sans altération de l'œil.

Il y a deux sortes de goutte sereine : 1° celle produite par une congestion sanguine ou séreuse dans le cerveau; 2° celle résultant de la paralysie du nerf optique. — Ces deux sortes de goutte sereine sont difficiles à distinguer l'une de l'autre, et on est quelquefois forcé, dans l'ignorance de la nature du mal, d'appliquer successivement les deux traitements dont nous allons parler.

Goutte sereine produite par la paralysie du nerf optique.—Elle a pour causes l'usage des mauvais aliments, du seigle ergoté par exemple, le séjour dans les lieux humides et froids ou bien obscurs, l'abus de la saignée, les suppurations abondantes, la suppression de la sueur ou d'un écoulement habituel, la disparition trop prompte des dartres, de la gale, des coups violents sur la tête, un état de pléthore (surabondance du sang) excessif. — La goutte sereine attaque tantôt un seul œil, tantôt les deux yeux à la fois; dans le premier cas, elle s'étend promptement d'un œil à l'autre. Elle est souvent sans gravité, mais quelquefois elle est grave et rebelle.

Appliquez un vésicatoire très-près de l'œil malade. Prenez 32 grammes d'eau distillée de roses, 2 grains de potasse caustique, et faites une dissolution dont vous ferez pénétrer de temps en temps quelques gouttes dans l'œil, que vous laverez ensuite avec une décoction de mauve et de graine de lin.

Goutte sereine produite par une congestion cérébrale.
— Cette variété de goutte sereine n'est jamais qu'un symptôme d'une autre maladie qui se révèle par d'autres caractères, et qu'il faut chercher à connaître. — Saignez au cou, mettez l'animal à l'eau blanche, donnez-lui des boissons composées d'une décoction d'orge et de miel, purgez avec un mélange de 32 grammes d'aloès, de 125 grammes de sulfate de soude et d'un litre d'eau si c'est un cheval ; avec un composé de 350 grammes de sulfate de soude et d'un litre et demi de décoction tion de graine de lin si c'est un bœuf, et frictionnez les extrémités avec l'essence de lavande. — Si ces moyens ne sont pas couronnés de succès, appliquez des sétons sur les côtés de la partie supérieure de l'encolure, et ayez soin de les faire suppurer assez longtemps. Enfin insufflez du tabac dans la membrane nasale, pour l'exciter.

GRAMADURE.

Synonyme de *Clavelée*. — Voyez ce dernier mot.

GRAS FONDURE, GRAS FONDU.

Voyez le mot *Entérite*.

HÉMATOCÈLE.

Tuméfaction des bourses produite par une infiltration de sang dans le tissu cellulaire de ces parties. — Le traitement de l'hématocèle est le même que celui de l'hydrocèle. (*Voyez* ce dernier mot.)

HÉMATURIE.

Ou pissement de sang.

L'usage des cantharides, de la térébenthine, des purga-tifs énergiques, de certaines plantes qu'on trouve dans les pâturages humides, telles que la *renoncule scélérate*, le *réveil-matin*, le *colchique*, les secousses violentes, les contusions sur les reins, les efforts pour porter ou traîner de lourds fardeaux, telles sont les causes de l'hé-maturie.

Il arrive quelquefois que des bêtes qui ont souffert pendant l'hiver et qu'on met au printemps dans de bons pâturages pissent le sang. Cet accident se produit encore chez les animaux qui vont pâturer dans les bois où ils mangent de jeunes pousses de chêne. — Dans ces cas-là le pissement de sang n'a rien de dangereux.

Les symptômes de l'hématurie sont les mêmes que ceux de la néphrite. (Voyez *Néphrite*.) Nous ren-voyons à la description pour éviter les répétitions inu-tiles.

Mettez la bête à la diète et au repos ; donnez des lave-ments faits avec de la décoction de mauve ou de gui-mauve et de graines de lin, des boissons composées de décoction d'orge et de miel, saignez au cou. — Une seule saignée, aidée de ces boissons et de ces lavements, suffira, si l'hématurie est légère et récente. — Si elle est très-marquée ou ancienne, réitérez la saignée. — Vous pouvez en ce cas employer avec avantage *l'eau de créosote* à la dose de 30 à 60 grammes par jour, et le *sous-carbonate de fer* à la dose de 16 grammes.

HÉPATITE.

C'est ainsi qu'on appelle l'inflammation du foie.

Les inflammations de cet organe sont difficiles à reconnaître chez les animaux domestiques. Voici pourtant les signes auxquels on les constate : — Coloration en jaune de la muqueuse des yeux, de celle de la bouche et de celle du nez ; peau brûlante, dégoût, tête pesante, yeux ternes, bouche chaude, respiration difficile, excré-ments durs et rares, urines chargées, soif ardente, pouls plein, dur et fréquent à l'origine.

Les causes de cette maladie sont l'usage immodéré des aliments trop échauffants, un excès de fatigue, une chute, un coup grave, et enfin les répercussions des gales, dartres et autres maladies cutanées.

L'hépatite est *aiguë* ou *chronique*. Si vous avez à com-battre l'hépatite aiguë, et que le pouls soit dur, saignez jusqu'à ce qu'il devienne souple ; mais ne saignez pas si le pouls n'offre pas ce caractère de dureté. Faites des fumigations émollientes avec la mauve et la graine de lin. (Voyez *Etranguillons*.)

Donnez des lavements de mauve et de graine de lin, des boissons d'orge et de miel. Quand l'inflammation commencera à se calmer, purgez avec la crème de tartre ou avec la poudre de gentiane.

Si vous avez à combattre une hépatite chronique, c'est-à-dire permanente et ancienne, faites usage, autant que possible, du même traitement, et si la maladie se prolonge, suppléez-y par un léger exercice, par un régime régulier, par un pansage de tous les jours, par une bonne nour-riture.

Il règne encore une autre sorte d'hépatite qui a été signalée par quelques hommes de l'art, et qu'ils appel-lent *hépatoarachnoïdite*. C'est celle-là qu'on appelle vul-gairement *mal de feu*, *mal d'Espagne*. Les symptômes sont les mêmes que ceux de l'hépatite simple ; seulement, ils sont plus marqués ; la fièvre est plus aiguë, et elle s'accompagne de mouvements désordonnés; le malade frappe des pieds, secoue l'encolure, se heurte la tête, cherche à mordre, se mord lui-même quelquefois. — Le traitement de cette affection est le même que celui qu'on applique au *vertige*. (Voyez ce mot.)

HYDROCÈLE.

Accumulation de sérosité au scrotum.

On distingue les hydrocèles par *infiltration* et les hydrocèles par *épanchement*.

De l'hydrocèle par infiltration. — L'hydrocèle par infiltration a son siége dans le tissu cellulaire qui sépare les diverses tuniques du testicule ; elle est *essentielle* ou *sympathique*. Elle est essentielle quand elle tient à une maladie des parties dans lesquelles elle siége ; elle est sympathique, quand elle se forme sous l'influence d'une autre maladie, de l'hydropisie de l'abdomen, de la pourriture chez les bêtes à laine, etc.

L'hydrocèle par infiltration se développe sous la forme d'une tumeur molle, pâteuse ; quand la tumeur est chaude et douloureuse, c'est signe que l'hydrocèle est *essentielle ;* en ce cas, faites des fumigations émollientes avec la mauve et la graine de lin, faites aussi des lotions de la même nature; appliquez un bandage fréquemment humecté de décoctions analogues, et terminez en appliquant de l'eau de chaux aiguisée d'alcool ou de l'argile délayée dans du vinaigre. — Lorsqu'au contraire la tumeur est froide et sans douleur, c'est signe que l'hydrocèle est sympathique, et dans ce cas, le traitement n'est pas le même. Au reste, celle-ci est presque incurable ; on ne peut la guérir qu'en guérissant d'abord la maladie principale dont elle est un effet. Sans cela, on peut bien, au moyen d'incisions, dégorger les parties momentanément ; mais l'engorgement ne tarde pas à reparaître, tant que la maladie principale qui en est la cause, subsiste.

De l'hydrocèle par épanchement. — L'hydrocèle par épanchement a son siége dans la cavité même de la membrane séreuse ; elle survient souvent à la suite de froissements aux bourses. C'est une tumeur qui s'étend du fond du scrotum vers l'anneau inguinal, et qui est fluctuante, indolente ; c'est à ce dernier caractère qu'on la distingue de l'hydrocèle par infiltration, qui est pâteuse et ne *flotte* pas sous l'empreinte des doigts. — Prenez un trois quarts (instrument piquant de la chirurgie vétérinaire), et plongez-le dans la tumeur pour l'ouvrir et donner passage au liquide qu'elle contient.

HYDROPISIE.

Voyez le mot *OEdème.*

INAPPÉTENCE.

C'est ainsi qu'on appelle la perte de l'appétit. Nous ne pouvons que répéter ici ce que nous avons déjà dit aux mots *dégoût, courbature.* (Voyez ces mots.) L'inappétence est un symptôme, mais non pas une maladie spéciale.

Toutefois, quoiqu'en pareil cas ce qu'il y a de mieux à faire soit de rechercher la maladie principale pour la traiter, nous donnerons ici la recette d'une poudre destinée à combattre l'inappétence, et trouvée par MM. Lebas et Lelong qui l'indiquent dans leur *Pharmacie vétérinaire*. Prenez 40 grammes de poudre cordiale, 24 de racine de gentiane, 8 *d'assa fœtida*, 24 de crème de tartre (tartrate acidulé de potasse), 16 d'oxyde d'antimoine demi-vitreux, mêlez ces substances, pulvérisez et passez au tamis ; administrez cette poudre plusieurs jours de suite le matin à jeun dans le son, l'avoine ou le miel, à la dose de 64 grammes par jour pour le cheval ou pour le bœuf.

INCISIONS.

On pratique les incisions avec des intruments tranchants.

Le bistouri est le plus employé des instruments qui servent aux incisions. Il remplace avec avantage tous les autres. — Les plus usités parmi les bistouris, qui sont très-nombreux, s'appellent : — 1° le *bistouri droit* ordinaire, dont le tranchant doit être bien affilé, le dos évidé et droit ; — 2° le *bistouri à tranchant convexe* et à dos droit ou concave, qu'on emploie ordinairement pour l'extirpation des tumeurs ; — 3° le *bistouri boutonné*, dont la lame est étroite, a un tranchant droit, concave ou convexe, et au lieu de pointe une extrémité renflée en un bouton olivaire ; — 4° le *bistouri à anneau mobile*, dont la châsse a une largeur égale dans toute sa longueur, et dont l'anneau glisse d'une rosette à l'autre, et retient l'instrument ouvert ou fermé à volonté ; — 5° le *bistouri à serpette*, ou *à queue à l'anglaise*. — Il est encore une variété particulière de bistouri, qu'on appelle *feuilles de sauge*, c'est un instrument à un ou deux tranchants à lame concave sur plat, invariablement fixée sur son manche. On s'en sert pour les pieds sur lesquels on veut faire des opérations ; on les emploie aussi pour amputer des tumeurs à la surface de la peau.

Voici les règles les plus importantes à observer quand on pratique des incisions :

Il faut que les parties recouvertes de poils, de laine, de soie soient tondues, coupées ou rasées, que la pointe du bistouri soient bien acérée, que cet instrument soit bien affilé, dépouillé de rouille, et qu'il ait un tranchant net, doux et uniforme; que les parties à inciser soient mises auparavant avec la main dans un état de tension convenable ; que les incisions soient faites parallèlement à l'axe du corps ou de la partie du corps sur laquelle on opère, afin de ménager les muscles, les tendons, les vaisseaux et les nerfs; qu'elles soient pratiquées en promenant l'instrument à la surface des parties plutôt qu'en appuyant sur elles, afin d'éviter un redoublement de souffrance; que leur nombre soit ménagé, et qu'on leur donne du premier coup, s'il est possible, toute l'étendue et toute la profondeur qu'elles doivent avoir ; que dans tous les moments de l'incision, l'instrument soit tellement sous la puissance de la main qui le dirige, qu'il ne pénètre en aucun cas ni plus profondément, ni plus loin que le mal ne l'exige, et qu'il ne fasse jamais ce qu'on appelle des *échappées* par lesquelles l'opérateur, ses aides, ou l'animal lui-même pourraient être blessés.

INDIGESTION.

Trouble dans l'acte de la digestion.

Il y a plusieurs sortes d'indigestions : l'indigestion ordinaire ou *simple*, et l'indigestion dite *gazeuse*.

Indigestion simple. — Le cheval, et surtout le cheval de gros trait, est l'animal qui y est le plus sujet.

La trop grande quantité d'aliments pris à la fois et dans un seul repas ; le foin nouveau, le foin vasé, moisi, ou récolté pendant la pluie, les pailles rouillées, l'avoine échauffée, le trèfle et la luzerne paturés au moment où ces plantes sont recouvertes de rosée, l'eau quand elle est impure ou avalée trop froide, telles sont les causes ordinaires des indigestions simples.

L'indigestion simple est *aiguë* ou *chronique*. — Ses symptômes sont le dégoût du malade pour toutes sortes d'aliments, les bâillements fréquents, la dureté et la plénitude du pouls, la sécheresse de la peau, la dureté et la sécheresse des excréments, ou bien leur nature liquide, la sortie fréquente des gaz, quelquefois des efforts semblables à ceux qui précèdent le vomissement.

Mettez la bête à la diète, et gardez-vous surtout de la saigner ; administrez des injections de plantes aromatiques, de thym, de romarin ; donnez des lavements faits avec de la graine de lin, des têtes de pavot et de l'huile d'olive ; tenez le ventre bien couvert. Stimulez la membrane des voies alimentaires au moyen d'une ou de deux doses d'éther sulfurique, de 16 à 30 grammes chacune, et terminez par l'administration de quelques bouteilles d'eau salée, que vous donnerez une à une, d'heure en heure, ou de quelques bouteilles d'infusion de camomille, avec addition de 32 grammes d'eau-de-vie par bouteille! Si les symptômes persistent et s'il ne se produit pas d'évacuations, prenez 64 grammes de feuilles de séné, 32 grammes de sel d'Epsom (sulfate de magnésie), faites infuser le séné pendant six heures dans trois bouteilles d'eau, et faites-y dissoudre le sel ; puis, avec le tout, donnez un lavement, et renouvelez-le au besoin ; promenez aussi de temps en temps la bête au pas pendant quelques instants.

Si l'indigestion simple est *chronique*, c'est-à-dire si le trouble dans les fonctions digestives est permanent, ayez recours au traitement prescrit par nous contre l'*entérite chronique*. (Voyez ce mot.)

Indigestion gazeuse. — C'est cette maladie qu'en langage scientifique on nomme *météorisation*. Nous en parlerons à ce dernier mot. (Voyez *Météorisation*.)

INJECTION.

On fait les injections à l'aide des seringues; on les fait d'habitude dans le conduit des oreilles, dans les fosses nasales, dans le canal de l'urèthre, dans la vessie, dans le rectum, etc., suivant les maladies diverses.

Il faut, en matière d'injection, toujours proportionner la quantité du liquide à l'espace qui doit le recevoir; il faut aussi pousser très-doucement, toutes les fois que l'injection doit être portée sur un organe délicat. Si la cavité est considérable, munissez-vous d'une seringue pourvue d'une grosse canule, afin que le liquide puisse détremper et entraîner toutes les matières dont le séjour pourrait être nuisible, et qu'il agisse à la fois sur une plus grande surface; enfin, toutes les fois que l'injection ne doit pas être employée tout à fait froide, ne négligez pas de lui donner une température plus élevée que celle de la partie où il faut la porter.

JAUNISSE.

On la nomme scientifiquement *ictère*, et elle consiste dans la couleur jaune des yeux et de la membrane *buccale* de la bouche.

Les causes de cette maladie sont l'habitation des lieux humides, l'usage des eaux malsaines, des fourrages altérés ou vasés, les alternatives trop brusques du froid et du chaud, une suppression subite de transpiration, et enfin la présence de vers dans le foie ou de calculs biliaires dans les conduits bilifères.

Tristesse, accablement, chaleur de la langue, soif vive, diminution d'appétit, respiration difficile, dureté ou faiblesse du pouls, hérissement des poils, urines safranées et limpides à l'origine, puis troubles et rougeâtres, tension extrême des muscles de l'abdomen, tels sont, outre la couleur jaune des yeux et de la membrane qui tapisse la bouche, les symptômes prédominants de la jaunisse.

La jaunisse se développe tantôt avec rapidité, tantôt avec lenteur. Le traitement qu'il faut y appliquer dépend de la marche plus ou moins prompte et des causes du mal.

Si la jaunisse se montre subitement et que le malade soit un cheval jeune et vigoureux, faites une petite saignée à la jugulaire. Donnez pour boisson du mucilage de graines de lin, des décoctions d'orge nitrée. Ne donnez pour aliments que du bon son mouillé, et conduisez deux fois par jour la bête au pâturage pendant une heure ou deux, entre midi et quatre heures du soir. Donnez aussi des lavements composés d'une décoction d'orge et de nitre.

Si le malade est un cheval âgé, usé, ou bien un bœuf ou une bête à laine, suivez le même traitement, moins la saignée.

Quand la fièvre sera passée, purgez avec l'aloès s'il y a constipation.

Si au contraire la maladie se montre peu à peu, donnez des breuvages composés de décoction de racine de patience, de carottes, d'infusion de fleurs de sureau avec addition d'un peu de camphre, ainsi que des lavements de décoction de racine d'aunée. Administrez des aliments choisis dont la quantité soit surtout modérée, faites prendre un peu d'exercice, et faites usage du sel.

Quand la jaunisse a pour cause la présence de vers au foie, on emploie avantageusement la racine de gentiane. Faites aussi prendre en ce cas 16 grammes de suie de cheminée incorporés dans du suc de feuilles de rhue et d'absinthe. C'est un spécifique excellent. — Si la maladie est l'effet de la présence de calculs biliaires dans les conduits bilifères, faites des fumigations de vapeurs aqueuses sous le ventre de l'animal, et administrez au besoin, pour calmer les douleurs, quelques doses d'opium.

JAVART.

Ce nom est commun à plusieurs maladies de natures diverses qui se font remarquer soit aux pieds, soit sur les régions inférieures des membres des chevaux.

On distingue quatre espèces de javarts : — 1° le javart *cartilagineux* ; — 2° le javart *cutané* ; — 3° le javart *encorné* ; — 4° le javart *tendineux* ou *nerveux*.

Du javart cartilagineux. — C'est la carie partielle du fibro-cartilage de l'os du pied. — Le javart cartilagineux a pour causes ordinaires les suites de l'opération de la bleime (*voyez* bleime), lorsque le pus ne trouve pas d'issue et pénètre jusqu'au cartilage, les piqûres de clous qui s'implantent dans la sole, les contusions sur les parties latérales de la couronne. — Les chevaux de gros trait sont plus sujets à cette sorte de javart que les chevaux de selle.

Le javart s'annonce par une tumeur qui survient à la couronne ; cette tumeur est chaude, douloureuse et dure habituellement. Une ou plusieurs fistules s'ouvrent sur l'étendue de cet engorgement, et donnent écoulement à une humeur purulente. — Toutefois il arrive, quoique bien rarement, qu'il ne se forme pas de fistule : alors on reconnaît l'existence du javart à une boiterie extrêmement marquée, à la tuméfaction de la couronne et au suintement qui s'y établit.

Quand la carie n'existe qu'au talon, qu'elle est récente, que la fistule a peu de profondeur, il suffit quelquefois de couper les poils autour du point malade et d'entourer le pied d'un cataplasme émollient : on prend 500 grammes de farine d'orge, on la fait bouillir dans du lait, puis on ajoute un peu de beurre ou de graisse. On renouvelle ce cataplasme matin et soir pendant l'espace de quelques jours. On donne aussi des bains de pied faits avec une décoction de feuilles de mauve et de graine de lin. — Sous l'influence de ce traitement simple, la portion de cartilage cariée ne tarde pas à se montrer à l'orifice de la fistule, puis elle tombe d'elle-même en laissant une plaie légère qui se cicatrise bientôt. — Si la carie résiste au traitement ci-dessus indiqué, extirpez le point altéré avec le bistouri.

Quand la carie est ancienne, que la fistule est profonde, c'est le feu qu'il faut employer. — Commencez par envelopper pendant quelques jours la couronne d'un cataplasme émollient comme celui que nous venons d'indiquer, et laissez le malade à l'écurie jusqu'à ce que l'inflammation ait sensiblement diminué. — Alors parez le pied, surtout vers le quartier et le talon correspondant au côté attaqué ; mettez un fer à planche (voyez *Ferrure du cheval*) à l'animal, puis procédez à l'opération ainsi qu'il suit : fixez solidement la bête debout et prenez un cautère conique (instrument de la chirurgie vétérinaire) chauffé à blanc et ayant une longueur et un diamètre proportionnés à la profondeur et à la largeur du trajet fistuleux; plongez-le dans la direction de la fistule, de manière qu'il pénètre jusqu'au fond. Après la cautérisation de la fistule, si la couronne est engorgée, disséminez quelques pointes de feu (voyez le mot *Eponge*) sur toute l'étendue de l'engorgement ; — recouvrez ensuite les parties cautérisées d'onguent populeum et d'un autre cataplasme émollient jusqu'à la chute des croûtes formées par l'application du feu.

Si les plaies mises à découvert par la chute des croûtes sont pâles, pansez avec la teinture d'aloès ; si le pus est fétide, mêlez à cette teinture de l'onguent égyptien. — Si au contraire les plaies sont de couleur vermeille et le pus sans mauvaise odeur, pansez avec des plumasseaux (voyez le mot *Cancer*) imbibés d'eau légèrement aiguisée d'eau-de-vie.

Du javart cutané. — Espèce de clou, de furoncle, tumeur de forme conique qui se forme dans la peau du paturon, s'élève en pointe et finit par s'ouvrir. — Ce javart l'effet de la malpropreté ou d'une piqûre. — Il a de gravité.

Appliquez des cataplasmes émollients (voyez *javart cartilagineux*), laissez l'animal au repos pendant quelques jours, et si l'abcès tarde à s'ouvrir, ouvrez-le avec le bistouri.

Du javart encorné. — Tumeur inflammatoire qui a son siége sous la corne à l'un des quartiers et qui provient des mêmes causes que le javart cartilagineux. —

Enlevez avec la rénette et la feuille de sauge (instruments de la chirurgie vétérinaire) toutes les portions de corne soulevées par le pus. (Voyez *Bleime, Dessolure.*)

Du javart tendineux ou nerveux. — Tumeur phlegmoneuse située dans le pli du paturon autour des tendons fléchisseurs, soit en dedans, soit en dehors; engorgement plus douloureux que celui du javart cutané, et qui, se propageant rapidement, embrasse quelquefois toute la couronne, le paturon, le boulet et souvent une partie du canon.

Faites usage d'abord de cataplasmes et de bains de la nature de ceux que nous avons prescrits plus haut pour combattre le javart cartilagineux, si l'inflammation locale est devenue générale, s'il y a fièvre, mettez à la diète et saignez l'animal. En outre prévenez l'accumulation du pus dans l'intérieur, et hâtez-vous de pratiquer avec le bistouri, *même avant la formation de l'abcès,* une incision longitudinale de dix-huit à vingt-quatre lignes sur toute l'épaisseur de la peau jusqu'auprès des tendons, dans le milieu du pli du paturon, le plus près possible du pied. Cette opération, destinée à donner passage à l'humeur purulente, ne saurait avoir lieu trop tôt. La retarder serait le signal de la mort de la bête.

Pansez ensuite la plaie avec une étoupade imbibée d'une solution d'extrait aqueux d'opium, et faites prendre des bains au membre dans de l'eau de mauve mêlée d'une décoction de têtes de pavot.

JETAGE.

Ecoulement par les naseaux. (Voyez *Coryza, Gourme, Morve.*)

LADRERIE.

C'est cette maladie qu'on appelle dans les campagnes *pourriture de Saint-Jacques*. Elle est spéciale au cochon, et consiste dans le développement au tissu cellulaire d'un grand nombre de vésicules.

Les aliments malsains, les logements insalubres, le défaut d'exercice, les eaux impures, telles sont les causes de la ladrerie qui attaque les jeunes porcs de préférence aux vieux.

La plupart des praticiens la considèrent comme héréditaire, mais il n'est pas encore démontré qu'elle soit contagieuse.

Les symptômes de ce mal sont vagues, et nous pensons qu'il est inutile de les mentionner ici, car nous n'avons aucun remède à opposer à cette affection. La ladrerie a toujours été réputée incurable, et quand on la voit attaquer un animal, il n'y a rien à faire qu'à le sacrifier. —La chair du cochon ladre est fade, mais non malsaine.

LAMPAS.

Voyez le mot *fève* — c'est la même maladie sous deux noms différents.

LIMACE.

Maladie des bœufs et des vaches. — La limace commence par une légère inflammation entre les deux onglons, par un gonflement de la peau qui blanchit peu à peu et où se forment des crevasses ulcéreuses, noirâtres, d'où s'échappe une humeur fétide; alors la bête souffre beaucoup et a souvent un fièvre très intense.

La limace a pour causes le contact habituel des fumiers, des boues âcres, des piqûres à la peau, le séjour de graviers entre les deux onglons, et même le défaut de propreté ; — cette maladie attaque de préférence les animaux habitués à des travaux paisibles, surtout dans les pays pierreux montagneux. Elle règne quelquefois à l'état épizootique.

La limace n'a que très peu de gravité alors qu'elle est prise au début et qu'elle a pour cause le contact des graviers, des boues, des fumiers. — Tenez très proprement le pied malade, donnez des bains locaux et appliquez des cataplasmes ; pour cela, prenez deux poignées de feuilles de mauve, une poignée de farine de lin, faites cuire la mauve, ajoutez ensuite la farine de lin, remuez et appliquez chaud. S'il y a fièvre, saignez à la veine sous-cutanée du membre. — Outre cela mettez un peu d'onguent populeum entre les deux onglons sur les points affectés. S'il existe déjà des crevasses, faites des lotions avec une éponge imbibée d'une solution de sulfate de cuivre.

Si la limace est ancienne, ou bien si elle a résisté à l'usage du traitement qui précède, appliquez de l'onguent égyptien et ajoutez-y, si le mal est grave, un peu de sublimé corrosif. — Si les bords de l'ulcère sont noirs, baveux ou bien calleux, amputez les mauvaises chairs avec le bistouri, et appliquez un cautère chauffé à blanc (instrument de la chirurgie vétérinaire) en ayant soin de ne pas brûler trop avant. Pansez ensuite avec de l'eau-de-vie, quand la chaleur aura disparu, appliquez sur la plaie pour la faire sécher de la poudre de quinquina, ou d'écorce de chêne, de vesse-loup ou de lycopode.

LOUPE.

Tumeur plus ou moins molle et élastique qui se développe au milieu du tissu cellulaire, qui se voit fréquemment chez le cheval, surtout chez les chevaux dont les ʰarnais s'adaptent mal aux formes, et qui se place partiᵗlièrement au pourtour des épaules, au poitrail et quelᵗqefois dans le voisinage des articulations.

Mal ordinairement sans gravité et qu'on guérit par le même traitement que celui qui s'applique aux abcès. (Voyez le mot *Abcès*.)

LUMBAGO.

Maladie des reins qui attaque souvent les chevaux et les vaches et qui consiste soit en une inflammation, soit en un rhumatisme.

Le lumbago a pour cause les efforts pénibles, les travaux excessifs, l'humidité, les changements brusques de température.

Appliquez sur les reins des ventouses scarifiées (voyez le mot *Ventouse*) et frictionnez-les avec un liniment composé de 64 grammes de racine de guimauve, 125 grammes d'huile d'olive douce et 500 grammes d'eau, faites bouillir la guimauve jusqu'à réduction du tiers, passez la décoction, ajoutez l'huile et ayez soin d'agiter le mélange.

MAL DES ARDENTS.

Voyez le mot *Feu-St.-Antoine*.

MAL DE BOUCHE.

Voyez le mot *Chancre*.

MAL DE BROU.

Voyez *Maladie des bois*.

MAL DE CERF.

Voyez le mot *Tétanos.*

MAL DE FEU, MAL D'ESPAGNE.

Inflammation du cerveau. Voyez le mot *vertige.*

MAL DE GARROT (*mal d'encolure*).

Maladie qui a son siége à la partie postérieure de l'encolure, en avant du dos et au-dessus des épaules.

La cause ordinaire de cette maladie, ce sont les frottements, les pressions produites par la selle.

Le mal du garrot commence par une simple contusion qui dégénère promptement en une tumeur phlegmoneuse.

Appliquez sur le siége de la contusion un gazon frais imbibé de vinaigre et exercez une forte compression à l'aide de la selle bien sanglée. Appliquez aussi, s'il le faut, des compresses imbibées d'extrait de saturne, ou bien encore imbibez d'eau-de-vie les poils de la partie, puis avec un morceau de savon, frictionnez vigoureusement les points affectés. — Si l'inflammation se manifeste, appliquez des ventouses scarifiées (voyez le mot *Ventouses*) mettez la bête à la diète et aux boissons blanches nitrées.

Quelquefois la tumeur persiste; appliquez alors des vésicatoires, et, en cas d'insuccès ayez recours au bistouri, mais seulement après avoir reconnu l'utilité de l'emploi des moyens que nous venons d'indiquer. Faites alors une ou deux incisions de chaque côté de la tumeur afin d'ouvrir un passage au liquide qu'elle renferme, puis détergez avec de l'eau légèrement animée d'eau-de-vie les parties incisées et appliquez ensuite à l'extérieur une étoupade maintenue par un surfaix, appareil que vous ne leverez qu'au bout de huit ou dix jours.

Il arrive parfois quand on ouvre l'abcès ou les abcès, car il y a souvent plusieurs foyers de pus, que des parties ligamenteuses cariées se détachent, que la plaie est de mauvaise nature, que les chairs se boursouflent, que le pus d'abord sans mauvais caractère ne tarde pas à devenir verdâtre, infect, enfin qu'on reconnaît tous les symptômes de la carie des ligaments, des cartilages et même des os. — En ce cas là, prenez 125 grammes de sous-acétate de plomb liquide, 64 grammes de sulfate de zinc cristallisé, autant de sulfate de cuivre également cristallisé, et un litre de vinaigre blanc. Dissolvez les sels pulvérisés dans le vinaigre, ajoutez peu à peu le sous-acétate de plomb, et agitez bien le mélange ; puis nettoyez soigneusement les plaies avec ce liquide tous les jours ou tous les deux jours.

MAL DE TAUPE.

Tumeur qui se manifeste à la partie supérieure et antérieure de l'encolure en arrière du toupet et des oreilles, absolument semblable par ses symptômes et par ses causes au mal dit de garrot. Elle n'en diffère que par la place qu'elle occupe, voyez par conséquent, pour connaître le traitement qu'elle réclame, l'article précédent (*Mal de garrot*).

MAL DE TÊTE DE CONTAGION.

Maladie grave dont on ne connaît pas les causes et qui attaque subitement les chevaux. — Sensibilité et chaleur de la peau, grossissement démesuré de la tête, sortie par les naseaux et par la bouche de mucosités glaireuses, inflammation des yeux, difficulté de respiration, impossibilité d'avaler les aliments soit solides soit liquides, engorgements aux autres membres, aux testicules, aux lèvres et au nez, tels sont les symptômes de cette terrible maladie qui conduit promptement à la mort.

La guérison est difficile ; toutefois on a réussi fréquemment au moyen de l'application de larges vésicatoires à la partie supérieure de l'encolure. On emploie aussi quelquefois avec avantage l'acétate d'ammoniaque.

MALADIE DES BOIS. (*Mal de Brou.*)

Inflammation aigüe de la membrane gastro-intestinale, qui se manifeste chez les chevaux, chez les bêtes à cornes et les bêtes à laines qu'on mène paître dans les bois à la fin du printemps. Les jeunes bourgeons, au moment de la pousse, et notamment ceux du chêne et du frêne, agissant d'une façon malfaisante sur les organes digestifs, produisent cette maladie.

Rougeur des membranes muqueuses, soif d'abord vive, puis inextinguible, sècheresse de la bouche, chaleur de la peau, constipation, difficulté d'uriner, coliques, urines épaisses d'abord, puis claires, excréments rares, durs, mêlés de sang fétide et recouverts de glaires; poil piqué, fréquence et intermittence du pouls, alternative de froid et de chaud à la tête et aux extrémités; mouvements convulsifs chez le bœuf notamment, frissons, mouvements subits de la queue chez les chevaux, érections fréquentes du pénis, et signes de chaleur, sensibilité très marquée le long de l'épine dorsale, et principalement vers le garrot ; sortie par les naseaux d'une matière épaisse, sanguinolente, par la bouche d'une bave visqueuse et fétide, tels sont les symptômes du mal qui vont toujours en s'aggravant; enfin, au bout de quelques jours, faute d'un traitement convenable, l'animal ne peut plus se soutenir ; il chancelle, le pouls s'efface, la peau se refroidit, les yeux étincellent, et il meurt au milieu des souffrances.

Mettez à la diète, faites des saignées plus ou moins copieuses et plus ou moins réitérées, suivant la gravité du mal, l'âge et la vigueur du malade ; administrez fréquemment des breuvages faits avec la décoction de graine de lin, de mauve ou de guimauve, légèrement nitrée, et des lavements composés des mêmes substances ; faites aussi des fumigations de vapeurs aqueuses sous le ventre ; n'oubliez pas surtout de retirer les malades du bois et de les mettre dans un lieu propre et chaud. — Si le mal persiste, prenez 65 grammes de racine de gentiane, 32 grammes de petite centaurée, 16 grammes d'absinthe, un litre et demi d'eau, faites bouillir le tout jusqu'à réduction d'un litre, tirez à clair et faites avaler tiède. — Le lendemain, prenez 95 grammes de quinquina jaune concassé, 125 grammes d'acétate d'ammoniaque, 4 grammes de camphre, 2 litres d'eau, faites une décoction avec le quinquina, tirez-la à clair, et ajoutez-y, quand elle est froide, l'acétate d'ammoniaque et le camphre préalablement divisé dans un jaune d'œuf, et donnez-en deux doses dans la journée.

D'un autre côté, prenez encore un litre et demi d'infusion d'absinthe, 32 grammes de sel ammoniac, faites dissoudre le sel ammoniac dans l'infusion et administrez en lavement en une seule fois.

MALADIE DE SANG.

Cette maladie a reçu différents noms, et on l'appelle encore *le sang*, *la chaleur*, *sang de rate*. C'est une maladie spéciale aux bêtes à cornes et aux bêtes à laine, attaquant même celles-ci de préférence aux autres. — Elle a cela de particulier qu'elle atteint les bêtes les mieux portantes en apparence et les plus vigoureuses, et cela si subitement et d'une façon si terrible que l'animal expire quelquefois au bout d'une demi-heure. — L'époque où cette maladie exerce le plus ses ravages, c'est l'été et surtout le mois de juillet et celui d'août.

Les causes de la maladie de sang, c'est la chaleur et la sècheresse de l'atmosphère, jointes à une nourriture trop abondante et trop substantielle. « Je suis persuadé, » dit le célèbre vétérinaire Tessier, que nous aimons à » citer en cette circonstance, que ce qui contribue le » plus à la maladie de sang, c'est l'opiniâtreté des ber- » gers à ne pas vouloir ramener à la maison les bêtes » qu'ils gardent sans qu'elles aient l'estomac rempli, » même dans les pays où les plantes contenant plus de » parties nutritives qu'ailleurs, elles devraient n'en » manger que très peu. J'ai souvent pensé que si la » Beauce éprouvait tous les ans dans beaucoup de » communes, des pertes sur les moutons par la mala- » die de sang, c'en était la seule cause. »

Perte sensible de l'appétit, mouvements convulsifs aux lèvres et à la queue, tous les signes de l'étourdisse-ment, difficulté extrême et douloureuse pour uriner, urine rare et sanguinolente, rougeur vive du blanc de l'œil, écoulement par la bouche d'une bave gluante, et puis bientôt après d'un sang épais et noir, tels sont les symptômes de la maladie de sang.

Cette maladie est incurable; toute bête attaquée est perdue sans remède; rien ne peut la sauver, et si nous avons parlé de ce mal terrible, c'est pour indiquer ses

lement les moyens préservatifs qu'il réclame vis à vis des bêtes non encore attaquées.

Moyens préservatifs. — Aussitôt qu'une bête est morte de cette maladie, saignez sans retard tous les animaux qui, par leur vigueur, par la rougeur des lèvres, la couleur vermeille des yeux, annoncent un excès de santé. Si ce sont des bêtes à laine, pratiquez surtout la saignée sur celles qui marchent en tête du troupeau ; quelques jours après, baignez-les. Ayez soin de les mettre à l'abri du soleil, de les faire boire très souvent en été, si les pâturages où elles paissent sont secs. En hiver, donnez-leur de l'orge mêlée aux racines aqueuses, telles que choux, carottes, betteraves, pommes de terre, aspergez les fourrages secs d'une dissolution de vitriol vert, ne tenez pas les animaux dans des lieux trop chauds.

MALADIE DE SOLOGNE. (*Mal rouge.*)

Maladie des bêtes à laine qui règne particulièrement dans la Sologne, et qui participe à la fois de deux autres maladies, la *maladie de sang* et la *pourriture*.

Les causes de ce mal, qui se déclare épizootiquement en mai, juin et juillet, sont l'insuffisance de la nourriture, l'humidité de l'atmosphère, la nature aqueuse des herbes que mangent les animaux.

L'œil larmoyant, terne et presque couvert, la pâleur des gencives, des lèvres et de la langue, la lenteur dans l'écoulement des urines, une faiblesse extrême, la présence dans les naseaux d'une matière épaisse, la sortie par la bouche d'une bave écumeuse, des émissions sanguines par le nez ou par l'anus, une soif ardente, tels sont les symptômes de ce mal dangereux qui dure de six à dix jours.

Mettez les animaux à un régime d'herbes sèches et surtout de genêt. Donnez-leur des breuvages d'une décoction de baies d'alkekenge, ou d'écorce moyenne, de sureau ou de sauge, ou d'hysope, de pouliot ou de toute autre plante aromatique en y joignant 4 à 8 grammes de sel de nitre par pinte de boisson ; mais hâtez-vous d'employer ces moyens au début de la maladie, si vous voulez obtenir le succès.

MAMMITE.

C'est l'inflammation, l'engorgement des mamelles chez les juments, les vaches, etc.

Nous avons à l'article *Araignée* traité particulièrement de la mammite des brebis et des chèvres; nous allons nous occuper ici de cette maladie dans ses rapports avec les autres femelles d'animaux domestiques, particulièrement avec les vaches et juments.

Les causes qui amènent la mammite sont la mise bas et ses suites, les contusions, l'exposition à un air humide et froid, la négligence à traire les vaches, l'activité de la sécrétion laiteuse, la grosseur des mamelles.

Gonflement, tension, douleur, voilà les signes de la mammite.

Employez au début, si la douleur n'est pas encore très vive et si la peau n'a pas changé de couleur, les lotions émollientes avec un mélange de 64 grammes de racine de guimauve et autant de laudanum liquide. (On fait bouillir la racine dans trois bouteilles d'eau, on coule et on ajoute le laudanum.) Ou bien encore commencez par lotionner avec du vinaigre ou une légère solution aqueuse de sulfate de fer ; mais si ces moyens-là ne réussissent pas très promptement, arrivez vite aux lotions émollientes de racine de guimauve mêlée de laudanum dont nous venons de donner la formule, et surtout ne négligez pas d'extraire le plus souvent et le plus doucement possible le lait des mamelles pour ne pas l'y laisser séjourner ; faites aussi des frictions sur la surface du corps avec un simple morceau de flanelle ou tout autre tissu de laine.

Si ce traitement ne réussit pas à produire le dégorgement, si l'inflammation persiste ou s'accroît, s'il y a tension, rougeur, chaleur, douleur vive, pratiquez sans tarder une ou plusieurs saignées aux veines sous-cutanées abdominales (*du bas-ventre*). Vous pourriez même, si la dépense ne vous arrêtait pas, appliquer une soixantaine de sangsues. — Donnez des bains de vapeur sur l'organe malade, soutenez la mamelle avec un suspensoir matelassé pour obvier aux tiraillements douloureux que produit son augmentation de volume. — Si l'inflammation est très intense, qu'on n'obtienne par la traite qu'un lait séreux de couleur roussâtre, que les trayons soient douloureux à la moindre pression, qu'il y ait fièvre et perte d'appétit, appliquez, en le maintenant avec le suspensoir, un cataplasme de farine de lin délayée dans une décoction de têtes de pavot, ou bien faites des onctions d'onguent populeum. S'il se forme des foyers purulents, ouvrez-les à l'aide du bistouri, et pansez-les dans le début avec une décoction de racine de guimauve ou d'orge miellée, et ensuite, quand l'inflammation sera un peu calmée, avec le vin rouge chaud ou la teinture d'aloès étendue d'eau.

Si l'engorgement tend à aboutir à l'*induration*, c'est-à-dire si les mamelles s'endurcissent après l'emploi des moyens qui précèdent, faites usage du liniment ammoniacal camphré ; prenez 250 grammes d'alcool à 22 degrés, 64 grammes de savon blanc, 16 grammes de sel ammoniac, 4 grammes de camphre ; faites dissoudre le camphre, le savon et ensuite le sel ammoniac dans l'alcool, et frictionnez les mamelles avec une partie de ce mélange ; ou bien encore simplement avec la pommade d'hydriodate de potasse.

Quelquefois ces divers moyens échouent, et le mal, en dernière analyse, se termine par un commencement de gangrène. Faites alors des onctions multipliées d'onguent populeum pour faciliter la chute des croûtes. Après cette chute, pansez la plaie avec du vin chaud ou avec une solution de chlorure de chaux. Si la glande mammaire est gangrenée, il faut l'extraire en la déchirant par portions avec les doigts et en évitant avec soin les artères.

L'engorgement des mamelles est rare chez les truies, il se traite par les moyens que nous venons de faire connaître ; chez les chiennes, il est au contraire fréquent, et le traitement est encore le même ; seulement, chez ces dernières femelles, on fait aisément avorter la mammite au début en appliquant sur les mamelles, après la mise bas, de l'argile délayée dans du vinaigre ou du blanc d'Espagne délayé dans l'eau froide.

MARASME.

Voyez ce que nous en avons dit à la première partie de cet ouvrage : *Hygiène des animaux domestiques en général :*

MATIÈRE SOUFFLÉÉ AUX POILS.

On dit que la matière souffle aux poils lorsque le pus qui s'est formé dans le sabot, à la suite d'un accident quelconque du pied, s'élève le long de la muraille et se fraie une issue aux alentours des poils de la couronne. Donnez passage au pus (*V.* du reste à cet égard les mots *Clous de rue, Dessolure, Javart,* etc.)

MÉTÉORISATION.

C'est l'indigestion dite gazeuse.

Nous traiterons d'abord de la météorisation chez le cheval et nous examinerons ensuite cette maladie chez les ruminants.

Météorisation du cheval.—La météorisation est beaucoup plus grave chez le cheval que chez les animaux ruminants.

Ses causes sont à peu près les mêmes que celles des indigestions ordinaires; c'est l'usage des herbes vertes et surtout du vert de sainfoin, particulièrement de trèfle et de luzerne, prises en trop grande quantité à la fois, ou encore l'abus de graine de pois, de vesce, de fèverolles, d'orge, de seigle, de blé, de maïs, d'avoine et de lin.

Les symptômes du mal se développent rapidement, le ventre s'enfle, les flancs se soulèvent, la bête gratte le sol, regarde son ventre et cherche quelquefois à le frapper avec l'un de ses pieds de derrière. Elle se couche et se lève sans cesse, des sueurs abondantes se manifestent, la respiration est difficile. Le mal procède par accès qui sont suivis de moments de calme ou plutôt d'abattement. L'animal pendant les accès marche à grands pas si on lui donne de l'exercice, l'accablement ne tarde pas à devenir profond, les yeux deviennent mornes, le malade porte la tête basse, les ailes du nez se soulèvent d'une manière convulsive. Le pouls s'efface, le corps tremble et se refroidit et la mort arrive.

Lorsque la météorisation n'est pas très intense. On la calme souvent en administrant des breuvage toniques et des lavements laxatifs. Prenez 50 grammes de fleurs de tilleul, 16 grammes d'éther sulfurique et un litre d'eau ; faites une infusion avec les fleurs, laissez refroidir, ajoutez l'éther et donnez à boire en une fois. Quant aux lavements, faites-les avec la crême de tartre, l'huile d'olive ou le *sel d'Epsom*. Réitérez les lavements et breuvages s'il y a lieu.

Si la météorisation est très forte, mettez deux cuillerées d'eau de javelle (chlorure d'oxyde de potassium) dans une bouteille d'eau froide et faites boire au malade ; quelques minutes après, présentez une dose nouvelle de ce même breuvage dont vous pouvez donner sans inconvénient jusqu'à 350 grammes (d'eau de javelle pure et non compris l'eau).

Météorisation des bêtes à cornes et des bêtes à laine. —Les causes en sont les mêmes que celles de la météorisation du cheval. — En voici les symptômes : le ventre est ballonné et résonne comme un tambour ; les parois du bas-ventre sont très tendues. — Au reste, cette maladie se présente sous plusieurs formes et avec divers caractères. On distingue : 1° la *météorisation aiguë simple* ; — 2° la *météorisation aiguë compliquée* ; — 3° la *météorisation chronique.*

De la météorisation aiguë simple chez les bêtes à cornes

et les bêtes à laine. —Le flanc gauche s'élève, se gonfle, au point de s'élever au-dessus de l'épine dorsale; le malade tend le cou , halète, les vaisseaux de la face se gorgent, les narines se dilatent et la langue pend hors de la bouche qui est béante , la bête grince des dents et reste raide et immobile. Bientôt le pouls s'efface, et l'animal pousse des cris plantifs, s'agite, chancelle, son corps se refroidit et il meurt en rendant par la bouche et par les naseaux des matières alimentaires. La mort peut arriver en moins de trois ou quatre heures.

Si la météorisation ne vous paraît pas grave, bornez-vous à mettre le malade à la diète, à le promener quelques instants au pas, à le bouchonner doucement, à lui administrer quelques breuvages d'eau salée, d'eau de savon ou de sous-carbonate de potasse, et à lui jeter de l'eau froide sur le dos et le ventre.

Mais si la météorisation s'annonce avec tous ses symptômes les plus marqués, hâtez-vous, sans perte de temps d'administrer à la bête un médicament énergique. Si c'est un bœuf ou une vache, prenez 10 à 12 grammes d'ammoniaque liquide et versez-les dans un litre d'eau froide, puis administrez ce breuvage que vous réitérez d'heure en heure, ou bien prenez 64 grammes du même médicament, mêlez également à l'eau et donnez en une seule fois. — En place de l'ammonique, vous pouvez donner de l'éther sulfurique à la dose de 8 grammes d'heure en heure ou de 64 grammes en une fois. Si c'est un mouton , une chèvre, une brebis , etc., ne donnez l'ammoniaque qu'à la dose de 15 à 25 gouttes, et l'éther qu'à la dose de 2 grammes dans un demi-litre d'eau froide.

En outre, pour obtenir le dégagement des gaz, si

c'est un bœuf, tirez-lui la langue, après lui avoir levé un peu la tête, jetez au fond de la bouche une poignée de sel pour exciter les mouvements des mâchoires, et appuyez une palette en bois sur la base de la langue, mais pas trop fort. — Si c'est un animal à laine, conduisez-le tout simplement dans un lieu frais, et pressez doucement ses flancs avec les mains.

De la météorisation aiguë compliquée de surcharge d'aliments chez les bêtes à cornes et les bêtes à laine. — Cette sorte de météorisation est encore plus grave que la précédente. — Elle s'accompagne souvent de la rupture du *rumen*, et on la reconnaît à la plénitude du ventre qui résiste à la main portée sur le flanc gauche. Il faut, en ce cas-ci, se hâter de donner issue aux gaz accumulés et aux matières alimentaires.

Prenez un bistouri à longue lame, et pratiquez une longue incision au flanc gauche. Pour cela, enfoncez l'instrument perpendiculairement à la partie supérieure du flanc, le dos du bistouri tourné vers les vertèbres des reins, et en ayant le soin de bien traverser d'un seul coup les parois du bas-ventre et celles du rumen; ensuite retirez le bistouri en prolongeant d'un seul coup l'incision inférieurement jusqu'à ce qu'elle ait quatre à cinq travers de doigt de longueur chez les bêtes à cornes et environ deux pouces chez les moutons. — L'incision ouvre un passage à un gaz et aux matières, mais il est bon d'extraire soi-même une certaine quantité des aliments que le rumen renferme, en évitant pourtant de le vider tout-à-fait.

Après cette opération, il importe de délayer ce qui reste d'aliments dans le rumen : pour cela, introduisez à l'aide d'un entonnoir ou d'une corne, par l'ouverture pratiquée, de l'éther sulfurique ou de l'ammoniaque aux doses et selon les formules précédemment indiquées. — Ensuite fermez l'ouverture à l'aide d'une suture à bourdonnets et pansez comme pour une plaie simple. — Ne donnez à la bête que des aliments liquides (eau blanche) pendant les premiers jours qui suivent l'opération ; lorsque la plaie sera cicatrisée, donnez des aliments solides, choisis et faciles à digérer.

De la météorisation chronique chez les bêtes à cornes et les bêtes à laine. — Elle a toujours lieu avec surcharge d'aliments ; l'appétit, dans ce cas, se déprave ; la bête mange du bois, du cuir, du linge, de la terre ; la rumination est lente, les excréments sont secs et consistants. La bête rote souvent, et ses rots ont l'odeur d'œufs pourris. Le poil devient terne, les yeux chassieux, et le malade maigrit et s'affaiblit.

Ayez recours à l'incision au flanc gauche, et procédez, comme nous l'avons dit plus haut. — Après l'opération, introduisez par l'ouverture, à l'aide d'un entonnoir ou d'une corne, un liquide composé de 64 grammes de racine de guimauve, 125 grammes de mélasse et d'un litre et demi d'eau (faites bouillir jusqu'à réduction du quart, passez et laissez refroidir). Administrez aussi quelques lavements purgatifs. Prenez 64 grammes de feuilles de séné, 32 grammes de sulfate de magnésie, faites infuser le séné pendant six heures dans trois bouteilles d'eau, et faites-y dissoudre le sel. — Quand la bête sera mieux et que la plaie sera cicatrisée, donnez-lui des breuvages amers composés avec l'absinthe, la camomille, la sauge, etc.

MÉTRITE.

Inflammation de la muqueuse de la matrice.

Les causes en sont les accouplements difficiles, le séjour prolongé du placenta dans la matrice, et enfin le contact de l'air froid ou de la pluie, après la mise bas.

Envies fréquentes d'uriner, écoulement par la vulve d'une matière muqueuse, fétide, pouls fort, accéléré; abdomen douloureux, rougeur de la muqueuse vaginale et quelquefois paralysie des membres de derrière, tels sont les symptômes de la métrite.

Prenez un morceau de laine ployé en plusieurs doubles, imbibez-le d'une décoction de graine de lin ou de feuilles de mauve ou de gros son, et appliquez-le sous le bas-ventre, en le maintenant au moyen d'une enveloppe; faites aussi dans le vagin, à l'aide d'une seringue, des injections d'une décoction de racine de guimauve; prenez 64 grammes de graines de lin, autant de têtes de pavots blancs écrasées et 64 grammes de beurre frais; faites bouillir pendant un quart d'heure les têtes de pavots séparément; ajoutez la graine de lin, et continuez l'ébulition pendant le même espace de temps. Passez, puis ajoutez le beurre; laissez refroidir un peu, et puis administrez ce composé en lavement. Donnez-en plusieurs, s'il le faut, et mettez la malade à la diète.

Si l'inflammation est violente, saignez.

MISE BAS.

Voyez le mot *Accouchement.*

MORFONDURE.

Voyez les mots *Bronchite* et *Coryza.*

MORVE.

Écoulement, *jetage* de mucosité par le nez avec engorgement des ganglions de l'auge, et ulcération de la membrane pituitaire. — C'est la maladie sur laquelle les auteurs spéciaux ont composé le plus d'ouvrages, et émis les opinions les plus contradictoires, tant sur son règne et sa nature que sur les moyens curatifs les plus propres à la guérir. — Les uns la considèrent comme une affection *générale* qui peut durer longtemps sans que les symptômes ultérieurs, le jetage, l'engorgement, les ulcérations se manifestent, ceux-là font du poumon, le siége de la maladie. — Les autres regardent, au contraire, la morve comme une affection *locale*, comme une simple inflammation de la muqueuse nasale.

Les causes présumées de la morve sont un mauvais régime, des habitations malsaines, les aliments avariés, les fatigues excessives, les variations atmosphériques, les écuries obscures, basses, traversées par des courants d'air, tout ce qui peut troubler ou suspendre les fonctions respiratoires de la peau. Le peu d'espace laissé libre au cheval dans l'écurie peut, d'après quelques praticiens, devenir une cause de morve.

La morve exerce particulièrement ses ravages dans les pays marécageux, les lieux humides.

La morve se distingue en deux variétés : 1° la morve chronique; 2° la morve aiguë.

Morve chronique. — La morve chronique débute par un jetage demi transparent, peu fétide, par la pâleur des gencives, par un petit engorgement ordinairement arrondi, situé plus ou moins profondément à la face interne de la mâchoire inférieure, quelquefois indolent et souvent douloureux à la pression, par une toux sèche. — Tant que la maladie reste à ce point, elle est aisée à guérir, et l'animal au reste, sauf les symptômes que nous venons d'énumérer, paraît jouir d'une bonne santé, et garde l'appétit. — Enfin, l'œil devient larmoyant, de petits ulcères blafards, jaunâtres, se développent sur la pituitaire, augmentent graduellement tant en profondeur qu'en étendue, soit en envahissant les parties voisines, soit par leur réunion avec d'autres ulcères qui ont suivi la même marche; le jetage devient plus abondant, plus infect; il se mêle à des stries sanguinolentes (épanchement de sang), la respiration est laborieuse, difficile. — Lorsque le mal en est arrivé là, la guérison en est plus difficile; si on attend pour le traiter, il devient promptement incurable.

Faites des injections dans les naseaux, et à l'aide d'une seringue, avec une décoction de mauve ou de guimauve, ou mieux encore avec une injection d'absinthe ou de coloquinte dans le vin, et donnez des breuvages d'eau nitrée et de concombre sauvage. Saignez plusieurs fois au besoin; faites respirer des vapeurs d'eau tiède de son ou de farine d'orge dirigées dans les cavités nasales au moyen d'un seau qu'on attache à la tête du cheval, et où l'on place l'eau. Donnez aussi des fumigations de vinaigres, de baies, de genièvre, et autres excitants, de camphre, etc. — M. Dupuy, professeur à l'école vétérinaire d'Alfort, prescrit encore, dans le but de détruire les ulcérations, des injections dans les naseaux de sublimé corrosif dissous dans l'alcool.

Si ces moyens ne réussissent pas, mettez dans un litre d'eau de fontaine, légèrement tiédie, 600 grammes de chlorure de chaux; pendez une musette de la hauteur environ de 53 centimètres, munie d'une coulisse à la partie supérieure, et garnie de cuir jusqu'à la hauteur de quarante centimètres; introduisez-y un picotin de son nageant presque dans de l'eau bouillante; versez-y ensuite un quart de litre de la dissolution de chlorure de chaux, dont nous venons de parler; puis, placez le nez du cheval dans cette musette dont vous serrerez la coulisse, et que vous fixerez sur le sommet de la tête à l'aide d'une courroie. La fumigation doit durer de 20 à 25 minutes; pendant ce temps, la narine saine, si les deux ne sont pas malades, doit être maintenue fermée, en appuyant les doigts contre son ouverture à travers la musette. — Si le cheval paraissait éprouver de la peine à respirer, rendez-lui l'air en desserrant la coulisse. — En même temps que vous avez recours à ce médicament, administrez pendant trois semaines environ du soufre dans du son; donnez-en 50 à 60 grammes par jour dans un picotin le matin à jeun. Appliquez un séton de vingt-cinq centimètres sur la joue qui correspond à la narine malade, et activez-en la suppuration. Frictionnez les engorgements de la mâchoire avec une pommade composée dans la proportion de 10 grammes d'émétique sur 32 grammes d'axonge (graisse de porc) Quant au régime, soumettez l'animal aux barbottages, nourrissez-le comme s'il n'était pas malade, mais ne lui donnez pas d'avoine pendant les cinq ou six premières semaines d'un traitement, faites-lui prendre un exercice modéré, logez-le dans une écurie saine, et évitez les arrêts de transpiration.

Le traitement que nous venons d'indiquer là a guéri radicalement plusieurs chevaux gravement atteints de morve chronique.

Morve aiguë. — Maladie de nature gangreneuse et typhoïde. — Abattement, tristesse, marche pénible, yeux chassieux, respiration accélérée, gênée, bruyante, sifflante, air expiré (haleine), chaud et fétide, pouls intermittent, serré, petit et insensible, peau chaude, sèche et brûlante, formant des boursoufflements aux articulations, œdémateuse, ulcérée, percée de trous, laissant suinter une matière infecte; œdème aux testicules, au fourreau, aux membres, aux ailes du nez, pituitaire épaissie, violacée, boursoufflée au point d'intercepter le passage de l'air, ganglions gros, douloureux et pâteux, tels sont les symptômes de la morve aiguë, qui est souvent la conséquence de la morve chronique.

La morve aiguë se traite par le chlorure de chaux, les sétons, etc., comme la morve chronique. (Voyez ce que nous avons dit plus haut pour le traitement de la morve chronique.)

Posons maintenant deux questions importantes :

La morve est-elle contagieuse? — Cela ne peut faire de doute pour la morve aiguë, qui est contagieuse comme toutes les affections typhoïdes. Quant à la morve chronique, les praticiens et les auteurs ne sont pas encore d'accord à cet égard. Certaines expériences sembleraient prouver qu'elle l'est, et d'autres faits tendraient à prouver le contraire. Le mieux, dans le doute, est d'agir comme si elle l'était à coup sûr, c'est-à-dire : 1° de ne pas laisser cohabiter, communiquer les chevaux sains avec les ch vaux morveux; 2° de ne pas faire servir à des cheva sains les objets qui ont été en contact avec des cheva morveux.

La morve est-elle héréditaire? — Oui, elle l'est.

MUGUET DES AGNEAUX.

Voyez le mot *Chancre*.

NÉPHRITE. *(Fièvre néphrétique, Colique néphrétique.)*

Inflammation des reins.

Les bœufs et les moutons y sont plus sujets que les autres animaux.

La néphrite a pour causes les efforts faits pour traîner un attelage, la présence de calculs dans les reins, l'usage des aliments âcres, tels que gousses de genêts, jeunes pousses de frêne et d'arbres résineux ; la suppression subite de la transpiration, l'inflammation de la vessie, l'usage des cantharides, et les blessures sur les reins.

En voici les symptômes : envies fréquentes d'uriner, urines aqueuses, claires, rares, quelquefois sanguinolentes et coulant goutte à goutte, reins chauds et douloureux, engourdissement de la cuisse du côté du rein enflammé, ballonnement du ventre, soif vive, pouls dur, plein, peau chaude, diarrhée ou constipation.

Faites d'abondantes saignées qu'il faut renouveler plusieurs fois, et tant qu'il existe des signes inflammatoires. Donnez peu à boire, bornez vous à administrer de temps en temps une petite quantité d'eau froide et de vinaigre, placez la bête dans un lieu sec et chaud, couvrez-la, donnez-lui des lavements fréquents, composés de 64 grammes de graines de lin, 125 gr. d'huile douce de pavot, 180 grammes de miel et de deux litres d'eau. (Faites une décoction, coulez, ajoutez le miel et l'huile, agitez le mélange et donnez en une seule fois). Placez aussi sur les pieds des compresses imbibées d'eau de mauve ou de bouillon blanc tiède, et tenez constamment ces compresses humides. — Quand l'inflammation sera calmée, appliquez des sétons sur les fesses, et administrez des lavements composés avec 64 grammes de feuilles de sené et 32 grammes de sel d'Epsom.

NÉVROSE.

Dérangement du système nerveux. Le tétanos, la rage sont des névroses. Voyez ces mots.

NOIR MUSEAU (Vivrogne).

Maladie spéciale aux bêtes à laine, qui a son siége sur le museau d'où elle s'étend quelquefois jusqu'aux oreilles et qui consiste en croûtes noirâtres plus ou moins larges.

Voyez le mot *Dartres*. Le traitement est le même.

OBÉSITÉ.

Voyez ce que nous en avons dit dans la première partie de cet ouvrage (*Hygiène générale des animaux domestiques*).

ŒDÈME.

Tumeur molle, sans douleur et sans changement de couleur de la peau qui, lorsqu'on la comprime avec la main, garde l'empreinte des doigts et qui est pleine d'un fluide séreux, incolore ou roussâtre.

Les causes de l'œdème sont nombreuses : Elle peut résulter de la castration, être la suite de certaines maladies telles que le farcin, la morve, le coryza, la bronchite, les eaux aux jambes, l'avortement, un sevrage prématuré et sans précaution peuvent y donner lieu. Il est encore la conséquence de la diarrhée invétérée, de l'entérite, de l'hépatite (voyez ces mots), etc. ; enfin une contusion, une compression violente, une foulure, une plaie, un engorgement, un exercice immodéré ou bien un repos prolongé, des habitations insalubres, humides, une nourriture insuffisante ou mauvaise peuvent amener à leur suite l'œdème.

L'œdème se montre ordinairement à la paroi inférieure du bas-ventre, au scrotum, au-dessous du genou et du jarret, quelquefois au poitrail et à l'encolure

L'œdème qui survient à la suite d'un excès de travail n'a pas de gravité. Quelques jours suffisent pour le faire disparaître : le repos est le seul remède en ce cas. — Il en est de même de l'œdème produit par une compression trop forte; il suffit souvent d'enlever la ligature pour que l'œdème disparaisse. — Si l'œdème résulte d'un repos trop prolongé, d'une mauvaise nourriture, d'une habitation maslaine, promenez souvent l'animal et imposez-lui un travail modéré, changez sa nourriture et son logement.

Si l'œdème est la conséquence d'une autre maladie, guérissez l'affection principale, et si cette affection guérie il ne disparaît pas, ce qui est rare, frictionnez vigoureusement la partie affectée, mais avec la main seulement, exposez le malade au soleil, et si cela ne suffit pas, frictionnez avec de l'eau-de-vie camphrée, faites des fumigations de plantes aromatiques, de thym, de romarin, etc., imbibez une éponge d'une décoction de quinquina ou d'eau de chaux, ou d'extrait de saturne étendu d'eau, et appliquez-la sur les points malades à l'aide d'une enveloppe, ou bien encore appliquez de la terre glaise délayée dans du fort vinaigre.

Si l'œdème résiste à tous ces soins divers, prenez un bistouri et faites de petites incisions ou bien encore de simples piqûres à la peau afin de dégorger le tissu cellu-

laire, puis appliquez un ou plusieurs sétons, suivant l'é-
tendue de l'œdème.

OGNON OU OIGNON.

Exubérance dans la sole du quartier due à une tumeur
de la face intérieure de l'os du pied. L'ognon provient ou
d'une mauvaise ferrure ou de la marche sur des terrains
caillouteux ou raboteux.

Bornez-vous à parer le pied et servez-vous d'un fer dont
la branche, légèrement tronquée, soit assez large en de
dans et porte assez d'ajusture pour couvrir l'ognon.

OPHTHALMIE.

Affection inflammatoire du globe de l'œil.

On distingue plusieurs sortes d'ophthalmies : 1° l'ophthalmie externe qui se divise en aiguë et en chronique;
2° l'ophthalmie catarrhale ou épizootique; 3° l'ophthalmie
interne ; 4° l'ophthalmie symptômatique; 5° l'ophthalmie
intermittente ou fluxion périodique, lunatique.

De l'ophthalmie externe.—Nous avons dit déjà qu'on en
distinguait deux, l'aiguë et la chronique.

De l'ophthalmie externe aiguë.—Ses causes sont la surabondance du sang, les congestions cérébrales, l'action des
gaz qui s'élèvent des écuries malpropres, l'impression
d'une vive clarté succédant subitement à l'obscurité, l'irritation produite par la présence de corps étrangers entre les
paupières et le globe de l'œil, l'influence d'un œil vicié ou
trop chaud ou trop froid.—Ses symptômes consistent dans
la démangeaison et le larmoiement de l'œil malade, dans
la rougeur du blanc de l'œil.—Cette maladie d'ordinaire
a peu de gravité.

Maintenez le malade dans l'obscurité et recouvrez-lui au besoin les yeux d'une étoffe verte fixée à une têtière et à une muserolle. Si le mal est produit par des corps étrangers placés entre les paupières et le globe de l'œil, commencez avant tout par les extraire ; si l'irritation est trop forte pour que l'extraction immédiate soit possible, commencez par l'application sur les paupières de compresses trempées dans une décoction de belladone et de têtes de pavots ou dans une solution d'extrait aqueux d'opium ; puis opérez l'extraction et lavez ensuite l'œil avec de l'eau très claire et très propre. Si ce simple traitement ne suffit pas, faites pénétrer dans la partie entre les paupières et le globe de l'œil quelques gouttes d'eau végéto-minérale.

Si l'inflammation est forte et due à d'autres causes, faites une saignée à la jugulaire, mettez à la diète, à l'eau blanchie, et appliquez de huit à vingt sangsues aux tempes et au-dessus des salières ou s'il se peut plus près encore de l'œil. Pour cela servez-vous d'un tube de ferblanc troué sur toute la surface, afin que l'air que les sangsues respirent soit convenablement renouvelé. On force les sangsues à s'approcher au moyen d'un piston qu'on pousse. —Quand l'inflammation commencera à se calmer, purgez tous les deux jours jusqu'à la guérison ; prenez, si c'est un cheval, 32 grammes d'aloës en poudre, 125 grammes de sulfate de magnésie, un litre d'eau, mêlez et administrez ; si c'est un bœuf, prenez 375 grammes de sulfate de soude, un litre et demi de décoction de graine de lin, mêlez, agitez et donnez à jeûn.—En outre, appliquez un séton au poitrail ou au cou. Administrez aussi des lavements composés avec 32 grammes de sel d'Epsom et 64 grammes de feuilles de séné ; bouchonnez doucement et souvent l'animal, et donnez-lui un exercice modéré.

De l'ophthalmie externe chronique. — L'ophthalmie externe chronique tantôt se manifeste de suite sous ce caractère, tantôt commence par l'état aigu : c'est toujours comme pour l'état aigu, la rougeur, l'inflammation, le prurit, mais à des degrés moindres ; néanmoins sa gravité est plus grande, sa guérison plus difficile.

Ayez recours également aux sétons, aux évacuations sanguines et aux purgatifs en breuvages. En même temps, prenez 125 grammes d'eau distillée, versez-y 10 à 15 gouttes de laudanum et faites-y dissoudre 3 à 6 grammes d'acétate de plomb, ou 1 à 2 grammes de sulfate de cuivre, ou 0,53 à 1,06 centigrammes de sulfate de zinc, ou 3 à 4 grammes de nitrate d'argent ; imbibez une compresse de ce collyre, et couvrez-en les yeux malades ; ou bien encore frottez d'onguent mercuriel le bord libre des paupières.

Si ces moyens ne réussissent pas, prenez une couenne de lard et un cautère *cylindroïde* bombé légèrement dans son milieu (instrument de la chirurgie vétérinaire percé dans son axe d'un trou par où passe une tige de fer proportionnée à son diamètre, et dont les deux extrémités se trouvent fixées à deux branches résultant de la division d'une tige de fer qui porte un manche). Appliquez la couenne de lard sur la paupière (face postérieure), en ayant soin que la graisse soit en contact avec l'œil, et promenez sur la face extérieure de cette couenne le cautère chauffé au degré du rouge cerise pendant cinq minutes au plus ou trois au moins.

Ophthalmie catarrhale ou épizootique. — Variété d'ophthalmie à laquelle sont très sujets les animaux lymphatiques surtout dans les saisons humides. — Même traitement que celui ci-dessus (ophthalmie externe chronique.)

Ophthalmies symptomatiques. — Résultat de certaines

maladies telles que la gourme, l'angine, le coryza, la clavelée : elles disparaissent ordinairement avec les affections
dont elles sont la suite ; sinon ayez recours au traitement
précédemment indiqué.

Ophthalmie interne.—La plus grave de toutes les ophthalmies. Trouble des humeurs aqueuses de l'œil, rougeur
de l'iris, opacité de la cornée lucide, douleur extrême, tels
en sont les symptômes.

Ayez recours à l'application des sangsues aux tempes,
comme nous l'avons dit plus haut, et aux collyres narco-
tiques : prenez 260 grammes de décoction de pavot blanc
et de laitue, 2 grammes de safran en feuille ; faites infuser
le safran, passez et appliquez des compresses imbibées de
cette liqueur.

*Ophthalmie intermittente, ou fluxion périodique, fluxion
lunatique.*—Cette maladie spéciale au cheval se manifeste
par accès qui se produisent à des époques plus ou moins
éloignées, tous les quinze jours quelquefois ou tous les
mois, ou tous les deux ou trois mois.

Les causes de l'ophthalmie intermittente sont le travail
de la dentition chez les jeunes animaux, l'influence des
prairies qui reçoivent des eaux et des égoûts destinés à les
féconder, quand les chevaux mangent l'herbe qu'elles produisent, les pâturages aquatiques en général, l'habitation
dans des lieux bas, humides, l'action des brouillards,
l'emploi prématuré des trop jeunes chevaux au service du
trait, l'usage habituel de plantes sèches, à tiges dures, de
grains ronds qui réclament de la part des mâchoires une
pression énergique et prolongée pour les broyer, l'emploi
pour nourriture des pois, fèves, vesces, ou d'aliments mal
récoltés, rouillés ou fermentés, le passage subit du chaud

au froid.—Cette maladie se remarque plus fréquemment sur les animaux de 3 à 7 ans que sur ceux qui sont plus âgés; ceux qui y sont le plus sujets sont ceux qui ont la tête grosse.

Pendant les accès, le cheval attaqué d'ophthalmie intermittente présente tous les symptômes d'une inflammation aiguë de l'œil : l'œil devient larmoyant, la conjonctive est enflammée, les paupières se gonflent, elles adhèrent entre elles pleines d'humeur et de chassie; elles sont chaudes, douloureuses; l'humeur qui s'en écoule, d'abord limpide, se trouble, s'épaissit à mesure que l'inflammation diminue; la lumière blesse les yeux du malade, qui a presque toujours la fièvre.—Bientôt les paupières se ferment. — Au bout de quelque temps l'inflammation se calme, l'humeur s'écoule moins abondamment, la conjonctive devient moins rouge, les paupières se rouvrent, l'œil se découvre, les symptômes inflammatoires disparaissent par degrés.—Dans l'intervalle des accès, le malade est sujet à la peur, il devient *ombrageux*. S'il a éprouvé un grand nombre d'accès, l'œil ou les yeux (si l'ophthalmie les a atteints tous deux) devient ou deviennent plus petits et semblent s'enfoncer dans l'orbite.

Appliquez à l'ophthalmie intermittente le même traitement que celui que nous avons indiqué pour l'*Ophthalmie externe* (voyez plus haut), et surtout évitez les causes qui produisent ce mal.

OTITE.

Inflammation de la membrane de l'oreille.

On distingue l'otite aiguë et l'otite chronique qui porte aussi le nom d'*otorrhée* ou catarrhe auriculaire.

La température froide et humide, la disparition subite

d'une ophthalmie ou d'un écoulement chronique, l'invasion dans le conduit auditif d'un érysipèle, de la gale, d'une dartre, l'exposition de la tête à un courant d'air violent, telles sont les causes ordinaires de l'otite.

La maladie s'annonce par la démangeaison, la membrane de l'oreille est rouge, gonflée et laisse suinter une humeur grisâtre, infecte et abondante.

L'otite aiguë se traite comme l'otite chronique, mais celle-ci résiste plus longtemps aux soins de l'art.

Prenez 32 grammes de fleurs de bouillon blanc, 64 grammes de racine de guimauve, un litre d'eau; faites une décoction et employez tiède en faisant au moyen d'une seringue des injections dans le conduit auriculaire. Si le mal résiste, appliquez un séton au cou et donnez quelques purgatifs : prenez, si c'est un cheval, 32 grammes d'aloès succotrin en poudre, 125 grammes de sulfate de magnésie, un litre d'eau; mêlez et administrez. Si c'est un bœuf, prenez 500 grammes de sulfate de soude, un litre et demi de décoction de graine de lin; mêlez, agitez et donnez. Si c'est un chien, prenez 8 grammes de séné, 64 grammes de sirop de nerprun, un verre d'eau; faites infuser le séné, passez, ajoutez le sirop et administrez.

Si l'inflammation se calme et que l'écoulement persiste, prenez 32 grammes d'eau de Rabel, 125 grammes de miel, 250 grammes d'eau distillée; mêlez et faites des injections avec la seringue, ou bien encore prenez 16 grammes d'acétate de plomb, 250 grammes de vinaigre, un litre d'eau de roses, et mêlez pour faire plusieurs injections.

PANSEMENT.

On appelle pansement l'application d'appareils ou de médicaments externes sur des parties malades. —

Les pièces qu'on emploie pour les pansements sont les compresses, les bandes, l'étoupe, la charpie, les éclisses, les attèles etc. (Voyez *Bleimes.*)

Voici les règles générales des pansements : — 1° Placer l'opérateur et le malade dans une position telle qu'ils puissent la garder jusqu'à la fin de l'opération ; — 2° Nettoyer la partie du sang, du pus, ou des autres matières qui en souillent la surface ; — 3° Placer le nouvel appareil aussitôt que l'ancien est ôté pour ne pas exposer les plaies à l'action de l'air ; — 4° Appliquer mollement l'étoupade et les bandes, à moins qu'il ne s'agisse d'exercer une compression, d'arrêter, par exemple, une hémorrhagie ; — 5° Accélérer le pansement, et le faire avec précaution, de manière à ne pas faire souffrir le malade.

Les substances médicamenteuses qu'on applique sur les plaies, sont tantôt liquides, tantôt pulvérulentes et tantôt molles : celles qui sont liquides s'appliquent ordinairement par l'intermédiaire de l'étoupe, qu'on imbibe de la substance avant de l'appliquer. Les poudres de quinquina, de charbon, d'alun sont appliquées immédiatement sur les plaies qu'on recouvre aussi quelquefois de l'étoupe pour les empêcher de se détacher. Les médicaments mous, les graisses, les baumes, s'étendent sur des plumasseaux qu'on applique sur les plaies. (*V.* le mot *Cancer.*)

La rareté et la fréquence des pansements importent beaucoup à la guérison des maladies. Trop fréquents, ils mettent les parties dans un état d'irritation ; trop rares, ils laissent à la chaleur le temps de décomposer les médicaments placés sur les plaies et les matières qu'elles fournissent ; ils permettent aux matières retenues de former des foyers purulents. — Un pansement toutes les vingt-quatre heures suffit dans le plus grand nombre de circonstances. — Les pansements doivent être répétés plusieurs fois par jour dans les cas qui exigent des *lotions*, des *applications* émollientes dont la matière s'écoule, s'évapore ou se dessèche facilement, dans les premières périodes de l'ouverture des abcès, dans ceux enfin où la partie malade fournit une grande quantité de matières qui irritent les parties qui les contiennent ou celles sur lesquelles elles se répandent. — Pour les plaies qui ne suppurent que très peu, les pansements peuvent n'avoir lieu que tous les deux ou trois jours.

PARAPHIMOSIS.

Impossibilité où se trouve la verge de rentrer dans le fourreau, soit par suite de l'inflammation de la verge, soit à cause de la tuméfaction du fourreau.

Les causes du paraphimosis sont la malpropreté, la castration, la communication avec des femelles trop étroites, la présence de verrues, de poireaux dans la partie, l'œdème du fourreau. (*Voyez* le mot *OEdème*.)

Appliquez de l'eau froide sur la verge, ou mieux encore, faites prendre des bains de rivière; si l'engorgement est inflammatoire, prenez 64 grammes de racine de guimauve, autant de laudanum liquide, faites bouillir la racine dans trois bouteilles d'eau ; coulez et ajoutez le laudanum, puis prenez une éponge imbibez-la du liquide ainsi composé, et lavez la partie doucement et souvent. — Si l'engorgement se montre très rebelle, appliquez les sangsues.

S'il existe des verrues ou des poireaux, excisez-les avec le bistouri.

PAROTIDITES.

Voyez *Avives* ; les deux mots sont synonymes.

PÉRIPNEUMONIE GANGRÉNEUSE.

Inflammation du poumon qui se manifeste souvent chez les chevaux, les moutons et les bêtes à cornes à l'état *épizootique*. Cette maladie se déclare principalement en automne et au printemps.

Les causes de la péripneumonie gangréneuse sont une mauvaise nourriture, les excès de travail, l'action délétère des foyers d'infection. — Les symptômes sont les suivants : bâillements fréquents, pesanteur de la tête, poils secs et hérissés, frissons, marche gênée, toux sèche et quinteuse, dégoût, pouls fréquent, dur, testicules pendants, scrotum couvert d'une sérosité grisâtre, mouvement convulsif de la queue, raideur dans les articulations. — Bientôt la peau se colle aux os, les yeux s'enfoncent dans leurs orbites, les oreilles se dressent, un humeur jaune s'infiltre dans la conjonctive, dans la langue, dans les gencives et dans la face interne des lèvres ; la bête grince des dents, ne se couche jamais, boit peu et très souvent, la respiration s'embarrasse de plus en plus, les flancs s'agitent, l'urine coule avec effort, les reins sont douloureux ; enfin la toux se calme et disparaît. Alors la bête ne peut plus se mouvoir, les flancs battent d'une manière de plus en plus convulsive, l'humeur des yeux se trouble, le malade se couche et se relève sans cesse, il chancelle, se débat et se plaint, la sueur se déclare et il meurt.

Faites, dès le début du mal, d'abondantes saignées ; après les émissions sanguines, si les phénomènes inflammatoires sont apaisés, donnez des breuvages anti-putrides. Pour cela, prenez 96 grammes de quinquina jaune concassé, 125 grammes d'acétate d'ammonia-que, 4 grammes de camphre, 2 litres d'eau; faites une décoction avec le quinquina, tirez-la à clair, et ajou-tez-y, quand elle est froide, l'acétate d'ammoniaque et le camphre, préalablement divisé dans un jaune d'œuf; donnez dans la journée, en deux doses, ou bien encore prenez 32 grammes de camomille romaine, 1500 gram-mes d'eau commune, 8 grammes d'acide sulfurique; faites une décoction avec la racine et l'écorce, ajoutez sur la fin la camomille, couvrez le vase, laissez refroi-dir, passez à travers un linge, ajoutez l'acide sulfurique et donnez à boire.

PÉRITONITE.

Inflammation du péritoine, c'est-à-dire de la mem-brane du bas-ventre.

Les causes de la péritonite sont la suppression d'un écoulement habituel, l'ingestion de boissons froides, l'inflammation des cordons testiculaires à la suite de la castration, le passage d'une atmosphère chaude et sè-che dans un air froid et humide, les bains froids au sortir du travail, les accouchements difficiles, etc. — Le plus sujet de tous les animaux à la péritonite, c'est le cheval et sa femelle.

Rien n'annonce le début de ce mal; le malade a bon appétit, il travaille comme à l'ordinaire, il paraît, en un mot, bien portant et, tout-à-coup, les symptômes les plus graves et les plus alarmants se manifestent, et une maladie éclate qui emporte la bête en quelques heures; les yeux deviennent hagards, les naseaux se dilatent à l'excès ; le malade ne peut rester en place, il avance, recule ; la respiration est haletante, la peau se couvre de sueurs, le pouls s'efface, la bouche devient pâteuse sans être chaude.

Cette terrible maladie est souvent incurable. — Pratiquez sur-le-champ d'abondantes saignées ; faites des fumigations émollientes de racine de guimauve, sous le ventre. Prenez 8 grammes d'extrait aqueux d'opium, 1 litre de décoction d'orge, 125 grammes de miel ; mêlez, agitez et donnez en une fois. Réitérez plusieurs fois ce breuvage calmant. — Si le mal résiste à l'emploi de ces moyens, prenez 54 grammes de gayac en copeaux ou bien râpé, autant de sassafras, 32 grammes de salsepareille, 16 grammes de kermès minéral, 150 grammes d'eau commune. Faites macérer les substances végétales dans l'eau pendant douze heures, soumettez ensuite à l'ébullition jusqu'à réduction d'un tiers, et ajoutez à la colature le kermès. Agitez ce breuvage avant de le donner à l'animal, et administrez-le en une seule fois ; donnez-en quelques jours de suite, s'il le faut.

PHLEGMON.

Inflammation du tissu cellulaire qui se manifeste par une tumeur arrondie plus ou moins douloureuse et plus ou moins considérable.

Les causes de cette maladie sont les suites de gastro-entérites, une surabondance de nourriture, l'inaction après des travaux fatigants, la suppression subite d'un écoulement habituel, un travail excessif après un long repos, une contusion quelconque, des compressions produites par des harnais mal faits, les piqûres et les morsures de certains animaux.

De tous les animaux le plus sujet au phlegmon est le cheval. — Le phlegmon se place sur toutes les parties du corps. On le voit tantôt sous les muscles, les tendons, les ligaments, tantôt autour de l'anus ou aux mamelles des femelles. Les côtes, les épaules, le garrot, le poitrail, la nuque, le dos et les reins sont les siéges ordinaires de ce mal.

L'animal atteint du phlegmon éprouve une pesanteur, une gêne, une douleur vive à la partie malade ; on ne voit rien d'abord, mais en pressant on sent sous la peau la tumeur ; bientôt l'irritation s'y propage à la peau même qui devient rouge et qui offre, au sommet de la tumeur, une couleur rouge violacée. A ces signes se joint une soif vive, la perte de l'appétit, la fièvre. La bête paraît souffrir de tout son corps, et ne tarde pas à ne plus pouvoir bouger : la tumeur augmente graduellement de volume.

Le phlegmon doit être combattu par les évacuations sanguines ; saignez plusieurs fois s'il le faut, surtout si la bête a la fièvre, proportionnez néanmoins le nombre et l'importance des saignées à la force du malade ; rasez ensuite la laine ou les poils qui recouvrent la partie attaquée, et appliquez des sangsues, non sur le phlegmon même si la peau est déjà enflammée, mais à l'endroit où l'engorgement cesse et où la peau est encore dans son état normal. — En outre appliquez avec soin des cataplasmes émollients composés avec 64 grammes de racine de guimauve, 3 poignées de farine de lin ; faites cuire la farine de lin dans la décoction de guimauve à laquelle vous ajouterez une poignée de feuilles de morelle, deux ou trois têtes de pavot, ou 20 ou 30 gouttes de laudanum ; si la douleur est très vive, si le phlegmon ne se dissipe pas et paraît vouloir aboutir à une suppuration, plongez la pointe du bistouri là où vous sentirez flotter le pus. — Si le phlegmon paraît devoir se terminer par induration, c'est-à-dire par l'endurcissement de la partie, recouvrez celle-ci d'un emplâtre de diachylum gommé, donnez des bains locaux, prenez 180 grammes de feuilles de bourrache, 125 grammes de miel, un litre d'eau, faites infuser la bourrache dans l'eau, et puis faites y dissoudre le miel et donnez ce breuvage en une dose, réitérez-le plusieurs fois ; donnez aussi quelques lavements purgatifs avec le séné et la rhubarbe, ou bien appliquez au cœur de la tumeur un large vésicatoire. — Si ces moyens ne réussissaient pas, frictionnez avec l'onguent mercuriel double.

PHTHISIE.

Etat de dépérissement qui résulte de la présence de tubercules dans les poumons. —La phthisie pulmonaire du cheval a beaucoup de rapports avec la morve, et beaucoup d'auteurs et d'hommes de l'art considèrent la morve comme une véritable phthisie. (*Voyez* le mot *Morve*).

La phthisie pulmonaire des vaches a reçu le nom de pommelière, nous lui consacrons un article spécial. (*Voyez* *Pommelière.*

PIÉTAIN OU PIÉTIN.

Maladie spéciale aux bêtes à laine et qui consiste dans la formation d'un ulcère qui attaque d'abord exclusivement le sabot et finit faute de soins par atteindre le pied et le mettre hors de service.

Le piétin a pour causes habituelles l'influence de l'humidité, les litières imprégnées d'excréments et d'urine, les boues âcres.

Dans le premier temps de la maladie, les bêtes attaquées

du piétin boîtent peu, sont sans fièvre et conservent l'appétit; on remarque sous le pied malade une désunion de la paroi d'avec les parties qu'elle recouvre, et un léger suintement se manifeste autour du sabot. Ce suintement ne tarde pas à devenir plus abondant et il devient fétide. Bientôt la bête perd l'appétit, la boîterie augmente sensiblement et un ulcère se montre à la naissance de l'ongle ou à la séparation des doigts en dedans plutôt qu'en dehors. Peu à peu le mal gagne l'intérieur du pied, la sole de corne se détruit, celle de chair s'altère, l'ongle s'allonge, se boursoufle et donne écoulement à une humeur grisâtre, infecte. Enfin cette suppuration devient de jour en jour plus copieuse, l'ulcération s'étend, la fièvre arrive, les tissus se désorganisent, des fistules s'établissent, des dépôts se forment, des ligaments se détachent et tombent en lambeaux, l'os du pied se carie et l'animal peut finir par la mort.

Arrêtez promptement la marche de ce mal, prenez-le à temps et vous le guérirez facilement. Prenez une feuille de sauge (instrument de la chirurgie vétérinaire), et enlevez par tranches toute la portion d'ongle désunie, amputez aussi toutes les chairs filandreuses, et ayez soin de ne pas faire couler le sang et de ne pas faire souffrir la bête. Mouillez ensuite la partie avec de la salive et appliquez-y un peu de sulfate de cuivre en poudre (*vitriol bleu*). Si les désordres produits par le piétin sont graves, enveloppez le pied avec des étoupes et substituez à la poudre de sulfate de cuivre, de l'onguent égyptien, dont vous chargerez la filasse qui doit être en contact avec la plaie. Renouvelez tous les jours cet appareil si la bête marche dans des endrois humides. Si le pied reste sec, ne le renouvelez que tous les deux jours; à chaque pansement enlevez toutes les nouvelles

portions de corne détachées. — N'oubliez pas que pour assurer la guérison. il importe d'éviter à la bête le contact
des boues, de l'urine et de toute autre humidité. — Le
piétin est contagieux.

PISSEMENT DE SANG.

Voyez le mot *hématurie.*

PLEURÉSIE (Pleurite).

Inflammation de la *plèvre,* c'est-à-dire de la membrane
séreuse qui tapisse la cavité de la poitrine.

On distingue la pleurésie aiguë et la chronique. Les
causes de la pleurésie sont toute suppression brusque de la
sueur ou même de la transpiration insensible par le passage
subit du chaud au froid, les contusions, les fractures des
côtes, etc.

De la pleurésie aiguë. — Abattement, frissons accompagnés de légères coliques, peau froide, douleurs de poi
trine qui portent l'animal à se débattre, à se coucher, à
regarder ses flancs, puis sueurs aux flancs et aux cuisses,
respiration courte, brusque, inégale, toux rare, petite, artère tendue, pouls accéléré, dur, sensibilité sur toute la
surface des côtes, état d'anxiété du malade qui cherche à
prendre diverses positions, qui se laisse tomber, se relève,
puis se couche de nouveau. Tels sont les symptômes de la
pleurésie aiguë qui aboutit promptement à la mort par as-
phyxie.

Si la pleurésie est légère, le repos, la diète, les boissons
adoucissantes suffisent pour la guérir. Prenez une poignée
d'orge, 8 à 10 litres d'eau commune, 500 grammes de
miel de bonne qualité, faites bouillir l'orge dans une petite

quantité d'eau que vous rejeterez, lavez dans plusieurs eaux l'orge bouillie, puis faites-la bouillir encore avec la quantité d'eau ci-dessus indiquée, passez à travers un linge et faites dissoudre le miel dans la boisson : donnez à boire chaud. Ou bien en place de cette boisson, prenez 32 grammes de racine de guimauve également en poudre, 250 grammes de miel, incorporez les poudres dans le miel et faites prendre en deux fois avec une spatule.

Si la pleurésie au contraire a de la gravité, pratiquez sur-le-champ une saignée générale, puis rasez la laine ou les poils sur les parois inférieures de la poitrine, frictionnez ces parties jusqu'à la rubéfaction avec du vinaigre chaud, et appliquez-y promptement un fort cataplasme de farine de moutarde aussi chaud que possible ; au bout de deux heures, scarifiez l'engorgement qui résulte de cette application, c'est-à-dire pratiquez avec une lancette de petites incisions dans le but de donner issue au sang ; après ces scarifications, soumettez les parties à la vapeur de l'eau bouillante. Réitérez ces scarifications tant que l'exige l'état du malade, plusieurs fois par jour, il le faut, et quand cet état se sera amélioré, recouvrez la surface engorgée d'un cataplasme de farine de lin, renouvelé autant de fois que le demande l'état des parties malades.

De la pleurésie chronique. — Elle est habituellement la suite d'une pleurésie aiguë mal traitée ou tardivement combattue.

Maigreur, couleur terne des poils, pâleur des membranes muqueuses, faiblesse extrême, sécheresse et chaleur de la peau ; tels sont les signes qui font reconnaître la pleurésie chronique.

Soumettez les malades à un régime de facile digestion, en ayant soin que l'appétit ne soit jamais pleinement satisfait, appliquez des sétons ou des vésicatoires sur les côtés de la poitrine; administrez des électuaires diurétiques, pour cela prenez 32 grammes de savon blanc rapé, une quantité suffisante d'extrait de genièvre et faites avec cela deux bols que vous roulerez dans du son et que vous ferez prendre à jeun le matin. Ou bien encore prenez 64 grammes d'acétate de potasse, 8 grammes de camphre, 2 jaunes d'œufs, 2 litres de décoction de graines de lin; broyez le camphre dans un mortier avec les jaunes d'œufs et délayez-le ensuite avec la décoction; faites-y dissoudre l'acétate de potasse et administrez en deux fois à quelques heures d'intervalle.

PNEUMONIE.

Inflammation du poumon.

On distingue la pneumonie aiguë, la pneumonie chronique et la pneumonie gangréneuse. Nous ne parlerons pas ici de la pneumonie gangréneuse dont nous nous sommes déjà occupés au mot *péripneumonie gangréneuse*. (Voyez ce mot.) Il nous reste donc à traiter de l'aiguë et de la chronique. Mais commençons par dire un mot sur leurs causes.

La pneumonie, quand elle n'est pas la suite des blessures faites au poumon, a pour causes les refroidissements subits de l'air, surtout lorsqu'ils agissent sur la peau après un travail fatigant qui a fait suer l'animal.

De la pneumonie aiguë. — Tristesse, naseaux dilatés, frissons quelquefois suivis do chaleur, artère pleine et tendue, pouls grand et fort, mouvements des flancs, grands et irréguliers, haleine chaude, toux sèche et fréquente, écoulement par le nez d'une matière tenace, visqueuse, jaunâtre ou sanguinolente, chaleur de la peau, soif vive, rareté et clarté des urines, froid glacial aux oreilles et aux extrémités des membres, perte complète de l'appétit, tels sont les symptômes de la pneumonie aiguë.

Nous supposons ici un cheval ou un bœuf de forces moyennes. En ce cas, au début de la maladie, pratiquez dès le premier jour *trois saignées,* dont la première sera de 6 à 8 livres, si c'est un cheval, et de 10 à 12 pour une bête à cornes, et les deux autres de 5 à 7 livres chacune. Le second jour, pratiquez une quatrième saignée de 6 livres sur le cheval ou de 10 sur le bœuf, si les phénomènes inflammatoires ne sont pas sensiblement diminués, et si la gène de la respiration manifestée par l'irrégularité des mouvements du flanc persiste toujours, pratiquez-en encore une cinquième; si le troisième jour ces émissions sanguines n'ont pas apaisé l'inflammation, vous pouvez faire encore une sixième saignée de 5 à 6 livres pour le cheval, de 8 à 10 pour le bœuf. Si le cinquième jour le mal persiste encore, appliquez un large vésicatoire sur la poitrine, près du poumon. — Nous avons supposé un cheval ou un bœuf de force moyenne ; c'est assez dire que suivant l'état de faiblesse ou de vigueur du malade, on diminuera ou augmentera l'abondance des émissions sanguines. Si nous avons parlé particulièrement du bœuf et du cheval, c'est qu'on ne remarque guère de pneumonies que chez ces animaux.

Ayez surtout le soin de mettre l'animal dans un lieu chaud et sec, couvrez-le convenablement, refusez-lui tout aliment solide, et donnez-lui pour toute nourriture des boissons composées avec l'orge et le miel. (Voyez : *Pleurésie aiguë* pour les doses.) Donnez aussi des électuaires adoucissants, et pour cela prenez 125 grammes de racine de guimauve en poudre, 375 grammes de miel de bonne qualité, incorporez la poudre dans le miel, et faites prendre en deux fois. — Après avoir donné ces électuaires adoucissants, donnez-en d'autres diaphorétiques ; pour cela prenez 32 grammes de kermès minéral, 24 grammes de poudre de sassafras, et 24 grammes d'aulnée, 180 grammes de miel, mélangez et administrez en une fois.

De la pneumonie chronique. —Maladie peu connue, peu observée en médecine vétérinaire, et dont le traitement échappe aux ressources de l'art.

POIREAU.

Petite éminence plus ou moins dure, qui prend naissance dans l'intérieur de la peau qu'elle soulève pour saillir au dehors. — Les poireaux peuvent se montrer sur toutes les parties du corps, à la tête, au ventre, au scrotum, au paturon, etc. — Leurs causes sont les contusions, les froissements, l'irritation de la peau par des harnais mal faits, par des fardeaux mal posés.

Prenez des ciseaux courbes, coupez le poireau par couches minces, de manière à le mettre de niveau avec la peau; pressez ensuite avec le doigt ce qui reste de cette excroissance pour arrêter les gouttelettes de sang qui en sortent, et puis cautérisez-la sur la face saignante avec la pierre infernale ou avec du sulfate d'arsenic.

POMMELIÈRE.

C'est une sorte de phthisie, de *pneumonie chronique* spéciale aux vaches et qui règne quelquefois sur elles à l'état épizootique.

La pommelière a pour causes la mauvaise nourriture et l'insalubrité des logements. Les étables basses, humides, peu spacieuses, où l'air ne pénètre que d'une façon insuffisante, où le fumier séjourne pendant des mois entiers, la nourriture qu'on donne aux vaches, qui se compose de la litière des chevaux, de son souvent fermenté, de résidu de brasseries, les eaux séléniteuses et froides dont on les abreuve, tout concourt à développer chez elles la maladie qui nous occupe.

Hérissement du poil, sécheresse de la peau, toux d'abord rare, puis plus fréquente, faible, rauque, analogue à un râlement pénible, tels sont les premiers symptômes du mal. Bientôt la vache maigrit, le pouls s'accélère, les indigestions sont fréquentes, mais sans que les signes extérieurs durent longtemps; enfin un râle caverneux se fait entendre, et la mort arrive en peu de temps.

Ce mal est incurable; il résiste à tous les remèdes connus jusqu'à ce jour. Prévenez-le en nourrissant les vaches d'une façon hygiénique et en les logeant dans des lieux convenablement aérés et bien tenus. Quant aux bêtes atteintes, vendez-les pour la boucherie avant que la pommelière ait fait des progrès.

POURRITURE, OU CACHEXIE AQUEUSE.

Cette maladie qu'on appelle encore *douve, hydatide, mal de foie, foie pourri*, etc., etc., attaque principalement les bêtes à laine, mais on l'observe quelquefois aussi chez les bêtes à cornes.

Pourriture des bêtes à laine. —Elle provient d'une surabondance de fluide aqueux résultant de l'habitude de paître dans des prairies humides ou bien avant que la rosée soit dissipée, ou bien lorsqu'il y a des brouillards. Une nourriture trop peu substantielle ou de mauvaise qualité contribue à développer ce mal. —Démarche languissante, diminution d'appétit, pâleur des yeux et de la bouche, adhérence imparfaite de la laine qui se détache facilement, tumeur fluctuante sous la ganache, désignée sous les noms de *bouteille, bourse,* tels sont les signes de cette maladie qui aboutit promptement au marasme et à la mort.

Si voulez guérir le mal, attaquez-le au début : mettez du fer dans la boisson des bêtes, et faites-leur boire des décoctions aromatiques telles que celles de sauge, de lavande, de thym, d'hysope, ou bien du vin pris par trois ou quatre cuillerées à la fois. —Voici une préparation qui a été souvent suivie de guérison : prenez 16 grammes de quinquina, 32 grammes de poudre de charbon passée au tamis fin et 500 grammes de miel ; incorporez les poudres dans le miel, et divisez le tout en trente bols. Donnez deux bols par jour à chaque bête en lui faisant avaler immédiatement après la décoction suivante : prenez une poignée d'écorce de marronnier d'inde, faites-la bouillir dans un litre de vin rouge pendant un quart d'heure, joignez-y une cuillerée de sel commun et un peu d'eau-de-vie ; donnez chaque fois un verre de cette décoction.

Pourriture des bêtes à cornes. —L'humidité de l'air et la détérioration des fourrages amènent la pourriture chez les bêtes à cornes. Cette maladie se manifeste chez elles par des symptômes à peu près identiques à ceux qui se remarquent chez les bêtes à laine.

Choisissez de bons aliments et aspergez-les avec de l'eau salée, faites dissoudre du sel de cuisine et un peu de sulfate de fer dans les boissons ; n'envoyez les bêtes au pâturage que quand le temps n'est pas humide ; administrez matin et soir un litre de décoction concentrée d'écorce de chêne ou de saule dans laquelle vous ajouterez chaque fois de 12 à 16 grammes d'essence de térébenthine.—Quand la tumeur de la ganache, que nous avons nommé *bouteille*, se déclare, ouvrez-la à l'aide de deux ou trois pointes de feu (*voyez* le mot *Eponge*) profondément appliquées, et recouvrez ensuite les points ainsi cautérisés avec un mélange d'un tiers d'onguent mercuriel double et de deux tiers d'onguent basilicum. —Pendant que durera ce traitement, bouchonnez fréquemment le corps de l'animal, et tenez-le bien proprement.

POUSSE.

Maladie qu'on remarque surtout chez les chevaux, et qui consiste particulièrement dans un dérangement, un trouble des fonctions respiratoires.

Les causes de la pousse sont les exercices violents qu'on impose aux chevaux, les efforts excessifs qu'ils sont réduits à faire pour traîner de lourdes voitures, tirer de trop pesants fardeaux, l'emploi du foin comme aliment, quand il est donné exclusivement ou en trop grande quantité. La pousse est quelquefois aussi la suite de la bronchite chronique (*Voyez* ce mot) et des altérations survenues aux poumons (*Voyez Pneumonie, Péripneumonie*).

Le cheval poussif ne perd pas pour cela habituellement l'appétit, la gaîté, l'embonpoint. Il offre pour symptômes du mal, une toux petite, sèche, quinteuse, d'autres fois rauque, humide et grasse ; le bruit respiratoire est faible et est accompagné d'une sorte de râle et de sifflement. Pendant le travail la respiration s'accélère.—La pousse peut durer très longtemps ; elle finit à la longue par miner la santé du malade, par produire le marasme et la mort.

Donnez au cheval du repos, mettez-le quelque temps à la diète, puis diminuez la ration de foin, donnez-en peu ou pas du tout ; substituez-y de la paille et beaucoup d'avoine, de la farine d'orge mêlée à quelques carottes hachées et délayées dans de l'eau ; faites quelques petites saignées aux jugulaires, administrez le matin à jeun quelques électuaires. Pour cela prenez 64 grammes de manne grasse, 180 grammes de miel ; broyez les deux substances dans un mortier pour les incorporer, et administrez quelques jours de suite. — Ou bien prenez 125 grammes d'oxymel scillitique, une pinte de décoction de pariétaire, délayez l'oxymel dans la décoction, et faites prendre en breuvage tous les matins.

N'attendez pas que la pousse ait vieilli dans le corps du malade et exerce de grands ravages, si vous voulez la guérir.

PUSTULE.

La pustule est une petite tumeur qui s'élève au-dessus de la peau et suppure au sommet.

La pustule ordinaire n'offre pas de dangers habituellement ; mais il en est une qu'on appelle *pustule maligne*, et qui n'est autre qu'une forme du *charbon*. C'est une vésicule séreuse placée sur une tumeur dure que la gangrène ne tarde pas à envahir. (*Voyez* le mot *Charbon*.)

RACHITIS.

Ramollissement des os qu'on remarque souvent chez les chevaux, les bœufs, les porcs, les chiens ; qui se manifeste de préférence à la colonne vertébrale, au bassin, aux membres et attaque particulièrement les jeunes

12

bêtes d'un tempéramment lymphatique, nées de père et mère malsains.

Les causes du rachitis ou *rachitisme* sont, outre l'influence du père ou de la mère, l'habitation des étables froides, humides, la malpropreté, l'insuffisance de nourriture ou d'exercice, les aliments malsains.

La bête menacée de rachitisme, mange beaucoup et reste maigre ; sa tête et son ventre grossissent au milieu de l'affaiblissement de tout le reste du corps ; le système musculaire est sans vigueur, une fièvre lente se déclare bientôt, les côtes se redressent, les os se tuméfient, la colonne vertébrale se recourbe et fléchit, l'animal ne peut plus se soutenir, et il devient plus ou moins contrefait. La mort ne tarde pas à arriver à la suite de ce marasme.

Maintenez le malade dans un lieu sec, aéré et élevé si c'est possible, ne lui faites faire qu'un travail modéré, nourrissez-le bien et que ses aliments soient faciles à digérer. Bouchonnez-le, et même frictionnez-le fréquemment le long de la colonne vertébrale surtout avec une brosse rude trempée dans une décoction aromatique (sauge, lavande, romarin, etc.) ; faites-lui prendre des bains froids, des breuvages toniques ; pour cela, prenez 64 grammes de racine de gentiane, 32 grammes de petite centaurée, 16 grammes d'absinthe, un litre et demi d'eau ; faites bouillir le tout jusqu'à réduction d'un litre, tirez à clair et faites boire tiède. Appliquez aussi quelques vésicatoires volants.

RAGE.

Maladie redoutable que tout le monde connaît, dont la définition est dès lors inutile, et serait d'ailleurs difficile. La rage se distingue tout naturellement en deux variétés, la rage *spontanée*, qui se manifeste d'elle-même, et la rage *communiquée*, qui se transmet d'un animal à l'autre par la morsure.

De la rage spontanée. — Les animaux qui sont sujets à l'éprouver sont les loups, les renards, et surtout le chien et le chat.

On n'en connaît pas bien les causes ; cependant les auteurs l'attribuent en général au manque d'eau trop prolongé et à la soif qui en résulte, à une nourriture animale tombée en putréfaction, à l'influence d'une chaleur extrême ou d'un froid excessif, etc.

L'animal attaqué de rage spontanée se montre d'abord abattu, plein de dégoût pour les boissons et pour les aliments ; il porte la tête basse, ses yeux s'enflamment, il fuit la lumière, cherche l'obscurité, se blottit dans un coin, et gratte la terre. Bientôt après, il sort de son réduit, va à droite et à gauche, erre sans but, pousse des hurlements ; il se jette sur tous les animaux qu'il rencontre, même sur l'homme, et les mord. A ce premier accès, succède un peu de calme, qui est bientôt suivi d'une nouvelle inquiétude et d'un nouvel accès ; la gueule est écumeuse, l'aspect de l'eau donne des convulsions au malade, et enfin, après trois ou quatre accès, il meurt.

Surveillez, attachez, enfermez, ou même tuez l'animal qui offre ces symptômes ; le mal est sans remède. La rage spontanée est incurable.

De la rage communiquée. — La rage spontanée, comme nous l'avons dit, se communique d'un animal à l'autre par la morsure : la rage communiquée ne se déclare pas immédiatement ; elle ne se manifeste que

plusieurs semaines, plusieurs mois quelquefois après
que la blessure a été faite. Alors cette blessure ou la
cicatrice qu'elle a laissée devient chaude, douloureuse,
rouge, livide. Bientôt l'hydrophobie, c'est-à-dire l'hor-
reur de l'eau se déclare, la tête est pesante, il y a som
nolence, la bête est plus ardente, plus vive qu'à l'ordinaire
parfois, et alors, au contraire, il y a insomnie. —Enfin,
les yeux deviennent hagards, le malade ne peut plus
avaler, et une soif brûlante le dévore ; il témoigne sa
souffrance, soit en frappant du pied, soit en agitant ses
cornes, soit en secouant la tête et l'encolure ; son agitation est extrême, des paroxysmes de fureur, de violents
frémissements frappent l'attention de l'observateur. Tels
sont les symptômes de la rage communiquée ; mais nous
devons faire remarquer que ces symptômes ne se trouvent
pas toujours réunis ; la répugnance pour l'eau, qui est
un des signes les plus ordinaires, fait défaut elle-même
quelquefois ; de ce fait seul qu'on ne l'aperçoit pas chez
une bête qui offrirait d'autres symptômes, il ne faut pas
conclure que cette bête n'a pas la rage.

Ayez recours, *sans délai*, aux moyens préservatifs,
aussitôt la morsure faite, sans attendre l'apparition des
symptômes, lavez la blessure ainsi que les parties envi-
ronnantes avec de l'eau tiède ou froide alcaline, projetée
d'assez loin et à une assez grande hauteur ; laissez saigner longtemps la plaie et puis essuyez-la exactement.
Prenez ensuite un cautère (instrument de la chirurgie
vétérinaire) chauffé à blanc et de forme adaptée à celle
de la morsure, plutôt pointu que plat, et brûlez avec
soin ; replacez plusieurs fois l'instrument dans la plaie,
et promenez ensuite sur les chairs un pinceau trempé

dans du *beurre d'antimoine*. A défaut de beurre d'antimoine, si vous n'en avez pas sous la main, comme il importe de ne pas perdre de temps, prenez une once
(32 grammes) de chaux vive récente, que vous mettrez
en poudre dans un mortier bien sec. Mêlez-la sur-le-
champ avec 32 grammes de savon tendre, et formez-en
une pâte sans ajouter d'eau.

Cette opération terminée, pansez les parties cautérisées
avec de l'étoupe recouverte de cérat. Quand la croûte
produite par la cautérisation sera tombée, assurez-vous
que l'opération n'a laissé aucun point imbrûlé ; s'il en
est autrement, appliquez de nouveau le cautère. Tenez la
plaie ouverte, durant cinq ou six semaines, et pansez-
la avec l'onguent égyptien ; faites, pendant ce temps, tout
autour de la plaie, des frictions avec l'onguent mercuriel.

Si le fer ne peut pas pénétrer jusqu'au fond de la plaie
faite par la morsure, pratiquez quelques incisions à la
blessure avec le bistouri, prenez un pinceau de charpie
imbibé du mélange de chaux vive et de savon tendre
dont nous venons de parler ; touchez d'abord avec ce
pinceau les points mordus, puis introduisez dans la plaie
un bourdonnet d'étoupe bien imprégné de la substance
corrosive que forme ce mélange ; entourez ensuite la
plaie d'étoupe sèche et placez sur le tout un emplâtre ou
vésicatoire.

RÉTENTION D'URINE.

Maladie dans laquelle l'urine ne peut sortir ou bien
ne sort qu'avec de grands et pénibles efforts.

La rétention d'urine a pour causes la paralysie du train
de derrière, la présence de calculs soit dans le canal uri-

naire, soit même dans la vessie, la distension des parois
de celle-ci par suite d'un exercice longtemps prolongé,
les excès de coït, la vieillesse, le défaut d'exercice, des
contusions violentes sur le dos, la soif non satisfaite dans
les grandes chaleurs, l'usage des eaux malsaines, l'emploi
de fourrages ou de grains altérés, ou trop excitants et en
trop grande quantité, ou encore de substances irritantes,
telles que cantharides, etc.; l'impression subite du froid
pendant que l'animal a chaud et la suppression de la
sueur.

L'animal est triste, paraît raide, comme fourbu, il se
campe souvent, fait des efforts pour uriner, et rien ne
sort, ou bien il ne s'échappe qu'un petit jet ou même
quelques gouttes de sang. Il semble éprouver des coliques, la respiration est courte. La fièvre se déclare et
quelquefois la bête meurt.

Faites d'abondantes saignées générales, et lorsque l'inflammation et les souffrances auront diminué, donnez des
breuvages nitrés et mucilagineux. Donnez aussi des lavements de guimauve et de graine de lin camphrés ; le camphre associé au sel de nitre et au miel administré de quatre
en quatre heures sous forme de bols, à la dose de 2 grammes pour le cheval et pour le bœuf convient très-bien
aussi. — Si la maladie paraît provenir du relâchement ou
de la paralysie de la vessie, introduisez la main dans l'anus
de la bête et après l'avoir appliquée en avant de l'espèce
de tumeur formée par la vessie, ramenez celle-ci en arrière
pour faciliter l'écoulement de l'urine. — Si le mal est dû
à une faiblesse générale ou locale et ne fait que commencer, faites prendre des bains d'eau froide, jetez fréquemment de cette eau sur la partie interne des fesses et même
imbibez-en des couvertures que vous appliquerez sur les
mêmes parties. — Soumettez le malade à un régime nour-

rissant, et empêchez toute communication entre lui et les animaux de l'autre sexe.

Si le malade rendait dans les urines quelques graviers, prenez 32 grammes de savon blanc, autant d'essence de térébenthine, 125 grammes de miel, 2 litres de décoction de graine de lin, et donnez ce mélange à boire en deux fois.

RHUMATISME.

Inflammation du tissu musculaire. Maladie peu connue chez les animaux, et dont la plupart des auteurs et des vétérinaires nient même l'existence. (*Voyez* le mot *Courbature.*)

RHUME.

Voyez les mots *Bronchite, Coryza, Gourme.*

ROUGEOLE.

Voyez le mot *Clavelée.*

ROUX-VIEUX.

Voyez le mot *Gale.*

SAIGNÉE.

Opération qui consiste à extraire le sang.

On distingue la saignée générale et la saignée locale.

De la saignée générale.

On appelle saignée *générale* celle qui se pratique sur un gros vaisseau, et qui dès lors agit sur le système circulatoire. On l'opère ordinairement sur une grosse veine, car on ne saigne que très-rarement aux artères qui, situées plus profondément que les veines, sont plus difficiles à atteindre.

Les saignées générales se font avec la *flamme* et la *lancette*, la première surtout. — La flamme doit avoir autant que possible une tige de 12 à 15 lignes de largeur. — Quand on se sert de la flamme on doit être muni en outre d'un bâtonnet de 45 centimètres de long sur 3 centimètres de diamètre et en bois dur, avec lequel on frappe sur le dos de la tige de la flamme pour faire pénétrer la lame dans le vaisseau qu'on veut ouvrir. — Indépendamment de la flamme, du bâtonnet et du vase destiné à recevoir le sang, il faut avant de saigner avoir à sa portée une forte épingle pointue et du fil ou une *mèche de crins* pour arrêter le sang.

A moins d'urgence, la saignée doit être précédée d'une diète d'au moins 5 à 6 heures.

Saignée générale chez le cheval. — La quantité de sang qu'on peut extraire à un cheval dépend de la nature et de la gravité du mal, de l'âge, du tempérament, de la force de la bête : la saignée moyenne doit être de 2 à 3 kilogrammes.

Saignée aux veines du cou (jugulaires). — On saigne à la jugulaire gauche de préférence à la jugulaire droite, cela est plus commode pour l'opérateur.

Le cheval à saigner est maintenu par un bridon, conduit dans un endroit suffisamment éclairé ; et au moment de l'opération on recommande à l'aide qui tient la tête de couvrir avec une de ses mains l'œil du côté du vaisseau à ouvrir. On évite ainsi que l'animal en voyant le mouvement que fera l'opérateur pour frapper sur la flamme, ne rejette brusquement la tête du côté opposé, ce qui ferait manquer l'opération.

C'est ordinairement au milieu ou un peu au-dessous du milieu de la longueur de l'encolure que se pratique la saignée ; plus haut ou plus bas on s'exposerait à des accidents graves. Toutes ces précautions prises, on entoure la base de l'encolure de l'animal d'une petite corde qu'on serre assez pour interrompre le cours du sang dans les deux jugulaires, on introduit dans la bouche du cheval un bâton, afin de lui faire remuer les mâchoires, ce qui facilite le gonflement de la veine. Puis celle-ci étant suffisamment gonflée et apparente, l'opérateur s'étant bien assuré de son trajet, il pose la flamme dessus, de manière que la lame effleure la peau sans la toucher. Pendant que d'une main il approche la flamme, de l'autre, de la main droite, il donne avec le *bâtonnet*, dont nous avons précédemment parlé, un coup sec sur la tige de l'instrument. Il ne faut donner qu'un coup sec et bien mesuré, en donnant un coup lourd, en pesant sur le coup, on courrait risque d'estropier la bête et de transpercer le vaisseau.

Quand on juge la saignée assez abondante, on cesse de comprimer avec la corde qu'on enlève, puis on ferme la plaie en rapprochant ses lèvres qu'on attache avec l'épingle dont nous avons parlé après l'avoir garnie de la mèche de crins dont nous avons parlé également.

L'opération achevée, reconduisez la bête à l'écurie, et attachez-la dix ou douze heures au râtelier, de façon qu'il lui soit impossible soit de baisser la tête, soit de se frotter la saignée au mur ou sur le bord de la mangeoire ou sur la longe. Laissez-lui quelques jours de repos à l'écurie, mettez-la à la diète, si le mal a de la gravité, et en tous cas ne la faites pas manger d'au moins vingt-quatre heures ; ne retirez l'épingle qu'au bout de six à huit jours, si l'animal est sorti ; sinon, laissez-la plus longtemps.

Saignée à la saphène (veine placée à la face interne de la cuisse). — On saigne cette veine de préférence dans quelques maladies, telles que le *roux-vieux*, les efforts de hanches, de jarrets ou des reins.

Attachez le cheval, faites lever par un aide le pied postérieur gauche en lui recommandant de le porter fortement en arrière. Placez-vous du côté et en avant du membre levé en faisant face à la face interne de la cuisse droite, ensuite engagez un peu le corps sous le ventre de l'animal, approchez la flamme du vaisseau, c'est-à-dire de la veine de cette cuisse droite la lame en haut, et frappez sur le dos de la flamme avec le bâtonnet ; puis, retirez-vous promptement, dans la crainte de recevoir une ruade du cheval. Il arrive quelquefois dans cette opération que le sang sort difficilement et ne jaillit pas par jet continu ; alors accélérez-en la sortie en pressant à l'aide de la main sur le trajet de la veine.

La saignée à la saphène s'arrête comme celle à la jugulaire avec du crin et une épingle. Il est des chevaux auxquels il faut mettre le *tord-nez*, ou même qu'on est forcé d'abattre pour pouvoir leur placer l'épingle.

Saignée à l'avant-bras. — Ici on se sert ordinairement de la lancette. — Faites lever le pied droit de devant du cheval par un aide, si vous voulez ouvrir la veine gauche, ou le pied gauche si vous voulez ouvrir la veine droite. Placez-vous au-devant de la face intérieure de cette partie, appuyez le pouce de la main gauche pour la saignée à droite, et celui de la main droite pour la saignée à gauche, sur le vaisseau que vous voulez ouvrir dans son passage à la partie supérieure et interne de l'avant-bras. La veine étant suffisamment gonflée et reconnue, approchez du vaisseau la pointe de la lancette, et enfoncez-la au-dessous du point comprimé.

On arrête le sang comme nous l'avons dit plus haut.

Saignée à la jambe. — Même méthode que pour la saignée à l'avant-bras.

Saignée à la poitrine (sous-cutanée thoracique). — C'est encore de la lancette dont on se sert ici. Si vous voulez saigner la veine sous-cutanée gauche, placez-vous tout près de l'épaule, le dos tourné vers la tête de l'animal, et comprimez la veine en arrière du coude avec les doigts de la main gauche, tandis que de la main droite vous faites agir la lancette. Si vous voulez saigner du côté droit, prenez-vous-y de la manière inverse.

Même méthode que plus haut pour arrêter le sang; seulement, comme cette saignée est délicate, et peut donner lieu à de graves accidents, ayez soin de mettre par-dessus l'épingle une compresse imbibée d'eau très-fraîche et maintenue par une sangle.

Saignée au palais. — Cette saignée se pratique pour la *fève* ou *lampas* (*Voyez* ces deux mots), afin d'opérer le dégorgement des vaisseaux dont la plénitude cause la maladie.

Prenez un bistouri courbe bien affilé; faites tenir par un aide les branches du bridon de la main gauche, tandis que sa main droite tient en dehors de la bouche l'extrémité de la langue; saisissez de la main gauche le bout du nez de l'animal, soulevez-le avec assez de force pour lui ouvrir la bouche; portez ensuite dans cette partie la main droite armée du bistouri dont vous dirigez la pointe dans le milieu du cinquième sillon à partir des pinces, enfoncez-la d'environ deux lignes, et puis prolongez l'incision jusqu'au quatrième sillon; faites ensuite lâcher la langue, et retirez le bistouri en lâchant vous-même le nez de l'animal; le sang s'arrête bientôt de lui-même; s'il ne s'arrête pas, faites un plumasseau (*Voyez Cancer*) avec de la filasse ; saupoudrez-le de vitriol, appliquez-le sur l'incision, et mettez par-dessus un tampon d'étoupe maintenu par un bandage qui doit passer par-dessus le nez.

Saignée à la couronne. — Cette saignée se pratique pour les maladies du pied, et notamment pour la fourbure.

Prenez un bistouri droit dont vous entourerez la lame avec des étoupes jusqu'à huit lignes environ de la pointe ; faites lever, s'il est possible, le pied opposé à celui qui est malade, mettez un *tord-nez* à la bête, et enfoncez rapidement le bistouri borné par l'étoupe sur la partie latérale et extérieure de la couronne dans le point qui correspond à la réunion des quartiers et des mamelles. — La saignée s'arrête ordinairement d'elle-même, et on est quelquefois obligé de l'entretenir à l'aide de vigoureux bouchonnements sur le lieu où l'incision a été faite. Si le sang ne s'arrête pas assez tôt, appliquez un tampon d'étoupe maintenu à l'aide de quelques tours de bande.

Saignée en pince. — Saignée particulière comme la précédente aux maladies du pied.

Parez le pied à fond surtout en pince (Voyez *Ferrure du cheval*), faites avec la corne d'un boutoir une rainure en arrière du cercle blanchâtre qui sépare la sole de la muraille et suivant sa direction. Prenez ensuite un bistouri, et pratiquez une incision transversale dans l'épaisseur du tissu réticulaire placé entre la face antérieure de l'os du pied et la face interne de la muraille en pince. Le sang ayant suffisamment coulé, remplissez la rainure d'une petite pelotte d'étoupes que vous recouvrirez d'un petit plumasseau. (Voyez *Cancer.*)

Saignée générale chez le bœuf et la vache. — La quantité de sang qu'on peut extraire à un bœuf ou à une vache est en moyenne de 8 à 9 livres.

On saigne ces animaux à la *jugulaire* et à la veine sous-cutanée *abdominale* (du bas-ventre).

Saignée à la jugulaire. — Cette saignée se fait pour les bêtes de l'espèce bovine à peu près de la même manière que pour les chevaux ; seulement les bœufs ont besoin d'être solidement attachés avant l'opération. Le coup de bâtonnet qu'on donne sur la flamme peut ici être fort sans danger, attendu l'épaisseur de la peau et la largeur de la jugulaire. On emploie aussi pour fermer l'incision une épingle et du crin.

Saignée à la sous-cutanée abdominale. —Cette saignée se pratique surtout sur les vaches laitières. La veine de l'abdomen se trouve sur les parties latérales et inférieures du ventre où elle est très-apparente. Placez-vous, pour faire la saignée, le long de l'épaule de l'animal, le dos tourné du côté de ses jambes antérieures, afin de ne pas être atteint par les pieds de derrière de la bête, si elle a envie de frapper. — Même méthode que ci-dessus pour arrêter le sang.

Saignée générale chez le mouton, la brebis, la chèvre. — La quantité de sang que peut perdre une bête de cette espèce est de 8 à 12 onces (250 à 375 grammes). Ces animaux étant très-lymphatiques, on renouvelle rarement la saignée.

On les saigne à la *jugulaire*, à la *saphène* et à la veine *angulaire*.

Saignée à la jugulaire. — Un aide doit assujettir la bête entre ses jambes en lui appuyant la croupe dans l'angle d'un mur pour l'empêcher de reculer en même temps qu'il lui soulève la tête de manière à tendre la peau de la partie inférieure de l'encolure. Coupez ensuite la laine sur la partie du milieu de cette région où passe la jugulaire, faites gonfler la veine avec vos doigts ou avec un lien qui serre le bas du cou, et opérez comme nous l'avons dit pour le cheval en mesurant la force du coup de bâtonnet sur la finesse de la peau. Arrêtez la saignée avec une petite épingle et du fil.

Saignée à la veine angulaire. — Voici ce que dit à cet égard le célèbre Daubenton dans son *Instruction pour les bergers* : « Cette saignée, dit-il, se fait sur le bas de la
» joue du mouton, au niveau de la racine de la quatrième
» dent mâchelière. L'espace qu'elle occupe est marqué
» sur la face externe de l'os de la mâchoire de dessus par
» un tubercule assez saillant pour être très-sensible au
» doigt lorsqu'on touche la peau de la joue. Ce tubercule
» est un indice certain pour trouver la veine angulaire
» qui passe au-dessous, près de son angle, jusqu'au des-
» sous du tubercule dont je viens de parler. — Pour faire
» la saignée à la joue, le berger commence par mettre
» entre ses dents une lancette ouverte ; ensuite, il place
» le mouton entre ses jambes, et il le serre pour l'arrêter.
» Il tient son genou gauche plus avant que le droit ; il passe
» la main gauche sous la tête de l'animal, et il empoigne
» la mâchoire inférieure, de manière que ses doigts se
» trouvent sur la branche droite de cette mâchoire, près
» de son extrémité postérieure, pour comprimer la veine
» angulaire qui passe dans cet endroit et la faire gonfler.
» Le berger touche de l'autre main la joue droite du
» mouton, à l'endroit qui est à peu près à égale distance
» de l'œil et de la bouche. Il y trouve le tubercule qui
» doit le guider ; il peut aussi sentir la veine angulaire
» gonflée au-dessous de ce tubercule. Alors il prend de
» la main droite la lancette qu'il tient dans sa bouche, et
» il fait l'ouverture de la saignée de bas en haut, à un

» demi-travers de doigt au-dessous du milieu de l'émi-
» nence qui lui sert de guide. »

La saignée à la veine angulaire offre cet avantage que
la laine n'a pas besoin d'être coupée, mais d'un autre côté
elle a cet inconvénient qu'elle ne fournit pas toujours
assez de sang.

Saignée à la saphène. — Elle a les avantages de la saignée à la veine angulaire sous le rapport de la conservation de la laine, et elle n'offre pas l'inconvénient dont nous
avons parlé. — Au reste, elle se pratique très-aisément,
et il est inutile d'entrer dans des détails à ce sujet.

Saignée générale chez le porc et la truie. — On saigne
ces animaux en ouvrant avec une lancette une ou plusieurs
des veines qui rampent sous la peau des oreilles ou en
coupant une oreille en travers, ou encore en excisant
une portion de la queue. — Rien, au reste, de plus facile
dans la pratique.

Saignée générale chez le chien et la chienne. — On saigne ces animaux à la jugulaire, à l'avant-bras et à la jambe.
Nous n'avons pas d'observation particulière à faire.

Pour les chiens comme pour les porcs on arrête le sang
avec une petite épingle et quelques brins de fil.

DE LA SAIGNÉE LOCALE.

La saignée est dite *locale* lorsqu'on se borne à donner
issue au sang contenu dans les vaisseaux capillaires (petits
vaisseaux) d'une partie, soit par l'application de sangsues,
soit par des scarifications ou mouchetures. — Cette saignée
a pour but de dégorger spécialement la partie où elle se
pratique du sang qu'elle renferme. (*Voyez* les mots *Sangsues* et *Scarifications.*)

SANGSUES.

Application des sangsues. — On les met le plus près possible de l'endroit enflammé, mais pas sur l'endroit même. — Avant de les poser, on rase très-serré le poil ou la laine qui recouvre la partie ; on lave la place avec de l'eau de savon, puis après l'avoir essuyée, on applique dessus un cataplasme de farine de graine de lin pour rendre la peau plus souple ; cela fait, on prend les sangsues, on les place dans un linge tiède, et l'on maintient ce linge avec la main sur la peau mise à nu, jusqu'à ce qu'elles soient toutes prises. — S'il faut mettre les sangsues dans des parties étroites ou enfoncées, aux gencives, dans les narines, aux tempes, au-dessus des salières, etc. ; mettez-les la tête la première dans un tube de fer-blanc ouvert par ses deux extrémités. Au moyen d'une sorte de piston qui glisse dans le tube, poussez ces animaux vers la partie qu'ils doivent mordre. — S'ils refusent de mordre, pratiquez à l'aide du bistouri quelques simples piqûres sur la place où il faut les appliquer.

Entretenez l'écoulement du sang une fois les sangsues détachées, en le favorisant par des lotions d'eau tiède, des cataplasmes chauds de farine de graine de lin.

Voulez-vous faire prendre des sangsues au-dessus du sabot ? Conduisez l'animal dans les mares ou au bord des étangs qui en contiennent, et il en aura bientôt les extrémités d'autant plus garnies qu'il aura séjourné plus longtemps dans l'eau.

Cas où il faut appliquer les sangsues. — On les emploie de préférence à la saignée, dans la plupart des congestions sanguines et inflammatoires, dans la gale, les dartres, les

démangeaisons, les ophthalmies, dans certaines inflammations du bas-ventre et de la poitrine.

Conservation des sangsues. — Conservez-les en été dans
les pots couverts d'une toile médiocrement serrée contenant de l'argile ou du sable de rivière, et dont vous renouvelez l'eau fréquemment ; placez-les en hiver dans du sable
humecté que vous laverez tous les jours avec de l'eau dé-
gourdie.

SARCOCÈLE.

Tumeur dure, pesante, sans changement de couleur à
la peau et formée par un testicule qui a augmenté de volume.

Le seul moyen de guérir cette maladie est la castration.

SCARIFICATIONS.

Petites incisions qu'on pratique à la peau dans les cas
de saignée locale (*Voyez* le mot *Saignée*), avec une lancette,
un bistouri ou une flamme, dans le but de donner issue au
sang. — Commencez par raser la partie sur laquelle vous
devez opérer ; tendez ensuite la peau environnante avec
les doigts, puis prenez l'instrument et faites de plus ou
moins nombreuses piqûres rapprochées les unes des autres
et profondes d'un quart de ligne tout au plus.— Cela fait,
et pour opérer un dégorgement complet des vaisseaux
capillaires, appliquez une ou plusieurs ventouses sur ces
piqûres et couvrez ensuite les parties scarifiées de compresses imbibées d'eau camphrée.

Les scarifications sont utiles dans les cas d'engorgement sanguin des paupières, des gencives, du fourreau,
de la langue, etc.

SEIME.

Fissures étroites qui s'établissent sur la muraille du pied et qui ont pour causes la mauvaise habitude qu'ont les maréchaux de râper la muraille, ou bien des plaies à la couronne, des javarts mal guéris, des courses au soleil pendant les chaleurs de l'été, etc.

Voyez le mot *Javart (cartilagineux)*.

SÉTON.

Corps étranger que l'on engage sous la peau dans le but de la faire suppurer.

Il y en a de trois sortes : 1° le *séton à mèche*; 2° la *rouelle*; 3° le *trochique*.

Séton à mèche. — Ruban de fil, ou bien tresse de chanvre. On appelle ce séton *animé* quand on l'enduit d'une substance irritante comme l'onguent vésicatoire, ou bien l'axonge *(graisse de porc)* saupoudré de cantharides, ou l'essence de térébenthine ; la longueur de la mèche doit être de 26 pouces.

Séton à rouelle. — Rondelle de cuir ou de feutre percée à son centre d'une ouverture assez large et portant environ 2 pouces et demi à 3 pouces dans son plus grand diamètre. — La rouelle est moins efficace que le séton à mèche.

Trochique. — Substance végétale ou minérale douée de propriétés irritantes. On emploie pour trochiques l'ellébore noir, la clématite, le gazon, etc., le sublimé corrosif, le sulfure d'arsenic. — On taille les végétaux en forme d'allumettes de 2 à 3 pouces de long, on les réunit en bottes et on les place sous la peau après y avoir fait une incision.

Quant aux trochiques minéraux, on ne les met pas directement en contact avec le tissu cellulaire, on les entoure d'un linge clair et on les place sous la peau préalablement incisée.

Du séton appliqué au cheval.

Généralement on applique le séton, pour le cheval, soit au poitrail, soit à la fesse.

Séton au poitrail. — Fixez convenablement l'animal, confiez à un aide la mèche et l'aiguille (1), et placez-vous à droite de la bête un peu en avant de l'épaule ; saisissez la peau du poitrail entre le pouce et l'index de la main gauche un peu au-dessous de la saillie formée par la pointe de l'os de la poitrine, pincez-la de manière à lui faire faire un pli, incisez le sommet de ce pli avec le bistouri que vous tenez de la main droite, de manière à faire une incision transversale longue de près d'un pouce. Lâchez ensuite le pli, prenez l'aiguille de la main droite ; avec le pouce et l'index de la main gauche écartez la lèvre inférieure de l'incision, engagez dans l'ouverture la pointe de l'aiguille, et poussez-la un peu afin de pouvoir faire pénétrer l'instrument entre la peau et les muscles, mais en faisant en sorte de ne blesser ni l'une ni les autres : à cet effet tenez l'aiguille dans une direction parallèle à celle de la face antérieure du poitrail, et à mesure que vous l'enfoncez avec la main droite, ayez soin avec la main gau-

---

(1) L'aiguille à séton a environ 40 centimètres de long, et elle est ordinairement composée de deux pièces qui se montent à vis dans le milieu de sa longueur. Une des extrémités de cette aiguille est élargie en arrière de la pointe en forme de feuille de saule, et percée d'un œil longitudinal dans le centre de son élargissement; l'autre extrémité, dite *talon*, est également pourvue d'un œil.

che de pincer la peau au-dessous de la pointe de l'instrument et de l'écarter des muscles sur la ligne qu'il va suivre. Quand l'aiguille aura pénétré d'environ un pied sous la peau, dirigez-en la pointe sur la peau, en en rapprochant le talon contre la partie supérieure du poitrail, puis poussez fortement l'aiguille en bas sur la peau que la pointe soulève, et faites-la sortir. Engagez alors la mèche dans l'œil du talon, et saisissant l'aiguille par sa pointe et la retirant par l'incision du bas, faites pénétrer le séton dans le trajet de l'aiguille, où vous le laisserez. Fixez la mèche dans cette position en en réunissant les deux extrémités par un nœud double.

Séton à la fesse. — Assujettissez l'animal le plus vigoureusement possible, car cette opération est très-douloureuse ; attachez sa tête très-haut, et appliquez-lui un tord-nez. Si c'est à la fesse droite que le séton doit être posé, faites lever et porter en avant avec la plate-longe le membre postérieur gauche ; placez-vous en dehors et un peu en arrière du membre non levé, et faites une incision sur la peau avec le bistouri à quelques lignes au-dessous de la pointe de la fesse et un peu en dedans. Prenez ensuite l'aiguille à séton de la main droite, écartez avec la main gauche la lèvre inférieure de l'incision, engagez dans l'ouverture la pointe de l'aiguille tournée en bas, dirigez-la avec précaution de haut en bas, et un peu de dehors en dedans dans la direction du plan de la fesse, écartez fortement la peau avec la main gauche à mesure que l'aiguille descend, et quand celle-ci aura pénétré d'un pied à peu près, faites-la basculer légèrement, de façon à en écarter la pointe des muscles et à la rapprocher de la peau; appuyez avec des ciseaux immédiatement au-dessous de l'endroit où la peau est rebroussée en dehors par l'aiguille, enfoncez celle-ci par un mouvement brusque, et faites-la sortir en bas de la fesse et un peu en dedans. Passez alors la mèche dans l'œil de la pointe, retirez l'aiguille le bas en haut, et fixez les bouts du ruban comme nous avons dit pour le séton au poitrail.

Si c'est sur la fesse gauche que vous avez à opérer, agissez de même, sauf que c'est alors le membre posté-rieur droit qu'il faut faire lever avec la plate-longe, et que c'est la main gauche qui doit tenir l'aiguille.

Si l'animal, irrité par la souffrance, s'agite violemment, retirez promptement l'aiguille, et ne l'introduisez de nou-veau qu'après que ses mouvements ont cessé, pour éviter de le blesser.

Ce n'est que quand la suppuration est bien établie, c'est-à-dire vers le troisième jour d'ordinaire, qu'on com-mence à panser le séton. — On panse en pressant matin et soir avec la main sur le trajet de la mèche, pour faire sortir le pus. Si le pus en coulant de lui-même se concrète sur la peau, enlevez-le en lavant la partie à l'eau tiède.

Du séton appliqué au bœuf.

On l'applique ici au poitrail. — Faites former à la peau un large pli transversal, et traversez la base de ce pli d'un seul coup avec l'aiguille à séton, dans l'œil de laquelle vous engagez ensuite la mèche pour la fixer selon le pro-cédé décrit plus haut.

Ordinairement comme le bœuf a besoin de moyens plus énergiques que le cheval, on fixe un trochique à la mèche du séton ; ou bien on pose d'abord un trochique, et le lendemain on traverse avec un séton à mèche l'engorge-ment qu'il a produit.

Du séton chez le mouton, le porc, etc.

On n'en fait pas usage. D'abord il est inefficace chez les bêtes de cette espèce, et d'ailleurs il est malfaisant.

SQUIRRHE.

Tumeur dure, ordinairement sans douleur, sans changement de couleur à la peau, et qui aboutit quelquefois au cœur. (*Voyez* le mot *Cancer.*)

Le squirrhe peut se manifester à toutes les parties du corps, mais il se place habituellement aux testicules, aux mamelles, à la matrice, aux glandes lymphatiques, au foie, etc., etc. — Les applications de médicaments irritants, les compressions prolongées et trop énergiques, telles sont les causes ordinaires du squirrhe, qui peut aussi être la suite d'un phlegmon, d'un œdème. (*Voyez* ces deux mots.)

Appliquez sur la tumeur des cataplasmes de farine de lin, faites des fumigations ; quand la douleur se dissipera et que le squirrhe aura perdu sa dureté, prenez de la farine de fèves de marais et de la farine de lin, faites cuire ces farines avec une décoction de fleurs de sureau et de camomille, et appliquez le tout sous forme de cataplasme. Ou bien encore si le mal se montre très-rebelle, prenez une éponge et servez-vous-en pour laver la tumeur avec de l'eau de savon un peu chargée, ou bien du sel marin dissous dans l'eau. Continuez pendant assez longtemps l'emploi de ces moyens ; s'ils sont inutiles, enlevez la tumeur avec un instrument tranchant.

SUFFOCATION.

Voyez le mot *Étranguillon.*

SUTURE.

Opération par laquelle on réunit avec des aiguilles les lèvres d'une plaie qu'on ne pouvait pas maintenir rapprochées au moyen de bandages. Ces aiguilles sont ou droites ou courbes, tranchantes ou non sur les côtés, enfilées d'un ou de plusieurs fils cirés. Quelquefois aussi on emploie pour les sutures une épingle ou bien une ou plusieurs chevilles en bois.

Il y a plusieurs sortes de sutures dont il faut toujours s'abstenir quand les plaies sont accompagnées d'une vive inflammation, ainsi que dans les plaies contuses qui demandent l'écoulement du pus.

Sutures à bourdonnets. — Préparez des fils à l'extrémités desquels vous fixerez une petite pelote d'étoupes très-fines ou de charpie. Le nombre de ces fils doit être double des sutures à faire ; implantez l'aiguille de dehors en dedans d'un côté, puis faites-en autant de l'autre. Tirez et ramenez les fils par-dessus l'étoupade destinée à maintenir l'appareil de pansement.

Suture entrecoupée ou à points séparés. — Prenez une aiguille courbe à chaque extrémité, tranchante sur les côtés, aiguë à sa pointe et percée vers sa tête, passez dans l'ouverture plusieurs fils cirés réunis ensemble, puis dirigez l'aiguille de dehors en dedans jusqu'au fond de la plaie, et faites-la sortir à une certaine distance de la division. Cela fait, portez de la même manière une seconde aiguille dans l'autre lèvre de la plaie, et faites tous les autres points de la même façon. Quand tous les fils seront passés, faites rapprocher par un aide les lèvres de la plaie, et fixez les points de suture les uns après les autres et au moyen d'une double rosette, qui permette de relâcher le nœud plus tard, s'il était trop serré par suite du gonflement in-flammatoire des parties. Ayez soin de graisser les fils avec du cérat. La suture achevée, appliquez sur la plaie un plu-masseau (Voyez *Cancer*) pareillement enduit de cérat, et garnissez-en les bords avec des compresses étroites, lon-gues et assez épaisses. Ne retirez pas les fils avant le troi-sième ou le quatrième jour au plus tôt ; pour les retirer, coupez-les près des nœuds.

Suture dite du pelletier ou suture à surjet. — On la pratique en perçant obliquement, au moyen d'une aiguille droite ou ronde armée d'un fil simple et ciré, les deux bords d'une plaie rapprochés l'un de l'autre, en les traver-sant toujours obliquement de façon à former une série de spirales.

Telles sont les principales sutures.

TAIE (ALBUGO).

Maladie de la cornée de l'œil qui consiste ordinaire-ment dans une tache blanche opaque, laquelle, suivant son étendue et son siége dans la cornée, gêne la vue plus ou moins et finit quelquefois par la faire perdre complé-tement. La taie se remarque souvent chez les chevaux, les bœufs et les vaches.

Les taies viennent habituellement à la suite des ophthal-mies rebelles ou mal guéries (*Voyez* le mot *Ophthalmie*) et en particulier des fluxions périodiques.

Si l'œil est attaqué d'une irritation légère et perma-nente, appliquez des cataplasmes faits avec trois poignées de mie de pain, trois poignées de farine de lin cuites dans l'eau jusqu'à consistance de bouillie épaisse. Lavez la par-tie avec une éponge imbibée d'un mélange de lait et de décoction de racine de guimauve ; donnez des bains de tête dans la vapeur d'eau de guimauve ; si l'œil n'est que peu enflammé, établissez un vésicatoire dans le voisinage de l'organe malade, et lorsque ce vésicatoire n'agira plus mettez à la place un séton. — Si l'inflammation est très-vive, saignez à la veine des tempes, et quand l'état inflammatoire aura cessé ou bien diminué, employez les collyres stimulants. Vous pouvez commencer par laver les yeux avec un linge arrosé d'eau claire filtrée au papier gris, puis couvrez-les avec des compresses imbibées d'eau de guimauve où vous aurez mis un peu d'alcool camphré. Si ce moyen n'est pas couronné de succès, prenez un peu de sucre candi réduit en poudre très-fine, un peu de nitre, et un peu de sulfate de zinc également en poudre, mêlez le tout et puis soufflez-en dans les yeux à l'aide d'un tube quelconque.

TÉTANOS.

Contractions spasmodiques du système vasculaire auxquelles les chevaux, les moutons sont sujets.

La castration et ses suites, les blessures quelconques, l'humidité froide, telles sont les causes qui amènent le tétanos. Raideur dans les mouvements de l'encolure, embarras dans les mouvements des mâchoires, tensions des muscles de la tête, fixité de l'œil, respiration de plus en plus pénible, impossibilité de se coucher et de prendre de la nourriture : tels sont les symptômes du tétanos, qui aboutit promptement à la mort.

Maladie incurable, et dans laquelle il ne faut rien attendre que de la nature qui triomphe quelquefois du mal.

TOURNIS.

Maladie provenant de la présence dans le cerveau de certains vers appelés hydatides cérébrales.

Le tournis se manifeste par accès : on le remarque chez les bœufs et surtout sur les moutons.

L'animal lève la tête, raidit l'encolure et la queue, ses membres sont droits, ses mâchoires se resserrent, ses jugulaires se gonflent, ses yeux sont très-ouverts, sa prunelle se dilate, il perd momentanément la vue ; le plus léger contact fait éprouver au malade des agitations convulsives et un tremblement général. — L'accès passé, la bête se relève, elle marche lentement, la vue se rétablit, la tête est basse. — Les derniers accès, ceux qui précèdent la mort, sont suivis d'un sommeil léthargique, et quelquefois de la paralysie des muscles du cou et des mâchoires.

On ne peut guérir le tournis que par l'extraction de l'hydatide cérébrale, et on ne peut opérer cette extraction qu'à l'aide du *trépan*, opération délicate, dangereuse, à laquelle il vaut mieux ne pas avoir recours, et pour laquelle on ne saurait, au reste, se passer du concours d'un homme de l'art.

TOUX.

Voyez *Étranguillon, Bronchite, Pleurésie, Pneumonie, Pousse, Phthisie*, etc.

La toux n'est qu'un symptôme de ces diverses maladies.

TRANCHÉES.

Douleurs vives qui ont leur siége dans le bas-ventre.

Il est plusieurs espèces de tranchées. — Les tranchées

d'indigestion (*voyez* le mot *Indigestion*). — Les tranchées dites inflammatoires (*voyez* les mots *Entérite* et *Gastrite*). — Les tranchées néphrétiques (*voyez* le mot *Néphrite*). — Les tranchées de miserere (voyez *Entérite sur-aiguë*).

TROUSSE-GALANT.

C'est le charbon qui se forme à la cuisse du cheval (voyez *Charbon*).

TUMEUR.

Voyez les mots *Loupe*, *Poireau*, *Squirrhe*, etc.

TYPHUS.

Voyez le mot *Charbon*.

URINE (*Incontinence d'*).

Écoulement continuel d'urine qui a pour causes ordinaires la présence de calculs dans le canal de l'urètre, l'irritabilité extrême de la vessie ou bien la faiblesse excessive et la paralysie de cet organe. Les chevaux, les juments y sont assez sujets.

Si le mal résulte de l'irritabilité de la vessie, donnez des bains locaux de vapeur aqueuse, appliquez sur les reins des cataplasmes émollients composés comme nous l'avons dit plus haut au mot *Taie ;* prenez 3 parties de gomme arabique en poudre, 3 parties de poudre de guimauve, 3 parties de poudre de réglisse, 2 parties de nitrate de potasse et 2 parties de tartrate acidule de potasse ; mêlez avec soin ces substances, et donnez-les dans de l'eau d'orge ou du son mouillé, à la dose de 64 grammes pour un cheval ou de 125 pour un bœuf. — Si le mal est dû à la présence d'un calcul, retirez le plus tôt possible le corps étranger, et s'il provient de la paralysie de la vessie, prenez 32 grammes de sel ammoniac, 180 grammes d'eau-de-vie, 1 litre d'eau, dissolvez dans l'eau le sel, ajoutez l'alcool et lavez fréquemment la vessie avec une éponge imbibée de ce mélange, ou bien encore prenez 2 poignées de menthe poivrée, 1 litre de gros vin rouge, 64 grammes d'eau-de-vie camphrée; faites infuser quelques heures la menthe dans le vin, coulez, ajoutez l'eau-de-vie et lavez la partie comme nous venons de le dire. En même temps, prenez 1 litre et demi d'infusion d'absinthe, 32 grammes de sel ammoniac ; faites dissoudre le sel dans l'infusion et administrez en lavement, que vous renouvelez plusieurs fois.

VACCINE.

Maladie éruptive du pis des vaches, et dont ces bêtes ne sont attaquées qu'une fois.

Défaut d'appétit, diminution du lait, fièvre, tels sont les premiers symptômes du mal. Au bout de quelques jours des pustules entourées à leur base d'une auréole étroite et rouge se développent aux mamelles. Ces boutons deviennent peu à peu douloureux, chauds, enflammés et finissent par prendre une couleur plombée ; ils suppurent. Le liquide clair à l'origine, s'épaissit graduellement et se dessèche au bout d'une quinzaine de jours ; alors les pustules brunissent et se changent en une croûte rougeâtre qui ne tarde pas à se détacher.

Maladie sans gravité, qui se dissipe d'elle-même.

VARICE.

Dilatation des veines provenant d'un défaut de circulation du sang arrêté dans quelque vaisseau.

Les causes des varices sont la vieillesse, des harnais trop serrés, et généralement toute compression produite sur une veine.

Les veines qui deviennent variqueuses s'allongent en formant des flexuosités qui prennent la forme de tumeurs molles, inégales, de couleur violacée. La partie qui en est le siége se gonfle, et si le mal fait des progrès, la distension extrême des veines produit une inflammation qui se communique au tissu cellulaire et ensuite à la peau qui les recouvre, et qui est quelquefois suivie de l'ulcération.

La ligature, la compression qui sont les seuls vrais moyens de guérison des varices chez l'homme, ne sont pas praticables pour les animaux domestiques, surtout pour les chevaux et pour les bœufs, qu'on aurait de la peine et qu'il serait même impossible de maintenir dans les conditions de repos et de position nécessaires pour le succès. Tout ce que l'on peut faire se réduit donc, si l'inflammation variqueuse produit de très-vives douleurs, à faire usage pour les calmer de remèdes émollients. Appliquez des cataplasmes faits avec deux poignées de feuilles de mauve et une poignée de farine de lin cuites dans l'eau, et faites des fumigations avec les mêmes substances.

VARIOLE.

Maladie éruptive du porc qui n'est pas sans quelques rapports avec la clavelée.

Les premiers symptômes du mal sont l'abattement de la bête qui baisse la hure, a les yeux ternes et quelquefois la fièvre. Le troisième ou le quatrième jour après la manifestation de ces symptômes, paraissent des taches rouges qui ne tardent pas à suppurer et à se couvrir d'une croûte qui se détache bientôt.

Tenez les malades dans des lieux sains, donnez-leur du petit-lait ou de l'eau acidulée par du levain.

VENTOUSE.

Opération par laquelle on applique un vase de verre sur le corps d'un animal pour boursoufler sa peau et déterminer dans cette partie une congestion des vaisseaux capillaires.

On distingue les ventouses en *sèches* et en *scarifiées*.

Ventouses sèches. — On y a particulièrement recours dans les affections chroniques, dans les engorgements locaux, lorsqu'on veut faire suppurer un abcès qui ne suppure pas assez vite. — Voici comment on les pratique : le point sur lequel on doit opérer, doit d'abord être dépouillé des poils ou de la laine qui le recouvrent ; on prend ensuite un vase ou un grand verre à boire, on y introduit de la filasse très-fine qu'on enflamme à l'aide du feu, et on place de suite le verre sur la partie ; alors la peau ne tarde pas à monter dans le verre, elle rougit, se gonfle, une tumeur ronde se forme. — Pour retirer le verre, on l'incline doucement de côté et on appuie les doigts sur la peau légèrement dans l'endroit sur lequel reposent les bords du verre. L'air pénètre aussitôt dans le vase, et celui-ci se détache facilement.

Ventouses scarifiées. — Ce sont les plus actives et les plus efficaces ; elles peuvent très-bien remplacer les sangsues toutes les fois qu'on désire opérer une saignée locale. On les emploie dans les inflammations d'intestins, dans les inflammations des ligaments et des articulations, dans celles des membranes muqueuses, etc.

Si vous voulez pratiquer une ou plusieurs ventouses scarifiées, commencez par poser une ventouse sèche de la manière précédemment indiquée, faites ensuite de petites incisions longitudinales (*voyez* le mot *Scarification*) avec une lancette ou bien un bistouri sur l'espèce d'ampoule formée par la ventouse sèche, et puis appliquez de nouveau le verre à ventouse garni de nouvelle étoupe enflammée ; le sang pénètrera dans le verre que vous détacherez comme nous l'avons dit plus haut, lorsque vous jugerez que l'animal en a assez perdu.

Pour obtenir une saignée abondante à l'aide des ventouses scarifiées, il faut les réappliquer plusieurs fois de suite et en mettre plusieurs les unes à côté des autres.

Après l'opération, qui ne doit pas se prolonger au delà de quelques minutes, lavez les plaies avec de l'eau fraîche et placez dessus une toile enduite de cérat ou de graisse.

VERRUES.

Excroissances non douloureuses qui se développent à la surface de la peau.

Les verrues ont les mêmes causes que les poireaux, et se traitent par les mêmes moyens. (*Voyez* le mot *Poireau*.)

VERTIGE.

Inflammation d'un ou de plusieurs des organes contenus dans le crâne.

Le vertige a pour causes une indigestion violente, les travaux excessifs, les courses prolongées pendant l'été, l'application de trop forts vésicatoires autour de la tête, les chutes sur le crâne, et enfin tout ce qui peut troubler d'une manière grave les organes digestifs. (*Voyez* les mots *Indigestion, Météorisation, Entérite.*)

Voici les symptômes du mal : la bête attaquée de vertige a des mouvements précipités, brusques, des allures
mal assurées ; sa tête s'appuie avec force sur ses longes,
contre le mur, au fond de la mangeoire ; elle est souvent
si basse qu'elle descend sur les genoux. Le malade
marche en ligne directe, et se heurte contre les objets
qu'il rencontre, il chancelle et tombe fréquemment ; à
ces accès succède quelquefois un état de somnolence,
d'affaissement, mais les accès reviennent en peu de
temps, les yeux sont agités et semblent prêts à sortir
de leur orbite ; des mouvements de fureur se produisent.

Si l'animal est encore en état d'avaler, administrez
à l'intérieur 30 à 35 gouttes d'huile de croton-tiglium
dans 32 grammes d'huile ordinaire et un litre de dissolution de 64 grammes de sulfate de soude. Faites attacher le malade à deux longes pour l'empêcher de se
blesser. Posez deux sétons aux fesses, donnez des lavements avec une décoction de tabac, et appliquez des
douches d'eau froide vinaigrée sur la tête. — Si la
bête n'est déjà plus en état d'avaler, ouvrez avec la
flamme (instrument de la chirurgie vétérinaire) la veine
jugulaire et injectez dans l'ouverture 12 à 14 gouttes
d'huile de croton-tiglium dans 8 grammes d'huile d'olive ;
n'oubliez pas aussi les lavements, les douches, les sétons.
— Enfin, si le malade n'est qu'au début du mal, que
l'affection n'ait pas encore un grand caractère de gravité,
contentez-vous d'administrer un litre de dissolution de
64 à 90 grammes de sulfate de soude.

CHAPITRE QUATORZIÈME.

ABEILLES.

Ruches. Les ruches de paille, dont les cordons sont arrêtés ou cousus ensemble, sont les meilleures pour conserver une chaleur égale pendant l'hiver, et une fraîcheur convenable au miel pendant l'été.

Cette espèce de ruche est ronde, doit être faite avec des cordons de paille de seigle ou de froment, non battue au fléau, mais dont on aura seulement frappé les épis contre un tonneau ou une pièce de bois ronde pour en faire sortir le grain. Les cordons auront 2 à 3 centimètres d'épaisseur ; le diamètre intérieur de la ruche aura 35 à 40 centimètres. Le dessus de la ruche sera un peu cintré, pour lui donner plus de solidité, et formé en anse de panier.

Dans le milieu du dessus, on laissera un trou d'environ 4 centimètres de largeur, que l'on bouchera d'abord avec du liége ou des chiffons. Le côté du devant de la ruche sera ouvert par en bas d'un trou de 4 centimètres de largeur sur 5 de hauteur, pour le passage des abeilles.

Comme on commence la construction d'une ruche par le dessus, en continuant uniformément jusqu'en bas la grosseur du cordon de paille, il faut cependant, lorsqu'on n'est plus qu'à 65 centimètres de la fin, la terminer en l'amincissant de manière que le bas de la ruche pose partout également sur la planche qui la supportera.

Outre le corps de la ruche, il faut avoir pour chacune deux ou trois cabochons, ou petites ruches postiches, faites de la même manière que les autres, mais seulement hautes de 15 à 20 centimètres.

Lorsqu'une ruche est remplie, et qu'on veut faire travailler les abeilles pour recueillir du miel ou de la cire sans les déranger, on ouvre le dessus de la mère ruche, en ôtant le tampon de liége ou de chiffons qui a été mis dans le trou du dessus, et l'on place le cabochon sur la ruche en l'y attachant par des cordons ou autrement.

Aussitôt que ce cabochon est placé, les abeilles y

montent par le trou du cintre de la ruche, et la remplissent de cire et de miel; en sorte que, pendant la saison des fleurs, on peut, chaque mois, soulever le cabochon de chaque ruche, et, s'il est rempli, on l'enlève et on le remplace par un autre qui est vide; ou, si l'on veut, on ne prend que quelques-uns des rayons qui s'y trouvent. Par ce moyen simple et très-bien imaginé, on ne dérange point les abeilles, on profite de leur travail, et on les entretient dans une activité continuelle.

L'emplacement d'un rucher ne pourrait être plus avantageux qu'au milieu d'une localité abondante en fleurs et à l'abri des vents du nord.

On donnera donc au rucher 2 mètres de hauteur, sur une longueur proportionnée au nombre des ruches qu'on y voudra placer.

Un essaim nombreux peut donner 2 ou 3 livres de cire et de 30 à 40 livres de miel.

Pour séparer le miel de la cire des gâteaux dans lesquels il est contenu, on renverse les gâteaux sur des baguettes croisées, et on les laisse ainsi pour en faire écouler le miel qu'on appelle miel vierge; on les met ensuite sous une presse pour en exprimer tout ce qui reste. Si, en rompant les gâteaux, on y répand des fleurs de romarin, le miel contracte un goût de miel de Narbonne; on donne aussi à la cire une plus belle couleur si, au moment où elle écume, on fait bouillir avec elle de la paille ou du blé de Turquie.

Toutes les saisons sont bonnes pour celui qui veut acheter des ruches; mais le printemps est préférable, car alors une ruche n'a plus à redouter le froid de l'hiver, et les abeilles n'exigent plus de sacrifices par la facilité qu'elles ont de trouver dans les champs une nourriture abondante.

Pour avoir du prix, une ruche doit être populeuse, munie de provisions. De plus elle doit avoir une bonne reine.

On peut juger qu'une ruche est bien organisée lorsqu'on en voit sortir des abeilles en troupes nombreuses, et que leur vol est rapide, gai et direct. Bientôt des abeilles rentrent dans leur habitation chargées de butin.

C'est à leurs formes extérieures qu'on reconnaît aussi la valeur des abeilles et de leurs produits. La grosseur dans le corps et un léger développement dans les membres sont un signe certain que la cire est jaune. Une cuirasse unie et luisante sur l'insecte annonce une ruche abondante.

On peut également reconnaître la bonté des abeilles si, en soufflant légèrement à travers l'ouverture d'une ruche, on leur voit faire un mouvement comme pour menacer le visage. Elles sont alors courageuses et bien portantes.

Pour transporter une ruche, il faut prendre le soin de la boucher avec des cniffons et de la terre glaise, pour que les abeilles ne trouvent point une issue par les fentes qui pourraient s'y trouver. Elle se place ensuite la tête en bas sur la locomotive qui doit la transporter, et une fois arrivée dans une nouvelle contrée, elle se retourne. Aussitôt après on rend la liberté aux abeilles, pour qu'elles puissent se familiariser avec les lieux dont elles prennent possession.

Quant à l'intérieur d'une ruche, il faut y maintenir une excessive propreté ; c'est l'amorce la plus sûre pour y fixer les abeilles, qui s'éloigneraient bientôt d'une habitation négligée ou malsaine ; il est bon aussi de l'arroser avec de l'eau miellée.

Malgré le maintien d'une rigoureuse propreté dans la ruche, il arrive qu'un essaim veut quelquefois l'abandonner. Comme il redoute pour le voyage un temps sombre, frais et venteux, au moyen d'une petite pompe en fer-blanc ou en cuivre on pourra facilement les retenir prisonnières ; à l'aide de cette pompe dont le trou doit être fort petit, on simule une pluie fine qui, atteignant les abeilles, les fait renoncer à un voyage périlleux. Il arrive aussi parfois que, dans l'intérêt des soins qu'exige une ruche, on est forcé de tempérer la trop vive ardeur des abeilles : on y réussit en employant la fumée de chiffons ou de bouse de vache dont l'action est étourdissante. Quand un essaim voyage par un beau jour, le peu de station qu'il fait sur chaque branche où il se repose offre de la difficulté à le saisir. Souvent aussi il vole trop haut, mais au moyen d'une aspersion on le contraint à descendre et à se fixer quelque part ; cette pluie factice doit s'élever plus haut que l'essaim et tomber sur lui légèrement, alors il s'abat et entre sans difficulté dans la ruche vide préparée pour le recevoir. Après quelques instants il s'apaise, et la ruche placée sur son plateau peut, sans retard, occuper le lieu qu'on lui destine.

Souvent l'essaim s'attache à une branche d'arbre en forme de grappe. Si on parvient à la saisir, on la coupe avec précaution, et on la secoue ensuite devant la ruche, où les abeilles ne tardent pas à entrer.

Lorsqu'un essaim s'abat naturellement sur la terre à l'aspect d'une ruche, on le voit s'y introduire de lui-même et sans le moindre effort.

La maladie qui atteint le plus fréquemment les abeilles est la dyssenterie. Elle se reconnaît aux excréments rougeâtres dont les abeilles malades chargent les rayons. De bon vin mêlé à du miel pur est le meilleur remède à ce mal.

FIN.

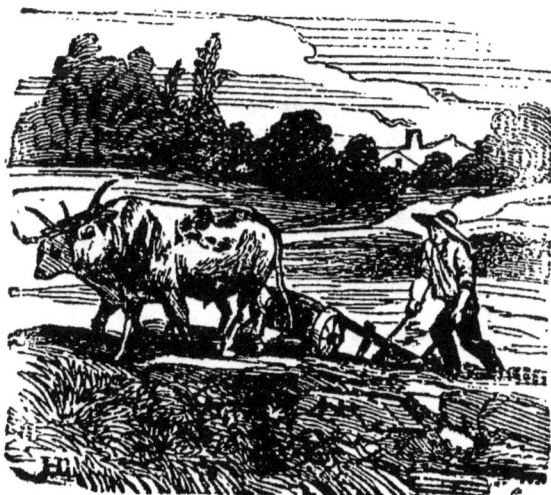

TABLE DES MATIÈRES.

DEUXIÈME PARTIE.

FIN DE LA TABLE.

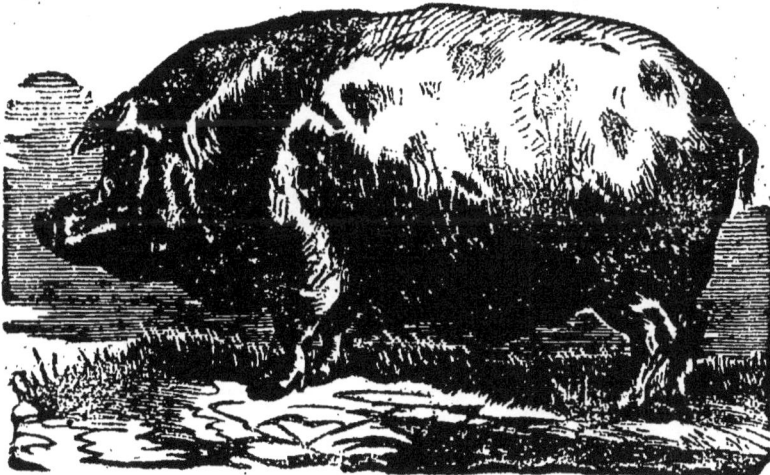

Paris. — Soc. d'imp. PAUL DUPONT, 41, rue J.-J.-Rousseau (Cl.)

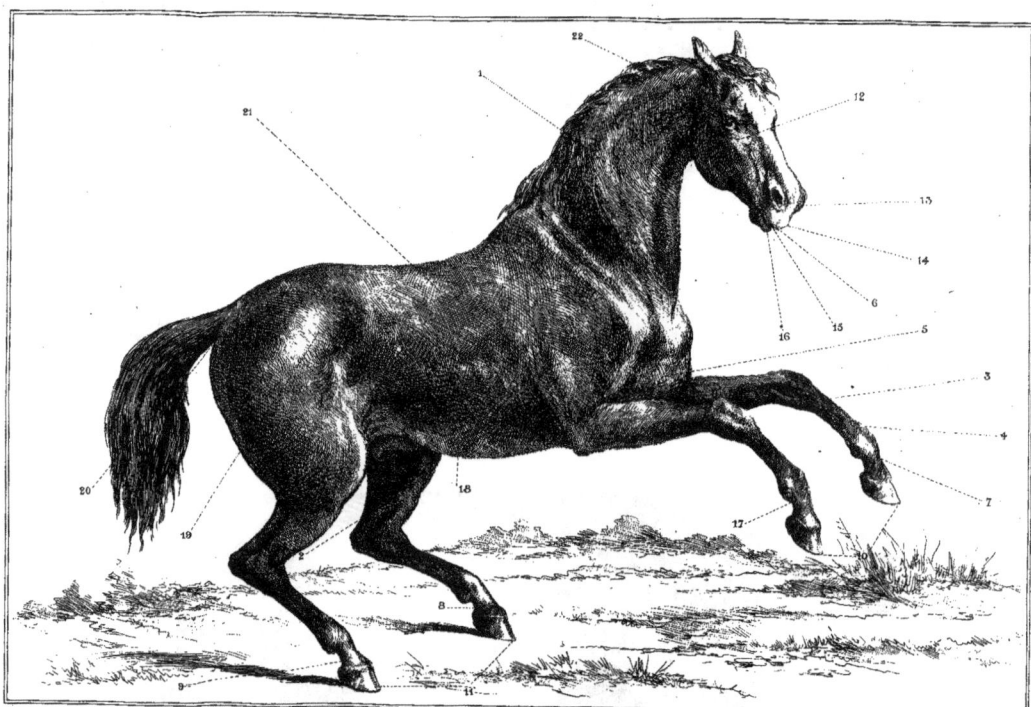

FIGURE DU CHEVAL. INDICATIONS DU SIÈGE DE SES MALADIES ET DES VEINES OÙ ON DOIT LE SAIGNER

1. *Veine jugulaire gauche.* — 2. *Saphène.* — 3. *Veine d'Avant-bras.* — 4. *Jambe.* — 5. *Poitrine.* — 6. *Palais.* — 7.8.9. *Couronne.* — 10.11. *Pince* — 12. *Larmier.* — 13. *Cartilage des Naseaux.* — 14. *Pointe du nez.* — 15. *Dessous de la langue.* — 16. *Partie inférieure de la lèvre.* — 17. *Veine du Pâturon.* — 18. *Veine du Flanc.* — 19. *Jointure de la hanche.* — 20. *Veine de l'Anus.* — 21. *Veine du Dos.* — 22. *Veines des tempes.*

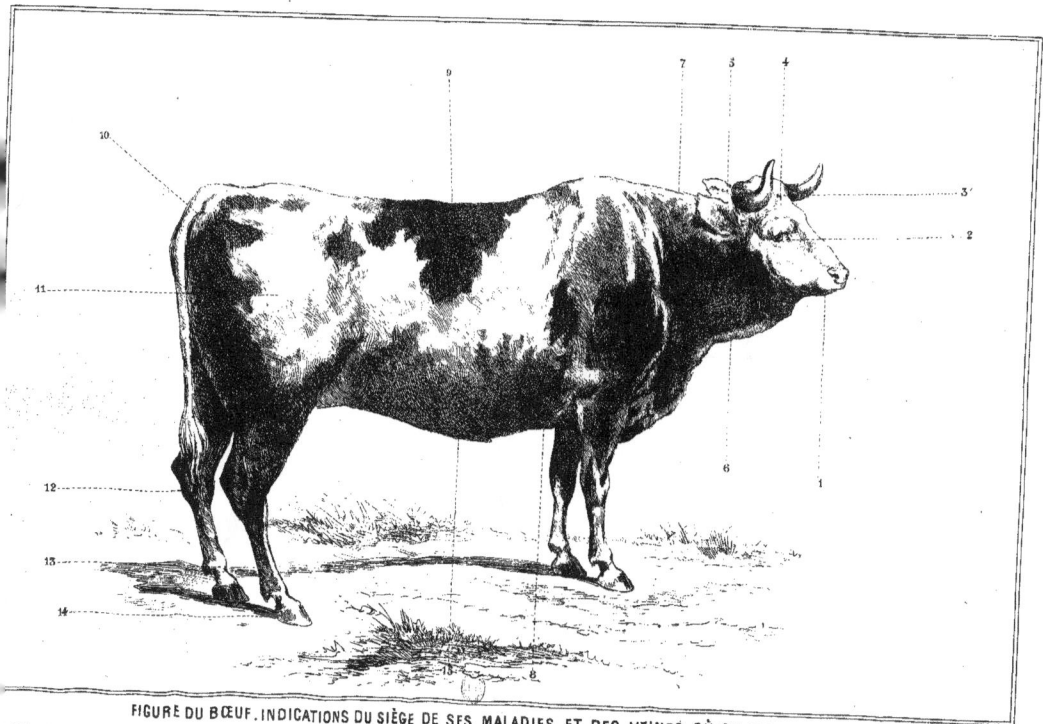

FIGURE DU BŒUF. INDICATIONS DU SIÈGE DE SES MALADIES ET DES VEINES OÙ ON DOIT LE SAIGNER

1. Veine du Palais. — 2. Veine du Larmier. — 3. Veine du Toupet. — 4 5. Veines des Tempes. — 6. Veine Jugulaire. — 7. Veine du Cou. — 8. Veine de la Poitrine. — 9. Veine du Dos. — 10. Veine de l'Anus.
11. Veine de la jointure des Hanches. — 12. Saphine. — 13. Veine du Pâturon. — 14. Veine des Pinces. — 15. Veine du flanc.